国家出版基金项目
NATIONAL PUBLICATION FOUNDATION

"十三五"国家重点出版物出版规划项目
高原医学系列丛书

高原藏医药学

HIGH ALTITUDE TIBETAN MEDICINE AND TIBETAN PHARMACOLOGY

国家出版基金项目
NATIONAL PUBLICATION FOUNDATION

“十三五”国家重点出版物出版规划项目
高原医学系列丛书

高原藏医药学

HIGH ALTITUDE TIBETAN MEDICINE AND TIBETAN PHARMACOLOGY

主　编　尼玛次仁
副主编　格桑顿珠　占　堆

北京大学医学出版社

GAOYUAN ZANGYIYAOXUE

图书在版编目（CIP）数据

高原藏医药学 / 尼玛次仁主编．—北京：北京大学医学出版社，2021. 12
（高原医学系列丛书 / 格日力总主编）
ISBN 978-7-5659-2552-8

Ⅰ．①高…　Ⅱ．①尼…　Ⅲ．①藏医－医学史　Ⅳ．① R291.4

中国版本图书馆 CIP 数据核字（2021）第 264411 号

高原藏医药学

主　　编：尼玛次仁
出版发行：北京大学医学出版社
地　　址：（100191）北京市海淀区学院路 38 号　北京大学医学部院内
电　　话：发行部 010-82802230；图书邮购 010-82802495
网　　址：http：//www.pumpress.com.cn
E-mail：booksale@bjmu.edu.cn
印　　刷：北京信彩瑞禾印刷厂
经　　销：新华书店
策划编辑：许　立　赵　莳　陈　奋　药　蓉
责任编辑：许　立　陈　奋　　**责任校对：**靳新强　　**责任印制：**李　啸
开　　本：889 mm × 1194 mm　1/16　　**印张：**21.25　　**字数：**614 千字
版　　次：2021 年 12 月第 1 版　2021 年 12 月第 1 次印刷
书　　号：ISBN 978-7-5659-2552-8
定　　价：200.00 元

高原医学系列丛书
编 委 会

分册编委会

主　编　尼玛次仁

副主编　格桑顿珠　占　堆

编　者（按姓名汉语拼音排序）

次仁德吉　西藏藏医药大学
次　　央　西藏藏医药大学
丹珍卓嘎　西藏藏医药大学
旦增尼玛　西藏藏医药大学
旦增曲培　西藏藏医药大学
格桑次仁　西藏藏医药大学
罗布顿珠　西藏藏医药大学
洛桑达杰　西藏藏医药大学
索朗次仁　西藏藏医药大学

秘　书　旦增曲培

主编简介

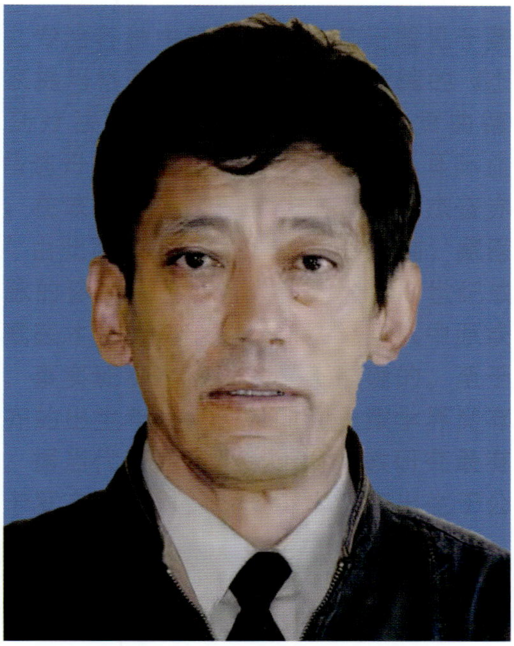

尼玛次仁，男，藏族，1959年出生于西藏拉萨市尼木县。是新中国藏医药事业发展的开拓者和践行者，西藏藏医药大学校长、教授、博士生导师，兼任北京中医药大学、上海中医药大学、成都中医药大学博士生导师，青海大学藏医学院客座教授，蒙古国阿托奇曼然巴大学（Otochmanramba University）特聘教授，全国老中医药专家学术经验继承工作指导老师，享受国务院特殊津贴专家，国家中医药传承与创新“百千万”人才工程（岐黄工程）岐黄学者，国家级非物质文化遗产项目藏医药（水银洗炼法、藏药仁青常觉配伍技艺）代表性传承人，全国藏医医师资格考试命题首席专家、国家科学技术奖评审专家、中国民族医药学会常务理事、中国民族医药协会副会长、全国中医药高等教育学会常务理事、西藏自治区藏医药标准化技术委员会主任委员、西藏名藏医西藏自治区古籍保护中心专家委员会专家。作为西藏和平解放后党和国家培养的首批藏医药学术带头人，尼玛次仁将继承、发展、弘扬民族医药文化作为毕生追求，从事藏医药教学、科研与医疗50年来，在教育教学、理论创新、科研开发、临床实践等方面做了大量卓有成效的工作，为藏医药事业、特别是为藏医药高等教育事业的发展做出了传承性、创新性贡献。创立“胃火失衡”理论，制定“水银洗炼法炮制规范和标准”获得藏医药学术界广泛认可和应用；担任中国藏医药浴法申报联合国教科文组织人类非物质文化遗产代表作名录专家组组长，为藏医药浴法入选《非遗公约》名录做出贡献；承担了世界卫生组织《国际藏医规范培训方案》编写工作，多次应邀出国讲学；作为西藏藏医药防控新冠肺炎专家组顾问，指导编写了《新冠肺炎藏医药防治方案》。组织实施30多项国家重点基金、科技部攻关和973课题以及教育部、国家中医药管理局和西藏专项等科研项目，出版专著14部，荣获国家科学技术进步奖二等奖1项、国家级教学成果二等奖2项、民族医药科学技术奖一等奖1项、西藏自治区科学技术一等奖2项、中国藏学研究珠峰奖二等奖1项。

丛书序一

高原医学是一门新兴的交叉学科，与特殊的地域环境密切相关，高原环境的主要特点是低压低氧、低温、干燥、强紫外线等。生活在高原地区的一切生命体均涉及对低压低氧等特殊环境的自身平衡调节。机体为了适应特殊自然环境，启动自身平衡调节机制，使各系统功能达到新的动态平衡，实现机体的习服与适应。如果调节机制失衡、适应功能不良，出现失代偿，就会发生高原疾病。高原低压低氧环境对呼吸、循环、消化、血液、神经、泌尿、内分泌等多系统及水、电解质和能量代谢等产生诸多效应。我们认为，高原环境对人体的影响是多系统、多方位、急慢性损害并存的复杂的病理生理现象，目前还有许多医学难题有待研究。

近几年来，高海拔地区医学和生理学领域的研究取得了跨越式的快速发展。荣获 2019 年诺贝尔生理学或医学奖的来自美国、英国的三位科学家经过 27 年的潜心研究，揭示了氧气如何在细胞中起作用，以及人体从整体水平上如何适应低氧环境变化，从而进一步精准地解释了有关新陈代谢、免疫调节等影响人体适应高原低氧环境的科学问题。高原低氧给人体所带来的影响是多方面的，如高原劳动力受限、高原衰退、高原生活质量下降，以及各类急、慢性高原疾病。细胞氧感知通路的新发现，为高原适应与损伤机制研究和高原运动训练、高原老年医学、高原野外急救医学，以及肿瘤学等的深入研究带来了新的启示与方向，具有重要的理论价值和巨大的临床应用潜力。

为了进一步促进高原医学教学与科研工作的健康快速发展，更广泛地开展高原医学科普教育，深化医教协同，推进医学教育改革与发展，在提升医学人才培养质量的时代要求与背景下，我们紧紧围绕国家生态文明建设战略及高原人群的健康与卫生保健需求，突出青藏高原地域特色，在北京大学医学出版社的大力支持下，启动了“高原医学系列丛书”的编写工作，并成功申请到了国家出版基金资助。根据医学专业类别的不同，本系列丛书共分为 11 个分册，其内容涉及高原特殊环境有关的基础与临床研究、高原劳动卫生防护、高原动物与人体遗传适应、高原运动生理、藏医药等。本系列丛书包括：

1.《高原适应的生物基础》 青藏高原由于地理环境的特殊性和长期的自然选择，逐步形成了独特的生物多样性。藏族、蒙古族等少数民族是主要世居者，世代的变迁使他们一步步适应了这一特定的自然环境，得以生存繁衍。如藏羚羊、牦牛、藏绵羊、高原鼢鼠、高原鼠兔等高原特有动物经过不断进化，成为该地区的主要动物物种，为维持青藏高原的生态平衡和生物多样性起到了重要作用。为了逐步揭开高原世居人群和土著动物的神秘面纱，本书以适应低氧环境的遗传学机制为切入点，从生理、生化、形态学和分子学等方面来探秘人类和动物适应严酷高寒低氧环境的生物学机制。总结了这些生存于高原的人和动物，特别是藏族人群中所发现的*EGLN1*、*PPARA*、*EPAS1*等基因的生理功能，从而为高原医学研究提供新的研究策略。

2.《高原医学与生理学》（第5版） 该书为英译中文版翻译图书，原著主编为国际著名高原医学专家约翰·韦斯特（J.B. West）教授，其内容阐述了高原医学和生理学的基本知识及最新研究进展，内容新颖前沿，它将会推动我国高原医学科学的发展。

3. *Hypoxia-Related High Altitude Illness*（《低氧相关高原疾病》） 该书用英文编写，全面地整理和总结了高原低氧环境中各系统疾病的变化特点，探讨了高原地区常见的各种急、慢性疾病的病理生理学变化。立足青藏高原，将我国高原医学研究的新成果推上了国际舞台。

4.《高原低氧神经生理》 本书是专门阐述在低压低氧和常压低氧环境下，神经系统结构和功能变化特点及其规律的一部书籍。该书涉及在低氧环境下脑血流变化、血脑屏障、脑电活动、神经递质合成和释放、突触可塑性、信号传递通路、感觉神经和运动神经活动规律、认知功能、能量代谢以及神经干细胞等方面。它是对当前高原脑科学领域研究状况的一次概括和总结，是致力于三江源地区人居住健康发展的一部著作。相信该书的出版将对高原脑科学研究的发展具有一定的推动作用，也为广大高原医学研究者提供参考。

5.《高原常见疾病》 本书重点对高原地区较常见的急性和慢性高原病的病理生理学变化、诊断标准，以及防治等进行详细整理和总结，特别是简要介绍了调节细胞氧感知通路过程中的关键转录因子——低氧诱导因子（HIF-1），其中的关键分子——脯氨酰羟化酶（PHD2）与高原红细胞增多症患者氧稳态的分子机制，以及低氧性肺动脉高压发生、发展过程中HIF-1的作用机制，包括慢性低氧如何调控肺动脉平滑肌细胞的增殖与收缩，如何寻找有效的基于HIF-1靶向治疗低氧性肺动脉高压的有效药物等进行了叙述。另外，对具有高原区域特色的疾病如结核、包虫病、高原烧伤与冻伤和高原麻醉进行阐述，突出了临床疾病在高原特殊环境下的特点和诊治要点。本书旨在提高临床医师对高原特殊环境下的相关临床疾病的深入认识，在临床实践中不断总结经验，提高高原临床疾病的诊治水平，服务于广大高原人民。

6.《高原实用妇产科学》 本书是高原地区临床使用的综合性妇产科参考书籍，旨在研究高原地区妇女生殖系统各种疾病的发生、发展变化的特点，以及在妊娠、分娩、产褥期等不同时期的孕产妇的生理、病理变化特点，并对高原地区胎儿、新生儿的生理病理特点进行阐述，为广大高原地区妇产科医生提供参考。

7.《高原运动医学基础与应用》 通过总结多年高原训练的实践经验和国内外最新研究成果，以高原运动医学为切入点，力求理论与应用并重，前沿动向和实际相结合，探讨了高原地理环境及高原运动锻炼的低氧生理适应机制，全面总结和分析了高原训练及运动锻炼的基本理论、方法和应用，提出了一系列建设性意见和注意事项，对进一步推进我国高原训练实践及全民健身活动发展具有积极意义。

8.《高原藏医药学》 藏医药与高原医学有着密切关系，本书参考了诸多著名藏医专家的著作，总结了多年藏医研究的精华，浓缩了具有浓郁民族特色的藏医药文化精髓，并与高原地域特色密切结合。民族医药与高原常见病、多发病的诊治密切相关，编写本书旨在更好地治疗高原少数民族人民的疾病。

9.《高原临床病理生理学》 本书的编写遵循病理生理学内容的基本结构，同时紧跟学科发展的前沿，力求介绍最新的研究进展和成果。编写上，一方面突出病理生理学这门“桥梁学科”特点，注重基础与临床的紧密联系；另一方面注重介绍高原低氧环境中相关器官系统，如呼吸系统、心血管系统、血液系统、中枢神经系统、免疫和营养代谢系统等在缺氧条件下的损伤机制及变化。它不仅为临床医生诊疗工作提供了丰富的基础医学理论与知识，而且为广大医学生学习高原医学及相关医学知识提供了教材和参考书籍。

10.《高原医学》（第2版） 这是一本适用于医学本科生、研究生使用的教材，是在《高原医学》（第1版）教材的基础上编写而成的。编写过程中所有章节都做了认真仔细的更新，对陈旧的内容进行了必要的删减，同时增加了许多新的图片和表格，并对参考文献进行了更新。完善后的教材层次性、逻辑性、结构严谨性、文字简洁流畅性均大幅提升。本书作者在高原缺氧研究领域中的高原医学理论成果获得国际认可，在此基础上，将基础理论与最新研究成果有机结合，同时吸收国际最新成果，突出“高原、民族、地域”等特色，编写了独特的高原医学教材，主要适用于临床医学本科、研究生和全科医学专业学生。

11.《走进高原健康必读》 本书是针对初上高原地区，对高原医学感兴趣的非医学专业人士的科普读物，详细介绍了与高原有关的保健知识，具有较强的实用性，同时向公众提供了高原医学的实用科学知识。本书从高原的地理概况、气候特征、高原民族文化、饮食文化、高原交通枢纽，以及初上高原需要掌握的基本医学和保健知识的角度，做了较为全面、详细的梳理和介绍，尤其对高原上各种交通工具的使用、高原气候的逐步适应、初上高原发生的不良反应的自我评估和出现严重高原不良反应时的重要解决途径做了较为全面的介绍，希望读者在欣赏高原地区美丽自然风光的同时，能对高原的圣洁美景、特殊气候、自然条件、民族风俗、饮食文化，以及高原医学知识的储备有更多的深入了解。

本丛书大部分的编写人员是来自青海、西藏、重庆等地区从事高原医学基础与临床工作的专家，还有一些在其他地区从事高原医学研究的专家学者，其中不乏中青年博士、少数民族学者，他们本着严谨、科学、负责的态度，为编撰好本丛书付出了大量心血。衷心感谢北京大学医学出版社的责任编辑许立、赵莳、陈奋等老师对本丛书出版所付出的努力。在此向他们致以诚挚的谢意和崇高的敬意。

由于高原医学是一门发展中的新兴学科，对高原特殊环境下的临床与基础研究尚不够深入，再加上编者的专业范围较广，对各专业临床及基础理论的论述，虽各有侧重，但仍难免有重复之处。另外，编者学术理论、临床实践水平有限，书中难免存在不足，恳请广大读者批评指正，以利于我们不断改进和进步。

格日力 教授

青海大学高原医学研究中心

2021年5月

丛书序二

青藏高原被称为“世界屋脊”、地球“第三极”和欧亚大陆制高点，是我国的特色地貌之一。青藏高原毗邻多国，民族众多。历史的烽火硝烟至今余烬犹在，青藏高原的地理位置也事关国家战略安全。青藏高原地质成矿条件好，又是“亚洲水塔”，自然资源丰富，是我国经济可持续发展的重要战略资源地区。

新中国成立以来，川藏、青藏、新藏等多条公路的建成，多条航空线路的开通，青藏铁路的运行，西藏电网的覆盖，光纤工程的实施等将青藏高原与内地紧密地联系起来；“十四五”期间，川藏铁路、大型水电工程的建设必将进一步提升青藏高原在我国国防安全、经济建设和社会发展的战略地位。

高原地区经济与国防建设的突飞猛进，使人们对高原低氧等极端环境的防护需求日益加大。平原世居者急进高原而产生的急性高原病，移居人群和世居人群的慢性高原病，还有多种高原低氧的机体损害问题都需要在科学研究的基础上进行科学的医学防护。

我国的高原医学专家多年来扎根高原，悉心耕耘，在急性高原病防治上，创造了青藏铁路建设者急性高原病“零死亡”的奇迹；在慢性高原病的诊断上，提出了“青海标准”；开展了对其他高原低氧引发病症的多层次深入研究。

在这一时代背景和历史机遇下，这套描述高原医学相关问题的丛书应运而生。本套丛书的作者们或是世居高原的藏族、蒙古族儿女，或是父母移居高原的“高二代”，或是其他将大好年华挥洒在高原的奉献者。他们都是高原医学相关领域的精英、翘楚，他们都对高原怀有深深的爱。

本套丛书的出版是我国高原医学发展的需要，也是我国高原医学发展的必然。相信本套丛书的问世，将对高原医学领域的医、教、研发展起到重要的作用，在青藏高原地区的建设中发挥重要作用，而且将会进一步为确立我国在国际高原医学领域的领军地位产生重大影响。

致敬作者，祝福青藏，扎西德勒。

范　明教授
中国人民解放军军事医学科学院
2020 年 12 月

丛书序三

It is a truly amazing feat of human physiology that each of the approximately one hundred trillion cells in the healthy adult human body is supplied with adequate O_2 to meet its metabolic needs or, to put it another way, that O_2 supply and demand are matched on such a massive scale.

The discovery of hypoxia-inducible factors (HIFs) and their regulation by HIF hydroxylases has provided a molecular mechanism for understanding how oxygen homeostasis is maintained despite moment-to-moment changes in O_2 delivery and utilization across those hundred trillion cells.

The HIFs and their hydroxylases are present across metazoan species, the evolution of which is a story of increasingly large and complex body plans, necessitating increasingly extensive and sophisticated physiological systems for O_2 delivery, culminating in the respiratory and circulatory systems of mammals. It is no surprise that this evolutionary process was accompanied by an increasing complexity of the underlying molecular mechanisms. *Caenorhabditis elegans*, a simple nematode that is composed of roughly one thousand cells, makes only one HIF protein and just a single HIF hydroxylase, whereas the genome of Homo sapiens encodes three HIF proteins and four HIF hydroxylases.

Besides the evolution of metazoan species of increasing size and structural complexity, another truly remarkable feature of animal life on earth has been its ability to populate virtually every available ecological niche on land and in the sea. Even within a single species, the drive for environmental adaptation seems to have been relentless. As a result, humans have adapted to life at high altitude, with long-term settlement of regions of the Himalayas, Andes, and Ethiopean plateau at elevations exceeding 3500 meters. The principal challenges of life at high altitude include increased exposure to ultraviolet light and cold temperatures, but the greatest challenge is reduced O_2 availability. Thus, individuals residing at an altitude of 3650 meters in Lhasa, Tibet must maintain O_2 homeostasis despite an ambient O_2 concentration of 14% (a partial pressure of ~ 500 mmHg), which is one third less than is present at sea level (21%, ~ 760 mmHg).

Evolution is the product of mutation and selection. Thus, over many millennia, humans and their hominid progenitors, as well as other metazoan species living at high altitude, have been subject to the process of natural selection, in which individuals with genetic variants that improved the adaptation of their body to chronic hypoxia were more likely to pass their genes along to the next generation. The recent identification of variants in the *EPAS1* and *EGLN1* genes, which encode a HIF protein and HIF prolyl hydroxylase, respectively, as the most highly selected polymorphisms in the genome of high-altitude Tibetans has underscored that O_2 homeostasis provides an organizing principle for understanding human evolution and biology.

Still, given the profound requirement for O_2, there are many unanswered questions about the impact of chronic hypoxia on human development and physiology, as well as the predisposition to, and progression of, various human diseases. The eleven books in this series will focus on many of these issues. For example, while most Tibetans appear well adapted to life at high altitude by virtue of having inherited protective alleles at the *EPAS1* and *EGLN1* genes, individuals who have not inherited these variants are at increased risk for the development of chronic mountain sickness, a life-threatening condition that is often characterized by polycythemia, pulmonary hypertension, and cognitive deficits. The potentially fatal outcome of this disease represents a selection against individuals who do not carry the protective variants. Another major source of selection is during pregnancy, when chronic hypoxia exerts its maximum effect by affecting survival at the earliest stages of life. As we achieve a greater understanding of the pathophysiological effects of chronic hypoxia, we will be in a better position to prevent or treat hypoxia-associated diseases. Conversely, what we learn about the molecular and cellular mechanisms underlying effective adaptation to chronic hypoxia in high altitude populations may provide new strategies for the treatment of disorders that are common in lowland populations, such as ischemic cardiovascular disease due to atherosclerosis and pulmonary hypertension due to chronic lung disease.

Gregg L. Semenza, MD, PhD
Professor of Johns Hopkins University School of Medicine USA
Member of the National Academy of Sciences of USA
Winner of the 2019 Noble Prize in Physiology or Medicine
January, 2021

丛书序三（译文）

一个健康成年人体内大约有100万亿个细胞。让人惊奇的是，每个细胞都有足够的氧气供应以满足其代谢需要，换言之，这是一种在最大限度上达到了氧气供需平衡的状态。

尽管氧的输送和利用在100万亿个细胞中时刻变化着，但低氧诱导因子（HIF）的发现和HIF羟化酶对其的调控为氧稳态维持提供了一种分子调控机制。

HIF及其羟化酶广泛存在于多细胞动物物种中。多细胞物种的进化需要越来越广泛和复杂的生理系统支持以保证氧气输送，最终使氧气到达哺乳动物的呼吸和循环系统。可以肯定的是，该进化过程的潜在分子机制更为复杂。秀丽线虫（*Caenorhabditis elegans*）是一种由大约1000个细胞组成的简单的线虫，只产生一种HIF蛋白和一种HIF羟化酶，而现代人的基因组编码了3种HIF蛋白和4种HIF羟化酶。

除了多细胞后生动物物种的体型进化得越来越大、结构越来越复杂之外，地球上动物生命的另一个真正显著的特征是它能够在陆地和海洋上几乎占据所有可用的生态区域。即使是在一个物种内部，对环境适应的驱动力似乎也是不间断的。因此，人类已经适应了高海拔地区的生活，并在喜马拉雅山、安第斯山脉和埃塞俄比亚高原地区等海拔超过3500米的地区长期定居。高海拔地区生活的主要挑战包括紫外线、低温，但最大的挑战是低氧。因此，尽管西藏拉萨（海拔3650米）的氧浓度为14%（大气压约500 mmHg），比海平面（氧浓度21%，大气压约760 mmHg）低1/3，但居住在这里的人也必须适应并维持氧稳态。

进化是突变和选择的产物。因此，几千年来，生活在高海拔地区的人类和人类的祖先及其他多细胞动物物种一直受到自然选择的影响。他们不断发生着遗传变异，这种变异使得他们对慢性缺氧的适应能力增加，并且把适应缺氧的基因传递下去，进行着种族繁衍。最近，在编码HIF蛋白和HIF脯氨酰羟化酶的*EPAS1*和*EGLN1*基因中发现了变异。这两个基因是高海拔藏族人基因组中高度选择的遗传多态性，说明氧稳态为人类进化和生物学提供了一个组织原则。

尽管如此，鉴于对氧气的巨大需求，我们仍有许多问题有待研究，包括慢性缺氧对人类发育、生理的影响，对各种疾病的易感性等。本系列丛书的11个分册将集中讨论其中的许多问题。例如，虽然大多数藏族人在*EPAS1*和*EGLN1*基因上遗传了保护性基因，因此似乎很好地适应了高海拔地区的生活，但没有遗传这些变异的个体患慢性高原病的风险增加。该疾病通常以红细胞增多症、肺动脉高压和认知障碍为特征，可危及生命。这种疾病的潜在致命结果代表了对不携带保护性基因的个体的选择。另一个主要的选择来源是在妊娠期间，慢性缺氧通过影响生命早期的存活发挥最大的作用。随着我们对慢性缺氧的病理生理学效应有了更深入的了解，我们将能够更好地预防或治疗缺氧相关疾病。相反，我们对高海拔人群有效适应慢性缺氧的分子和细胞机制的了解可能为平原人群常见疾病的治疗提供新的策略，如动脉粥样硬化引起的缺血性心血管疾病和慢性肺病引起的肺动脉高压。

格雷格·塞门扎 教授

美国约翰斯·霍普金斯大学医学院

美国国家科学院院士

2019 年诺贝尔生理学或医学奖获得者

2021 年 1 月

丛书序四

People and other species adapting to the challenge of high-altitude hypoxia form the substance of this set of volumes overseen by Editor-in-Chief Ge Ri-Li, director of the Research Center for High-Altitude Medicine, Qinghai University. With an average altitude of 4500 m, the vast Qinghai-Tibet Plateau afforded Dr. Ge, national and international colleagues, and students a richly endowed natural laboratory to address classic scientific questions and raise new ones about the biological consequences of hundreds of generations, a lifetime, or a short period of exposure to an unavoidable, severe, and unique stress: hypobaric hypoxia. It results from falling barometric pressure with increasing altitude; the air becomes less dense and has fewer molecules, including oxygen molecules that make up 21% of air. The renowned physician-scientist John B. West has remarked that high-altitude hypoxia affects every system in the body. The topics in this set of volumes support his assertion.

One volume of the series launches the series with an evolutionary approach examining the genetic bases of adaptation by Tibetans, a population with millennia of highland residence, and highland animal species such as the Tibetan antelope (*Pantholops hodgsonii*). Several volumes expand to physiology, pathology, and medicine among highlanders and others. People of many nationalities have migrated to the Qinghai-Tibet Plateau, worked there for a time, or visited as tourists. Volumes in the series deal with their responses. Other volumes address the medical specialties of neurology and obstetrics, and gynecology when practiced at high altitudes. Adaptations to hypoxia may increase vulnerability to certain diseases, a topic covered from both biomedicine and Tibetan medicine viewpoints.

This series aims to serve a diverse audience with basic science and translational science perspectives. For example, one volume addresses new residents themselves, another advises athletes in training, and another teaches medical students. In summary, Editor-in-Chief Ge Ri-Li has organized a series of volumes that will form a reference work about the basic science, its educational, practical and public health applications obtained during decades of research and practice on the Qinghai-Tibet Plateau.

Cynthia M. Beall, PhD

Professor of Case Western Reserve University

Member of the National Academy of Sciences of USA

January, 2021

丛书序四（译文）

这套丛书是在青海大学高原医学研究中心主任格日力教授的指导下完成的，其主要讲述了人类和动物物种对高原低氧环境的适应。青藏高原地域辽阔，平均海拔4500米，为格日力教授及其团队提供了得天独厚的自然实验室，用以解决经典科学问题，并不断提出关于数百代人一生或短时间暴露在不可避免的、严重的、独特的低压低氧环境下的生物学效应的新问题。低压缺氧是指随着海拔升高，气压下降，进而出现空气稀薄，包括占空气21%的氧分子在内的分子减少。著名的医学家约翰·韦斯特（J.B. West）曾指出高原缺氧会影响身体各个系统，这套丛书支持该观点。

丛书分册之一从进化角度研究了藏族人群及高原动物物种（如藏羚羊）适应高原缺氧的遗传基础。许多分册还分别介绍了青藏高原世居者、移居人员、工作和旅游参观人群的生理学、病理学及医药学等相关内容。有些分册还涉及高海拔居住人群的神经病学、妇产科学等。此外，缺氧适应可能会增加人体对某些疾病的易感性，这是生物医学和藏医学所涵盖的一个主题。

本丛书旨在为不同的读者提供基础科学和转化科学的视角。例如，其中一个分册主要是针对住院医师，而另一个分册则是针对训练中的运动员，还有一个分册是针对医学生编写的。总而言之，格日力教授主编的这一系列丛书，是一套在青藏高原几十年研究和实践中获得的有关基础医学、教育、实践和公共卫生应用的参考书。

辛西娅·贝尔 教授
美国凯斯西储大学人类学部
美国国家科学院院士
2021年1月

前 言

藏医药学是世界传统医药学中重要的组成部分，自古以来，为居住在青藏高原人们的繁衍生息和医疗健康做出了巨大贡献。藏医药学完整的理论体系和丰富的临床实践充分体现了传统医药体系的博大精深，更加彰显了藏族先人的智慧，凝聚了西藏传统文化的精髓。随着全球医疗健康体系的加快发展，藏医药学独特的理论体系以及实际的临床应用价值受到医学界越来越多的重视，各大藏医医疗机构和藏药生产企业蓬勃发展，引领西藏地方经济快速发展。藏医药在医疗和健康研究领域，正从世界屋脊面向全世界绽放独特的光芒。

为更好地传播和应用藏医藏药，面向国内、国际推广藏医药，本书以藏医药经典文献《四部医典》为理论基础，对藏医药学的发展历史、藏医药基础理论、临床实践、藏药学理论四大内容进行整理和简述。全书共由四篇组成。第一篇藏医药学发展史：从古代藏医药学的形成和发展，到吐蕃王朝时期、萨迦和帕木竹巴王朝时期、甘丹颇章时期，以及新中国成立以后的藏医药发展历史进行了精简介绍；第二篇藏医药理论：主要介绍了藏医药概论学、藏医医德医风、藏医预防保健学、藏医人体学、藏医病机学、藏医诊断学和藏医治疗学；第三篇藏医临床：主要介绍了藏医三大基因学、藏医内科学、藏医热病疫病学、藏医儿科学、藏医妇科学、藏医神志病学、藏医外伤学、藏医解毒学、藏医外治学和藏医常见病学；第四篇藏药学：主要介绍了藏药基础理论，藏药动物、植物、矿物学，藏药炮制学，藏药方剂学和藏药泻治学。

目前，藏医药理论相关汉译版本较多，本书编者均在西藏藏医药大学任教，长期从事藏医药教学和研究工作，对藏医药理论有深入了解，在汉译过程中除借鉴其他汉译版本的基础上，坚持遵循藏医药理论实际内涵，结合编者多年的学习和研究经验，形成较规范的编译本，但由于编者汉语水平因素，在叙述方面如有不妥，敬请指正。

藏医药在发展过程中，受历史条件所限，难免涉及部分传统习俗内容，为避免影响内容的完整性，难以一一修正，读者在阅读和使用时应以科学和辩证的态度看待。藏药中涉及部分特殊药材，如取自野生动物的“药物”、与人体有关的“药材”，出于尊重历史文献的原则，部分保留了原貌。在实践中，读者应遵照现行的法律法规、行业指南，科学地分析和使用。

本书可供需要了解和掌握藏医药理论的学者和广大读者阅读，也可供中医药和民族医药工作者参考。

尼玛次仁

2021 年 6 月

目　录

第一篇　藏医药学发展史

第二篇　藏医药理论

第三篇 藏医临床

第四篇 藏药学

第一篇

藏医药学发展史

前　言

雄伟壮观的青藏高原，素有“世界屋脊”之称。多少个世纪以来，勤劳朴实、善良聪明的藏族先民立足于这片神秘、自然资源丰富的雪域，辛勤劳动、繁衍生息，创造出独特的文化和文明，藏医药学就是其中一颗璀璨的明珠。自远古时起，藏族人民不断地与自然界的各种疾病进行抗争，积累了预防和治疗各种疾病的丰富经验，最终形成了具有鲜明民族特色、地域特点的医药科学。藏医药学历史悠久、独具特色、绚丽多彩、疗效确切，具有丰富的医疗实践和独特的理论体系，至今仍雄踞世界医学之林，扮演着保护人类健康不可或缺的角色。有关藏医药学的起源和发展情况，记载于早期藏族历史、宗教源流史及医史中，内容十分丰富，现仅进行扼要的介绍。

第一章

古代藏医药学的形成和发展

第一节 原始藏医药卫生的萌芽

根据医学史界公认的观点，医学的历史与人类的历史一样古老，地球上自从有了人类出现，就有了医疗活动，因为只有这样，人类才能生存下来，繁衍后代。

基于上述观点，了解藏医学的历史，首先要弄清楚藏民族的起源。虽然对这个问题存在着诸多不同的见解，而在藏族聚居的地区，包括西藏、青海、四川、云南、甘肃等地广为流传的“猕猴变人之说”（图 1-1）则是民间信奉的观点。传说在古代有一只神猴，与一位下凡的仙女隐居深山，二者结合生下了 6 个子女，之后逐渐繁衍生息，成为了以后的藏民族。

在西藏山南地区的泽当镇，有一个被称为“猴子洞”的岩洞，传说就是当时猴子猴孙们嬉游的场所。这个神话传说，似乎与达尔文进化论中的“由猿变人”学说有着不谋而合之妙。却又与汉族神话中的“女娲造人”和西方神话中的“上帝造人”截然不同。

早期人类历史分期的第一个时代称为石器时代，即从出现人类到青铜器出现，始于距今二三百万年，止于距今 5000 年左右。石器时代又分为旧石器时代、中石器时代和新石器时代三个时期。

根据考古发现证明，在青藏高原上，远在四五万年前就已经有人类在这里栖息生活，一直到公元五六世纪，这里都处在原始社会阶段。在西藏高原上曾发现多处旧石器时代遗存，如定日县的苏热、申扎县的卢令和珠洛勒、日土县的扎布和普兰县的霍尔区等地，其中苏热石器的加工方法较为成熟，器形也较为稳定，其中的心形尖状器，大约有 5 万年的历史。而珠洛勒的石器形状则有单刃和复刃刮削器、端刮器、尖状器等，这些石器的刃口薄而尖锐、刃缘也较匀称，与苏热的石器相似，但更先进一些，应属旧石器时代的晚期。

发展到中石器时代，发现遗存的地方有藏北那曲、申扎，藏南聂拉木的亚里，阿里地区的日土，昌都的卡诺等。卡诺的石器形状多样，有细石核、石镞、尖状器、雕刻器、刮削器等，甚至还有磨制的石器。这个时期人类已经发明了烧制

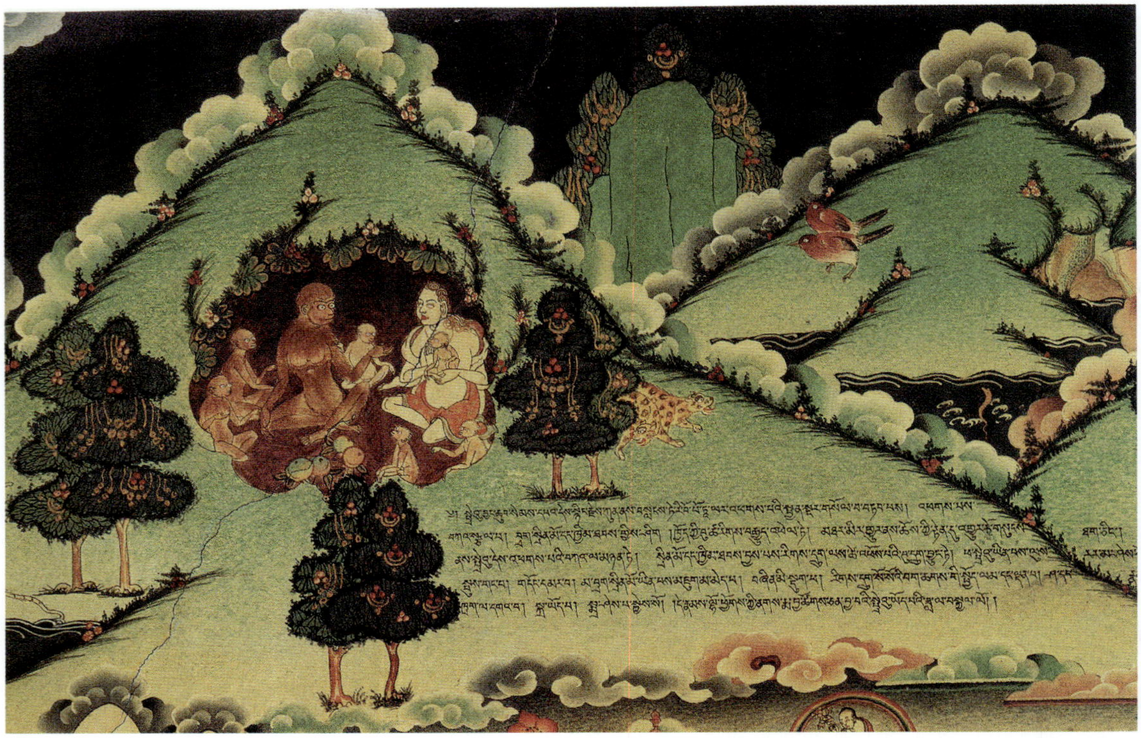

图 1-1 猕猴变人之说（罗布林卡壁画）

陶器，在陶器上有划纹、附加的堆纹和绳纹等，不仅表现出制造工具的进步，也表达了人们审美的观念。

新石器时代的文化遗址，则有卡诺，林芝县的云墨、红光、居木、加拉马，墨脱县的背崩村，拉萨北郊的曲贡村，山南乃东县的钦巴，阿里的扎达等多处。发现的打制石器包括铲、斧、锄、犁、钻、切割器、刻刮器、研磨器、尖状器、砍砸器、矛、镞等。在磨制器中，有刀、锛、镞等。在陶器中，有红色、黄色、灰色、黑色的不同，还有不同的纹饰和图案。在曲贡村出土的一件陶器，是由黑皮精制，最薄处只有 2 mm，与中原地区汉族的龙山文化相当。此时的人类已经开始告别居住了数万年的山洞，学会自己建造居所，其中卡诺遗址已有圆底、平底和石墙等半地穴的居屋，地上的住室则有方形和长方形的不同。同时在居住处还发现有家猪、羚羊、狍子等动物的骨骼，说明当时的人类仍是以渔猎作为摄食的主要手段。

在接下来的青铜时代和铁器时代，截至目前，有关青藏高原早期金属时代的文化资料甚少。1990 年，中国社会科学院考古研究所在拉萨北郊娘热沟曲贡村遗址中清理出一件铜镞，这是迄今为止在西藏发现的年代最早青铜器，距今有 4000 年左右。2004 年，在拉萨堆龙德庆县噶冲村北约 1000 米处的山脚坡地发现了陶片和“残铁块”“残铁渣”等冶炼遗物。学者认为噶冲村遗址属于“曲贡文化”，年代大体在距今 3000 年左右。

根据考古发现，西藏的原始社会已有弓箭、斧钺、枪矛等。在藏北地区、西藏中部石丘墓中出土的有三棱镞、叶形铁镞。陶器上还有马、熊、鸟、猴等动物纹饰。

在石器时代，原始人部落群居的生活已经出现了比较原始的医药卫生活动。新石器时代的房屋居住生活，就已经表明对生活卫生有了一定的要求。

汉族的医药发展史认为，原始的针刺术是从石器演变而来的，具有悠久的历史。它起源于新石器时代，距今已有 8000 ~ 5000 年。而实际上其发端可追溯到数万年乃至数十万年前的旧石器时代。

远古时期，恶劣的生活环境使我们的祖先经常受伤，创口部位往往会感染化脓；一些外科疾病如疮疖痈疽，也会导致脓肿。在疼痛难忍时，原始人可能会用尖锐的石块刺破患处，排脓放血以减轻疼痛。同时他们对一些剧烈的疼痛，如头部、腹部、四肢关节剧痛难忍时，也会下意识地随手拣块石头去敲打撞击，甚至刺破某个部位。有时这些无意识的动作竟会出现意想不到的使疼痛减轻的效果，类似的情况多次出现后，便会引起人们的注意，从而有意识地用带尖的石块去刺激身体的这些部位，以减轻疼痛。另外，在生产劳动过程中，原始人还发现，当人体某一部位被刺伤后，反而能够解除身体的某种病痛，在此基础上，久而久之，发展为针刺疗法，以致后来逐渐形成了穴位和经络学说。

到了新石器时代，人类掌握了磨制细石器的技术，便制作出了比较精致的、形态多样的、适合于刺病的石器，这就是“砭石”。砭石可谓是最古老的医疗器械和外科手术工具的起源，除了用于化脓性感染的切开排脓外，还用于刺疾和放血。东汉·许慎《说文解字》为其定义为“砭，以石刺病也。”《黄帝内经·异法方宜论》记载了砭石：“……其病皆为痈疡，其治宜砭石。”唐·王冰注：“砭石，谓以石为针也。”《黄帝内经·玉版》也有“故其已成脓血者，其唯砭石铍锋之所取也”的记载。同时，在公元前 6 世纪到公元 1 世纪的许多古书，如《左传》《山海经》《战国策》《韩非子》《史记》《汉书》《淮南子》《盐铁论》等，都记载了这种古代用于治疗疾病的石器。

我们有理由认为，藏医中的针刺术、刺血术也同样在新石器时代就已经出现了。可以证明今天藏医仍在应用的针刺术和刺血疗法具有悠久的历史。关于灸疗法，是从火的应用演化而来的。有理由相信，在高原雪域生活的原始人群比平原上的人更需要火的温暖。但是，藏族医疗活动中的灸法具有相对独立的起源，则是可以肯定的。从敦煌石窟中发现的用古藏文书写的《灸法残卷》，其中记载了应用灸法治疗各种疾病，可以说是古代藏族先民应用火灸疗法的真实记录。

由此看来，藏医药的历史，同样应当从栖居于青藏高原上的原始藏族先民积累下来的那些朴素的医疗卫生保健知识时开始算起。原始的卫生保健方法源自于满足人的衣、食、住、行等日常生活的需要。而火的应用，在卫生保健方面有着重大的意义，一方面使人得到熟食，使一些原来不能吃的东西可以吃了，扩大了食物的种类，并且增加了食物的美味；另一方面高温使蛋白质变性而更易于消化、吸收，营养得到改善，增强了身体抵抗力，从而改善了人的体质，降低了得病的概率。在住的方面，有了定居的窑洞、房屋，可使人免受风寒、酷暑、烈日之伤害，且能防止猛兽等外来伤害，并大大改善了人的卫生条件。所以，火的使用是人类历史上具有划时代意义的里程碑。至于衣着的改善，既有保暖、防晒、免受外伤的作用，也大有助于防止风寒暑湿之侵害。总之，藏族先民在衣、食、住、行方面的保健措施，表明原始藏族先民在卫生保健方面业已积累了相当丰富的经验，这是藏医药学发展的萌芽时期。虽然这一阶段尚未形成完整的理论体系，而只有零星的实践经验，但这是形成藏医药学的奠基时期，若没有这样的基础，后来无论吸收与借鉴多少其他民族的医药精华，也难以发展出具有本民族特点的藏医药体系。因此，我们毫无疑问地说，藏医药与世界其他民族传统医药一样具有数千年的历史，与青藏高原上人类活动的历史一样源远流长。

第二节　雍仲本教时期的藏医药学

西藏的原始宗教是本教（或译为苯教），本教又称为“本波教”。在佛教尚未传入西藏之前，它在阿里地区开始出现，后传播至西藏各地。本教是一种多神教，分为三个教派：笃尔本、伽尔本和居尔本。本教徒为人们卜卦祈福，上观天象、祀天神，下镇鬼魔，还能预卜吉凶，为病人乞求神药，息灾送病，判断疑虑，为死者营建墓穴。这些在汉、藏文史料中都有记载。如《史记卷一百二十八·龟策列传》载：“蛮夷氐羌虽无君臣之序，亦有决疑之卜。或以金石，或以草木，……各信其神，以知来事。”他们问卜的内容，除了未来发生的事，也包括疾病及其治疗。

中国自古有“巫医同源”的说法，在古代巫、医密不可分。汉字“医”的繁体字是“醫”，古时候的另一种写法是“毉”。从文字的起源上可以看出，古代的“医”，一是与“酉”（即酒）有关，酒可以用于治疗一些疾病；二则与“巫”相关。《说文解字》中解释“医”说：“古者巫彭初作医”，意思是：古代一位姓彭的巫师是最早的医生。《广雅·释诂四》云：“医，巫也”。《论语·子路篇》曰：“人而无恒，不可以作巫医。”巫是原始社会人们崇拜鬼神的直接产物，原始社会科技不发达，疾病问题不能良好的得到解决，巫则通过禳祷之术祈求神明给人们以希望。我国古代在春秋时期之前，“巫”与“医”没有明确的分工，“巫”的职责范围内包括“医”的内容，春秋之后，“医”才正式成为一种独立的职业分工而得以确立。

在《黄帝内经》成书之前，古人用巫术符咒治病的方法称为“祝由”术。“祝”是对神明的说辞，“由”即病由。“祝由”一词最早见于《黄帝内经·素问·移精变气论》：“……小病必甚，大病必死，故祝由不能已也。”意思是说：轻病必重，重病必死，所以用“祝由”的方法，就不能治好疾病了。

而在藏族的历史文化中，这种巫术与医术混为一体的情况，则更加表现得淋漓尽致。例如从敦煌出土的藏文写卷就有“人神不悦，引来魔怪、妖精、瘟疫、厉鬼等。国王与尚论生命危险，凶”；还有“属于‘火土’，身无病，生命平安，吉；……病人无须服药能愈。”等记载。史料还表明，公元前一二世纪的统治者巩杰赞普曾请本教巫师卜病：“囊辛百脱坚以卜卦召福，祈神乞药……楚辛百村坚息灾送病……”这表明本教徒确是用祈卜与医药合用的方法来为人治病的。可见这时人们对疾病已经有所认识，医术已经有了一定的进步，知道要用服药的方法来治病，尽管这还是通过巫师的占卜来进行的。

所有这些都表明，本教时期虽然医药知识很原始，也很朴素，而且带有宗教和迷信的色彩，但却已脱离了那种听天由命、对疾病束手无策和完全愚昧无知的状态。也表明对付疾病的各种办法和手段（包括医药）是先民们在生活、劳动过程中积极寻找和逐渐积累起来的与疾病斗争的产物，而不是某些圣人、神仙的赐予。根据有关本教源流史书和有些可靠的医史中写道，公元前19世纪左右，雍仲本教创始人辛绕米沃齐（图1-2）在象雄俄茂垄仁（即现在的阿里地区普兰县为主的地方）制定了本教的“五大明”，其中就有医方明，即“象雄本教医学”或“雍仲本教医学”。他还亲自撰写了《二万一千部医治法》《四部甘露宝典》等诸多医典，对今后象雄医学的发展奠定了坚实的基础。

此后，辛绕米沃齐的长子常松·杰普赤西将其父所著的诸多医典予以发扬光大。根据考证，当时有一种取自动物内脏的、被称为“吐迥旺日”的药丸专治各种中毒性疾病，其记载见于藏医药学专家提玛格西·丹增平措大师所编的《杰普赤西毒药疗法》之中。另外，贡曼·贡曲德勒所著《昌迪丹书》中主要论述诊脉小儿耳际血管的内容，在该书开头处写道：“向常松·杰普赤西顶礼！”由此可以肯定早在3800多年前，藏医学就有切脉的诊断法。而有人认为公元3世纪或7世纪，藏医才有了切脉的诊断法，且从中原或印度传来，事实证明这种说法是不准确的。至于辛绕米沃齐的出生年月，到目前为止藏学界尚有一些争论。据当代著名藏学家、对本教研究最有成就的朗卡罗布先生认为，辛绕米沃齐出生于公元前1917年。现代著名藏医学家、西藏藏医学院旺堆教授认为，辛绕米沃齐约出生于公元前1840年。因此，我们可以肯定地说，藏医药学从开始具有相关著作或理论体系角度而言，已有3800多年的历史。

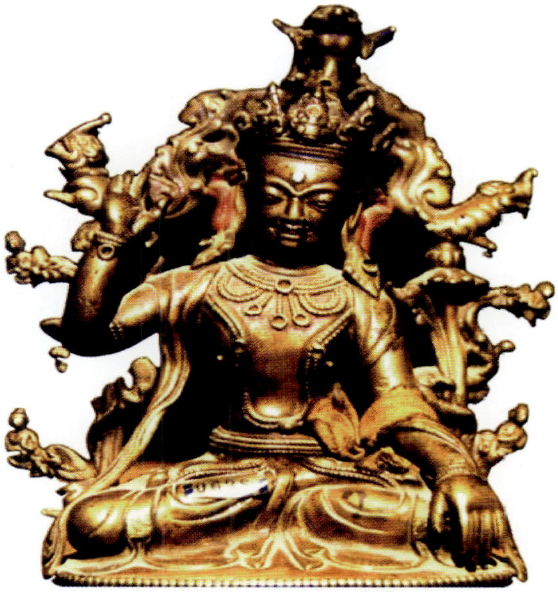

图1-2　辛绕米沃齐

第二章

吐蕃王朝时期的藏医药学

第一节　公元前 2 世纪至公元 6 世纪间的藏医药学

在第一位藏王聂赤赞普（图 2-1）时期，有“十二名智者本教徒”，其中有位“资医药术”的智者，主要负责去除疾病的医药保健工作。从前面所述的常松·杰普赤西的历史来看，在青藏高原上很早就有专门从事医药工作的专职人员。到了公元 1 世纪时，在藏医外科诊治方面已取得了举世瞩目的成就，知名藏医药学家辛端益西洛追所著的《愈伤复活秘诀法》中写道：第十任藏王厄薛勒（约公元 1 世纪）时期，有位叫拉布郭嘎的医生懂得了骨折修补术，并专门配制了“二十五味愈合散”的外科药。

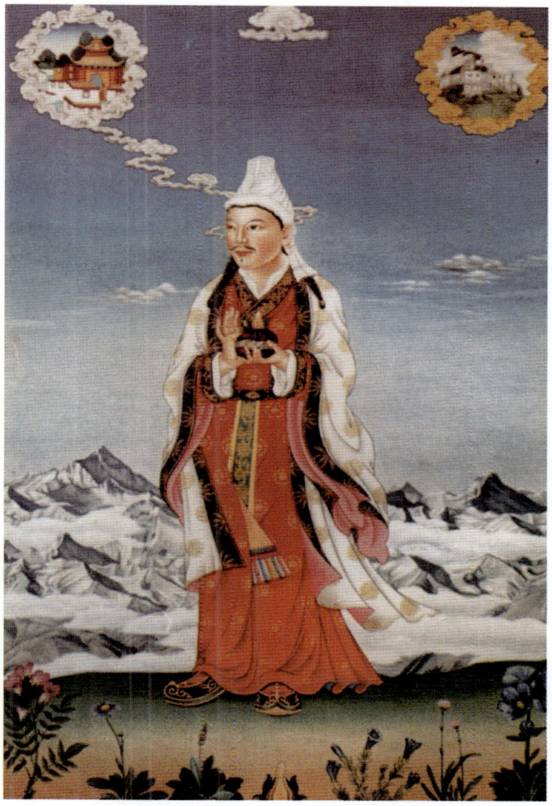

图 2-2　吐蕃第一任御医通格妥觉坚（《雪域医药》）

在公元 3 世纪时期，印度医师比奇嘎启与比嘎拉则兄妹二人来到吐蕃。藏王拉妥妥日年赞为了吸取印度医学的精华，更好更快地发展藏医药，把二位医生请到王宫，并将公主意吉锐恰许配给了印度医师比奇嘎启。后来比奇嘎启与意吉锐恰的儿子通格妥觉坚（图 2-2）继承父业，出任藏王拉妥妥日年赞的私人保健医生（即御医）。从此雪域高原上出现了私人御医制，也开始了藏族先民们吸收和借鉴其他周边国家与民族医药精华的辉煌篇章，同时藏医药的独特疗法和精华开始流传到其他各国和各民族。

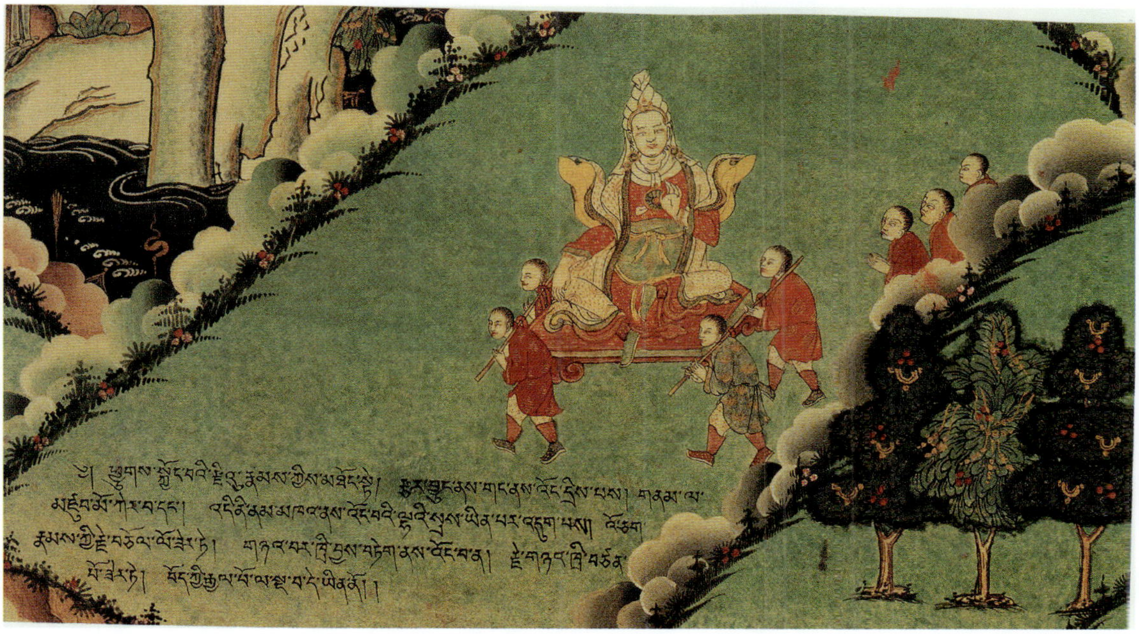

图 2-1　藏王聂赤赞普（罗布林卡壁画）

公元6世纪，吐蕃王仲年德乌患了麻风病，自己生入墓穴，以避免遗传后代（图2-3）。事实上，藏医学家们很早就对麻风等传染性极强的疾病有了认识，并懂得采用隔离的办法来控制和预防疫情。仲年德乌的儿子莫龙衮巴扎，生而盲（患先天性白内障），于约公元584年时从阿夏（有学者认为是现西藏阿里，也有学者认为是现青海）地区聘请了一位名医对其治疗。医生使用金针刀具进行手术（图2-4），从而使莫龙衮巴扎恢复了视力。

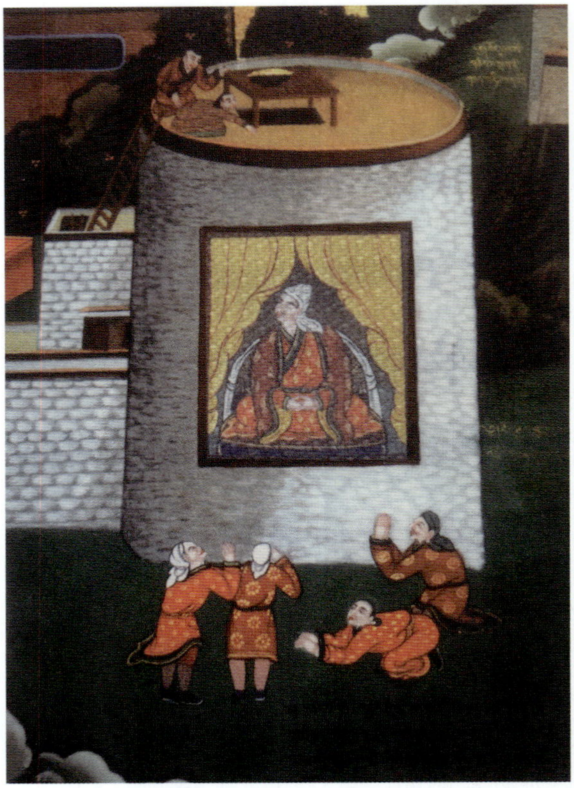

图2-3　吐蕃王仲年德乌患麻风病，生入墓穴情景（《藏医药史论》）

由此看来，早在公元7世纪之前就出现了很多杰出的藏医学家及重要的医学著作。藏医学家的医学研究与医疗实践为后来藏医药学的发展奠定了良好的基础。白内障手术、骨折修补术，以及采取隔离方式控制传染性疾病等，都足以说明当时藏医药学已达到世界医学界的领先水平，也体现了藏族先民敢于创新、勇于探索和吸收其他民族文化精华的博大精神。到了第三十三代藏王朗日颂赞时期，吐蕃与中原开始来往，据《藏史贤者喜宴》所载："朗日颂赞时，中原的医、算传播到吐蕃。"但由于年代久远，文献极少，具体著作名称等待查。

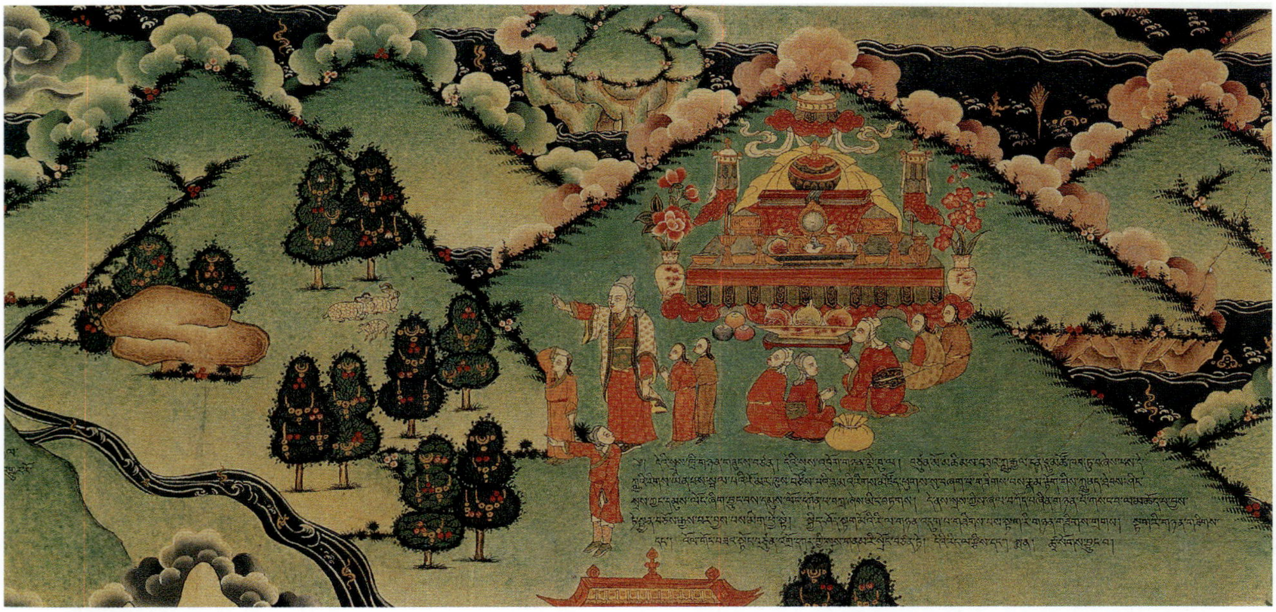

图2-4　藏王达日年斯做金针拨障术并成功的情景（罗布林卡 壁画）

第二节　公元7世纪至公元9世纪间的藏医药学

松赞干布是藏族历史上的英明君王，他统一了全藏，并积极改革政治，以适应历史发展的需要。他十分注重吸收周边国家与民族的优秀文化。松赞干布为了学习中原文化，加强藏汉民族关系，曾多次派人前往唐朝求婚。公元641年，唐太宗把宗室女文成公主嫁给了松赞干布。文成公主和松赞干布的联姻，大大加强了两个民族的政治和文化联系，也翻开了藏族医药史上新的一页。当时，文成公主携带中医大典《医法大全》入藏，由汉僧摩何弟瓦和藏族译师达摩郭卡译成藏文。可惜此书早已佚失。现代藏医学者强巴赤列和他的老师、藏医大师钦绕罗布院长认为该书的主要内容均辑录于《四部医典》。随后，松赞干布为了继续引进先进医药知识，又由天竺（印度）邀请大医师拔热达泽，由汉地邀请大医师韩文海（音译），由大食（波斯）邀请大医师卡列诺。他们根据各自所带来的本国学派的许多著作，联合编著了一部七卷的医书——《无畏的武器》。当时还非常盛行"三大医派"，如《文殊心之补注》所载："天竺汉地上部藏，三大医派大菩提。"其"三大医派"指印度、汉地及上部藏区的医疗法。松赞干布为了后续有人、发扬光大，精选一批藏家子弟，不分姓氏等级，只要愿意行医者，特颁谕书，尊称医生为"济世太医"，使藏民族敬仰医生的习俗流传至今。

公元8世纪初，藏王赤德祖赞也向唐朝皇室求婚。710年，金城公主入藏下嫁藏王，同时也带去了大量"伎工"和各种书籍，其中包括医生和医学著作。这些医著都被译成了藏文。第二次联姻之举使汉、藏两个民族间的文化交流更加频繁。此后诞生了法王赤松德赞。

藏王赤德祖赞及其后的赤松德赞都十分重视医学，曾先后邀请国内和邻近地区的一些名医到西藏交流，例如从祖国内地礼聘汉族中医马哈金达高僧、冲姆地区的医生比吉·占巴希拉汉，还有印度医生达马拉扎，这三人在当时被誉为"三神医"。其中，占巴希拉汉被王室聘为侍医，他编撰、翻译的医学著作有《尸体图鉴》《甘露宝鉴》《杂病精解》《放血铁莲》《汉地脉诊妙决》和《养生精串》等。对这些书，藏王十分重视，把这些医著精选一部分，统一编集为《黄色比吉经函》，后改名为《佑王长寿经》珍藏起来。除了占巴希拉汉，当时这些医生还编译了相当多的医学著作。

藏王赤松德赞为了进一步发展藏区的医学，又从全国各地和国外聘来9位名医，他们是内地的东松岗哇、马哈巴拉、杭地巴达，天竺的先地嘎巴，克什米尔的古雅巴札，大食的哈拉先第，吐谷浑的生多维钦，堆伯的却玛如孜和尼婆罗的达玛希拉。这9位名医各自勤于著作，并由藏王责成藏族译师嘎瓦白兹和觉古·路伊坚赞把这些著作译成藏文。这些著作主要包括生理、解剖、各科病症诊治、草药配方、治疗技术等。赤松德赞非常重视，称之为《紫色王朝保健经函》。将9位名医统称为"赤松藏王九太医"。此后，9位太医各自回到自己家乡。不久后，赤松德赞患病，欲再次礼聘9位太医回西藏。结果，只有东松岗哇一人应邀到来。他不仅治好了赤松德赞的病，而且又带来了不少新的医书，深受赤松德赞赞赏，赐他为"塔西·东松岗哇"，意为"四方三界中最好

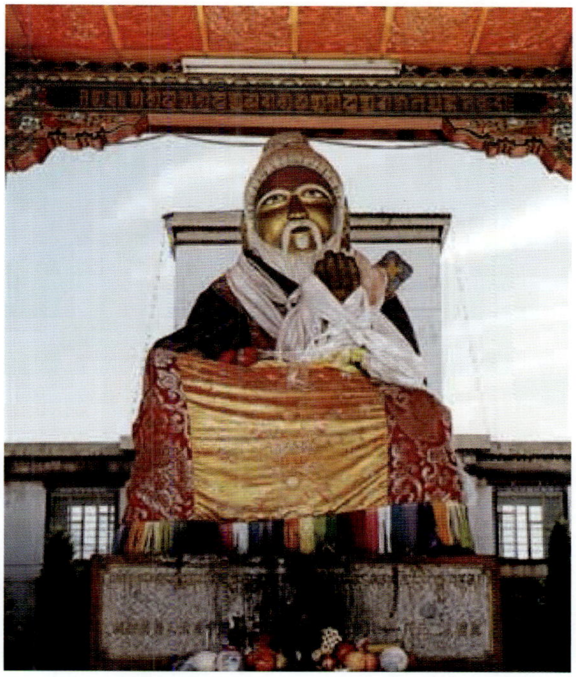

图2-5　宇妥·宁玛元丹贡布（西藏自治区藏医院 塑像）

的人”，评价极高，并赐给他宅第，从此，东松岗哇在山南地区的雄和堆两座庄园里定居，成为塔西家族的始祖。这一家族的后代也多数成为名医。

赤松德赞为了让藏区的医药事业后继有人，召选了9名藏区优秀青年跟随东松岗哇等名医学医。在名师的指导下，9名青年通过努力学习，后来都成为名医。其中从堆龙吉那召来的15岁少年宇妥·宁玛元丹贡布（图2-5）最为杰出，他曾与当时的宰相兼御医昌迪·杰涅卡普等名医进行辩论，宁玛元丹贡布皆获全胜，从此名扬四方。

因此，当时出现了对藏医药的发展有过丰功伟绩、名扬四方的诸多大医师，他们在极力推广藏医药事业的同时，从各地聘请名医，名医们将各地方的一些独特秘方毫无保留地传授给了藏民族，大大推动了藏医药事业的发展。为此赤松德赞特颁谕旨道：“众人之首为赞普，赞普所敬为拉吉（太医），特颁谕旨十三条，何人敢违定施罚。”并命令对医生要尊称为“拉吉”，执行神圣十三条规定。这十三条规定中明确规定了医生的待遇和医疗事故的解决办法，其中写道：医生因误诊而伤人致命者不必偿命。从中可以看得出，在当时社会医生的待遇大大超过了其他任何职业。

当时，还出现了专门论述药材性状、功能的《本草》类书籍，由印度医师仙第噶瓦和7位太医向赞普呈献的《度母本草》中收录了250种药材和365种配方，大译师比若杂那所著的《文殊本草》中收录单科药材170种。此两本为现存最早的《本草》。

在赞普赤热巴坚时期，由于西藏的佛教及文化事业得到了很大发展，从而医学事业也得到了不断丰富、发展和完善。然而在朗达磨时期，由于战争和动乱，对西藏文化的发展造成了严重影响，同样医学事业的发展也受到了严重影响。

第三节　吐蕃王朝时期的著名医家和重要医著

吐蕃王朝时期是藏医学的发展时期或奠基阶段，在这一时期出现了诸多医家和重要医学著作，载入史册的以下名医和医学著作对藏医药学的发展起到了重要作用。

一、著名医家

（一）比若杂那

比若杂那（图2-6）是法名，意为“大日如来”，原名为更加塘达。他是生活在公元8世纪的著名藏族大译师。比若杂那出生于后藏桑卡（现日喀则市），7岁时开始学习藏文，受到藏王赤松德赞的接见，并师从天竺入藏佛教大师莲花生学习五明学。后来，藏王又派他赴天竺学习各种学问，听经受法，后又到克什米尔学习医学，接受各家医说。除翻译一些佛经外，他在返回吐蕃以后又翻译或编写了一些医著。其中最重要的是天竺重要的古代医著《甘露精意八支秘诀》，他还编著了《文殊本草》，以及与汉僧马哈耶那合译了《月王药诊》。比若杂那为藏族古代医学的发展做

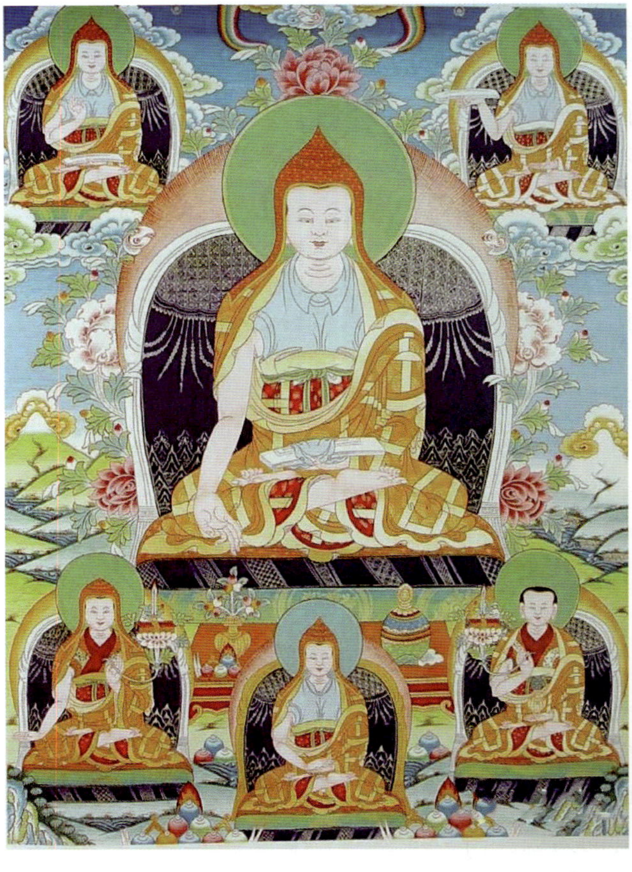

图2-6　比若杂那

出了贡献，为后世所推崇。

（二）宇妥·宁玛元丹贡布

宇妥·宁玛元丹贡布是古代藏医学史上最杰出的人物，又称老宇妥。于藏历土蛇年（唐景龙二年，即公元708年）出生于前藏堆隆吉那。元丹贡布出身于医生世家，3岁起开始学习藏文，接受藏医学的熏陶。他聪明而敏锐，5岁时就开始接受佛教密宗的各种仪轨及医理的教育。他很早就随父兄一道行医，而且医疗效果很好，甚至有人给予他以“第二御医”的称号。当时，藏王赤德祖赞把他召到位于西藏山南地区扎囊县桑耶镇的著名的桑耶寺，与当时的名医昌迪家族的杰涅卡普等进行辩论，元丹贡布获得全胜。藏王遂任命他为王子赤松德赞的御医。

在元丹贡布大约20岁时，藏王赤松德赞让他与邻近国家及地区邀请来的名医进行答辩，其中有天竺的先迪噶尔巴、汉地中医东松冈瓦。他对答如流，解答各种问题，十分准确，引起在座学者们的注意。为了进一步提高医术水平，在广泛行医的基础上学习和借鉴其他民族医药的精华，宇妥·宁玛元丹贡布先后到天竺和尼泊尔三次，到中原两次。他具有高尚的医德，在藏族社会中享有崇高的声誉。他不仅自己身体力行藏医的医德规范，还广收徒弟，倾心为藏医的发展培养人才。约公元763年，元丹贡布在贡布美林创建了藏医史上第一所规模最大、机构最完整的藏医学校，并首次制定了藏医学位制，当时学位分四类：曼巴本仁巴、曼巴热强巴、曼巴噶具巴和曼巴堆热巴，各自具有严格的学制及学术水平要求。迄今为止，藏医仍在实行这种学位制度。元丹贡布为藏医学的发展立下了伟大的功勋。

唐大和六年（公元832年）宇妥·宁玛元丹贡布仙逝，享年124岁。

（三）九圣贤医

藏医九圣的出现有时间上的先后，汇集九位圣医的传记是由贡曼巴之传阿里措齐典迥巴桑所著《医史甘露之水》。一些史书及医史对九位圣医出现的时间上有不同的说法。但大多数认为比启、塔希、昌迪、涅巴四位出现于吐蕃时期，视为当时的太医。而其余五位均出现于公元11世纪。藏医九圣贤医是：上部的妾尔吉希布、吾巴曲桑、比启勒贡；中部的玉妥贡布、米雅荣吉、昌迪杰桑；下部的涅巴曲桑、塔希塔布、东巴扎杰。这是公元8～11世纪在藏区出现的古代藏族杰出的医生，人们尊之为圣贤，是指他们的医术高明、医德高尚，足以与吐蕃时期外聘入藏的高明的九太医如东松岗哇等相比肩。

二、著名医学著作

史料记载吐蕃时期的医学著作甚多，其中有编译的，也有译著。这些著作对藏医在奠基时期的发展具有很大影响，可惜多数著作早已佚失。

（一）《月王药诊》

《月王药诊》又名《索玛拉扎》，是目前保存较完整的藏医学早期著作之一，现存版本为德格版，共113章，也有文献载有120章或115章。对于它的来历，藏医学界尚有不同的说法，如现在出版的《月王药诊》书前就写道：“此书由天竺的龙树菩萨所著，并由五台山的文殊菩萨授予。”还有学者说它是一部汉族中医的原著，后传入印度，再由印度传到西藏。不过，根据现存的《月王药诊》内容来考察，全书反映了以下特点：首先，它是一部藏民族特色突出的著作。其中的疾病种类，多数是有高原人民生活和环境特色的，如雪盲、炭疽、痛风。书中所载的药物品种共有780种，有相当多一部分是属于藏区的特产。其次，它吸收了汉族中医的内容，例如五行学说在书中已有所反映。也有古代印度医学内容的反映，例如五源学说及三医素的理论学说。

因此，我们可以肯定的是，《月王药诊》是一部藏族先民创作的古代藏医学经典著作，是公元8世纪开始汇总的一部藏医学百科全书。它是在借鉴和吸收古印度医学、中医学等基础上产生的，广泛涉及西藏古代自然科学与社会学科的各个学科。

（二）《四部医典》

《四部医典》的藏名为《据悉》，意思是四部分经续所组成的书，所以也有译为《医学四续》的。这四部分是：第一部《概论续》或《总则医典》（藏名《札据》），内容是医学总纲，涉及藏医起源的传说，人体的生理、病理、诊断原则和治疗的简要介绍；第二部《论述续》或《论说医典》（藏名《协据》)，介绍了人体的解剖构造、胚胎发育、疾病病因、卫生保健知识、药物的各种性能、器械等，也涉及一些疾病的诊治原则，还有关于医生的道德伦理要求等；第三部《秘诀续》或《秘密医典》(藏名《门阿据》)，主要是介绍临床各科病症，包括病因、病状、诊断及其治疗方法，其中包括内科、外科、妇科、儿科、皮肤科、传染病、精神神经病、中毒、养生等，是一部临床学的著作；第四部称为《后补续》或《后续医典》(藏名《亲玛据》)，内容重点介绍藏医的重点诊断方法——脉诊和尿诊，各种治疗剂型如汤、丸、散、膏、酒、油等剂型，配方，各种疗法，包括吐、泄、针刺、放血、灸疗、外敷、滴药等。

从以上简略叙述可知，《四部医典》包括了医学科学的各个方面，既有理论，也有具体实践，是一部空前的系统性医学经典。它的面世表明，藏医学已经发展到成熟阶段，为其后藏医学的继续繁荣与发展奠定了坚实的基础。藏医学已经成为一门比较完整的独立学科。藏医学之所以能成为一支独立的学科，屹立于世界医学科学之林，都是在《四部医典》的基础上发展起来的。《四部医典》被视为藏医学中的经典，必读课本。它不仅在本地区、在内地都有较大的影响，同时也受到世界医史学界及藏学界的重视，人们投入了很大的力量对其进行研究。

本书的作者一向是藏学界的争论焦点之一。下面将根据国医大师强巴赤列所著的《中国的藏医》第二节内容为依据，作简要的介绍。在藏族传统学术领域，《四部医典》是属于经（佛经）还是属于论（后人编著的论典）有许多不同的说法。《四部医典》被认为是属于经派认为，《四部医典》是古代印度医学中的一部梵文著作的译本。大学者苏卡洛追杰布在“《四部医典》之经论辨析”中说：“那么《四部医典》被认为是佛经，这样是否正确呢？现予以阐述。倘若不认为是经类，西藏的上下贤愚人士难以置信。故对那些只重表面词句而不视其义的人，不得不说成是经类。其实从饮茶、瓷碗、验尿等占卜理论和杜鹃鸣等词语看，很明显是西藏本地的典籍。”此后，达仓大译师西绕仁青、五世达赖喇嘛阿旺·洛桑嘉措、贡珠·云丹嘉措等许多著名学者都认为《四部医典》是西藏本地的典籍，它是公元8世纪末由宇妥·宁玛元丹贡布以本民族医药学为基础，吸收和借鉴古印度医学、汉族中医学、古波斯等医学而形成的。以后经宇妥家族十三代孙宇妥·萨玛元丹贡布的重新整理编册、增订修改而成为后代所遵循的医典。《四部医典》大约是在17世纪传入蒙古地区，并且全文译成蒙文，这是除藏文以外最早的一种《四部医典》其他文字的全译本。

第三章

萨迦和帕摩竹王朝时期的藏医药学

唐会昌二年（842年），吐蕃王朝末代赞普（藏王）达磨被杀，宣告了统一的吐蕃王朝的结束。由于达磨839年即位后，实行灭佛政策，毁灭佛寺，驱除僧人。上台仅3年，便被政敌所杀，吐蕃王朝从此崩溃，宗教的势力也逐渐衰减。西藏高原出现了王族割据、王朝频繁更迭的局面，进入封建农奴制社会。这种纷争的局面持续了三四百年之久。

在这些割据的王族中，有四个王族势力较大，即前藏的拉萨王系、后藏的亚泽王系、山南地区的雅隆觉王系和阿里及拉达克地区的阿里王系，其中以阿里王系的势力最强盛，所以这段时期又称为阿里王朝时期。

阿里王朝是由达磨赞普的曾孙赤吉德·尼玛贡创立。到北宋宝元元年（1038年），由于政治相对稳定，尼玛贡的接班人古格王智光派人到孟加拉国聘请高僧阿狄夏·迪巴卡拉来传法。后者在1042年到达西藏。阿狄夏是一位佛法高深的僧人，对天竺古代医学也有精深的理解。他带来了大量佛经，其中也有不少医学著作，这些著作对藏医学产生了明显的影响。尽管他到达阿里时已经年届花甲，但他仍努力弘扬佛法，使佛教的理论得到系统化和规范化的发扬，从而被尊称为“佛尊”。佛教再度兴盛繁荣，称为西藏古代佛教的“后弘期”（相当于达磨灭佛前的“前弘期”）。

13世纪初，萨迦地区的政权强盛起来了。1244年，元太宗窝阔台派次子阔端召萨迦派教主萨迦班智达至凉州，1247年于凉州会见萨迦班智达，议定藏地归附蒙古条款。

至元七年（1270年），元世祖忽必烈在北京接见第五代萨迦派教主、萨迦政权的创始者八思巴（1235—1280），尊他为国师、帝师，并册封为“大宝法王”，赐予金印，统领天下佛教徒。还把当时全藏13万户地方归由他统辖，是为萨迦王朝。八思巴对于维护祖国的统一、繁荣经济、稳定政治形势、发展包括藏医学在内的西藏文化和促进西藏与内地的文化交流做出了很大的贡献。

元至正十四年（1354年），山南地区帕摩竹巴地方（今桑日县境内）的万户长绛曲坚赞（1302—1364）起兵，推翻了信奉花教的萨迦王朝的统治，建立起一个政教合一的、信奉白教的帕摩竹王朝。随后派出使者到大都向元顺帝请封，得到元朝中央政府的承认和册封。明朝建立后，依重帕摩竹政权的力量，在西藏实行改革，推行新政，发展经济，创造了安定、和谐的社会局面，带来了此后西藏近80年的社会稳定和繁荣时期。

到第五代法王札巴坚参统治时期，帕摩竹政权的势力趋于全盛。宗喀巴（1357—1419）创立了藏传佛教格鲁派（又称黄教），得到法王的赞许。当时正值明王朝初建，采取怀柔政策，与边疆各民族和平相处。在西藏，广泛设立溪卡的封建庄园。这说明，西藏社会已经由奴隶制进入封建农奴制。这些对于西藏地区政治稳定、经济繁荣、文化发展起到一定的保证作用。

宗喀巴被藏族信众尊称为第二佛陀，直至今日，在西藏、青海、内蒙古、甘肃、山西和北京等地的喇嘛寺院内，都供奉有头戴黄色桃形尖顶僧帽的宗喀巴塑像。

在这样一个政权频繁更迭的社会里，人们难以比较安定地从事一种专业的研究，因而不容易出现像吐蕃时期那种划时代的经典巨著。但这种局面对医学也有其另一种积极的作用，就是在不同环境中的医学家会提出不同的见解，导致出现了“百家争鸣”的局面，从而进一步促进了医学的发展。公元11世纪，大译师仁钦桑波（958—1055）将孟加拉国高僧阿狄夏·迪巴卡拉带来的印度吠陀医学中的经典著作《八支心要集》及其注释本《月光》等译成藏文，这些著作对藏医的发展产生了明显的影响。同时还培养了很多弟子，其中芒木曼增、娘代森恰札、释迦益西穷乃和翁曼阿列四人合称“普兰四名医”，在当时最为著名。他们都在阿里王朝积极地从事医疗活动。

此时期的一个重大发现是发掘出《四部医典》的原稿。由于该书著成后，赤松德赞听从了天竺高僧莲花生“为了使佛法永存”的主张，将书秘密埋藏（另一种说法是达磨灭佛时埋藏的）。大约在1012年，红教的德敦·查巴旺噶（真名旺秋巴瓦）根据祥论多吉准堆的预言，从桑耶寺经堂的宝瓶形柱子下面挖掘出被赤松德赞埋藏的《四部医典》，使这部沉睡了150多年的典籍重见天日。他认真地学习了这部经典著作，并且还撰写一些有关的论述。后来，他把《四部医典》交给了维巴塔札，后者转给堆顿·贡确加布和宇妥·萨玛元丹贡布（图3-1），也就是新宇妥。

新宇妥于第二个绕迥的火马年（1126年）诞生于后藏的尼昂堆古希热唐，他是8世纪老宇妥

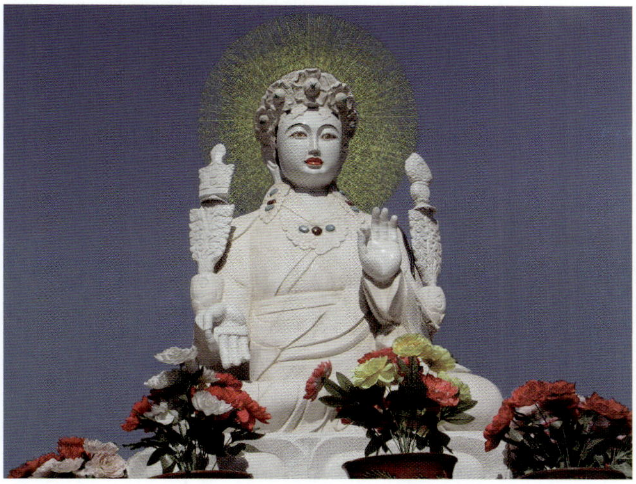

图 3-1　宇妥・萨玛元丹贡布（西藏藏医学院 塑像）

的第 13 代孙。据说在幼年时他就具有观察脉象和尿、分辨土石草等药物的天分。8 岁时他开始行医。14 岁时，恰好贡确加布患腿病，新宇妥为他医治好了。后来，贡确加布为了学医，拜维巴塔札为师，终于从维巴塔札处获得《四部医典》。贡确加布为报答新宇妥的治病之恩，就把《四部医典》献给了新宇妥。

新宇妥从贡确加布那里得到老宇妥所撰的《四部医典》手抄本后，如获至宝，加以珍藏钻研。为此，他曾先后六次赴印度学习吠陀医学，还到过尼泊尔、斯里兰卡等地勤勉学习。他的著作甚多，包括《马鸣医学集要总注・观察宝鉴》《医疗实践简论》《脉学指要》《实用小卷》《三个秘方纸卷》《验方子本》《本草大全》《五行调和论》等。他一面学习，一面根据自己的医疗经验，结合近几百年来人们积累的新医疗知识，对《四部医典》进行注疏、补充。他特别根据印度的吠陀医学、中医的诊断、五行理论等对之进行补充。按桑吉嘉措的考证，新宇妥在自己编修时，对第一部“概论续”进行了章节调整；在第二部“论述续”中，增加了药物、茶叶及饮食等内容；对第三部“秘诀续”也逐章做了修订；对第四部“后补续”还根据《月王药诊》中的脉诊、尿诊、五行子母生克等内容做了增补。他还把所增订的内容，编成 18 个部分，共 156 章。并将《四部医典》授予自己的弟子。他的《四部医典亲阅》和《十万拳头》，对后世医学发展都有很大的影响。

新宇妥是继老宇妥之后，在藏医学发展史上的伟大人物之一，桑吉嘉措认为新宇妥编写的医书，犹如黑暗中的明灯，照亮了藏医学发展的道路，把他誉尊为“人间的药王”“第二个药师佛”。新宇妥的弟子很多，著名的有松堆・耶希松等。

在 12、13 世纪，藏医药的发展也取得了举世瞩目的成就，先后问世了诸多医学典籍，如：萨迦吉尊扎巴坚赞的《药诊国王宝库》，萨迦班智达编著的《八支要义》，噶玛让琼多吉所著的《药效汇总药名之海》等。其中噶玛让琼多吉所著的《药效汇总药名之海》中对 830 种左右药物的药效作了详细的说明。其中包括 10 种宝石类药物，并开始对木药、草药、动物药等的种类及分类、疗效等作了明释，是当时比较齐全的药典之一。后来的众多医学专家以此书为据，在许多《本草》中引用。

昌狄・班旦措吉著有《解剖明灯》《药物蓝图》《八支总纲》《医学大纲・知识明窗》等著作，而且他很善于绘制具有民族特色的挂图，这为其后绘制成套的“曼汤”打下了基础。

在帕摩竹王朝时期，藏医学出现了一个比较繁荣的局面，学术思想非常活跃，名医辈出，形成了不同学派，主要有强巴派和宿派北南两个不同学派。

第一节　北方学派

北方学派，即强巴派，创始人是强巴・朗杰扎桑法王（图 3-2）。该尊者于 1395 年在后藏昂仁诞生。幼时本名嘉如达玛仁增，自幼聪敏，据说 5 岁时就能写字，10 岁时即开始广泛学习五明学。先后拜师甚多，精通各类知识。后经贡噶扎西坚赞巴桑巴的推荐，由明成祖朱棣封为大司徒。他以雄辩而著称于世。40 岁以后，开始著述，曾行善修建佛塔、佛像。他的著作涉及范围颇广，包括五明学中之内明、声明、工巧明等，医学著作则包括《八支集要如意宝》《九绝症论说》

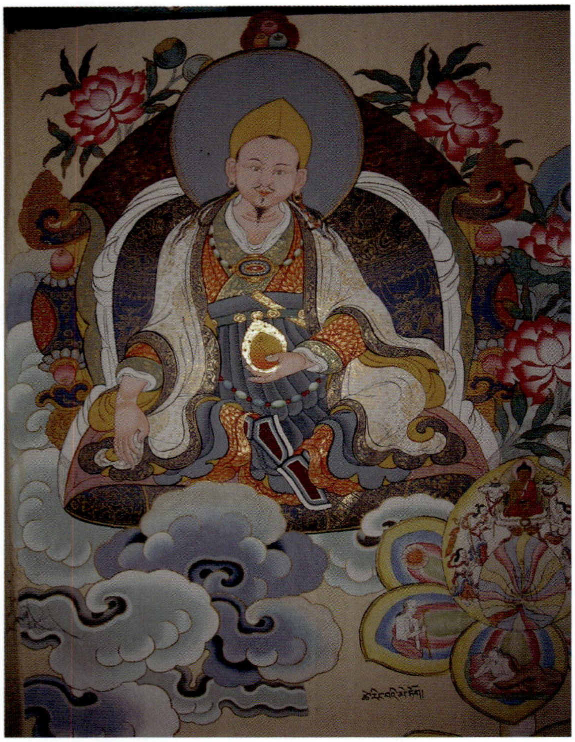

图 3-2 北方学派之创始人朗杰扎桑（西藏藏医学院 壁画）

《三百六十医法辨别》，对《四部医典》各续有比较多的研究和论述，如《根本续的释义明灯》《论说续的释义明灯》《后绪续释难万想如意》等多种。强巴·朗杰扎桑的弟子很多，其中的米伊尼玛通瓦顿丹最为有名。

强巴派由朗杰扎桑开始，一直到益西坚赞，是世代相续的，成为北方学派的主流代表。事实上，北方学派还有另一个分支，就是贡曼巴所创的“堆录”派，由贡曼巴贡曲德烈所创，他学识渊博，著有《红函》《黑函》《花函》《后绪续释难明灯》《药名释论》等。北方学派中还有另一位传承人，即伦顶勒珠贝，他曾在内地大乘教派法王处任太医，并受到皇帝册封，为朗杰扎桑之大弟子。

以强巴朗杰扎桑为创始人的北方学派，包括米伊尼玛筒瓦顿丹、贡曼巴家族及伦顶家族，形成了北方学派的主流，具有自己的医学理论及特点。他们以《四部医典》为基础，吸收八支医学的某些精华，结合自己的丰富的实践经验，根据北方的自然条件，如气候、地形、物产及生活方式，对寒性病的治疗有独特的体会；善于应用温热药物，对北方常见的风寒湿证有丰富的治疗经验，擅长火灸疗法、放血术等。对于当地草药的特点、辨认药性、区分药物产地、药名的确定及分类，均有独到见解。

与此同时，在西藏萨迦和阿里地区，也有一个学派，称上部学派，其代表人物为贡卡瓦·曲吉多吉。他的弟子贡却德勒曾搜集藏区一些耳传口授、不见经传的医疗经验和各种方剂，编撰成《医学如意珠或甘露滴》《口诀黑卷、丹书、花卷》《后续释难明灯》《传承续记》《药名语法》《草药生态明鉴集》《性味功用配方》。对于《四部医典》也有专注。其侄子贡觉彭达发扬了他的学术，著有《制水银论》《医学如意珠宝项链》《医疗所需可得集》《验方百篇》和《峻烈药大全》。这个学派的主张基本上与北方学派相似。因而也算是北方学派中的一个分支学派。

第二节 南方学派

南方学派，又称宿派，出现比北方学派略晚一些，其代表人物为宿卡·年姆尼多吉（图 3-3）。宿卡·年姆尼多吉于 1439 年出生在塔布拉妥苏卡（现林芝地区朗县），是家传世医，父亲夏热绕江也是有名的医生。因此，他从小习医，并且向其他名医如曼顿旺久桑布等学习，研习各门学科。这个学派擅长应用清热解毒药，对温热性病证具有丰富的治疗经验。宿卡·年姆尼多吉编著了藏医药史上影响最深远的经典著作《千万舍利》，其意为以一颗舍利总诀千万个重要医学问题，自此声名大噪。以后，又陆续著成《四部医典广注·水晶彩函》《四部医典问难·银镜》《格言阳光》《自他皆益的教诲》等。他曾经与山南塔贡地区的涅、洛、恰、埃、娘、工布的医生们在一起，对自己所著的《草药性味》中的药物，就性味、功效、本质、主治病证、作用等进行讲解和论述，从而使这一地区的医学得到较快发展。

宿卡·年姆尼多吉虽然只活了 36 岁，但他在

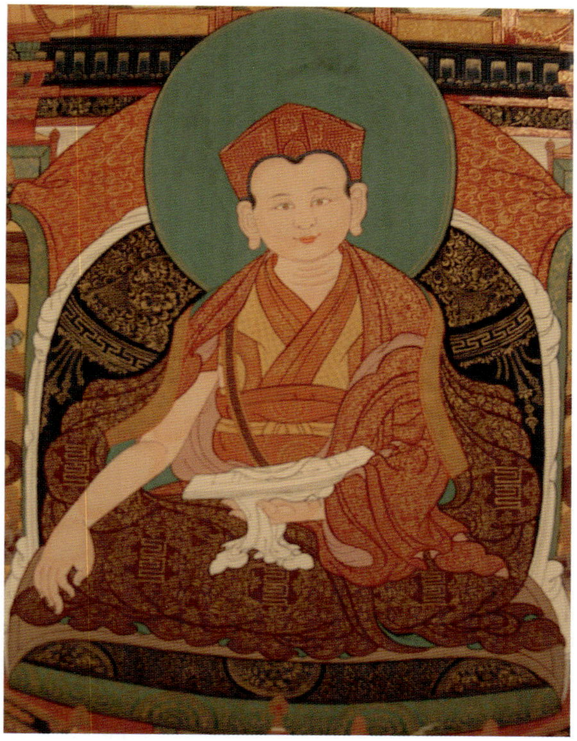

图 3-3　南方学派创始人宿卡・年姆尼多吉（西藏藏医学院博物馆 唐卡）

医学上的成就非常突出，是南方学派的重要代表人物。他的弟子很多，其中第二代弟子更巴・次旺所著的《词意太阳》是对《四部医典》“概论续”的注释，《安乐如意》是“秘诀续”的注释，而《显明实践》则是“后补续”的注释；另外还著有《福寿百篇》。另一个弟子措麦堪钦则著有《医学概论・银镜续》《释难明灯・五种明花鬘》《医方实践指南摘要》等。其他医著还有更巴次旺的《医学概念・金穗》和《千万舍利目录》等。

总之，在宿卡・年姆尼多吉创立南方学派之后，人才辈出，尤其对《四部医典》的研究，深有心得和发挥。

这个学派中最出类拔萃的人物当推舒卡・洛珠杰布（又名列协崔），约生活于 1509—1572 年。他从小就剃度出家，学习佛学，包括五明学在内，并拜许多名医为师。还特别学习北方学派的各种著作，听受《千万舍利》，并著有《贤者喜乐》及《药物性味药效表》；还学习了印度吠陀医学的经典著作《八支心要集》《月光》等。到晚年时，他特别致力于《四部医典》的研究和发挥。他认为，如果能找到新宇妥本人的著作，就能看到《四部医典》的原貌。于是，他遍访各地，最后来到娘麦（现在的林芝）地区，终于发现宇妥・萨玛元丹贡布的手抄本《四部医典》。在旺加札巴的帮助下，他对这部手抄本进行认真的阅读、校对，前后花去 4 年的时间，他着重校阅阐述了“概论续”和“论述续”这两部分及“后补续”中有关脉诊和尿诊的部分，最后著成《祖先口述》。这部包括三部分的《祖先口述》是当时对《四部医典》主要内容进行最权威的诠释，至今仍有很大影响，是医家学习和研究《四部医典》的重要参考书。

后来，洛珠杰布来到山南扎塘地区，在雅加巴的赞助下，把《四部医典》交付刻板印刷，这就是我们现在所能见到的扎塘版《四部医典》，即《扎塘据悉》，洛珠杰布为保存《四部医典》的原貌，使之得以流传至今，有着十分重大的贡献，为后世所称道。

基于对《四部医典》的来源众说纷纭，也基于他本人对该书的深刻了解，洛珠杰布专门对《四部医典》的性质进行了论述，撰成《佛说和论著的区别，驱暗明灯》。在此书中，他特别指出：《四部医典》是一部藏医学家自己的论著，而不是佛祖的教诫。他的这一结论是建立在对藏医学史的深刻理解之上的，澄清了在《四部医典》的来源问题上的许多混乱，对后世具有重要的指导意义。

此外，洛珠杰布还著有《医学概论天喜仙人之歌》（又称《无遮世旅》）等，但未及完稿，他就去世了。

南北两学派存在一个重要的分歧，就是对《四部医典》来源的争论。以舒卡为主的南方学派认为，《四部医典》是西藏医学家的著作；而以强巴为主的北方学派则认为这是一部佛祖授予的教诲。这个问题牵扯到藏医学的起源，也是后世医史学家争论的焦点之一。

除了这两大学派之外，藏区还有一些其他的学术流派。如在宗教派别中的萨迦派、噶举派、格鲁派中，也各出了不少名医，如察瓦宫却嘉、葛玛让穷多吉等，都各有自己的著作。

16 世纪末出生的直贡却吉札巴（1595—1659），又继承了南方学派各师长的遗训，苦练技术，著有《四部医典注文》和论述一千零一种定数对策的《言教美饰》、记载珍宝大黑丸的记录《贤者欢喜》、治疗风湿病的《保寿救命》、治水肿的《秘密管引》等共 25 类上百种配方，成为直贡学派。

总之，南方学派名医辈出，与北方学派形成

两大学派，互相学习、探讨、争鸣，也互相取长补短，对于促进这一时期藏医学的繁荣和发展，提高学术水平，起到了积极的推动作用。

学派的存在，是对不同医学问题从不同的角度理解而逐渐形成的，有其社会背景及自然条件的依据。这种形势是历史发展的必然，正所谓“百花齐放，百家争鸣”，对于学术的进步有积极的意义，也为其后医学的进步和发展奠定了基础。

第四章

甘丹颇章时期的藏医药学

15世纪末至16世纪上半叶，西藏出现了一段不稳定的局面。由于宗教信仰派别的不同，导致权利争夺。先是帕摩竹王朝被嘎玛·敦回旺布推翻，曲引多吉另建政权，称为嘎玛王朝。这个王朝的统治者信奉白教，对黄教进行压制，因此，教派的矛盾极为激烈尖锐。后来，五世达赖喇嘛阿旺·洛桑嘉措（1617—1682）（图4-1）和四世班禅额尔德尼·罗桑确吉坚赞（1567—1662）联合迎请青海和硕特蒙古部信奉黄教的固始汗出兵相助，推翻了嘎玛王朝。嘎玛王朝灭亡后，阿旺·洛桑嘉措取而代之，建立“政教合一”的甘丹颇章王朝，定都拉萨。阿旺·洛桑嘉措在顺治十年（1653年）接受了清王朝的册封，称为“西天大善自在佛所领天下释教普通瓦赤喇怛喇达赖喇嘛”。他不仅主持修建了世界闻名的布达拉宫，而且重视发扬藏族文化，推动经济与科学的发展，采取了一系列鼓励发展医学的政策和措施，组织了西藏名医对藏药进行研究，使藏医药学得到较大发展。

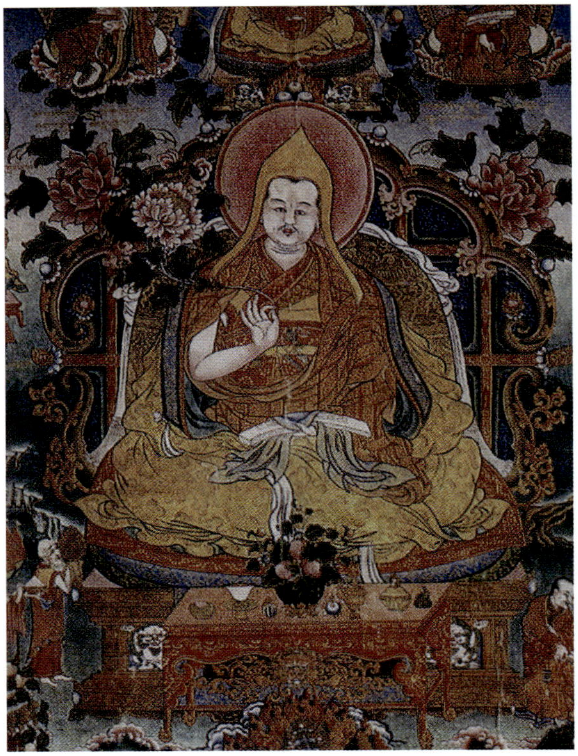

图4-1 五世达赖喇嘛阿旺·洛桑嘉措

第一节 五世达赖喇嘛对藏医药发展的贡献

五世达赖喇嘛阿旺·洛桑嘉措，于1617年诞生于山南琼结县。他6岁时被迎请至哲蚌寺，从读书写字开始，渐次学习藏文文法、正字法等，然后聆听和研习佛教典籍及其释论等许多著作。他著有外明学方面的10部著作和内明学方面的4部著作等共计18部。另在声明学和历算方面他也有许多著作。在医学方面对医学给予了极大的重视。他除背诵“三续”之外，无专门的论著。然而，作为正教之主，如应自己的太医强俄囊索达吉之请，令顿珠白瓦大师任《扎塘〔四部医典〕》刻印之导师，对一些医学典籍亲自予以审定，如由达木曼让巴祈请并敬献原本的《十八支》，又有达木曼让巴和南木林班钎恳请并由南木林班钎校定的《根本续释祖先遗训》《后续〔小便经〕》和《新旧宇妥传》等。上述这些版本距今已有300多年历史，原收藏于布达拉宫下方的东印经院噶丹平措林，现收藏于西藏自治区藏医院。另外，五世达赖喇嘛为了推动藏医事业的发展，培养继承人才，于1643年在哲蚌寺西殿创办了由尼塘仲钦·洛桑嘉措为导师、以强俄囊索达吉为主管的医学卓翩林（利众院），在日喀则创建了由容巴擦主管的常松堆白林（医学神仙院）等医学学校。

第二节 第司·桑吉嘉措对藏医药发展的贡献

第司·桑吉嘉措（图4-2）是古代藏文化史上一位杰出的科学家，于公元1653年诞生于拉萨北郊娘热地方之仲麦。从8岁开始，他在五世达赖喇嘛尊前习字读书，在医学方面从与伦顶朗杰多吉尊前研习理论及实践。到18岁时他能够熟背《四部医典》中的3部医典。27岁时，由于才华出众，他被五世达赖喇嘛任命为“第司”之职，掌握着全藏的政教大权。他在五世达赖喇嘛的支持下，对包括医学在内的各门科学做出了伟大的贡献。

一、对《四部医典》的权威诠释

如前文所述，《四部医典》在8世纪末著成以后，就被赤松德赞秘藏起来，直到11世纪，才被查巴旺噶从桑耶寺中取出，以后陆续转递，经宇妥·萨玛元丹贡布进行修改补充，最终定型。其后的几百年时间里，历经各代医家的研究、修订、注释、增补，出现了不同的版本。其中当推舒卡·洛珠杰布的扎塘版影响最大，另外还有达丹版、乌东巴版、干木保版、宗嘎版等不同版本。发挥和阐释《四部医典》的著作就更多了，形成不同的注家，还有不同学派的诠释，对有些问题意见相左，争论不休，往往令读者无所适从。

有鉴于此，桑吉嘉措对《四部医典》及不同的注家著作进行了研究，他根据自己的经验体会，加上他总揽政权的有利条件，得以阅读到不少一般民间看不到的手抄本。他发现，扎塘版的内容有不少错误和缺漏之处，还有一些晦涩难懂的内容。尽管《四部医典》内容丰富、理论完整，但因为它是以偈颂文体写成的，也就是韵体文的体裁，故比较难懂。因此，桑吉嘉措重新做了修订和注释，集诸家之长，去粗取精，去伪存真，于1686年完成了用叙述文体写成的《四部医典蓝琉璃》，全名《医学广论药师佛意庄严四续光明蓝琉璃》，简称《蓝琉璃》，其篇幅较《四部医典》原著多出一倍以上，流传至今。

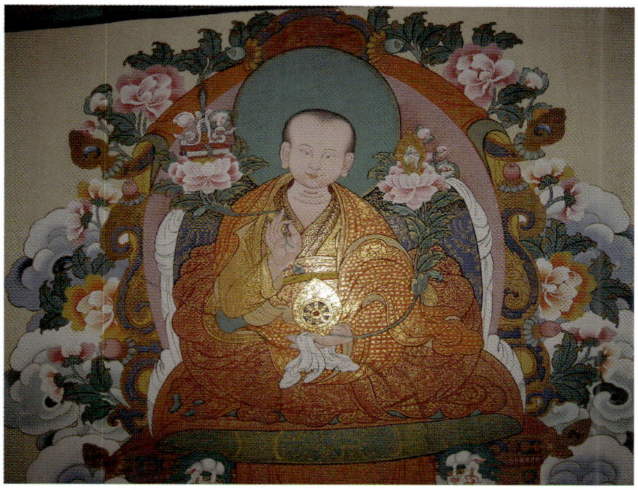

图 4-2　第司·桑吉嘉措大师（西藏藏医学院 壁画）

由于《蓝琉璃》内容通俗易懂，而且内容丰富，为后世医家所推崇，认为它是《四部医典》原著最权威的诠释，甚至有人认为，如果说《四部医典》是一把金锁的话，那么《蓝琉璃》就堪称为打开这把金锁的金钥匙。《蓝琉璃》被后世奉为学习《四部医典》必读的重要入门参考书和标准注释本，至今仍然是学习《四部医典》这部经典医著的入门读物。它对于普及、发展藏医学起到了巨大的推动作用。

二、绘制系列挂图“曼唐”

藏族人民善于绘制挂图，这是具有悠久历史传统的。这种在藏语中叫做“唐卡”的挂图，最初也许与宗教的传播有关，主要用来绘制佛像，供人礼拜。后来，医学界也利用这种形式来绘制医学唐卡，也就是“曼唐”（图4-3）。

从前面的叙述可知，早期的藏医学家如吐蕃时期的占巴希拉哈，后来的南、北两大学派，还有萨迦王朝时的昌狄·班旦措吉，都善于绘制藏医图，但早期的这类挂图多数是有关人体的构造，即解剖图，以及药物图等，内容比较局限。

为了发扬藏医药学的优良传统，使藏医经典著作《四部医典》更通俗易懂，让更多的人掌握藏医经典，在桑吉嘉措的主持下，开始了编绘整套的系列挂图的工作，用形象的图画把《四部医典》的内容通俗地表达出来，便于教学推广。他主要以北方学派著名医家伦汀·都孜吉美的“曼唐”为基础，根据自己所著的《蓝琉璃》的内容，聘请洛扎·诺布嘉措和黑巴格涅两人负责。前者起草图形，绘成草图，后者则进行着色。到1688年，共绘制出一套60幅的“曼唐”。但桑吉嘉措觉得还不满足。因此，他又进一步丰富内容，根据《月王药诊》等书中有关尿诊、火灸等内容，以及各地所收集的药物新鲜标本等内容补充绘制了19幅挂图，到1704年，终于完成了79幅全套“曼唐”。这在古代各传统医学中是少有的。

“曼唐”是传播藏医学发展史上的一件大事，它几乎包括了藏医学的所有内容，如医学起源、理论、生理、解剖、病因、病理、治疗方法、外科器械、临床各科疾病的病状、诊断、药物以及疾病预后等。这不仅在我国医学史上是一个创举，

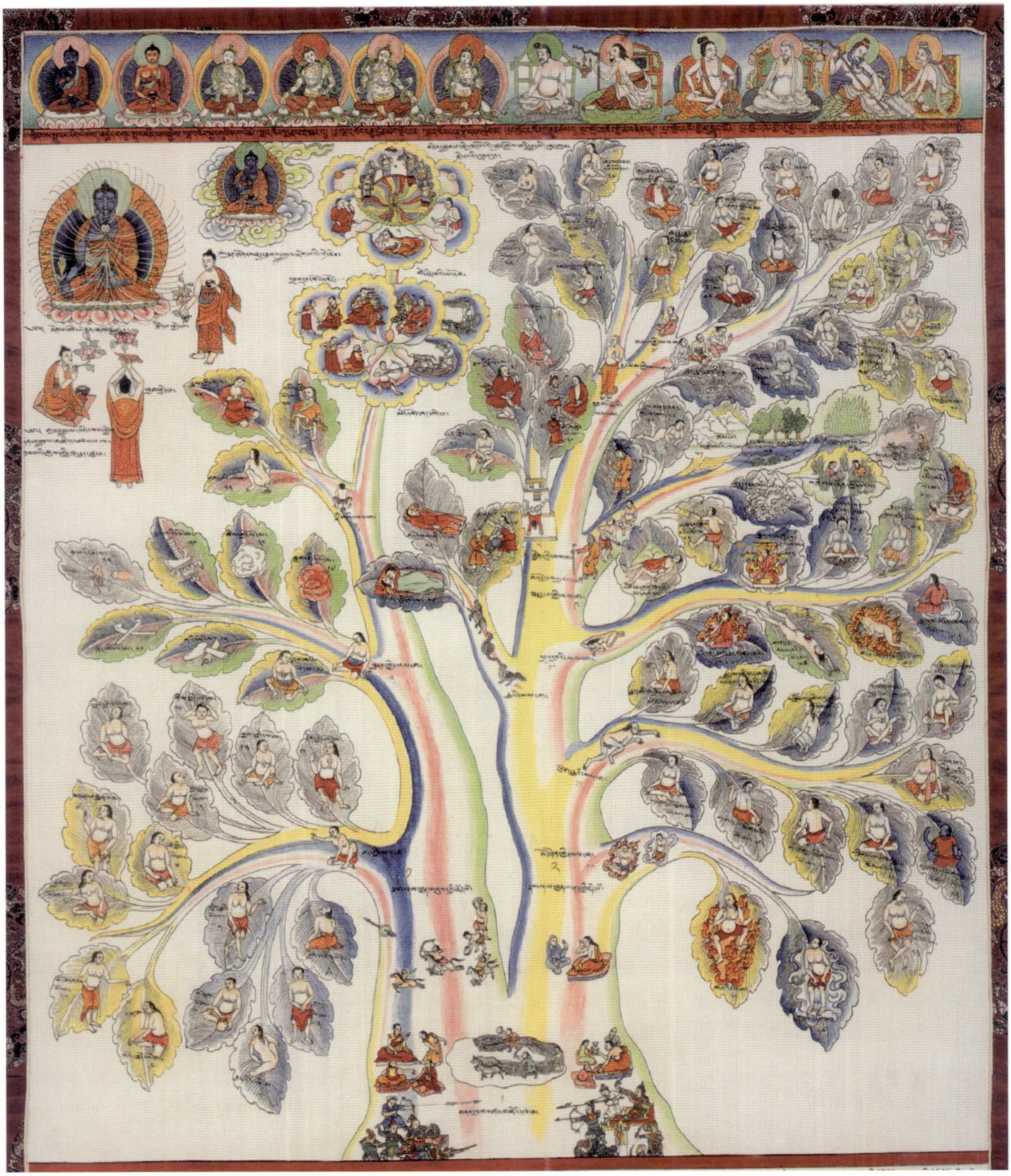

图 4-3 曼唐

在世界医学史上也是难得一见。它以形象的教学方法传播医学，对于普及、传播藏医学，起到了积极的促进作用。这一套教材已经成为我国医学宝库中的稀世珍品，具有极高的文化价值和文物价值，受到世界各国医学界、历史学界的重视。

三、大力发展医学教育事业

古代藏医的培养方式，一般是采用师徒相传的方式，其培养能力有限。17 世纪上半叶，嘎玛王朝曾一度在日喀则地区创办一所学校性质的藏医班，开创了学校形式的医学教育之先河。可惜的是嘎玛王朝存在的时间太短，因而这个形式的学习班也随之夭折。

五世达赖喇嘛即位不久，就命令尼汤·仲钦·洛桑嘉措在拉萨西郊的哲蚌寺甘丹颇章宫的西侧设立一所医学校，名叫“医学利众寺”，并从各地选拔有培养前途的青年入学，主要学习《四部医典》；另外，他还命令恢复了日喀则那个停办讲习班，并取名“神医云集寺”，同样以学习《四部医典》为主，继续培养接班人。

五世达赖喇嘛圆寂后不久，医学利众寺就停办了。但几年后，桑吉嘉措在拉萨又建立了一所新的医学校“药王山医学利众寺”，位于布达拉宫对面的铁山上，至今遗址犹存。实现了五世达赖喇嘛生前的夙愿。桑吉嘉措还命令各地、各个寺庙都要选送优秀的青年喇嘛来学习，就此培养出一大批藏医人才，其中不乏著名的藏医学者。这个学校的学习内容仍以《四部医典》为主，并增加了其他学习内容，包括《增补四部医典秘诀本集》和《草药秘方》。除学习课本以外，还注重与实践相结合，即每年带着学员到附近的山区采集一些药物，虽为期不长，但它对于学员加深理解和辨认当地草药很有帮助。

后来，桑吉嘉措还在布达拉宫内开设了一个高级的进修班，聘请各地有名的藏医来讲学，选取一小部分有培养前途的学员继续深造。药王山医学利众寺一直举办到西藏和平解放之后，才与后来的曼孜康合并。

四、编著大量医学著作

桑吉嘉措是一位博学多才的学者和政治家，就医学而言，他不仅对《四部医典》做了权威的标准诠释，著有《蓝琉璃》，他还利用自己的优越条件，遍阅历代医学著作，其中有些在民间是无法见到的，这也是他的医著之所以内容丰富突出的重要原因之一。据记载，他的著作还包括《起死回生宝剑方集》《伦丁·南杰多吉问答》《精义八支秘诀之金钥》和《医圣四部医典蓝琉璃本论详析》等多种，另有一部《医学概论·仙人喜宴》，又称为《藏医史》，也是一部比较权威的叙述藏医起源、形成和发展的著作。该书又名《医学概论·琉璃宝镜仙人喜筵》，全书共分30章，首先叙述藏医学的特点，其次即叙述藏医学起源的种种学说，但着重讲述藏医学来自天国佛祖的恩赐，其中传说性质的内容比较多。由于当时西藏是个“政教合一”的社会，因而一切都带有宗教的色彩，其中有相当多的篇幅是谈佛教与医学的关系的，包括诸如措吉雄努、医神龙树、马鸣等印度医家与藏医学的关系等，以及大乘佛教、小乘佛教与医学的关系。他们认为，藏医的经典著作《四部医典》乃是西方佛祖的训示，是从西天，也就是印度传入的。因此，必须把它作为佛经来对待，丝毫也不能马虎。这些见解，在当时的社会条件下，并不足为奇，对此，我们在阅读该书时，必须持正确的态度才能加以识别。但是，该书的主体部分则真实地记录了藏医学具体历史的发展。关于藏区医学发展的情况，对于了解古代藏医学的内容，有相当多的资料，也比较可靠。例如，关于松赞干布时期礼聘的内地医家姓名，有不少藏史、藏医著作上都写成“韩文海”，只有桑吉嘉措的这部《藏医史》记载为“亨翁杭得”。根据他的记载，研究者考证，找出了这一差异悬案的答案[1]。其他还有不少值得研究的内容，对于学习藏医史有着重要的参考价值。桑吉嘉措的《藏医史》至今仍是重要的研究藏医学历史的参考书，具有比较高的权威性[3]。

因此，桑吉嘉措是西藏历史上一位杰出的科学家、医学家。他的医学著作和创造发明，都是藏医发展史上的里程碑，影响深远。作为一个时代的科技代表人物，他的医学成就比起他的前辈们，以及他以前的任何历史时期，都要高出一筹。

藏医药学的另一部重要著作是《晶珠本草》，由帝玛尔·丹增彭措编著。作者对西藏东部、青海东部和南部、四川西部进行了实地调查，并结合历代藏医药书籍中的药物记载作了考证、核实资料。用了约20年的时间，约于1745年著成，但到1840年才得以刻板印刷问世。书中收载药物2294种，除去重复的，实有1220种。这是一本集藏药学大成的著作，它的内容和价值可以与《本草纲目》媲美，同《四部医典》一起被誉为藏医药学著作中两部杰出的代表作，在藏医药发展史上具有深远的影响。

第三节 多康地区藏医药学的发展

当时的多康地区（又称多康六岗地区，指藏民传统上对于西藏东部、青海西南部、四川西部及云南迪庆藏族自治州的藏区的统称）藏医药的发展也取得了前所未有的成就，出现了许多影响深远的医家和经典著作，其中具有代表性的医家是司徒·却吉穷乃。却吉穷乃的学术渊源同样来自南方的舒卡学派，也曾到过天竺、尼泊尔和内地学习医学，著有《利乐来源》和《实践开眼》。他的业绩还表现在他对藏医教育事业的关心方面。他曾在德格地方的八帮·圣教法轮寺中创办了一所十明学讲学院，主要传授藏医学，并亲自讲授，培养了一大批接班人，值得一提的有温噶玛·额来旦增、帝玛尔·丹增彭措等。前者著有《药集智慧空》《利乐宝库》《利乐凉光喜庆新月》等著作。

帝玛尔·丹增彭措（图 4-4）是这个地区最有名的藏医药学家，对藏药学贡献尤大。丹增彭措 1673 年出生于昌都贡觉，对佛学、声韵、工艺、历算等均有精深研究。所著的医药著作甚多。其中最重要的代表作是《晶珠本草》。《晶珠本草》共收载药物 2294 味，实集藏药学之大成。根据药物的来源、质地、生境、入药部位分为 13 大类：即珍宝类、宝石类、树类、湿生类、旱生类、作物类、动物类、汁液类、土类、水类、炮制类、盐碱类、火类。树类又分叶、花、果实、枝、杆、皮、树脂 7 类。旱生类系草本，又分根、叶、花、果实、地上部分和全草 6 种。这种分类方法比较科学，至今在植物和药物分类上仍有重要参考价值。

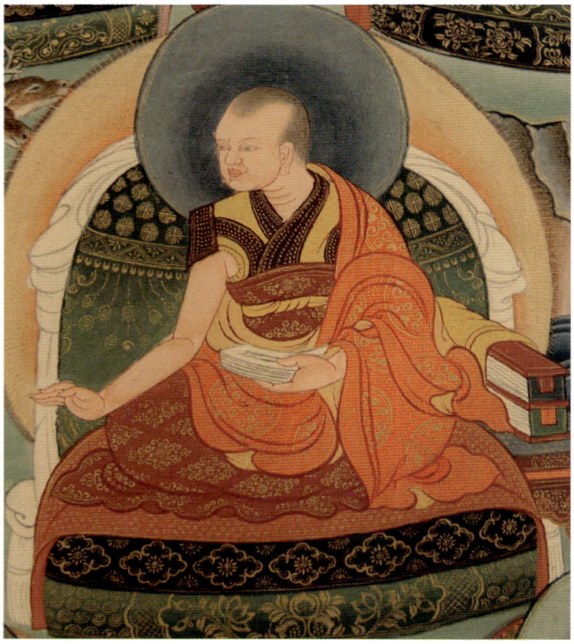

图 4-4 帝玛尔·丹增彭措大师（西藏藏医学院博物馆 唐卡）

多康地区对藏医药事业贡献最多的当推医学教育事业。这里，有两种形式的教育应该提及，一是传统的师徒互相授受，这种形式虽然培养的学徒数目比较有限，但所培养出来的人大多质量较高。被认为是却吉穷乃的化身的司徒·白玛宁其，曾培养了几个弟子，其中有杰温·噶玛绕那和贡追·云丹嘉措。噶玛绕那曾著有《长寿珠串子母本》《医学四续疑难明释》等著作，并设计了仁钦·绕那桑培和白芨丸的配方。白玛宁其的再传弟子叫曲扎嘉措，其医术甚是高明，曾任德格王的保健医，著成《临床验方》及含水银的配方等。白玛宁其的另一个弟子贡追·云丹嘉措（1813—1899）在当时颇有成绩，著作甚多，包括《甘露滴》《纪要美饰甘露药库》《名医精华》《名医奇宝》和《知识总汇》等，其中多数是有关医药配方的，而《知识总汇》则是一部以讲医药为主，普及文化知识及其形成历史的经典论著，为后世所推崇。其弟子有名望的包括绛央·钦则旺波和局米彭·格列朗杰嘉措等。钦则旺波同时还师从曲扎加措，所以学问更是渊博，声名卓著，其著作包括《医学四续简要精华》《各种常用药诊》和《药物释疑甘露微粒》等。局米彭·格列朗杰嘉措后来成为名医，其著作包括《释难具欲宝镜》《利乐库》《脉尿注疏》《医方甘露精华》和《身体保养常用八时》等。

另一种培养形式则是以较大规模的集体学习的形式来进行的，这就是在寺院中创办的“门巴札仓”，这是寺院中一个重要的组成部分，主要讲习医方明。1711 年，由达赖喇嘛的经师曲桑旦白坚参在青海西宁的塔尔寺任大会堪布时，就开创了门巴札仓利他宝贝院，除吸收藏族子弟参加外，也有一些蒙古族弟子加入。

1724年，在甘肃省（今甘南藏族自治州夏河县）的拉卜楞寺西奇寺也创办了门巴札仓利众学院。当时，蒙古亲王丹增旺久请求达赖喇嘛委派太医到多康地区，达赖喇嘛遂任命意希桑颇为导师。意希桑颇带领弟子们在念吉空温、鄂拉玉孜、若尔盖，以及三兄弟生神山、上碌曲、作穆努则等地，在山岭、草山中实地研究药物，学员们收获颇丰。意希桑颇还著有《体腔区位线本注》《猛药配方》《宝珠链》等。

在恰穷寺、绕甲扎西穷乃、色阔、单尼、拉姆等地区，也都分别建立了门巴札仓，从而促使藏医得以在这地区具有较大的发展。门巴札仓讲课时多以集体讲经形式进行，但在实际操作中，仍大多以师徒传授方式传授。

通过这些地区，藏医也广泛传播于蒙古地区。后来，又在北京的噶丹勤恰林（今雍和宫）和热河（今承德）的普陀宗乘之庙（又称小布达拉宫）建立医学僧院并传授医学。当时著名医僧很多，其中以松巴·钦堪益西班觉（1704—1788）最为有名，他曾著有《医疗甘露水流》《白玻璃镜》和《甘露喜筵》等。还有蒙古族著名医生恰恰格西·罗桑次成等著成《医疗甘露辨认无误工艺如镜显现、奇美眼饰》，影响很大。藏医学还曾在上部地区的拉达克及不丹、锡金、尼泊尔等地盛行，名扬四方。

十三世达赖喇嘛阿旺洛桑·土丹嘉措于同治六年（1867年）出生，光绪七年（1881年）坐床，1894年亲政。他把主要的藏医药工作集中在药王山的利众院。在五世达赖喇嘛时期建立起来的药王山利众院，已有一定的规模。达赖喇嘛重用当时的大侍医强巴土旺，令他与小侍医恰布巴当曲班丹一道，从药王山利众院挑选有培养前途之弟子，以培养造就高级接班人。在这些接班人中，最出类拔萃者为钦绕罗布（图4-5）。

钦绕罗布于1883年出生于西藏山南泽当恰萨寺附近，幼时入泽当的阿曲札仓出家，后来到药王山学医。在十三世达赖喇嘛的关心支持下，于1916年，在拉萨建立了“拉萨曼孜康”。当时任达赖喇嘛大侍医的强巴土旺便提出建议，由钦绕罗布来担任这一机构的首任院长。不久，达赖喇嘛又任命钦绕罗布为他的侍医。钦绕罗布在任院长之后，充分发挥其藏医药及天文历算方面的才能，建立了一整套合理的规章制度，包括课程的设置、学习年限、考试制度、药物采集其加工炮制。在这里他还建立了门诊制度，凡来求诊的患者，不受时间和患者地点的限制。对于穷苦患者，无力交纳药费的都予以优惠免交。

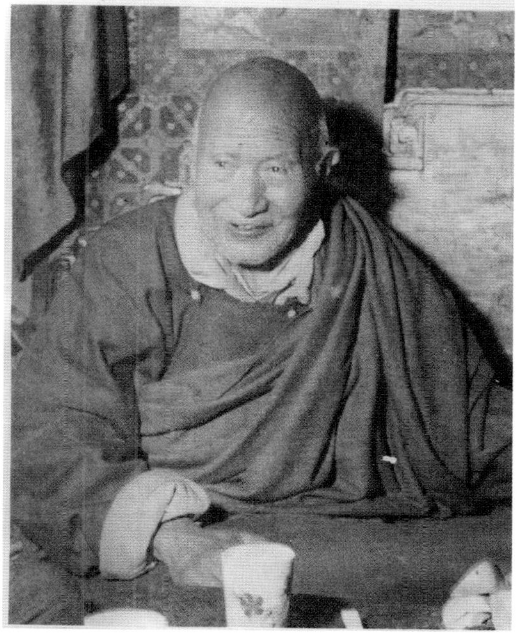

图4-5　钦绕罗布大师

这一时期的教学，比较重视正规化，秉持此前第司桑杰嘉措时所确立的合理规章制度。例如，在每年藏历的7月1日及15日，由老师率领，把学员带到拉萨附近的多底沟等山区认药，凡认药考试优良者，给予奖赏。钦绕罗布在早期任职时重新刻印藏医药经典著作，因为多数经典著作由于年长使用，业已破旧损坏，有的要修补整齐，有的更须重刻，其中重要的包括《四部医典》《蓝琉璃》《秘诀医典补遗》等。

钦绕罗布自曼孜康成立开始，任首届院长，在中华民国时期，他一直主持该院工作，直到西藏和平解放。在这几十年之间，他为藏医学培养了一大批藏医药高级接班人。他不愧为十三世达赖喇嘛时期藏区最伟大的藏医药学家。

第五章

新中国成立以后的藏医药发展

在1951年西藏和平解放以前，藏区的主要医疗中心就是药王山的医学利众寺和拉萨曼孜康两处。1959年民主改革以后，为了便于统一管理，便利民众看病，决定将两处加以合并，当时职工共有80多人。两年后，在拉萨召开了藏医代表大会，积极贯彻党的各项有关政策，知识分子得到应有的重视，并强调对藏医传统医学体系要认真继承，加以发扬。此时，曼孜康已定名为“拉萨市藏医院”，原曼孜康负责人钦绕罗布大师继续担任医院院长之职，其弟子强巴赤列担任副院长。原来的一个综合治疗门诊部，已渐渐不能满足要求，遂加以扩充，设立内科、外科、妇儿科、针灸科，并增加配药室和取药房。1962年12月，德高望重的老院长钦绕罗布以81岁的高龄去世。

1965年，正当西藏自治区正式成立之时，人民政府拨出专款，新建藏医药门诊大楼，并设病床32张。这也是西藏历史上第一所有住院部的藏医医疗机构，受到广大藏族同胞的欢迎。次年，在“文化大革命”刚开始时，藏医院更名为“劳动人民医院”。与全国其他地方一样，藏医院在“文化大革命”中蒙受重大损失，业务几乎大部分停顿，一些老藏医、老专家都受到不公正的待遇，藏医院及藏医的发展受到严重的干扰。“文化大革命”即将结束前的1975年，医疗业务部分恢复，新盖了门诊楼，门诊量逐渐恢复。藏医在临床医疗如内科方面治疗高血压、溃疡病等取得了相当好的成绩。

1980年，拉萨市藏医院改为西藏自治区藏医院，由自治区直接领导。先后在日喀则、那曲、山南、阿里等地区建立了藏医院，贡觉县、申扎县等地也建立了藏医科。1985年，由自治区投资1100多万元，在拉萨北郊修建了藏医院住院部。院内设住院病床150张。从此，西藏的藏医医疗工作走上了现代化的正规道路。

为了培养更加正规、能符合现代客观需要的藏医人才，以1959年成立的拉萨市藏医院为依托，先后于1963年、1970年培养了近百名藏医药师。1974年，拉萨市卫校开设藏医班，从此产生了真正意义上的藏医药学历教育。

党的十一届三中全会以来，在党和各级政府的亲切关怀和大力扶持下，藏医药教育事业得到了迅速的发展。1983年，单独设置成立了培养藏医药人才的西藏自治区藏医学校；1985年，设立了西藏大学藏医系，招收了第一批藏医专业本科生；1986年，西藏自治区人民政府批准筹建西藏大学藏医学院，并于1989年9月3日正式挂牌成立；1993年，国家教委正式批准单独设立了西藏藏医学院，此举标志着传统藏医药教育不仅列入国家高等教育的行列，而且成为全国首个经国家批准公办独立设置的民族医药高等院校。从此，藏医药学有了现代化的高级人才，为藏医药学的质的飞跃发展打下了良好的基础。

近年来，根据教育“三个面向”的政策要求和藏医药学在世界医学领域的宣传推广与普及的需要，藏医药教学与临床应用在其高层理论研究、临床实用技术开发及其相关课题攻关方面的要求与日俱增。世界对藏医药高级人才的需求也随之增加。在这样一种学科发展的潜在需求和国内外大气候的推动下，1998年6月，西藏藏医学院正式向国家申报民族医学藏医专业硕士学位授权点，经批准于1999年通过国家教育考试正式招收第一批藏医专业硕士研究生，从而诞生了世界医学史上第一个藏医专业研究生授权单位，同时也产生了世界医学史上第一批藏医专业硕士研究生。这标志着藏医药高等教育人才培养目标从继承型逐步转向研究型人才培养的重要历史变革的发生。

总之，藏医药学是具有悠久历史、高原特征明显、疗效较高的一门学科，是藏族人民在复杂的自然环境中经过长期与各种疾病斗争中所形成的民族医学，是世界医学宝库中最为璀璨的明珠。

第二篇

藏医药理论

第六章

藏医药概论学

《四部医典》又称《医学四续》，是藏医药古籍文献中最早且最具影响力的巨著，始于公元8世纪，由西藏著名的藏医药学家宇妥·元丹贡布所著。全书由“概论”“论述”“秘诀续”和“后补续”四部构成，共154章，加上结语2章，总计156章。藏医药概论学是《四部医典》“概论续”的精简内容，其内容是以树喻的形式概括性地阐述人体的生理和病理、疾病诊断、疾病治疗方面的知识。

第一节　学医的目的

凡欲健康和治病者，应学习医学秘诀；凡想延年益寿者，应学好医学秘诀；在《四部医典》中首先提到了学医的目的，指出：凡想成就智、财、福，任何人，都应学习医学秘诀。凡想从贪、痴等心理疾病和隆、赤巴、培根等身体疾病的剧烈疼痛的苦难泥淖中求得解脱者，想受凡夫们尊敬至极顶礼膜拜的任何人，都应学习医学秘诀。

第二节　人体生理学和病理学

人体的生理和病理表现取决于三因、七精和秽物在体内的未病和病变不同的状态。因此，要实现医学的目的，即未病预防和已病治疗，则需要维持三因、七精和秽物在体内发挥出各自的正常生理功能，从而使“五源”保持平稳状态，反之，正常生理功能失常就会导致“五源”平衡失调，人体就会处于病理状态，甚至死亡。

一、三因

藏医学中“隆、赤巴、培根”（藏语的音译）被称为生命的三因素，这三种要素是构成人体并进行生命活动的物质及其能量的基础，同时也是产生一切疾病的根本因素。因此，对于人体的生理功能和病理机制，莫不以此三者的生成变化为理论根据和说理工具。在正常的生理状态下，三者虽然各有特点，自具职能，但是它们之间并非孤立存在，而是有着不可分割的相互依赖和相互促进、相互影响和相辅相成的紧密关系，共同担负人体的正常生理功能活动，因而它们是生理性的，三者平稳正常运转则身体健康无病，反之三者发生紊乱则疾病随之产生，称为患病。因此，隆、赤巴、培根既指身体功能，又指疾病名称。

（一）隆（五源之“风”）

“隆”五源之“风”主生。从藏医生理上讲，它的主要功能主呼吸、血液循环、肢体活动、感觉思维、食物的分解和营养输送、大小便排泄等，是推动人体正常生命活动的动力。从病理上讲，由于内外因素的影响和各自处于人体不同部位，大体分为头隆、心隆、肺隆、胃隆、小肠隆、大肠隆、肾隆、骨隆等疾病；与其他疾病并发，产生赤隆、培隆、血隆等多种合并症。隆主要有粗、轻、寒、微、硬、动的特性。根据不同的生理功能，分为以下五种。

（1）索增隆（维命隆）：主要存在于脑部，其作用为吞咽食物、呼吸空气、维持生命的正常活动。

（2）坚久隆（上行隆）：主要存在于胸部，其作用为主管语言能力、增强人体的活力。

（3）恰布奇隆（遍行隆）：主要存在于心脏，运行于全身各处，其作用为血液循环和协调表情、运动。

（4）酶酿隆（等火隆）：主要存在于胃部，运行于五脏六腑之间，其作用为分解和消化、吸收食物。

（5）吐塞隆（下行隆）：主要存在于肛门处，其作用为排泄和分娩。

（二）赤巴（五源之“火”）

“赤巴”由五源之“火”主生。从藏医生理上讲，主要分散在肝脏和血液中，它的主要功能是产生热能和维持正常人体体温，促进消化和吸收，使人知饥渴、能消化、润色气、壮胆量、长智慧，是生命活动的能量和内脏机能活动的热能。从病理上讲，由于内外因素的影响，它是一切热性疾病的象征，因为赤巴失调，产生的症状为全身发热，皮肤、巩膜、颜面、大小便见发黄，口渴、呕吐、下泻、喜凉怕热等。赤巴具有“火”和“热”的性质，主要有腻、锐、热、轻、臭泻、湿的特性。也可以分为许多种，并各司不同的生理功能，其中包括以下五种：

（1）赤巴久切（能消）：主要存在于肠胃之间，其作用为主消化，将食物分解为精华和糟粕，产生热能，伴随其他四种赤巴增生力量。

（2）赤巴当久（变色）：主要存在肝脏之中，其作用为可以维持人体应有的气色。

（3）赤巴珠切（能作）：主要存在心脏部位，其作用为支配人的思想意识，使人产生胆量和气度。

（4）赤巴通切（能视）：主要存在于眼睛及其所连接的脉管中，其作用为掌管视觉。

（5）赤巴多塞（明色）：主要存在于皮肤，其作用为滋润皮肤，产生光泽。

（三）培根（五源之“水”和“土”）

“培根”由五源之“水”和“土”主生。从藏医生理上讲，主要存在于脾、胃、膀胱内：它的主要功能是可以调节消化及水分代谢，能磨碎食物、增加胃液，司味觉，为人体提供营养和输送体液、保持水分；同时还能够调节人的体重，滋润皮肤、调节睡眠、稳定情绪等。从病理上讲，培根失调，可引起脾胃等消化系统疾病和体液失调，若与其他疾病相互影响，则会形成多种复杂的慢性疾病。

培根具有“水”和“土”的性质，主要有腻、凉、重、钝、柔、稳、黏的特性。可以分为许多种，并各司不同的生理功能，其中包括以下五种：

（1）培根登切（能依）：主要存在于胸部，其作用为保持水分，是其他四种培根的基础。

（2）培根尼啊切（能化）：主要存在于胃上部食物未消化的部位，其作用为食物进行磨碎。

（3）培根牛翁切（能味）：主要存在于舌部，其作用为掌管味觉。

（4）培根次母切（能足）：主要存在于头部，其作用为司六识，掌管满足的性情。

（5）培根居尔切（能合）：主要存在于各个关节处，其作用为润滑关节，主伸缩。

总之，当隆、赤巴、培根三大医素保持协调时，身体就会健康无病，而因外界原因使其中某一个因素偏盛或偏衰，发生紊乱，则打破这种协调，就会成为导致疾病的内在原因。因此，三者既可以用来说明生命的正常活动特征，被用来解释人的生理功能，并用于区分人的类型；也可以用来说明疾病的过程。

二、人体七大物质和三大排泄物

（一）人体七大物质

人体的七大物质，包括饮食精微、血、肉、脂肪、骨、骨髓和精液。其中饮食精微是形成其他六种物质的基础，在七大物质中为最初也是最重要的物质，但是其他六种物质也同样很重要。血可以滋润身体，并且维持生命；肌肉是构成躯体及五脏六腑的重要原料；脂肪能够储存能量，使身体滑润；骨骼是整个躯体的支架；骨髓能够直接促成精液的产生；精液则是元气的根源，也是人类繁衍后代的保证。

（二）三大排泄物

三大排泄物分别为大便、小便、汗液，是人体主要的排泄物。内脏吸收食物的营养以后，其剩余的糟粕就会以固体和液体的形式排出体外，形成大小便，而汗液也是人体排出糟粕的重要途径之一，它们共同维持着身体的新陈代谢。

三、发病原理

藏医学认为一切疾病都是由三种内因、四种外缘所引起的，经过六种途径在人体的各个部位引发病变，而《四部医典》在分析致病的原因时认为，虽然致病的原因众多，但是百病总因归纳为一条，就是因“不解无我为愚盲”，并比喻为鸟虽展翅在空中飞翔，但总是不离地上其身影；众生虽然安居乐业，而终因愚盲总不离病。这里一切疾病的原因归纳为总的一点，即“不解无我为愚盲”。若过分贪恋执着于外物，这种愚盲又产生贪欲、嗔怒、愚痴三种差别病因，进而成为导致隆、赤巴、培根三种疾病的近因。所以藏医学始终认为一个人要想拥有健康的身体，首先就应该拥有健康的心理。发生病变时疾病的起因，以及发病后的性质与年龄、地域环境、时令等各种因素有着密切的联系。

（一）诱发疾病的原因

从近因上讲，各种疾病的原因归根结底都是由贪欲、嗔怒、愚痴这“三毒”所引起的。其中贪欲可以导致隆病，嗔怒可以导致赤巴病，愚痴可以导致培根病，这就是导致疾病的内因。从外界环境等因素来看，季节的变化、不合理的饮食和起居习惯等也都是诱发疾病的外缘。

（二）疾病入侵的途径

疾病在入侵人体的过程中，经过六道门户，首先入侵皮肤，进而扩展到肌肉，之后向里扩展至血脉，再向里入侵到骨骼，有的降落到五脏，有的则坠入六腑。此外，人体的眼、耳、鼻、舌、五官，心、肺、肝、脾、肾五脏，胃、小肠、大肠、胆囊、膀胱等六腑，以及血管、骨、骨髓、脂肪、精液、大便、小便等都是隆、赤巴、培根运行的通道。

（三）疾病存在的部位

一般来说，培根依附于人体的脑，因此处于上身部位；赤巴依附于人体的肝胆，因此处于身体的中部；隆依附于人体的下腰胯，因此处于身体的下部。

（四）疾病的发病规律

疾病与年龄、地域环境、时令等因素有着密切的联系。

（1）从年龄角度来说，老年人体内隆的成分较大，壮年（中青年）人体内赤巴的成分较大，儿童体内培根的成分较大。

（2）从地域来看，严寒霜冻的地方容易引发隆病，干燥炎热的地方容易引发赤巴病，阴暗潮湿的地方容易引发培根病。

（3）从时令角度来看，隆病大多数在夏季发作，一日内日暮黎明时容易发病，症状加重或明显；赤巴病多在秋季发作，一日内则中午、半夜时发病；培根病多在春季发作，一日内初夜、上午时发病。

总之，福寿终结、治疗失当，热病内灼、寒病冷侵、体力耗尽等，都有可能导致死亡。隆、赤巴、培根三种疾病治疗不当时相互转化，可有12种病变，但是所有疾病归纳起来只有寒症与热症两大类，隆和培根病属于寒性病，血液疾病与赤巴病属于热性病，而丝病与黄水病则介于两者之间，兼有寒性和热性的双重特性。

四、人体生理与病理的树喻

藏医学中以无忧菩提树之状为比喻，用来说明医学典籍中的内容。人体生理与病理的树有根（1）、干（2）、枝（12）、叶（88）作比喻，系统形象地表现了人体生理功能和病理变化。其具体为：总根为生理与病理树根，生两枝干，分别为生理枝干和病理枝干。生理枝干有三因、七精和秽物3个细枝，三因细枝上有15片树叶，七精细枝上有7片树叶，秽物细枝上有3片树叶，共计25片树叶。病理枝干有病因、诱因、渠道、部位、通道、诱发、结果、转化、性质等9个细枝，病因上有3片树叶，诱因上有4片树叶，渠道上有6片树叶，部位上有3片树叶，通道上有15片树叶，诱发上有9片树叶，结果上有9片树叶，转化上有12片树叶，性质上有2片树叶，共计63片树叶（图6-1）。

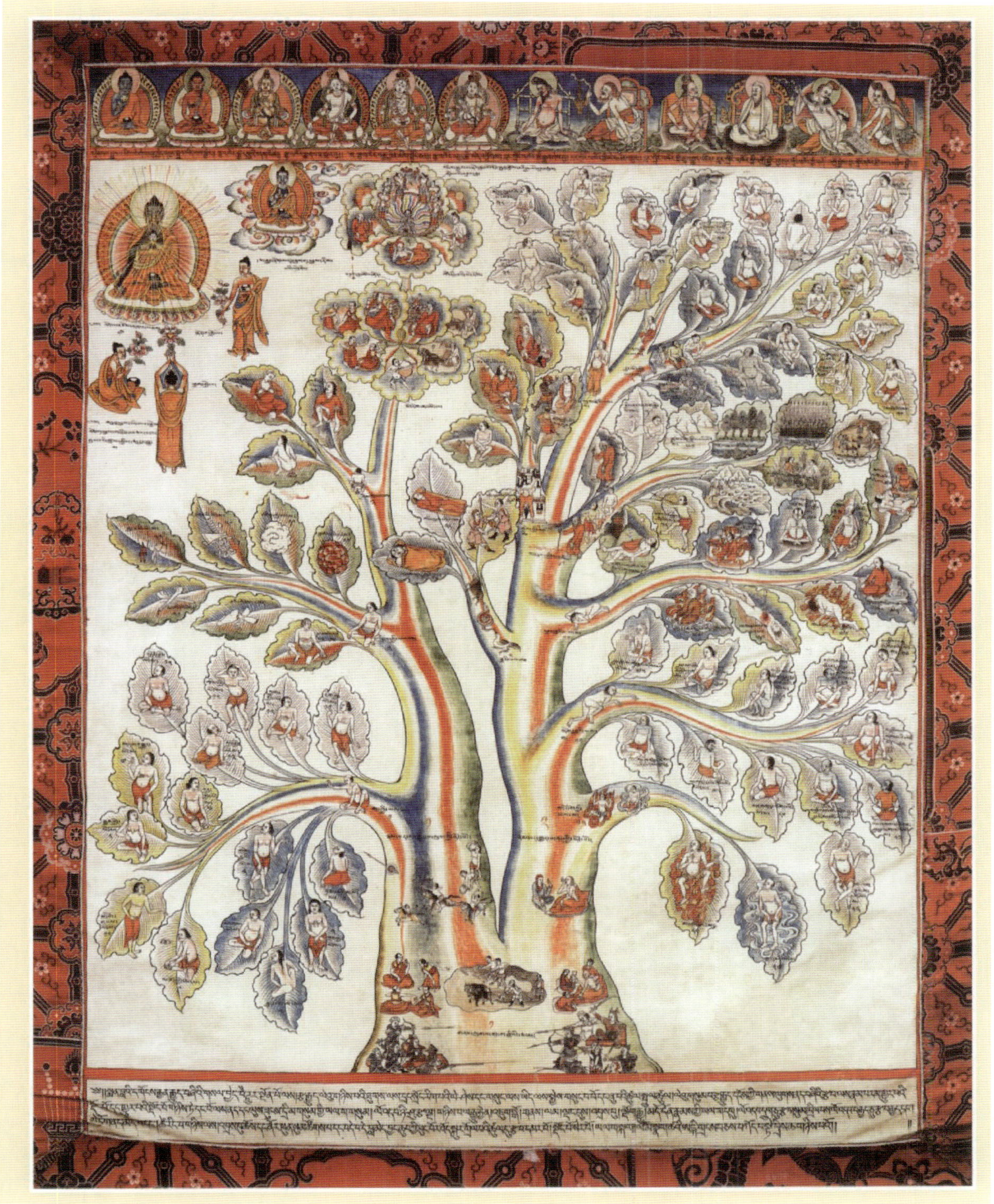

图 6-1　藏医人体生理与病理学树喻

第三节 疾病诊断

藏医学使用独特的问诊、望诊、触诊这三大诊断方法诊断疾病。其基本原则和方法将在后面的藏医诊断学和藏医治疗学中具体讲述。这里先概括性地叙述和了解藏医学的诊断原理和方法。对患者出现的症状进行采集分析，初步诊断隆、赤巴、培根三大疾病，根据症状和诊断依据，能够准确地捕捉疾病的征候，进而诊断疾病。

一、问诊

问诊即询问患者与病情有关的情况，来了解疾病发生和发展的一种方法，是诊断疾病的三大方法中最为重要的方法。其内容相当广泛，概括起来包括起病的内外原因、症状缓急、饮食起居三种。

（一）起病的内外原因

发生疾病的内外原因很多，有些疾病是患者自己可以明确地指出其发病的原因或诱因，比如由于暴食暴饮而发生消化性疾病，从而导致胃病，患者胃部有疼痛感，呕吐、腹泻等；而有些疾病是由于居住环境的冷热、湿度以及通风情况等都是引发疾病的重要因素，医生需通过详细询问才能正确诊断，因此诊断时应该详细询问起病的原因是最为重要的。

（二）症状缓急

如果是突然起病则大多是急症，如感冒多会突然引发寒战，之后发热、头痛等；五脏六腑的疾病则大多为慢性疾病，在不知不觉中发生。

（三）饮食起居

饮食失常和起居的冷热变化将会导致各种相关联的疾病，在问诊过程中不可忽视。此外，问诊内容还包括患者的职业、家庭情况（有无遗传、传染性疾病等）、发病后病情的变化情况，以及已经接受过的治疗等。

总之询问的内容越详细，对诊断越有利。

二、望诊

从广义上来说，望诊包括对于所有肉眼能看到的征候的观察，包括患者的神色、体型、皮肤颜色、大小便、痰等。狭义上来说，望诊主要包括舌诊和尿诊。

（一）舌诊

舌诊主要是观察患者的舌质和舌苔。藏医学理论中正常人的舌是红润、灵活的；而疾病状态下的舌质变化为：隆病患者的舌质红，舌苔干而粗糙；赤巴病患者的舌苔黄而厚；培根病患者的舌苔白而湿滑等。

（二）尿诊

尿诊是通过观察患者的尿的颜色、气泡、沉淀物等情况来诊断疾病的方法。隆病患者的尿色清稀如水，且泡沫多；赤巴病患者的尿呈红黄色，味道恶臭，热气大；培根病患者的尿色发白，气味淡而热气小等。

三、触诊

触诊包括患者体格的热寒、凹凸、粗糙或细腻，但藏医学中主要是切脉的诊断方法。隆病患者的脉象虚弱而有间歇；赤巴病患者的脉象急数、洪大而旋紧；培根病患者的脉象迟沉而微弱等。

四、疾病诊断树喻

藏医理论中用树的根（1）、干（3）、枝（8）、叶（38）作比喻，系统形象地表现了问、望、触的诊断方法（图 6-2）。

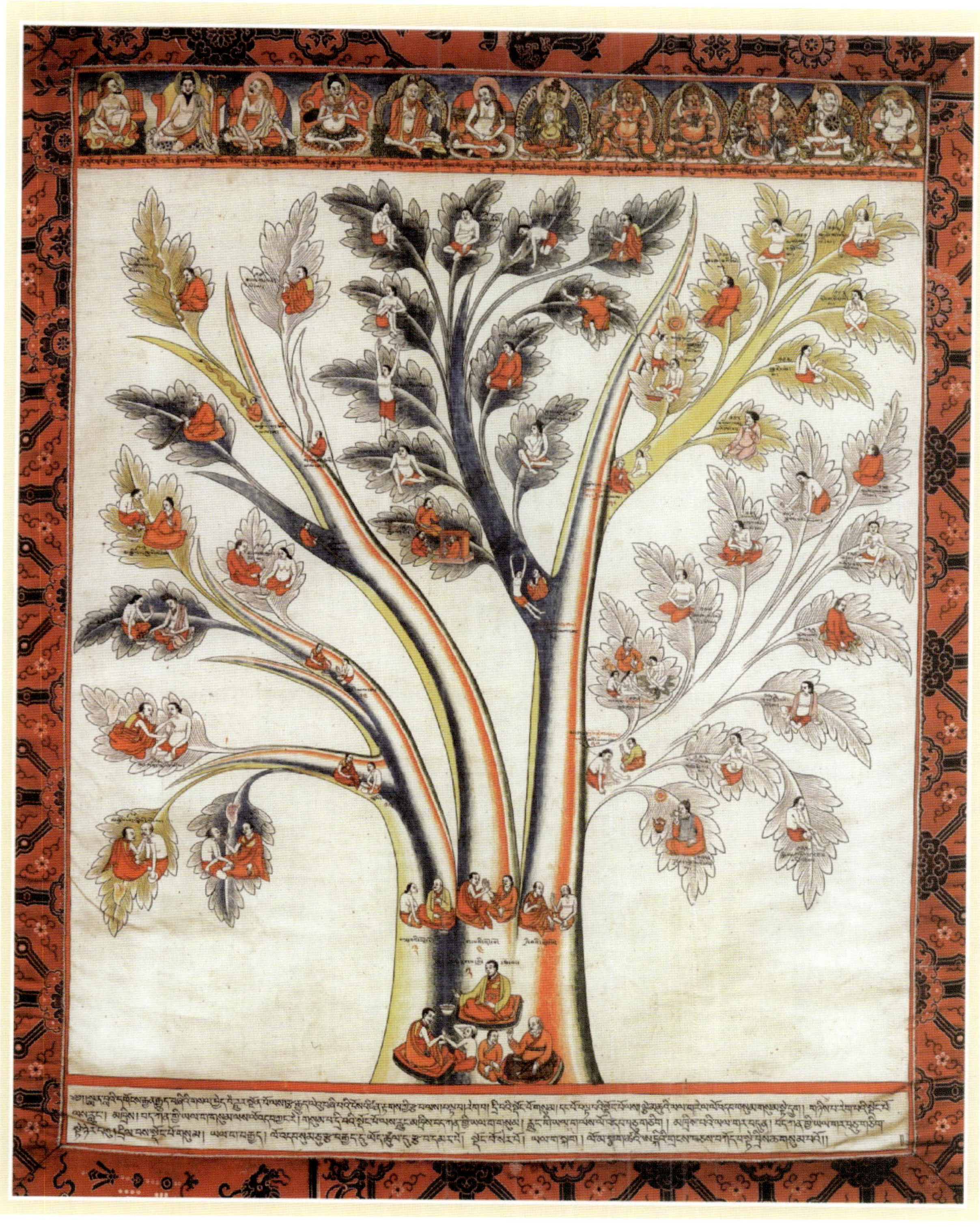

图 6-2　藏医疾病诊断树喻

第四节 疾病治疗

藏医学理论和临床中对于疾病的治疗不外乎四种方法，即：饮食、起居、药物、外治疗法。《根本续》第五章中记载：“医治疾病的善方有饮食、起居、药物、外治共四种。”还在《后续本》第二十六章中记载：“调养治法虽然有一千零二十种，然而概括起来，只有饮食、起居、药物、外治共四种。”从饮食方面来讲对“隆、赤巴、培根”有益的饮食一一列举；同样，起居方面指出“隆、赤巴、培根”各疾病应该适宜的起居选择；药物有“隆、赤巴、培根”各选择的配方和不同制剂方法；外治方面，藏医特殊治疗法有涂油、按摩、火灸、放血、药浴等，视具体疾病和情况使用。

一、一般治疗原则

当遇到出现任何不适时，必须立即着手防止疾病扩展，应该服用作用较缓和的汤剂。如果忽视了这个步骤，就应采取第二步，即用泻法或催吐排空肠道，以驱除病根。如果两个步骤都被忽略了，疾病必然变得严重起来，引致其他疾病，那么就应该设法先治疗较严重的疾病，再治轻微的病症。在恢复的过程中，还要注意服用温和一些的药来防止并发症的发生。每一种疾病又有其固定的、正常的潜伏、发病及治疗时间，但偶尔疾病也有突然发生的，碰到这种情况，必须立刻进行治疗，否则就无法治愈。

藏医学对轻微的疾病的原则首先从患者的行为、饮食来控制疾病的蔓延，再以药物、器械治疗。对较严重的疾病则从器械、药物、饮食、行为依次进行治疗。其中药物的服用按固定的时间服用，根据药物成分及人体体质的不同，有些药必须饭前服，有些在吃饭时服，有些则需饭后服用。一般来说，养生、健胃的药物在黎明时饭前服用，因为此时消化吸收的功能最强，药物作用达到最佳效能。药物作用猛且体质虚弱的人在饭后服用最佳，因为此类药物对胃有一定的刺激，身体比较虚弱的患者极易发生恶心、呕吐等反应，在饭后服用会减小药物对胃的刺激，同时可以避免恶心、呕吐等反应的发生。

根据体内三因素的变化时间不同，给药时间也有一定的特殊性，“隆”病多发生在凌晨和晚上，“赤巴”病多发生在正午和午夜，“培根”病多发生在早上和黄昏，所以治疗“隆”病的药一般需在凌晨和晚上服用；治疗“赤巴”病的药须在正午和午夜服用；治疗“培根”病的药须在早上或黄昏服用。

二、特殊治疗原则

消化功能降低，体液不平衡所致的疾病，影响遍及全身。对这种情况，应当先用一种药物把病根部吸引到一个固定的位置，以便于诊断。如果病在身体上部，应当用催吐法；如果是下部，则应用清肠道法。促使粪便的排空，也不应抑制自然发生的呕吐。当不平衡的体液在发病前正在聚集，而疾病尚未显露出来时，应该调节饮食，养成良好习惯，防止疾病的形成。当一个人由于体内“隆”的不平衡已经产生疾病，后又加上“培根”的疾病时，气就会聚集到黏液积聚的部位，或反之，其结果使疾病更加严重化。如果“培根”在二者中是较严重的一种，就应该先治疗培根，隆自然会恢复平衡。

三、常用治疗方法

（1）内治法：以饮食及药物为主，强调根据季节调整饮食和起居。

（2）外治法：包括针刺放血、按摩、外擦、火灸、拔罐、药薰、敷烫、药水浴、穿刺等。

（一）药物治疗

藏医利用药物的寒热属性不同，来纠正疾病的寒热偏胜，达到治病的目的。一般采用与疾病性质相反的药物，即寒者热之、热者寒之、虚者补之，实者泻之。药引子的使用也很常见，以便把所用制剂引向患病部位，达到更好的治疗效果。

（二）放血疗法

这是藏医治疗学中一种颇具特色的治疗技术，具有很好的疗效。主要适用于体质壮实的热性病症患者。

（三）灸法

藏医的灸法历史悠久，早在公元7世纪便已被广泛应用，多用于寒性病。藏医施灸的穴位可分为两大类，一类是根据患者自诉疼痛的地方，痛点即是施灸所在的穴位。另一类则是分布在全身各个部位的固定穴位。

（四）催吐法

催吐法就是利用药物导致呕吐的一种疗法，是一种较为剧烈的疗法。主要适用于积食不化、胃中或上脘痞积、误食毒物等。

（五）药浴疗法

这种疗法也是藏医学较特殊的一种治疗手段。适用于关节炎、四肢僵直或痉挛、跛行、疖肿、妇科病等。一般用药液洗浴，亦可用蒸气熏蒸。

（六）搽涂外敷法

藏医认为，此疗法对身体有补养作用，适用于皮肤粗糙、体力虚弱、思考过度、精神不畅等。并常与按摩疗法结合。常用的搽药为油脂类，其次是软膏。

四、疾病治疗树喻

藏医理论中用树的根（1）、干（4）、枝（27）、叶（98）作比喻，系统形象地表现了饮食、居养、药物、外治方法。藏医治疗之根生出4条枝干，为饮食、起居、药物、外治。饮食枝干上有6条细枝，生长出35片树叶；起居枝干上有3条细枝，生长出6片树叶；药物枝干上有15条细枝，生长出50片树叶；外治细枝上有3条细枝，生长出7片树叶（图6-3）。

第五节 藏医药学《四部医典》纲要

一、四部医典

概论部、叙论部、诀窍部、后续部。

二、八支

机体总论支、小儿支、妇科支、精神支、外伤支、毒理支、返老支、养生支。

三、十一论

概述点、机体生理点、病理点、起居点、饮食点、药理点、外治点、保健点、诊断点、治疗点、医德点。

四、十五科

一会治三因科、二会治内科、三会治热病科、四会治五官科、五会治脏腑科、六会治隐疾科、七会治杂病科、八会治原疮科、九会治儿科、十会治妇科、十一治精神科、十二治外伤科、十三治毒症科、十四治衰老科、十五治滋补科。

五、四纲

第一诊脉验尿经、第二补益用药经、第三攻下用术经、第四文武外治经。

六、一百五十六章

（一）概论部6章

序言、缘起（概述）、生理病理、辩证诊断、调理治疗、医树喻。

（二）叙论部31章

（1）概述点有1章，为：释续概述。

（2）机体生理点有6章，为：胚胎学、比喻学、机体结构学、机体功能学、机体分类学、机

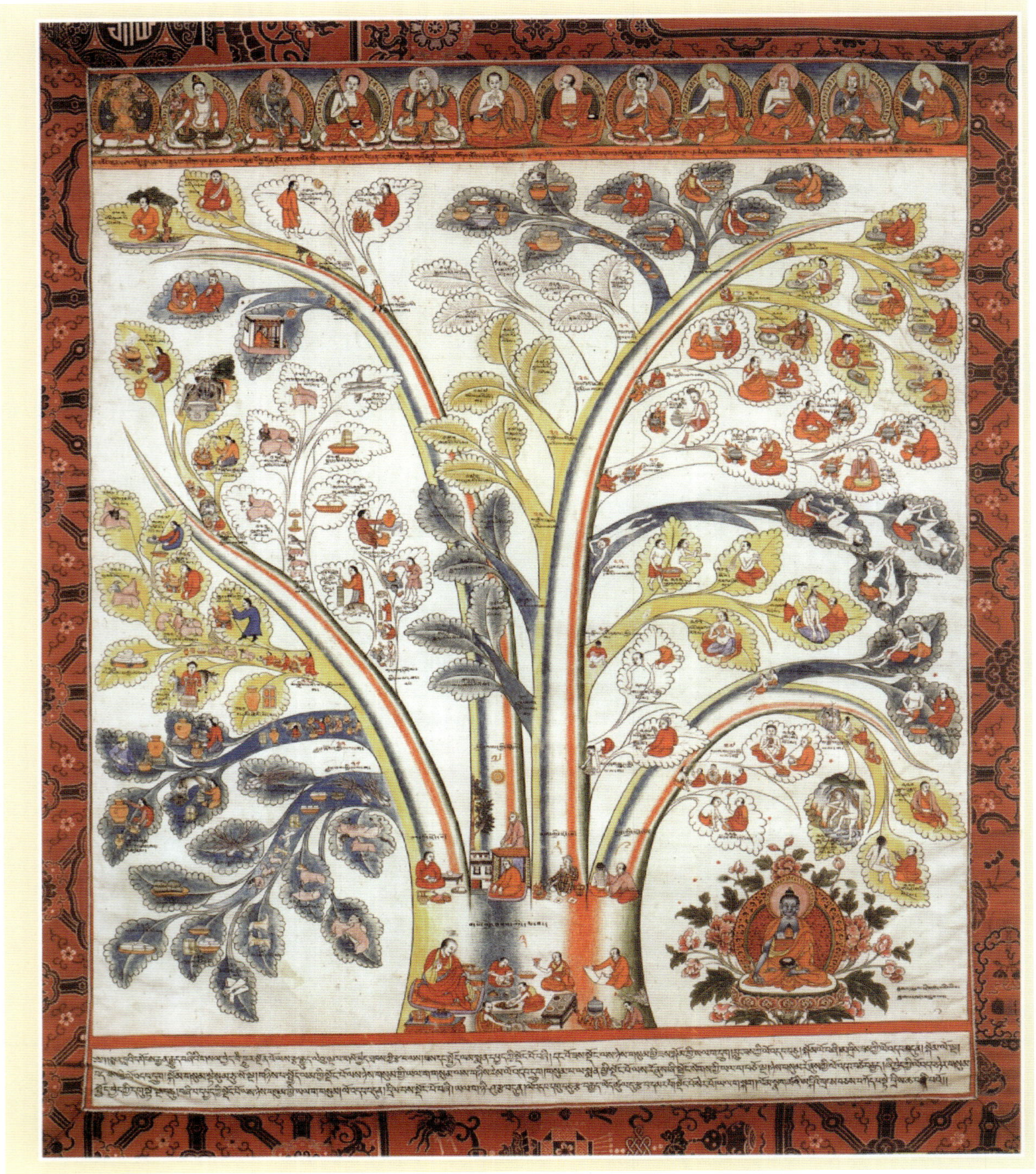

图 6-3 藏医疾病治疗树喻

体亡兆学。

（3）病理点有 5 章，为：内因学、外因学、发病机理学、体征症状学、病种分类学。

（4）起居点有 3 章，为：日常起居学、季节起居学、临时行为学。

（5）饮食点有 3 章，为：食物性能学、食物配伍（选择）法、饮食适量法。

（6）药理点有 3 章，为：药味学、药效性能学、药物配伍学。

（7）外治点有 1 章，为：外治器械学。

（8）保健点有 1 章，为：养生保健学。

（9）诊断点有 3 章，为：三因确诊法、巧妙诊断法、推测预后法（取舍四项判断）。

（10）治疗点有 3 章，为：总体治疗法、巧妙治疗法、盛衰泻补法、三因治疗法。

（11）医德点有1章，为：医德医风学。

（三）诀窍部92章

（1）治三因有5章，为：请教章、隆病章、赤巴章、培根章、合并章。

（2）治内科有6章，为：消化不良章、痞块章、浮肿章、水肿章、重度水肿章、体虚证。

（3）治热病有16章，为：热病总论、寒热辨证、寒热间、前驱热、熟热、余热、潜伏热、久热、浊热、（集体损伤热）吨伤热、三因冲突热、瘟疫热、传染性痘疹热、急性传染性肠炎、传染性咽蛾疔毒热、感冒。

（4）治五官有6章，为：头颅病、眼疾、耳疾、口腔疾病、鼻疾、甲状腺肿大。

（5）治脏腑有8章，为：心脏病、肺病、肝病、脾胰病、肾病、胃病、小肠病、大肠病。

（6）治隐疾有2章，为：男性隐疾、女性隐疾。

（7）治杂病有19章，为：音哑症、食欲不振症、渴症、呃逆症、呼吸困难症、绞痛症、微生物性疾病、呕吐症、下泻症、便秘症、尿闭症、尿频症、中暑性下泄症、痛风症、风湿症、黄水病、神经系统疾病、皮肤病、小病。

（8）治原疮有8章，为：痈疽病、痔疮、皮炎症、穿溃症、淋巴炎、疝气、坏疽、会阴穿漏。

（9）治儿科有3章，为：小儿抚育、小儿病、儿童性精神病。

（10）治妇科有3章，为：妇科总论、妇科各论、妇科常病。

（11）治精神有5章，为：精神病总论、狂躁症、失忆症、脑意外症、麻风病。

（12）治外伤有5章，为：伤科总论、颅脑伤、颈项伤、胸腹伤、四肢伤。

（13）治毒症有3章，为：合成毒、转化毒、真毒。

（14）治衰老有1章，为：返老保健。

（15）治滋补有2章，为：补阳、滋阴。

（四）四纲25章

（1）诊脉验尿经有2章，为：诊脉、验尿。

（2）调息方剂经有10章，为：汤剂、散剂、丸剂、浆糊剂、酥油丸剂、煅灰剂、浓缩剂、药酒剂、炮制珍宝剂、草药剂。

（3）清导泻治经有7章，为：油疗法、泻治法、吐疗法、鼻泻疗法、缓导疗法、浣肠疗法，脉泻疗法。

（4）缓峻外治经有6章，为：放血疗法、火灸疗法、罨疗法、罨浴疗法、敷涂疗法、针具穿刺疗法。

（五）后论净承2章

四部医典总结、后语。

第七章

藏医医德医风学

“藏医学十分注重医生的医德医风教育，藏医医德医风提出了对医者从事医疗行业应遵循的职业道德和行为规范，对医生的理论和技术水平提出了具体要求，体现了藏医学对医生的责任和本质的理解，是培养医生自我认识、不断完善综合能力的一门学科。”藏医医德医风学从“医生”应具备的条件、医生的本质、医生的释名、医生的分类、医生的事业、医生的殊果等六大内容进行阐述（图 7-1）。

一、医生的条件

藏医学指出医生应具备六个条件，一是智慧，要精通医学理论和技术；二是善心，以菩提之心全心全意救治患者；三是诚信，要有坚守师承言信和为患者服务的守信；四是技能，从“肢体、言语、精神”三方面体现医生的技术水平；五是勤奋，要不误时地勤奋从业；六是精通世理，要分清世俗常理。

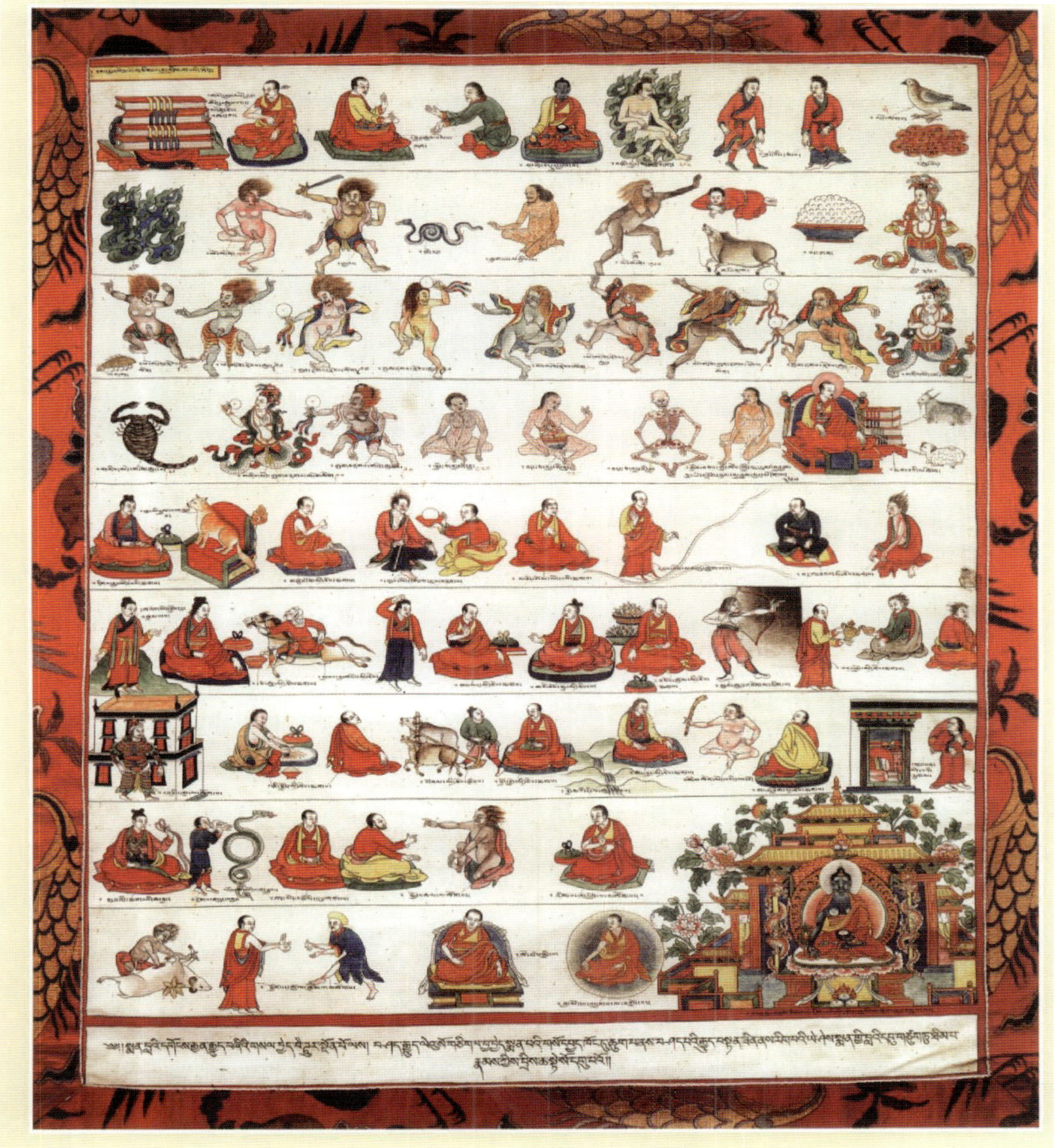

图 7-1　藏医医德医风曼唐

（一）智慧

智慧是指具有广博的知识和谋略，能精通医学为主的理论概要和详细的内容，在临床实践中有辨别一切的能力，对于《医典》中没有细说的疾病和药物等也能明晰地详察明辨，通晓生死和药物的规律。这条是医生应具备的六个条件中最为重要的一条。

（二）善心

善心，是指对众生视如父母的观念，具有慈悲的心肠。此条件实际的意义是，怜悯患者的痛苦，不为个人声誉，只为救治患者，以菩提之心，无怨无悔地为患者进行全心全意的治疗。

（三）诚信

坚守诚信，要有六种心态、两种所取、三种所知。

（1）六种心态是：①将师长当做“佛”的心态，要尊重导师，懂得自己的医术是导师给予的，要知恩报恩；②将师长之言当做“仙人”之言的心态，谨遵导师的教诲，把尊师的明理作为自己行医的指明灯；③将医疗当做“圣法”的心态，对医学理论要从心产生虔诚崇敬；④将亲友当做兄弟的心态，对同窗学友要有兄弟一样的情感；⑤对患者如同子孙的心态，对患者不堪忍受的痛苦要有怜悯助益的慈善，如母爱子般的爱护；⑥对“脓血”如同猪狗的心态，对患者的“脓血”和屎尿等不洁之物如同猪狗不嫌脏一样地治疗。

（2）两种所取是：对医药传承的持明“仙人们”的教诲要坚持遵守保护并供奉、指望；坚持将器具如同“本尊的法器”一样地执持不离。

（3）三所知是：要懂得药物能间接生出一切所想的愿望，故为如意珠；要知道药物能顺利地消除疾病，故为甘露；要知道药物很好地配制成剂是“供献明智仙人”的献新供品。

（四）技能

技能包含肢体操作、语言表达和精神状态三种。

（1）肢体操作是医者在医疗实践中的具体操作技术，如在用药、灌肠、放血、火灸、穿刺等方面，皆要技艺熟练精巧。

（2）语言表达是言词要悦耳，善于表达，和蔼的语气能使患者高兴。

（3）精神状态是心地非常光明，故症状和医疗等各自心意不惑面清楚分明。

（五）勤奋

勤奋包含对自己的事业勤奋努力和对别人的事情勤奋努力两方面。

（1）第一方面对自己的事业勤奋努力，又分为学习基础知识、依靠外缘条件、与同伴努力钻研、达到纯熟的高度等四项。第一项学习基础知识，所知的一切知识之基础为文字写读和真知，故首先要对这些学得透彻真知。第二项依靠外缘条件，此又分师长的素质、依靠的方法、依靠需要等三点。首先，师长的素质，要看总的知识理论，博览医学经论并精通这些的语义，不吝啬，性情宽和，不虚诞，对患者和学生仁慈。其次，找到具有这样的素质的师长后，无论讲授什么都要专心致志地听，师长所说的事都要表里无别地按照吩咐完成、一切明辨解证也要依据师长的心意，要确实感到师长的恩德，持久不急躁。再次，这样依靠的需要是为了勤奋努力尽快学懂医疗理论等，提高辨析力，达到熟练精通。第三项要与同伴努力钻研。不仅要依靠师长，而且要与友伴弟兄精进地钻研，反复思考，不可懈怠偷懒。

（2）第二方面对别人的事情要勤奋努力。此处所说的“别人”是指患者，生死未决之间的患者，不可拖延治疗，不可被其他事情打断治疗，要专心致志地治疗，如同在高而窄长的墙头端着满满一碗酥油行走，稍有大意酥油则会泼洒一样，准确估量病的程度，毫不延误地专心致志地施用药术治疗，尽量避免死亡的威胁。

（六）精通世俗事理

精通世俗事理分随顺世间俗事、随顺正法，以及其二者共行三方面。

（1）第一方面随顺世间俗事，是要符合俗事而行，首先要学得练达，对那些必须给予利益的对象，务必以身语对治使其欢喜。有的性情倔强，要给予适当的教化，满足其欲望。

（2）第二方面随顺正法，同样对正法也要随顺皈依，平易近人，欲望知足，对自己和他人都有益。

（3）第三方面此二者共行，对疾病使其处于困境的人和贫穷的人，要特别仁慈怜悯，不分净秽地宽厚相助，此称为“医生菩萨”。

二、医生的本质

精通隆、赤巴、培根的病理生理机制，掌握人体七精和三大排泄物质，以及所有治疗药物和外治方法等需要掌握的知识和技能，此为医生的本质。

三、医生的释名

在藏文词语中，“医生”一词具有对众生如同父亲一样救护的含义，在所说的“医”字之后加上主格词，故为“医生”。另外，藏王为世间众人之“天”，他们也称医生为“尊者”，故称为“太医”，含义为天医之列或医为益，医生为施益者。

四、医生的分类

医生分为无上的医生、特殊的医生和一般的医生三类。

（1）无上的医生：能将贪、嗔、痴三毒之因及其隆、赤巴、培根三因之病根除的医生只有世尊佛陀，在他之上再无别的医生之义。

（2）特殊的医生：具有无限仁慈悲悯，对痛苦的贫困弱小者使之安乐，并且自心正直。

（3）一般的医生：分为两类。第一类一般的医生，是学习了医学理论或亲见导师实践，对业务熟练的医生。第二类一般的医生，为求衣食之故，匆忙以医生装束，为夺取生命的刽子手，仅仅挂着“医生”之空名。不懂医疗典籍内容的医生，看患者时如同瞎子面前展现黄金等物，根本看不清一样，不知是何病，并且用何种治疗方法也难分辨。没有亲见导师的实践，并且操作不熟练的医生，如同走在不熟悉的陌生道路上一样，总在想此症状怎样和此治疗方法如何，总是犹豫不决。不懂得望、触、问等诊断方法的医生，如同无亲无友、孤独一人游荡在边远荒野，也无一个认识的人的流浪汉一样一种病也不认识。尤其是不懂得诊脉验尿等诊断方法的医生，如同捕鸟人不识鸟一样，分辨不清此病为热症还是为寒症。不懂汤剂等平息清利方剂的医生，如同不知稼穑的农夫，会使庄稼受害一样，不及、过甚、颠倒的方剂反而增强了病势。同样，不懂清泻等清导的医生，如同在沙山上倒水时水和沙子二者都没有了一样，疾病和七精都分别受到摧残。不具备剖脉刀等医疗器械和药物的医生，如同没有铠甲和武器的士兵，不能降服病敌之军。同样，虽有医疗器械但不懂放血、火灸的医生，如同内部泄密的盗贼一样，病和器械不相合而出现错误。这种劣等医生会将重病和轻病诊断颠倒，这个错误也使治疗颠倒。因此，死亡之魔成了医生的装束，是被阎王的绳索套住生命之城崩散的实证。

五、医生的事业

医生的事业分为普通之业和特殊之业两类。

（一）普通之业

第一类为普通之业，又以身、语、意分为三业。第一种为身体方面之业，要把所用的一切药物和器械准备好放在一起，为了患者应做的任何事都应努力去做。第二种为语言方面之业，语言方面要明确作出生死、病势大小等善与不善的预言。患者和医生彼此的看法相同时也应明确告诉他，医生心中的决断也要顺应患者的心情，任何好与坏都有可能的话不要说绝，并要留有退路。应该以下面三种方式说话：其一，患者自己觉得并说“想必是此病”，医生诊断此病与患者的说法一致，二者相同时，可明确地告诉患者就是这种病。其二，顺应患者的心情，例如患者说“怀疑自己的病是中毒症”，而医生认为是别的病症，如若医生说不是中毒症时，患者可能说医生“不高明”，因此要迎合患者的心情，口中佯称是患者疑惑这种病，而实际上是什么病就按什么病治疗。其三，留有退路，如患者痊愈或死亡的危险性大、小等任何情况皆可能出现，这要看医生和患者的“运气、命运、福分”等的影响，由于外缘因素对于病死或痊愈在任何时候都存在不确定性，所以不能急急忙忙说出明确的预言，要说虽然有很大的危险，但有可治之状；同样也要说虽然危险不大，患者感觉病很轻，但也要尽力守护并要抓紧治疗。

（二）特殊之业

第二类为特殊之业，包括“观、修、行”三方面。观是对“所修之法”全部无遗地绝对真实理解，此亦是诊断病症和药物、外治等远离不及和过甚、颠倒的正确修习方法，“观中是最上的观法”。医生们特殊的修习之事是修，意即愿众生都安乐和具有安乐之因、愿众生远离痛苦和痛苦之因、愿不离无痛苦的安乐、愿远离亲疏爱憎二者的大平等，而居世间的八风均衡平等，处于四无量的心态。医生的特殊之行，分舍和取两方面。舍的方面，即杀牲害命等身、语、意三者的十不善必须戒除，除此以外的谣言谎话、狂妄粗暴、秽语恶言等不宜与上流有学问者相符的恶劣行为必须唾弃。取的方面，即必须全面实行布施、持戒、忍辱、精进、禅定、智慧六度。

六、医生的殊果

具备上述全部条件和本质的医生，其殊果分为暂时的殊果和最终的殊果两种。医生的两种殊果中，暂时的殊果是此生幸福、众人尊敬、经济富足。取得这些殊果的办法是，把自己的知识无隐瞒地献给众人，让众人知晓。对损伤和伤害的人们，要如同自己的亲兄弟一样对待。要考虑别人的秉性，并有分寸地适应别人的行为，非常精通人情世故地进行治疗，这些因素使医生获得自己的福分和声誉，自己所想的食物和受用也随之而来。医生在此时，不可骄傲，不可贪财。最终的殊果是具备医生的条件和医生的本质等，此等医生不仅拥有暂时的殊果，还可拥有最终的殊果。医治弱小贫困患者的医生，“将会很快走向无上佛陀出有坏之境。”

第八章

藏医预防保健学

《四部医典》中对医学的目的概括为“预防疾病、已病治疗”两大层面，将预防放在治疗前面，可见藏医学对未病预防的重视。藏医预防保健学是藏医三因理论为核心的健康教育学科，藏医预防保健学从日常起居行为保健、饮食保健、季节保健、滋补养生等方面讲述。

一、藏医预防保健的原则

藏医学提出人体生理和病理的形态取决于三因，即隆、赤巴、培根的量的稳定和功能调节。当三因平衡时人体处于健康状态；反之，三因紊乱则为疾病状态，而三因紊乱皆由远近内因被外缘诱发而发病，即因果论。藏医预防保健的原则是以因果论为基础，指出人的起居行为和饮食、药物的性味，以及季节皆要符合三因规律，当起居行为等过甚、不及、颠倒时，体内的三因的量和功能发生改变而诱发疾病。因此，合理的起居行为和饮食对健康起着重要的作用，在健康的基础上可通过滋补养生来实现延年益寿。藏医学认为各种疾病都是由外缘诱发内因而产生的，外缘包括季节、气候、起居、饮食、情志、外伤等，因此，外防病缘诱因，内调生命平衡，是防病养生的基本原则。防病缘侵袭，需常带圣药和加持的珍宝以预防疾病，要善于时刻弃舍发病的起居之因，要善于保持身、语、意活动的适度。日常行为起居则包括延年行为起居规范和处世道德规范两方面。

二、日常起居行为保健

日常行为活动包括身、语、意三个方面，身即身体，语即言语，意即意念，健康状态下通过正确的起居行为可预防疾病，生病的时候正确的起居行为是治疗疾病的重要手段之一。起居养生是藏医预防疾病和延年益寿的重要内容。

（一）睡眠

任何人如果夜晚不能入睡，则易糙性，产生隆病，所以应尽量设法安然入睡。如若夜晚未能安睡，次晨要禁食，至夜间未入睡的一半时间。特殊的情况是，饮酒大醉、体力衰竭、受伤、劳累过度、言谈太多、年龄衰老、恐惧惊慌等的人，热季时节时性糙而轻，夜晚又短，易耗夺体力和神采容光，易使隆邪增盛，在白天稍睡片刻，使性变得腻重有益，能镇隆邪，增强体力；在其他季节，凡白天睡觉，可使培根增盛，身体发虚浮肿，神志昏聩，头痛筋酸，易患疫病，故要尽力避免。另外如有人瞌睡增盛，过度嗜睡时，可用吐法、禁食法，亦可与其行房事等，如此会使瞌睡变得轻少；如若没有睡意，甚至失眠，宜服食新鲜热牛奶、奶酪、淡酒、肉汤等温热而富有营养的饮食，还可用芝麻油涂擦头部，这样便可安然入睡。

（二）房事

孕妇、行经时期都应禁忌房事，不仅会妨害寿数和健康，还会发生不吉祥之事。冬季男子体力增强，精液充沛，房事不限制；秋季和春季体力减弱，要尽量减少，每两日行房事一次；夏季每半个月行房事一次。如若行欢无时，五官衰损，发生头昏难忍之症，严重影响健康，应尽力禁忌。

（三）涂擦

涂擦按摩，用油脂或芝麻油等涂擦并按摩，可以起到抗衰老、长寿、不失眠、五官聪敏、肌肉丰满、皮肤柔软、解除疲劳和消除隆病的作用。涂擦的主要部位是头、手、足或耳内滴油；经常施行全身涂油疗法，并妥善地按规程按摩，可延缓衰老、增强耐力，祛邪。具体来讲，经常在头、足、耳部涂油，可使身体轻爽、减少脂肪、旺盛身体功能，可使身体细、入处洁净、阳气甚增、体魄强健，并能使身、语，意的功能等正确地运作。尤其是老人、少儿、隆病患者适宜。

（四）运动

适当的运动对健康可起重要的作用。喜食油腻者、培根型体质的人更应加强锻炼身体，尤其在冬季和春季应多运动。运动过后宜用豆面等糙物涂身并揉擦，能治培根病、减脂肪，肤色油润亮丽，四肢强健柔软。

（五）洗浴

常用冷水洗浴，尤其在秋季 8 月份在河水中洗澡，有壮阳、提升体温、增强体力、容光焕发、美容、益寿、消除汗臭、止痒等作用。用温水浸泡下身，可增强体力。用热水洗头时可使头发凋谢，夺眼瞳光泽，造成白内障、热泻、腹胀、感冒、消化不良，耳病患者和刚吃过饭者应禁止用热水洗头和洗澡。

（六）心理

藏医认为，贪、嗔、痴是精神意念之三毒，是疾病发生的根本内缘。"在《四部医典》中指出：人由于无明的缠绕，贪、嗔、痴使人三因（正常状态下的隆、赤巴、培根）紊乱，从而使内环境失衡产生疾病。因此藏医特别强调养心，十分注重调整人的心理，认为心性养生是健康的保证。"

三、饮食保健

（一）儿童食养

孩子出生后，主要用母乳或牛奶喂养。待长到四五个月后，只喂乳食就不够了，必需加喂其他幼儿食品。为了婴儿的体质和发育，经常适量地喂食白蔗糖、白蜜、融酥，有时还可适当喂食煮得熟烂的绵羊肉或牦牛肉菜，以防治皮肤疾病；或者用诃子、阿魏、干姜、荜茇、胡椒、藏菖蒲、藏木香、大青盐、白山羊奶和酥油等配制成药酥，每七日喂服一次，一次少许；或者用白芥子、藏菖蒲、光明盐、荜茇、川木香、喜马拉雅紫茉莉等配伍，在酥油中煎煮，制成药酥，隔几日喂服少许，可增强体力，延长寿命，防邪防病。

（二）少年食养

少年时期一般指 12 ～ 18 岁，是人生第二生长加速期。少年时期是长身体、长知识的重要时期。这一时期，各种生理功能也都逐渐成熟起来。在营养方面，除了进食适量的主食外，副食一定要多吃些含优质蛋白质的食品，如奶类、曲拉、蛋类、排骨汤、瘦肉、动物肝、豆制品、动物血、蔬菜、果品等。还要多吃一些含有粗纤维的蔬菜，如芹菜、大白菜、豆芽、苜宿等。要少吃甜食，不宜过食辛辣、酸味食品，不宜饮浓茶，禁止喝酒抽烟。

（三）青壮年食养

青壮年时期，身体强壮，精力旺盛，生理功能正常，吃什么都能消化吸收，只要注意日常饮食，不必特别讲究食养。随着年龄的增长，体内的三因功能渐降，易于患病，并且不易自愈，尤其有一部分人，受内外因素的影响，以及慢性疾病的折磨，过早地日趋衰老。这就更要注意食养，善于保养，使自己少生疾病，减慢衰老速度。供应给中年人的饮食，应包括三类：一类为保护生理功能的饮食，这类饮食能维持体内各种物质平衡，使新陈代谢和生理功能正常运行，包括绵羊肉、牛肉、牛奶、蛋、豆制品和蔬菜、水果；另一类为提供能量的饮食，这类饮食能给人体提供热能，能维持人体的正常活动，包括各类粮食、干豆类、植物油、动物油脂、糖类等；再一类为抗衰老食品，这类食品有促进细胞代谢、刺激和改善各种机体功能等作用，包括蜂乳、蜂蜜、花粉、大豆、香菇、各种蘑菇、木耳、银耳、芝麻、核桃、松子仁、牛鞭、鱼类等。

（四）老年人食养

人到老年后，机体的各种生理功能日趋不同程度的衰退，消化吸收功能减弱，内分泌功能衰弱，新陈代谢过程减慢，机体抵抗力降低，免疫功能减弱。藏医对老年人的营养尤其重视，强调老年人要注意保暖，常晒太阳。性交适度，避免负重，避免过劳，避免用心过度。藏医学认为老年人应该常用补养法，多食柏子仁、蜂蜜、白酥油、热糌粑，少食生冷食物和盐，多食小杜鹃、麻黄、茵陈、红糖、寒水石、五灵脂等补药。经常沐浴，即可延年益寿。用药方面，可以采用各种滋补药方。如用诃子、毛诃子、余甘子制成药油，可以增强体力，使五官灵敏，治疗各种合并症，这种药油同时也是壮年人保持青春的良药。另外，将酸果、马钱子、干姜与蜂蜜配服，也能延缓衰老。总之，以良好的心态，掌握以上的保健方法，就可以安详度过晚年了。

四、季节保健

藏历中以两个月为一季，将一年分为六个季节，分别为春季、小夏、夏季、秋季、前冬、后冬。季节气候变化会引起人体内发生变化，因此，每个季节都各有其养生的原则。

（一）春季

春季是指藏历的二月和三月。这时天气由严寒转暖，人体表面毛孔也开始张开，体内的热能逐渐散失，因此培根病易发作。饮食调养宜吃苦、辛、涩三味较多的食物，比如陈年的青稞面、旱地鸟禽的肉、蜂蜜、开水、姜汤等粗糙的饮食。起居调摄宜多到户外散步，宜在芬芳阴凉的园林中居留。要多运动，睡眠充足，禁止熬夜，对养生延年很重要。外治防病宜常用豌豆粉擦身以祛除培根病，常健身、泡药浴，以防病与养生。

（二）小夏

小夏指藏历的四月和五月。这时阳光逐渐强烈，人体所积聚的能量开始散失，体力逐渐被削弱。因此饮酒要与凉水混合。饮食调养宜吃轻、润、凉的饮食。忌食含有咸、辣、酸味的食品，由于冬季蔬菜品种较少，人体摄取的维生素往往不足。在后春的饮食方面，应多食一些新鲜蔬菜，多食绿色食品，少吃高脂肪食物。起居调摄穿衣宜薄，增加运动，坚持锻炼，宜在清凉芬芳的环境中居住。忌在阳光下久晒。外治防病宜涂摩健身，以消除疲劳，使身体轻快、肌肉丰满和延缓衰老。常洗澡，能壮阳、健身、美容，消除体臭，甚至延年益寿。

（三）夏季

夏季指藏历的六月和七月。这时雨水丰富、空气潮湿，在这种情况下，胃中阳气容易受到损伤，因此适宜进食热性的食物，这样可以达到躲避寒气的目的。饮食调养宜食辣、涩、苦味，以及油腻的食物，多喝旱地谷物所酿的酒。起居调摄宜居住在干燥的楼房或房间，坚持锻炼，宜穿绵软而温凉适合的衣服。多在树下乘凉，养成午睡的好习惯，可祛邪健身。外治防病宜常洗澡、游泳，有壮阳、健身、美容、消除体臭、延年益寿的作用。

（四）秋季

秋季指藏历的八月和九月。由于夏季风雨的凉性压住了赤巴病的势头，使其积蓄到一定程度，到了秋天强烈阳光下便会引起赤巴病。为了防治赤巴病，膳食调配要平衡。饮食调养宜食甜、苦、涩味的食物、同时，多吃瓜果蔬菜、肉奶等。起居调摄宜居住有芳香药水的屋内，坚持锻炼，平时熏衣和芳香喷洒居室等方法能延年益寿。外治防病宜穿用樟脑或檀香熏过的衣服。泡药浴防病与养生。

（五）前冬

前冬是指藏历十月到十一月，这个季节天气寒冷，毛孔闭合，因此人体内部的热量开始积聚，新陈代谢加快。饮食调养宜食甘、酸、咸三味较多的食用，常喝肉汤，多吃酥油、乳制品等油脂含量较高的食品。起居调摄宜晒太阳，穿保暖衣服，坚持锻炼，居住阳光充足的房屋，宜房事繁多。外治防病宜多烤火、热敷，常用芝麻油涂抹全身。

（六）后冬

后冬指藏历十二月和一月，为隆冬。这个季节天气更加寒冷，要依照前冬季节的保养方法，并更加小心保养。可以适当增加油腻食品，多在体内积蓄能量。饮食调养用甘、酸、咸三味食用，肉汤、酥油、乳制品和油脂含量较高的食物。起居调摄宜居住阳光充足的房间，睡眠要充足，坚持锻炼，避免长期熬夜，穿保暖衣服，晒太阳。适度的房事对养生延年非常重要。外治防病宜多烤火、热敷，常用芝麻油涂抹全身，以消除疲劳，使身体轻快、肌肉丰满，能延缓衰老。

五、滋补养生

任何一个人经历了岁月，身体精华和器官功能等渐减，寿命的期限也日趋减少，人体衰老是自然规律。其规律提出人体内有十大隆，在每隔十年里其一种功能耗尽所致，但外界环境、个人行为、心理因素、饮食习惯、“社会关系”等会影响其自然规律。藏医用滋补养生的方法来实现健身延年，可预防体内生理功能的过早衰退，修复和提升身体功能，此处简略介绍功效、居处、年龄、方法、药物五个方面（图 8-1，图 8-2）。

（一）功效

滋补能使人延年益寿、重修体魄、容颜焕发、体力增强、神采奕奕、感官灵敏等。

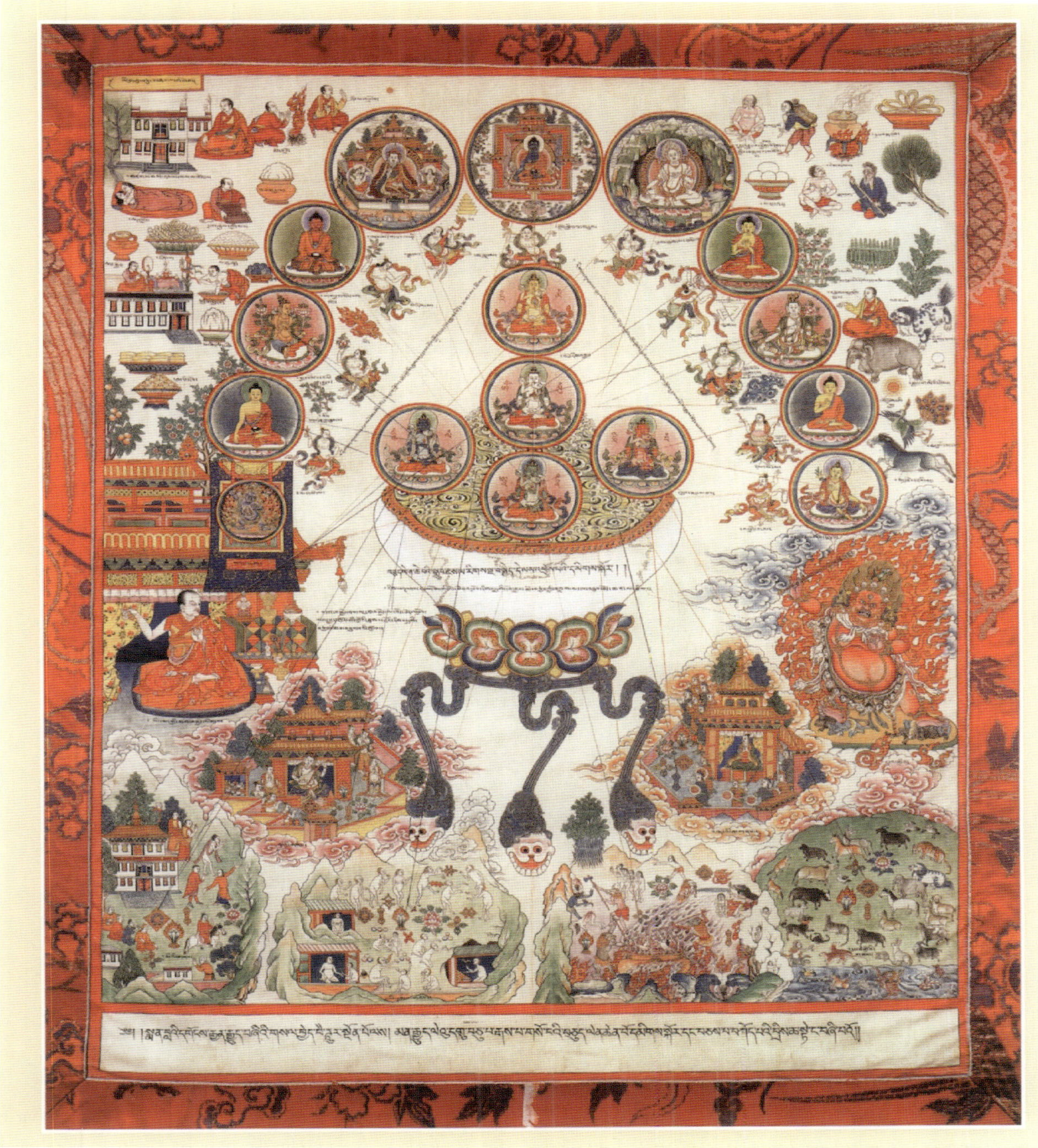

图 8-1　藏医养生方法

（二）居处

居处之地要洁净、安静、舒畅，没有外界的打扰和妨害。

（三）年龄

滋补的人不宜年龄过大，一般年过 70 的老人不宜再滋补。接受滋补的人要戒除贪恋女色之心，选择吉日按规程滋补。

（四）方法

滋补方法分为前期和正式两个步骤。前期要进行油疗，其后进行缓泻。用三果、光明盐、荜茇、生姜、菖蒲、姜黄、酸藤果、红糖等配伍，黄牛尿为引内服。缓泻是为了排除体内的秽物，使滋补药物能更好地被人体吸收，并发挥其作用。

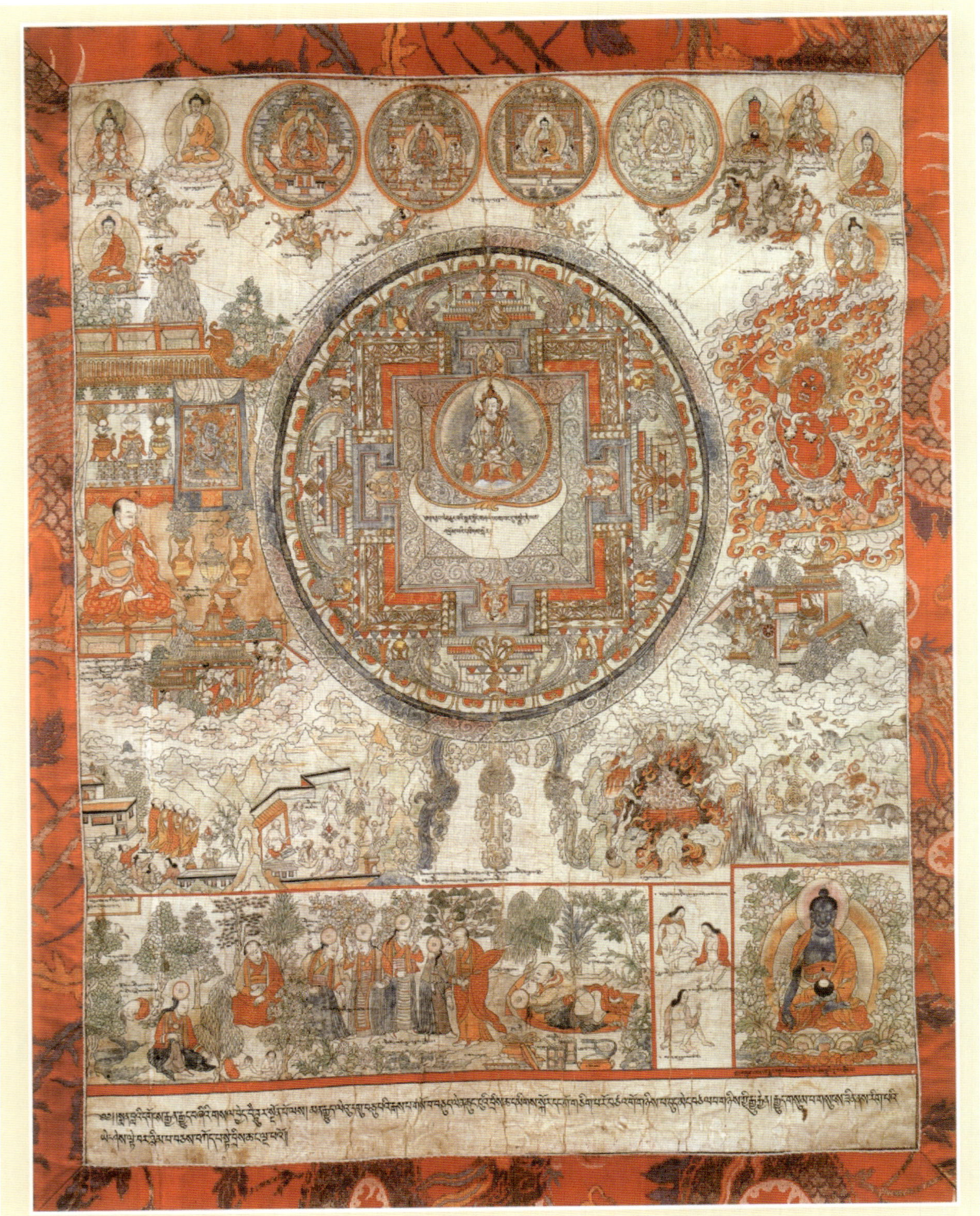

图 8-2 藏医养生方法

（五）药物

1．大蒜药酥　大蒜十两水煮，晾干后研细，配入熔酥二十一两，装入容器，盖紧盖子，放置在青稞堆中三七二十一日后取出，在21日内服完，能滋补隆型体质及隆引发的病症，能增补身体七精、延年益寿。配入金、银、铜、铁之灰，置于铁容器中配入适宜药物，逐渐增大剂量服用，可治隆、赤巴、培根引发的病症，尤其能增强体力、延年益寿。服药时要禁忌红苋荬和蚕豆。

2．小米辣药酥　小米辣粉、酥油、蜂蜜配剂内服，能益寿、增强体质，特别能增强胃阳。

3．三果药酥　诃子、毛诃子、余甘子等三果配制的药酥，有敏锐感官、增强体力、抗老益寿等功效。

第九章

藏医人体学

藏医人体学是藏医药学的基础理论中一个十分重要的组成部分，其内容包括七个方面：①人体的形成；②人体形象比喻；③人体生理；④人体性能；⑤人体分类；⑥人体行为；⑦死亡前兆。

1．人体的形成　也称为胚胎学，是认识和研究人体卵精受孕、胎儿形成直到分娩这一阶段发育变化的一门学科。藏医人体形成或组织胚胎学形成于公元8世纪前，是从尸体解剖基础上得出的客观科学，内容比其他医学，包括现代医学描述得更为详细深刻。内容包括男精女血受孕、胚胎的形成、发育、分娩等。

藏医学把胎儿的发育形象地分为三期：鱼期、龟期、猪期三个阶段。

（1）鱼期：是妊娠2个月期间，胎儿的命脉形成，在命脉的传导下躯体形成并不断生长，这时的胎儿形体发育与鱼相似，故称为鱼期。

（2）龟期：是妊娠第3个月至第5个月期间，这一阶段胎儿生出四肢，躯体不断增长，发育形状与龟相似，故称为龟期。

（3）猪期：是妊娠第5个月至9个月期间，这一阶段胎儿器官逐渐长成，毛发等身体的各种组织也圆满成熟，形体发育与猪相似，故称之为猪期。

2．人体形象比喻　是藏医学形象地表述人体组织结构的一种方法，使得学者更容易接受和了解人体器官和组织结构的具体位置及其功能。

3．人体生理　内容包括身体各部分和精气的正常容量、神经和脉络、要害部位、运行孔道等内容。犹如植物叶脉分布全身，将人体各个部位连贯于一体，能使人体食进的饮食精微直到精液（肌肤容泽）七大物质依次生化和运行，将秽物排出体外，使五官功能和触觉灵敏。

4．人体性能　藏医认为人体是由生理状态下的隆、赤巴、培根三因素和七大物质（精微、血液、肌肉、脂肪、骨骼、髓、精液）、三种排泄物（二便、汗液）等组成，是生命依存的基础。

5．人体分类　是从性别、年龄、体型等不同的特征进行的分类方法。

6．人体行为　即人体由身、语、意三方面组成。其中身由三因素、七大物质、三种排泄物等物质组成，这些物质各有自己的功能，三因素和七大物质是人体生命活动的物质基础，它们共同担负着人体的正常生理活动，主宰人的生老病死。

7．死亡前兆　是从远近不同的前兆来分析人体能否救治等，并分析救治方法与取舍的理论基础。

第一节　人体的形成

人体的形成称为胚胎学，是认识和研究人体卵精受孕、胎儿形成直到分娩这一阶段发育变化的一门学科。藏医胚胎学形成于公元8世纪之前，是从尸体解剖基础上形成的客观科学，内容与其他医学相比，具有自己的特色。内容包括男精女血受孕，胚胎的形成、发育、分娩等。

藏医胚胎学是从人体形成的内因、身体发育的外缘、临产前的征兆三个方面进行讲述的。

一、人体形成的内因

（一）胚胎形成的要素

1．精血受孕　藏医学认为受孕的内因是健康无病的精血和具有微粒五源元素的精血。外因是父母交媾。在内外因素齐备的条件下，才能受孕。正如钻木取火，具备钻木和干燥的艾绒及人的摩擦劳作，才能生出火那样。《四部医典》中叙述：父母的精血正常时，受神志意识和烦恼之故，又与五源（土、水、火、风、空）会合，这就是受孕坐胎的根源，犹如钻木取火一样。

2．父母异常的精血　若父母的精血受三因失调因素即有病，如隆病引起的精液，其表现为质地粗糙、色发黑、气味涩；有赤巴病的精液表现为气味酸、色发黄，有腐血臭味；培根病引起的精液为颜色灰白、黏性大、味甘、触感冷凉等。产生上述精液的原因是由隆、赤巴、培根三因各自失调引起病理作用的结果。有培根、赤巴二合病的精液，因培根性腻、赤巴性润，在它们的作用下，精液容易打结，形成块状；有隆、赤巴二合病的精液，因隆煽动，赤巴旺盛，使精液变得干枯而量少；有隆、赤巴、培根聚合病的精液，精液变成粪便样物。有上述各种疾病的精液是不能作为正常受孕的种子的。

3．神志意识不受烦恼之故　由于宿业不具备，也不受孕，魂魄也不会入胎。

4．五源不齐　五源学说是藏医理论的基本核心，藏医学对机体、疾病及药物作用机制都是用五源学说来解释的。

西藏的原始本教认为，原始世界存在有五大元素：土、水、火、风、空，是世界产生的五大源泉，故称五源，也称为大五行。藏医认为，五种元素代表各自的属性，五源中土为生物生长之本源；水为生长之汁液；火为生长之热源；气为生长运行之动力；空为生物生长之空间。五种元素相互作用，有相生相克的变化，空生风，风吹火，火与水相撞，连续运动。土、水、火、风是四种基本物质，空是物质存在、增多和运动的空间。五源学说将四源各物质和空间之间资生、演变、发展等的功能和属性进行抽象、取象用以解释物质世界的结构和运动形式。

藏医药学在形成过程中将它移植到藏医药理论中，广泛应用于生理功能、病理变化、疾病诊断、防病治病及药物方剂等很多方面，正如《四部医典》后续部说：“众生身由四源成，疾病缘由四源起，药物性味四源定，身病药皆四源生。”

另外，精血中五源不齐备也不能受孕，其中缺乏土源而其他四源具备也不能受孕，因为精血受孕变硬是靠土源的功能。同理，缺乏水源，精血则不能聚合在一起，因为水的功能是黏着凝结。缺乏火源，胚胎不能成熟，因为成熟和成长是火的功能。缺乏风源，胚胎就不能发育、增长，只能处于沉重坚硬的状态。缺乏空源，虽具备其他四源，但胚胎没有发育的空间，生长受到阻碍。即《四部医典》中叙述：五源若不齐全，也不能受孕；缺土质不能形成身体；缺水质身体也难形成；缺火质则不能成熟；缺风则不能发育；缺虚空也不能获得发育的空间。

（二）胚胎形成的原理

1．正常精血　男子正常精液色白、质重、味甜、量多；妇女正常经血颜色像茜草汁和兔子血；精和经血沾在衣服上，能清洗干净，这种情况说明精和血纯净而无病，能够受孕坐胎。

2．月经来潮的时间和特征　为了更好地了解受孕坐胎的对象，就要对妇女的特殊生理特性了解透彻，所以藏医学在身体形成的部分中详细叙述了妇女的特殊生理特性。首先了解妇女的月经来潮时间和特征。

（1）月经是女性正常生理现象，健康女子到了12岁左右，月经开始来潮。月经第一次来潮，称为初潮。月经初潮年龄可受地区、气候、体质、营养及文化的影响提早或推迟，在我国，女子初潮年龄早至11周岁，迟至18周岁，都属正常范围。

（2）健康女子一般到50岁左右月经闭止，称为“绝经”或“断经”。在我国，女子46～52岁期间绝经，都属正常范围。

（3）月经从初潮到绝经，中间除妊娠期、哺乳期外，月经都是有规律地按时来潮。正常月经是女子发育成熟的标志之一。正常月经周期一般为30天左右，但21～35天也属正常范围。

（4）经期，指每次行经持续时间，正常者为3～7天，多数为4～5天。

（5）总经量为四捧（双手合拢十指相并的容量），经期每日经量，第一天最少，第二天最多，第三天较多，第四天减少。

（6）经色，指月经的颜色，正常者多为暗红色；由于受经量的影响，所以月经开始时的颜色较淡，继而逐渐加深，最后又转呈淡红。

（7）经质，指经血的质地，正常经血应是不稀不稠，不凝结，无血块，也无特殊气味。

（8）经期一般无不适感觉，仅有部分妇女经前和经期有轻微的腰酸，小腹发胀，情绪变化等，也属正常现象。

由于年龄、体质、气候变迁、生活环境等影响，月经周期、经期、经量等有时也会有所改变。当根据月经不调之久暂、轻重、有症、无症而细细辨之，不可概作常论，贻误调治良机。《四部医典》叙述：妇女在满12周岁至50周岁期间，由食物精华产生的血液，沿着子宫两侧的大血管输入子宫内，其开始色略黑而无臭味。由于隆的作用，使子宫口开放，在3昼夜之内，一点点地向外排出，这就是月经。月经来潮期间的体征有：身体困倦，乏力，面色憔悴，乳房、腰部、颈部、眼睛、尾椎部等处颤动或肿胀，这也表明了女子正式步入了生育年龄阶段。

3．受孕期、精血与性别之差　子宫口开放后的12天当中，最初的3昼夜以及第11天不受孕。第1、3、5、7、9各日，若受孕时，将是男孩子。第2、4、6、8各日，受孕时，将会是女孩子。犹如太阳落山以后，莲花的收缩合拢一样，过了12天就不受孕。男子的精液多时，将形成男孩；妇女的经血多时，将形成女孩；若男女双方的精血数量相等时，则形成中性；精血若分解时，将形成双胞胎。父母的精血若受三因失调等疾病因素的影响，则形成畸形胎儿。

4．受孕坐胎的特征　精液被摄取以后，女子性欲得到满足，身体变得懒惰，不想做任何事，身体感到沉重无力，四肢颤抖，心脏搏动加快，汗毛竖起。停经，并出现这些现象则为受孕。

（三）胚胎起因成果的道理

在受孕坐胎的几个因素中，由父亲的精液生成为胎儿的骨骼和脑髓，母亲的经血生成为胎儿的血、肉、脏腑等；从胎儿自己的六识中生出五官和神识（图9-1）。

藏医学认为五源是构成人体的基本物质。在胚胎形成时期，五源存在于父精母血之中，五源齐备的精血才能受孕坐胎。胎儿在母体内的发育、分化、成熟依赖于五源，由于土性的效能，产生肌肉、骨骼和鼻；由于水性的效能产生血液、津液和舌的味觉；由于火性的效能，产生胎儿的体温、肤色、眼等；由于风性的效能，生成产生胎儿的气息、皮肤感觉；由于空性的效能，生成胎儿的耳窍、声音等。以上所讲的是由于内因、外缘、征兆等齐全，从而生成了人的身体。这也是藏医学阐明五大（行）与三大因素的渊源关系。即随着胎儿的发育、分化，直至成熟、分娩过程，三大因素也随着孕育而生，且支配胎儿完成上述过程。

（四）身体发育成长的外缘

胚胎在母体子宫内发育，通过胎盘和脐带从母体获得所需要的营养物质和氧气；胎儿产生的排泄物也是通过胎盘经母体排出。胎盘的功能：①胚胎发育的初期营养物质由母亲的血液提供，②胎盘呈圆形是胎儿和母体交换物质的器官。胎盘靠近胎儿的一面附有脐带，脐带与胎儿相连。胎盘靠近母体的一面与母体的子宫内膜相连。胎盘内有许多绒毛，绒毛内有毛细血管，这些毛细血管与脐带内的血管相通，绒毛与绒毛之间则充满了母体的血液。胎儿和母体通过胎盘上的绒毛送行物质交换。《四部医典》叙述：脐带是胎儿发育成长的重要条件，胎盘左右的两条血管与脐带相连，又与精府的精华相通，因此母亲体内的精华便通向胎盘送到胎儿，犹如池水向田地里灌溉一样。受孕后由于隆的功能，经过38周，到了9个月时，就逐渐发育成形。

（五）每个月的发育情况

1．第1～3周的发育　每一周的发育情况是：精血受孕后的第1周在“大命隆”作用下，精血像乳中放入酵母后搅动乳与酵母溶合那样，彼此完全混合在一起。

第2周在“普聚隆”的作用下，混合后的精血比前变得黏稠成糊状物。

第3周在“左嘎隆”的作用下，上述糊状物变得更黏稠，状如凝固的奶酪。

《四部医典》叙述：第一个月的第1周，犹如牛乳里滴入了乳酪的酵母，精血彼此结合起来；第2周已经聚合，犹如乳液表面形成的皮状物；第3周犹如凝结的酪酥。

2．保胎方法　保胎方法即孕后与孕期保健的注意事项：女子怀孕后，在生理上有各种变化，以生殖系统变化最显著，应定期做产前检查，早期发现异常情况并采取相应的预防措施。

（1）饮食调理：怀孕早期出现纳少、泛恶、乏力等现象，不影响工作和生活，是正常的妊娠反应，一般不需要治疗。孕期饮食宜清淡，富于维生素、蛋白质，又易消化的食物，忌食辛辣、刺激性食物。孕期不能随便乱服药物，应在医生指导下正确服药。

（2）劳逸结合：怀孕后应避免剧烈体力劳动或运动，更不宜提拿重物或攀高涉险，保证足够的睡眠和养成有规律的生活。

（3）妊娠早期：饱暖避寒，孕期身体较虚弱，易感冒，故衣着要暖，服装及鞋要宽畅，舒适柔软，勿紧胸束腰，阻碍气血运行，以免影响胎儿生长发育。

（4）注意清洁：孕期保持外阴及皮肤清洁，常洗澡，勤换内衣，并用温水清洗乳头，常用手指牵拉或用手掌按摩乳头，以防乳头内陷。

《四部医典》叙述：受孕后，尤其在前几周，孕妇如果不注意保养身体，如进行性交，参加重

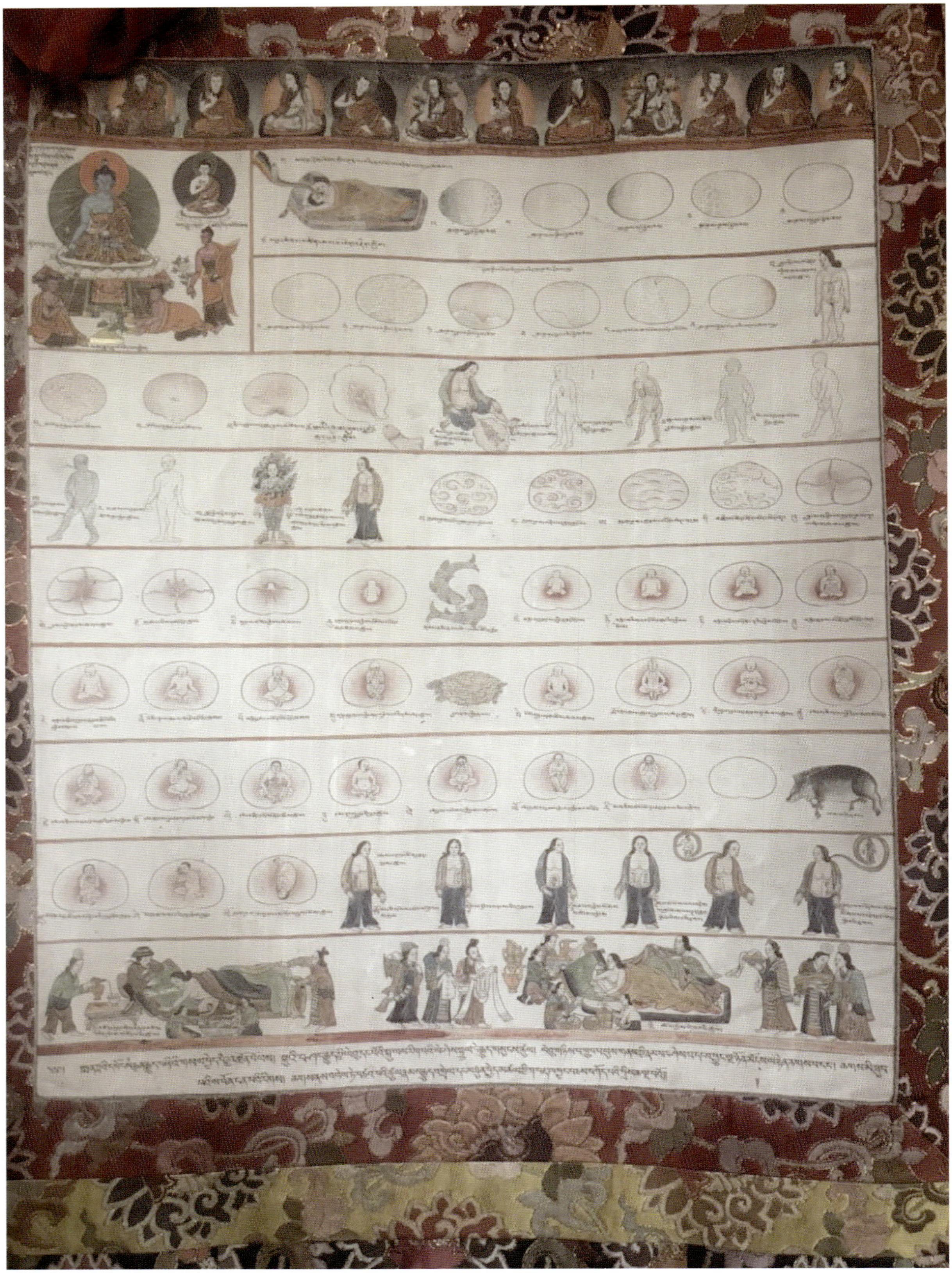

图 9-1 胎儿形成发育示意图（唐卡）

体力劳动，夜晚少眠、白昼睡觉过多，强忍大小便或大小便时过于用力，食用辛辣或性锐、重的饮食及药物等，特别是食用容易造成大便干结、小便闭癃的食物或者施行催吐、泻下、峻泻及放血疗法等激烈疗法，均会对母体和胎儿造成危害，故皆为禁忌。另外，在胎儿未娩出以前，始终要注意饮食、起居，避免一切不利于胎儿发育的活动，禁止使用上述激烈疗法，因为这些均能使母体中的隆增盛，造成胎儿在子宫内干涸或流产的危险。此后就要进行保胎，禁忌房事过多、晚间不睡、白天睡觉，饮食不能食用过辛、过锐、过重的食物，大小便不能用力过猛，不能用冷水洗涤，不能针刺放血。这些至少要禁忌至孕8个月，否则将可能发生流产、死胎等情况。

3．第4周的发育　第4周在“强分隆”的作用下，以前的奶酪状物变成较硬的血肉团、较软的血肉团、圆柱形血肉团三种形态。第一种形态变成男，第二种形态变成女，第三种形态变成中性。发生上述变化时期，孕妇可出现宫颈松弛、腰髋下体沉重、身体突然消瘦、欲呕吐、无食欲、哈欠多、伸懒腰、倦怠懒惰、乳房增大、特别喜欢吃酸性食物等现象。此时应满足孕妇食欲。以免胎儿形成生盲、佝偻等丑陋的形体。

4．孕2个月的发育　第5周胎儿的脐带逐渐形成，第6周依靠脐带逐渐形成命脉，第7周眼部器官形成，第8周依靠眼器官，逐渐形成头部，第9周形成上、下躯体。

5．孕3个月的发育　第10周两臂及髋骨部位突出，第11周9种器官的形状逐渐形成，第12周五脏的形状出现，第13周六腑的形状逐渐出现。

6．孕4个月的发育　第4个月即第14周，两条上臂和两条大腿的形状逐渐形成，第15周手足和肘膝的形状逐渐出现。第16周逐渐出现10个手指和10个脚趾。第17周连结身体内外的各条血脉逐渐形成。

7．孕5个月的发育　第5个月即第18周，肌肉和脂肪逐渐形成。第19周逐渐形成了韧带和肌腱。第20周骨头和骨髓逐渐形成。第21周外部的皮肤逐渐出现。

8．孕6个月的发育　第22周，各个器官孔窍开通。第23周，逐渐生长出头发、汗毛、指甲。第24周脏腑明显成熟，这时候已经有了知觉。第25周气开始流通，第26周开始有了意识。

9．孕7个月的发育　第7个月也就是第27～30周，一切器官明显成熟，身体圆满形成。

10．孕8个月的发育　8个月即第31～35周，胎儿逐步进行发育生长，母子的神采容光互相交替并影响着对方。

11．孕9个月的发育　第9个月即第36周，胎儿对自己的处所极不喜欢，产生出厌烦的情绪。第37周胎儿产生了反感的邪念。第38周胎儿倒转向下，到了临产期。

12．足月不能分娩的因素　若出现如下情况不能按期分娩：如母体血液流失过多等原因，胎儿在子宫内缺乏血液及营养的摄入，不能正常发育，因此不能按期分娩；或者胎儿过于肥胖，虽已足月达到预产期，但分娩困难；或者下泄隆阻塞产门，月份虽已9个月满，但也不能娩出。

二、临产的征兆

（一）分娩时间

一般胎儿受孕9个月或38周即266天后，便到了分娩日期。总之最早9个月除去10天即8个多月，最迟10个月之内分娩皆为良好的分娩时间。

（二）分娩征兆

孕妇临产征兆是，身体倦怠懒惰，子宫口松弛下坠，下体比以前更觉沉重，腰髋部位无定处的突然疼痛，少腹特别是产门疼痛，疼痛有时剧烈有时缓和，出现阵发性疼痛、产门开启、小便频繁，最后连续出现无法忍受的阵痛。《四部医典》叙述：身体懒惰、骨盆松弛、下体沉重、腰肢疼痛、脐部及小腹刺痛，生殖器外翻、小便频数，尾椎部自发地疼痛。

（三）接生方法

一旦出现上述症状，医生就要准备接生，最好由有经验产妇或有接生经验的妇女协助，教给产妇躺卧姿势和如何努责等方法。胎儿产出后剪脐带，按照小儿护理常规做好护理工作。此时母亲的身体特别虚弱，要注意热性饮食和营养品滋养。藏医更详细的接生方法与母子护理将在第十六章“藏医儿科学”中叙述。

第二节 人体形象比喻

人体形象比喻是藏医学形象地描述人体组织结构的一种方法，它能使初学者能够形象地了解隐蔽于人体内部的各个组织器官的功能与它们之间的关系（图 9-2）。

人体形象比喻时人体的坐姿是：两臂自然下垂、蹲坐，其形象如雄伟的国王宫殿一样。

一、躯体比象

左右两髋骨是人体骨骼中最大和起支撑作用的骨头，形象如墙壁的根基一样；椎骨层层相叠如同钱库中垒起的金币一样；紫红色两条命脉如同竖起的玛瑙柱子；方形胸骨如同搭起的屋梁一样；24 根肋骨如同梁上整齐排列的椽子一样；胸肋结合处的软骨如同椽子端的垫木一样；脉络、筋腱相互联缀如同椽子上面盖的榻子一样；肌肉和皮肤如同墙壁内外漫抹的泥巴一样；两锁骨如同女墙顶部的檐一样；两肩胛骨如同屋子侧面的顶柱一样；头如同威武庄严的屋顶阁楼一样；眼睛等五官孔窍如同天窗和侧窗一样；头盖骨如同屋顶阁楼的顶盖一样；囟门如同开启的烟囱一样；左右两耳轮如同屋侧装饰的鹏鸟头一样；鼻子犹如屋脊上的顶饰一样；发辫犹如排列的阴阳丸一样；双臂犹如屋外悬挂的经幡一样；阴部两孔窍犹如留下的排水洞一样；两腿犹如门口栽的上马桩一样。

二、脏腑比象

上下体腔犹如走廊连通的上院和下院一样；心脏在上体腔中犹如坐在宝座上的国王一样，它是生命依附之处，是人体最为重要的器官。五叶子肺像国王的太子一样，在心脏的前面围绕和保护心脏；五叶母肺像大臣，在心脏的后面扶持心脏，如同母亲怀抱孩子一样；横膈膜犹如白绸帘子一样，将上下体腔隔离开来；肝和脾犹如国王的大小两个妃子一样，处于要害部位，不能受到任何创伤；左右两肾犹如抬大梁的大力士一样，支撑着身体；精府形似淋巴结，是脉络的结子，像珍宝藏库一样；胃犹如烹调食物的锅，形状像上粗下细中间有四条竖立皱纹的四棱萝卜；胆囊连在肝的一边，位于胃和肝之间，色黄，形状如悬挂的调料袋一样；小肠和大肠是疏导垃圾的通道，像王后的女仆一样；膀胱如口朝下的皮水袋一样。

三、要害部位比象

身体各个要害部位犹如国王派遣的信使一样，对它们要谨慎保护，不能受到任何侵犯。如果这些如同信使般的要害部位一旦遇到伤害，则会殃及国王一样的心脏，造成身体与灵魂马上分离，引起死亡。

第三节 人体生理

人体生理学，包括身体各部和精气的正常容量、神经和脉络、要害部位、运行孔道等内容。

一、身体各部和精气的正常容量

身体精气三因的正常容量是：隆的正常容量为一个膀胱大小；赤巴的正常容量是一阴囊大小（女子的正常赤巴的容量也相当于与自己年龄差不多男人的阴囊）；培根的正常容量是自己双手的 3 捧。这是说任何无病身体和合平衡的成人身体上下的三因容量。

血液和大便的正常容量是各 7 捧，小便和黄水的正常容量是各 4 捧；乳油和脂肪的正常容量是各 2 捧；稀薄精液和精液的正常容量是各 1 把；脑浆的正常容量是自己的 1 捧；男人肌肉的正常容量是 500 把；女人肌肉的正常容量是 520 把，这是说正常状况下的容量。

骨头的正常容量有种类、骨块、关节 3 种分法。

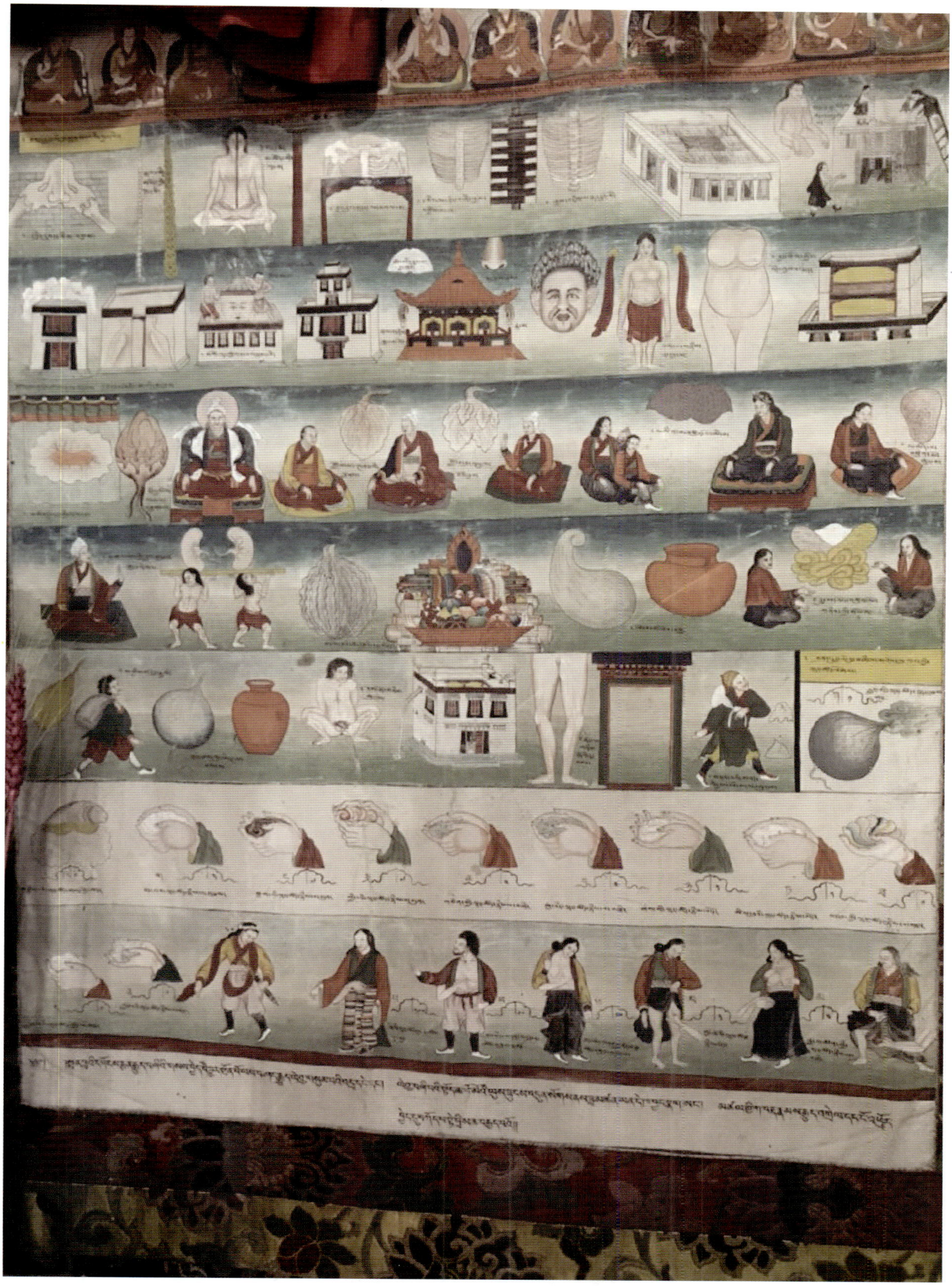

图 9-2　人体形象比喻（唐卡）

（1）种类分法：骨头共有 23 个种类。

后脑骨、头盖骨、鼻等的脆骨、齿骨、下颏骨 5 种头骨（图 9-3）；

脊椎骨、椎檐骨、尾椎骨、髋骨、胛骨、锁骨、胸骨、肋骨、软骨尖 9 种上下体腔骨（图 9-4）；

肱骨、肘骨、手掌骨、大腿骨、膝盖骨、胫骨、踝骨、脚掌骨、手脚指（趾）甲 9 种四肢骨。

（2）骨块分法：藏医把人体骨块分类共有 360 块。即：额骨 1 块、枕骨 1 块、头盖骨 2 块、耳骨 2 块、眼骨 2 块、铜筛骨 2 块、鼻梁骨 2 块、颧骨 2 块、上颊骨 2 块、颚骨 2 块、蝶形骨 1 块、眼缝骨 1 块、犁头骨 1 块、舌根骨 1 块、下颊骨 1 块、左右耳听骨各 3 块（共为 6 块）、牙齿 32 颗，如是头部骨头共 61 块；颈椎骨 7 节、脊椎骨 12 节、腰椎骨 5 节，三者共是 24 节，每节有椎盘 1 块、椎鬃骨 1 块、左右两侧的椎翼骨 2 块，共是 96 块，尾椎骨 5 块，小尾椎骨（狐面骨）5 块，髋骨左右 2 块，胛骨左右 2 块，锁骨左右 2 块，胸椎骨有胸椎头、胸椎中段、鸠尾骨 3 块，胸椎骨与肋骨间连接的软骨头 20 块，同软骨尖接连的肋骨左右各 10 条共 20 条，同胸椎骨不相连的短肋骨左右各 2 条共 4 条，如是体腔的骨头共是 159 块；肱骨左右 2 条，肘骨左右各 2 条共 4 条，手头左右各有小骨 8 块共 16 块，手掌骨左右各 5 块共 10 块，手指骨左右各 14 块共 28 块，手指甲左右各 5 片共 10 片，如是手臂骨共是 70 块；同样，大腿骨左右 2 条，膝盖骨左右 2 块，胫骨左右粗细各 2 条共 4 条，踝关节以下的踵骨左右 2 块，小骨左右各 6 块共 12 块，足掌骨左右各 5 块共 10 块，足趾骨左右各 14 块共 28 块，脚趾甲左右各 5 片共 10 片，如是腿脚骨共是 70 块。综合上述，头骨和上、下体腔骨、四肢骨共 360 块。

（3）人体关节分法：藏医学把人体关节分为 12 个四肢大关节、210 个小关节。大关节分别为：上肢手臂肩关节左右 2 个、肘关节左右 2 个、腕关节左右 2 个；下肢髋关节左右 2 个、膝关节左右 2 个、踝关节左右 2 个，如是四肢大关节共 12 个。小关节有分别在头骨缝、肋骨与胸骨及椎骨的直接结合缝、手指足趾的指（趾）节缝、脊椎节的节缝等，上述 360 块骨头中 3 块相连的有 2 个小关节或结合缝，两块相连的有 1 个结合缝，如是小关节或结合缝共有 210 个。

“曲哇”即韧带是白色带状的结缔组织，质坚韧，有弹性，能把骨骼连接在一起，并能固定某些脏器如肝、脾、肾等的位置。藏医学把人体韧带分为大的 16 处，肌腱有 900 处。四肢及其分支的骨节互相连接的主要韧带有：膝关节左右 2 处韧带，后踵左右 2 处韧带，踝关节左右 2 处韧带，手臂肘部的左右 2 处韧带，手腕左右 2 处韧带，体腔脊柱左右的韧带内外各 2 条共 4 条，颈节左右的扁韧带 2 条，如是大韧带共 16 处。同样，

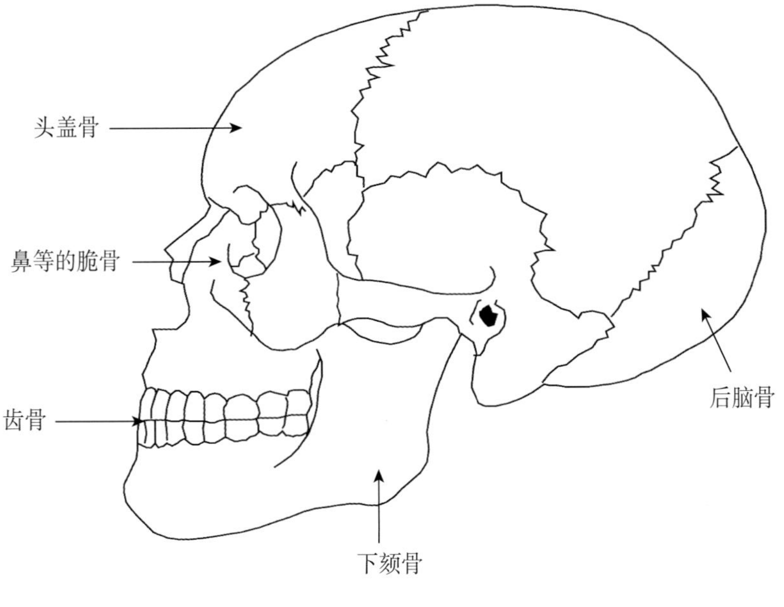

图 9-3 5 种头骨的示意图

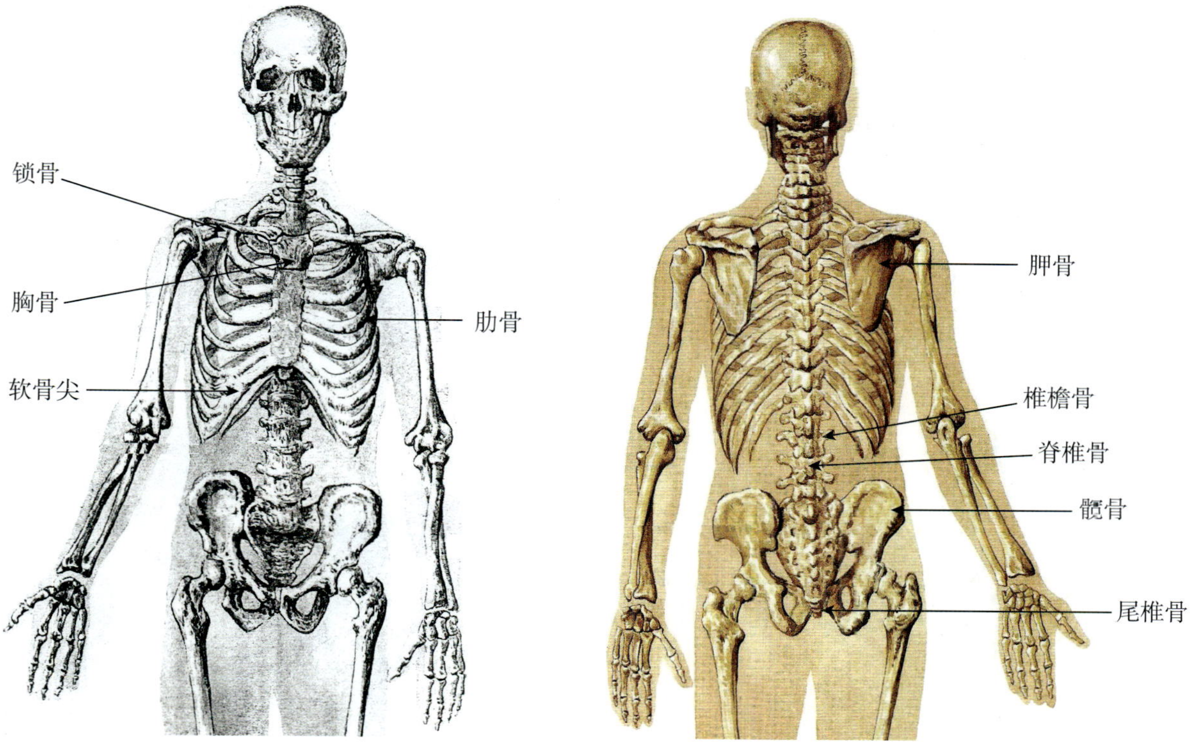

图 9-4　9 种上、下腔骨的示意图

由肌肉端分出并互相连结的肌腱有：颈等胸椎骨上端以上 300 处，四肢各 75 处共 300 处，上下体腔 300 处，如是筋络共 900 处。头发约 21 000 根，汗毛孔约 1100 万个。五脏六腑，孔窍 9 处。五脏分别为心、肺、肝、脾和左右肾；六腑分别为胃、胆囊、小肠、结肠、膀胱、精囊或卵巢（图 9-5）。

五脏是五源精气和生命的所依处。心为空的精气和生命的所依处，肺为风的精气和气息的所依处，肝为火的精气和血、体阳的所依处，脾为土的精气和硬、重的所依处。肾为水的精气和湿、润的所依处。六腑分别为胃、胆、小肠、大肠（右为血肠即升结肠，中为糌粑肠即横结肠，左为虫肠，即降结肠）、膀胱、三木塞（即精囊或卵巢）（图 9-6、图 9-7）。

六腑是五源精气的浊物积聚之处。胃为土的浊物积聚之腑，因与脾相辅，积聚所有饮食的共同浊物。小肠为总积共同浊物之腑，与心脏相辅，积聚所有饮食的共同浊物。胆为火的浊物积聚之腑，与肝相辅，积聚血液的浊物。大肠为风的浊物之腑，与肺相辅，积聚风所敛聚的食物残渣。膀胱为水的浊物积聚之腑，与肾相辅，积聚水的浊物或尿液。精囊或卵巢为五源或身体的一切七精的积聚之腑，与五脏相辅，积聚精气的浊物精血。

九窍是：头部有眼的两窍、耳孔的两窍、鼻孔的两窍、口一窍，总称为七窍；肛门一窍、尿道口一窍，共为两窍。但妇女在九窍的基础上多了两窍，分别是阴道口与乳眼（两个）。

一般身体的正常高度为其四个身肘长；与此相反，不正常或身材矮小者，为三个半身肘长。

二、互相关联的脉络和神经的正常状况

所谓互相关联的脉络，是说脉络关联着人体的上下内外，是气血等运行之道。分布于全身内外并互相关联的脉，若以性质来分，有血脉、气脉或气血并行的动脉、水脉或白脉（神经）三种。这里是以身体形成的时间段及其功能分为初成脉、依存脉、连结脉、白命脉和寿脉。

（一）初成脉

初成脉是人体最初形成的脉。人体在最初形成时，胎位脐依赖持命隆形成红色的命脉，亦称动脉。初成脉从脐部分为三路：①形成脑的脑脉；②形成性命的命脉；③形成私密处性欲的欲脉。

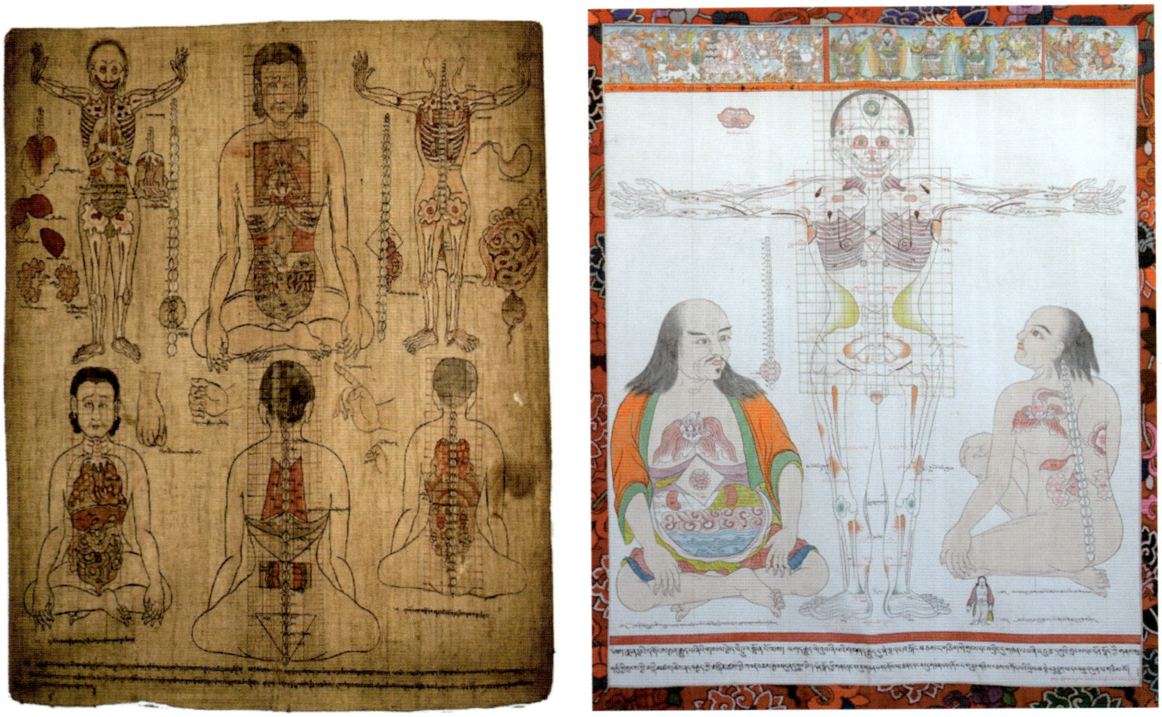

图 9-5 人体骨骼和五脏六腑的唐卡示意图

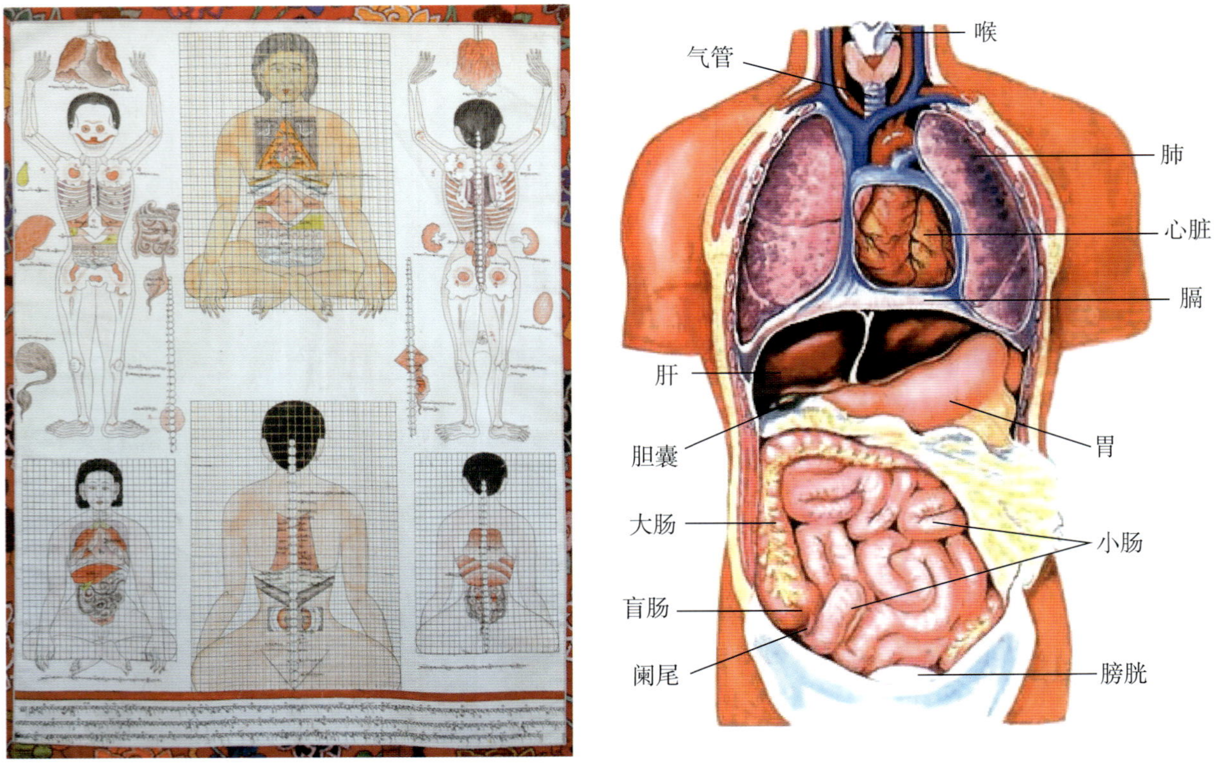

图 9-6 藏医学人体度量定位方术的示意图及人体五脏六腑的具体位置图

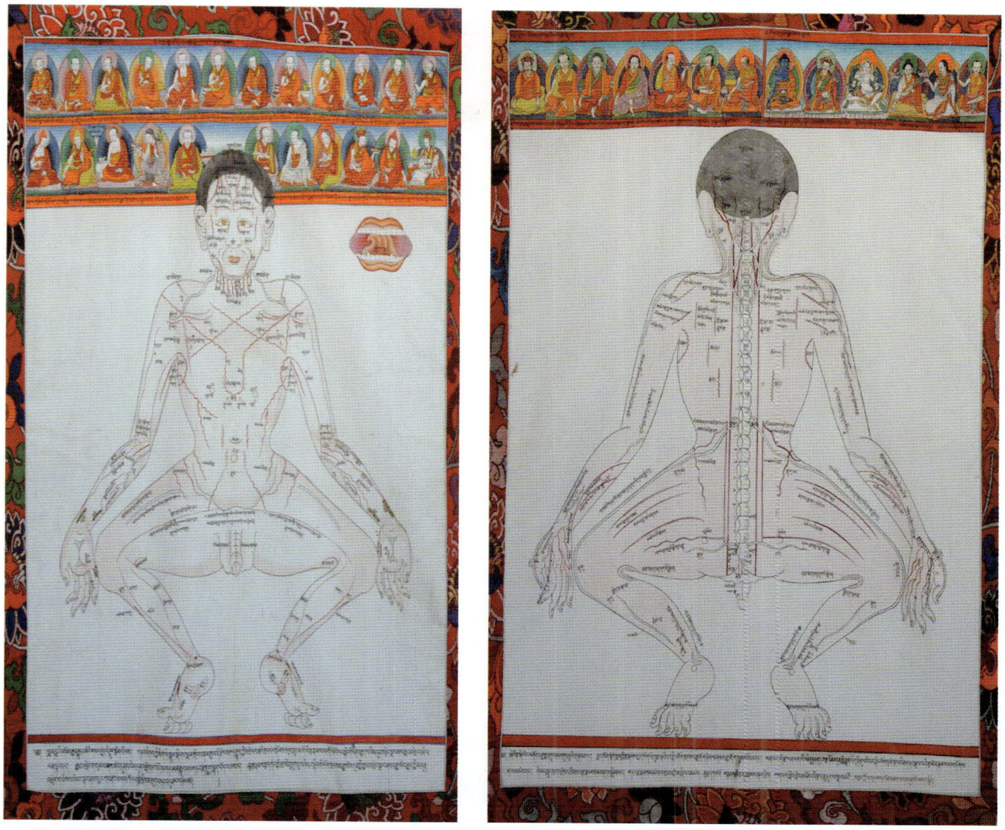

图 9-7 藏医解剖示意图（唐卡）

1．脑脉 此脉从脐部分出上行，经由胸部和喉部至头部，形成一切白脉生成之源的脑海和脊髓等，由于痴愚存在于脑海，水土之性的培根也存在于此，所以脑海是痴愚和培根的生依之处。

2．命脉 此脉从脐部分出中行，行于身体中部至第十三脊椎节际与黑命脉相连，形成血库之肝，命脉为血液或体阳运行之脉，由于怒嗔依存于命脉和血液，火性的赤巴也生于此，所以血液是怒嗔和赤巴生依之处。

3．欲脉 此脉从脐部分开始下行，形成男女私密处，由于男女的欲望产生于私密处，隆也生于此，所以精血是欲望和隆的生依之处。

（二）依存脉

依存脉是依存于身体的大脉。人体的顶门、心胸、脐间和生殖器中各有一组脉轮，分别为六根形成脉、五蕴六识感受脉（五蕴为色、受、想、行、识；六识为眼、耳、鼻、舌、身、意之识）、肉体发育脉和生育后代脉。总之，依存脉遍布全身，发挥着养育生长的功能。

1．六根（六根为眼、耳、鼻、舌、身五有形根及意无形根）形成脉 是脑部的500条依存脉形成的一组脉轮，能使器官感受外境之主脉，使眼、耳等器官发挥各自的功能，感受到环境中的色、声、气、味等。主司感觉的24条主脉，是依据支脉的五隆而成的。依存在脑部的这些脉，各自形成了与其功能相同的脉轮，分出支脉和毛细脉，连接内外的500条毛细脉，有机地运行。

2．五蕴六识感受脉 是心脏的500条依存脉形成的一组脉轮，能使记忆明显有力；主司五蕴六识的24条主脉，皆依附于良心脉。良心脉是明白醒觉意力的器官，为一切经络所依存的心脉；这24条主脉，各自形成了与其功能相同的脉轮，分出支脉和毛细脉，连接四面八方的500条毛细脉，有机地运行。

3．肉体发育脉 是脐部的500条依存脉形成的一组脉轮，能结诸蕴使成身躯；主司身体形成和发育的24条主脉皆依存于脐的中部。这24条主脉，各自形成了与其功能相同的脉轮，分出支脉和毛细脉，连接内外的500条毛细脉，有机地运行。

4．生育后代脉 是生殖器官的500条依存脉形成的一组脉轮，能使后代子孙繁衍。主司后代繁衍的24条主脉皆依存于男女生殖器，这24条主脉，各自形成了与其功能相同的脉轮，分出支脉和毛细脉，上连精腑和下连生殖器的500条毛细脉，有机地运行。

综上，四种依存脉及其所包括的支脉毛细脉，分别连接身体的上下内外、四面八方，使身体各部位的功能有机地正常运行。

（三）连接脉

连接脉是连接初成脉和依存脉如树如网分布全身上下内外之脉道。连接脉传统上分为黑白两种，黑为血管，白为神经。现在，一般分为3种，即红命脉（动脉）、黑命脉（静脉）和白命脉（神经）。何谓命脉，是说血管和神经为气血通行之脉道，为生命存活之根本，故名命脉。血管连接心脏，色黑，是血液循环之路；神经连接脑部，色白，是气息通行之路。

1．红命脉 《月王药诊》中叙述道："跳动之脉状如树，先在脊椎十三节、脐眼之位形成后，沿着脊椎分成枝，第六第七分出脉，连接肺脏和心脏。"如是所述，红命脉为生命气息所依之脉，气血并行，因而色红、跳动，其名通称动脉。红命脉树状分支，从第十三椎节或脐际至第一椎节之间，在脊柱内侧延伸，沿着椎节分支，如同树干，与心脏直接相连，心脏如同此树之果，其他脏腑和体腔外的头、颈、四肢的血管如同此树繁茂的枝叶。

2．黑命脉 "命脉称为命脉树，向上发出多分支。"如是所述，黑命脉的血管里充满血液，色黑，不跳动，通称静脉。黑命脉树状分支，从第十三椎节之际至喉下窝以下之间，在脊椎内侧延伸，状如松树，与动脉树相依并存。此树外与头、颈、四肢，内与脏腑连接，枝叶繁茂。

3．黑、红命脉的详细区分

（1）增长血肉的大干脉有24条，8条是与脏腑内连而隐匿的大干脉，16条是与头、颈、四肢外连而明显的大干脉。红命脉和黑命脉，树状分支，互相连接，滋养增长人体的血肉等七精。内连的8条大干脉，3条从第三椎节延伸至体腔前面形成三个脉轮，中间的一个脉轮直接与心相连，左右两边的两个脉轮与母肺和子肺分别相连；一条从第八椎节际延伸，经由横膈膜，直接与肝相连；一条从第十一椎节际延伸，直接与脾相连；一条从第十三椎节际延伸，与精腑相连；两条从第十四椎节际延伸，与左右肾相连。外连的16条大干脉，2条为喉部左右各量一寸处红命脉分出的昏迷脉、2条为同处分出的同尖脉、2条为从此处向外再各量一分处黑命脉分出的血脉黑尖脉，这6条脉经由颈部，与头部脉络相连；同样，四肢由黑命脉分出的大支脉各1条、红命脉分出的动脉大支脉各1条，共为8条；另外，2条为阴部周围的动脉。

（2）适宜剖刺放血的脉道点位有77条，皆是从24条大干脉分支而出的，主要包括头颈21条、手臂34条、腿脚18条、胃和阴部4条。宿喀巴著的《放血脉总纲》叙述道："良窍脉一条、鼻脉一条、视脉一条、内外耳树脉四条、枕骨脉两条、枕发脉两条、金枪脉两条、舌根脉两条、眼脉两条、齿脉两条、细顶脉两条，如是二十条脉为头颈放血脉；肩脉两条、肘面脉两条、六头脉两条、器十三脉两条、短翅脉两条、肺心合脉两条、肺肝合脉两条、肝胆合脉两条、培根正长脉两条、赤巴正长脉两条、黄水正长脉两条、六合脉两条、前翘脉两条、指背脉两条、少小脉六条，如是三十四条脉为手臂放血脉；胭脉两条、马笼头脉两条、胫尾脉两条、绕胫脉两条、黄水胫面脉两条、踝脉两条、镫背脉两条、足心小肠脉两条、腿大脉两条，如是十八条脉为腿脚放血脉；胃角脉两条、男人阳物旁脉两条，如是四条脉为胃部和阳物旁的放血脉。如是，总共放血脉为七十七条。"这些脉道也是放血的穴位点，其详细的临床实践叙述在第十九章“藏医外治学”中。

（3）不能放血的要害脉道有112条，皆是从大干脉分支而出的，头部有28条，体腔有48条，四肢有36条。

（4）内外连接的细小支脉，粗细不同，随着分支越分越细，直至比毛发还细。由上述77条放血脉和112条要害脉混合分出的小支脉有189条。这些小支脉又分出细支脉360条，其中120条外连肌肤，120条中连骨髓，120条内连脏腑。这些细支脉又分出更细脉700条，其中外连肌肤的234条，内连脏腑的233条，中连骨髓的233条。这些脉又分出非常细小的毛细脉，再分出比毛发还细的脉，遍布于身体上下内外。

（四）白命脉

白命脉的源头是从脑部，分向全身而无血液流动的脉络系统，主使人体四肢、头颈、腰背等各个部位和眼、耳、鼻、口、舌等各个器官的活动，能使眼等感觉器官感受色等外境事物，一旦重创受伤、破碎断裂，身体就会致残或危及生命，因其色白，故而得名，谓之白命脉。白命脉又称水脉，简称白脉，为现代医学的神经系统。因其分布全身，连接全身的各个部位，传统分在连接脉，这里单独分出来讲。

《月王药诊》中叙述道："白脉形成脑海中，下行脊柱十三条，一旦重创受伤后，失精麻木至死亡。"如是所述，脑是白命脉产生的根源，向下延伸分支，成为脊髓，是白命脉的主树。脊髓粗细如中等箭竹，色白，性为土水。从脑海中直接分支，穿行于所有的脊椎孔洞，最后分成马尾状细丝，越分越细，一直延伸至末端。这一脊髓树分出并连接支持四肢活动和感觉的一切微细白脉。如果这棵树重创受伤精液和大小便失禁、四肢残跛、麻木僵缩，直至死亡。

（1）主使人体行动的白命脉有 19 条，其中像丝线一样连接脏腑的隐匿脉有 13 条，连接四肢而明显的脉道有 6 条。连接脏腑 13 条隐匿脉分别为：从后脑向下延伸，经由脖颈，进入体腔，分别与脏腑相连，与心和小肠相连产生隆的脉有 4 条，与肺、大肠、肝、胆相连产生赤巴的脉有 4 条，与胃、脾、肾、膀胱相连产生培根的脉有 4 条，与精腑相连产生三因聚合的脉有 1 条。连接四肢的 6 条明显脉是，管状水脉 2 条、支柱脉 2 条、宝贝脉 2 条。2 条管状水脉从后脑门延伸而出，在第一椎节左右各量一寸处直接下行，在第五椎节缝与主干脉相接，在第十二椎节缝向内分支与精腑和肾相接，其后在尾椎分为两支，经由髋骨缝从髋骨眼而出，经由大腿外皱纹、小腿肚、内踝和外踝之间，与中趾相连，再向脚掌分连；同样，在第十四椎节的左右分为两支的其中一支，又从髋骨上面而出，经由大腿面、膝关节、胫骨向下延伸，与大踇趾的笔头脉相接，再延伸至脚掌，与上述二脉头相接。两条支柱脉从后脑左右两角的毛旋外延伸而出，在第一椎节旁经由肩部，在膀胛缝内行隐匿，而后在膀纹关节眼而出，由羊尾肌延伸至外腋窝，再围绕肘关节下行，经由肘骨角，与手指相连，再延伸至手掌分连。两条宝贝脉从左右耳垂下方延伸而出，在锁骨下方向内隐匿，行于腋窝内面、肘部弓峭间，再沿前臂背角下行，延伸至无名指和手掌与支柱脉的两个头相聚而分。

（2）细微的水脉：是由肢体外面明显的 16 条脉道枝状分出的。头部有两条主咀嚼动作的面颊齿脉；手肘有两条"热纳"脉；腿部有两条蛙头脉；膝弯有两条水脉；内踝和外踝间有两条主干脉；后踵有两条水脉；踇趾生毛处有两条笔头脉。如是，16 条细微水脉分支而相接。此外，还有许多分支的毛细水脉。

（五）寿脉

寿脉是与气血运行于体内外的一切孔窍相连之脉，因此之故，身体才能生长发育且长久生存，它是身体的根本，故称寿脉。《俱舍论》中说："生命是寿？阳识为依。"何谓寿，寿是生存的时间。寿即命，命即寿，所以通常说："寿命"。人体的阳、识之依和寿命之本的寿脉，分为三种，第一种是遍布全身的寿脉，第二种是伴随气息运行全身的寿脉，第三种是神游寿脉。

（1）遍布全身的寿脉是由血火（阳）运行所依的黑命脉分支的血脉，遍布头身四肢的上下内外，如同叶脉一样明显。

（2）伴随气息运行全身的寿脉是由生命之隆所依存的红命脉分支的动脉，呼吸 1 次跳动 5 次，伴随气息运行和依存。

（3）神游寿脉是由水月（阴）运行和活动，感觉所依存的白命脉分支的水脉，这与人世间所说的精气一样，遍游和运行在人体的感觉器官和毛孔等所有孔窍。

三、身体的要害部位

所谓身体的要害部位，就是身体中可以致命的危险部位。身体的要害部位分为肌肉、脂肪腺体、骨骼、韧带筋腱、脏器、腑器、脉道七类。肌肉损伤时则肿胀，骨骼损伤时则疼痛，韧带筋腱损伤时跛瘸歪斜，脉道、脂肪、脏腑等要害损伤时会威胁生命。要害部位损伤时重者难以治疗，治疗较好的往往也会留下残疾。

（一）肌肉的要害部位有 45 处

即头部 5 处、颈部 4 处、体腔 18 处、四肢 18 处。《蓝琉璃》中叙述道："盘肠状的头顶肌，弓痕状的囟门肌，鱼跃状的后脑肌，两块半肾面颊肌，头部五处要害肌。颈部四处：喉头左右肠状肌，食道左右两条肌，喉颈四条要害肌。脊柱两侧内和外，内外里肌共四条；两块胛骨斧角上，生有两块斧角肌；胸面两块乳房肌；两个腋窝腱子肉，前白后黑共四条；肩脖两条后颈肌；胛周两块颤动肌，其中两条逃窜肌；胸腔要肌十八条。肩膀关节下四指，左右两条羊尾肌；手腕关节上五指，左右两条肘心肌；肘部良弓量六指，两条肢节腓心肌；拇指示指两指间，左右两条虎口肌；双手虎口靠后边，左右两块紧收肌；大腿面上量二指，左右两条股面肌；膝盖向上量四指，左右两块黑蛙肌；踝骨向上量五指，左右两块腓头肌；由此向上量六指，两条腿肚腓心肌；上述四肢要害肌，手脚共是十八条。头部体腔和四肢，要害肌肉四十五。"如是所述，人体 45 个身体要害肌肉的分类与具体位置。

（二）脂肪腺体的要害部位有 8 处

即体腔 2 处、四肢 6 处。《诀窍续》中叙述道："脂肪腺体的要害部位是，胛骨柄关节向肩头量四指处的青头腺体、狗怒鼻（因形状命名而成）向上量五指处的肩膀紫色腺体、膝盖外角关节缝向上量一卡处的白色腺体、由此向上量三指处的蛇冠腺体，这八处腺体是恶肿和夺命的要害腺体。"如是所述，前两种是体腔的要害腺体，后六种是四肢的要害腺体。此外，体外还有脖颈、腋窝、腹股沟等处是腺体集聚的要害部位，体内还有各个脏腑腺体的通道和重要部位。

（三）骨骼的要害部位有 32 处

即头部 14 处、颈部 5 处、体腔 7 处、四肢 6 处。

（1）头部骨骼的 14 处要害是：囟门、后脑门、左右耳后骨缝即耳门，共为四门；头盖骨大骨缝后脑骨缝结合部 1 处；耳骨结合部 2 处；颧骨 2 处；眼泪骨 2 处，面颊骨 2 处。

（2）颈部骨骼的 5 处要害是：颈椎间盘、椎骨缝、左右椎骨翼、椎鬃骨。体腔骨骼的 7 处要害是：左右 2 块胛骨、左右 2 块髋骨（也有人认为是左右 2 块锁骨）、1 条胸骨、1 条脊椎骨、1 条尾椎骨。

四肢骨骼的 6 处要害是：左右 2 块膝盖骨、左右 2 块踝关节骨、左右 2 块后踵骨。

上述 32 处为骨骼的要害处。另外，《诀窍续》中还说，其余 11 处大关节骨、软骨尖、多块连接小骨，也是骨骼的要害处。

（四）韧带筋腱的要害部有 14 处

即颈部 2 处、胸腔 2 处、四肢 10 处。

（1）颈部韧带筋腱的 2 处要害是：脖颈左右的 2 条大扁筋。

（2）胸腔韧带筋腱的 2 处要害部位分别是：左右肩头的 2 条筋。

（3）四肢韧带筋腱的 10 处要害是：左右肘部的 2 条筋、左右手腕的 2 条筋、左右 2 条蛙头筋、左右 2 条腘窝筋、左右 2 条后踵筋。

（五）脏腑的要害部位有 13 处

即脏器 5 处，腑器 8 处。

（1）脏器的 5 处要害是：心脏的要害肌、肺的子肺、肝的血海、脾的边、肾的内核。

（2）腑器的 8 处要害是：胃皱襞、胆囊、血肠（升结肠）、小肠、盘肠（乙状结肠）、内肛（黑肛）。

（六）脉道的要害部位有 190 处

即头部 43 处、颈部 22 处、体腔 53 处、四肢 72 处。

（1）头部脉道的 43 处要害是：脑脉要害 16 处、头骨血脉要害 11 处、头肌血脉要害 16 处。脑脉的 16 处要害，除上面已讲述的 7 条脑浆脉外，还有从后脑而出的 2 条管状水脉、2 条支柱脉、2 条宝贝脉、面颊的 2 条齿脉、上腭中部的 1 条舌眼鼻耳器官聚合的三叉水脉。头骨血脉的 11 处要害已在 112 条连接脉处叙述。头肌血脉的 16 处要害是：左右后脑角的 2 条后脑黑脉、左右两耳内外的 4 条树脉、左右太阳穴发际的 2 条动脉枕发脉、左右额角的 2 条金枪脉银枪脉、唇或鼻翼两侧的 2 条承泣脉、左右眉尾和太阳穴凹陷处的 2 条视见脉、左右两颊的齿动脉。

（2）颈部脉道的 22 处要害是：前面在讲述白命脉内容时所叙述的经由脖颈与脏腑相连的 13 条

隐匿脉即水脉悬索脉、喉咽间的1条心脉金线脉、2条昏迷脉、2条同尖脉、2条黑尖脉、从此二脉向外各量一分处的细顶脉。

（3）体腔脉道的53处要害是：前面讲述112条要害脉道时所说的6条心脉、24条肺脉中除去2条吹螺脉的22条肺脉、2条肝脉、2条脾脉、3条胃脉、2条胆脉、2条小肠脉、2条大肠脉、1条精腑脉、3条膀胱脉，还有讲述连接脉时所说的8条隐匿大脉。

（4）四肢脉道的72处要害是，同样在112条要害脉道时所说的36条血脉，还有羊尾肌外和腋窝的支柱脉分出的2条水脉、左右肘关节口的宝贝脉分出的2条气脉宝贝脉、膝盖上行四指处髋眼下行管状支脉分出的2条膝骨脉、后踵和外踝间的2条脊髓白脉、左右两脚的蹈趾生毛处髋骨上延伸下行管状支脉分出的2条水脉笔头脉，共10条风气飘游活动减弱的水脉；左右两个肩关节向内侧量四指处的2条肺脉吹螺脉、左右两条胳膊的羊尾肌下方的2条肩膀脉、左右两肘面侧的2条肺脉肘面脉、左右两肘内侧的2条肺脉六头脉、左右两肘内弯处的2条脏腑总脉器口脉（失血要害）、左右两肘弓峭面的2条肝脉短翅脉（失血要害）、左右手腕骨凸面侧的2条肺心脉、左右手腕背侧的肺肝脉、左右前臂背侧的2条肝胆脉，左右手背的2条六合脉、左右大腿内面的2条脏腑总脉大脉、左右脚腕大关节上的2条镫背脉、左右后踵上方的2条肾脉胫尾脉，共26条血脉。

（七）要害部位的危险程度

人体共有302处要害，其中最危险的有96处，损伤时就是高明的医生也无法治疗；中等危险的有49处，损伤时高明的医生可以治疗；其余的有157处，虽说也是危险的要害处，但损伤时，一般的医生就能医治。

四、运行孔道

人体凭借运行孔道，吸收营养并排除秽物，维持生命运动，不断发育成长。如果饮食、起居、行为等不协调，一旦孔道运行受到影响损伤，或者堵塞不通时，人体将会生病。如果孔道畅通无阻，人体功能就正常，身体健康无恙。因此，运行孔道是人体的重要取精排污的场所。

（一）孔道的分类

运行孔道分为内外2类。内孔道有气息、精华、秽物和水、饮食运行等13种。外孔道有头部的7处、私密处的2处，妇女多了阴道口和2乳眼等3处。

1．内孔道　有生命气息运行的孔道1种；胃至肝之间精华运行的孔道1种、肝至肌肉之间血液运行的孔道1种、血液至脂肪腺体之间肌肉运行的孔道1种、肌肉到骨骼之间脂肪腺体运行的孔道1种、脂肪腺体至骨髓之间骨质运行的孔道1种，骨与骨之间骨髓运行的孔道1种、骨髓至精腑之间精液经血运行的孔道1种，如是精华运行的孔道共7种；胃至肛门之间大便运行的孔道、胃至尿道之间尿运行的孔道、毛孔为汗水运行的孔道，如是秽物运行的孔道共3种；另外还有水运行的孔道、食物运行的通道。

2．外孔道　有头部的2个眼孔、2个鼻孔、2个耳孔、1个口，共为7窍；私密处有肛门和尿道口2窍，如是男人共9窍。女人多阴道口和两个乳眼，共为12窍。

（二）孔道的形态和功能

以上所说的孔道内部皆为圆形，有的较粗，有的细而长，分布全身，分支而相连，好似叶背的叶脉，有粗有细，有长有短，有分有连。这些孔道将饮食的营养精华输送到全身，滋养身体，维持生命，将秽物尿便排出体外，以便吐故纳新。外窍皆源于这些孔道。

（三）孔道紊乱的原因和性质

孔道紊乱的原因是：进食了与隆、赤巴、培根三因和合不相适应的饮食，从事了与三因和合不相适应的起居行为，使孔道受到损伤，从而生病。例如进食粗凉的食品损伤了骨骼的运行孔道，产生隆类疾病。

孔道紊乱的性质是：不当的饮食行为伤害了运行孔道，这时精华等不能输送到全身，三种排泄物积聚过多，或者孔道堵塞，本位外泛，侵犯别处，使孔道相互紊乱。

（四）正常运行孔道不紊乱的功效

无害孔道通畅则健康。如何使运行孔道通畅

无阻呢？这就要不管何时何地都要进食不伤身体七精、不诱发病因的饮食，防止有伤身体七精诱发病因的行为活动，使运行孔道无损无病，畅通无阻地运行，身体的精华元气在本位顺利地运行，则身体无病，清爽健康。

第四节　人体性能

人体性能分为受害界（身体）、作害界（三因）两方面。

所谓受害界就是生理状态下的七大物质（精微、血、肉、脂肪、骨、髓、精液）、三种排泄物（两便、汗液）等物质。这些物质从人体胚胎阶段乃至生命结束的整个过程中存在于人体。在正常情况下，这些物质相互依存、相互作用，处于平衡状态，共同维持着人体生命的正常活动。但在不良内外因素干扰下，这些物质便成为被伤害的对象，发生病变，故称为受害界。

所谓作害界就是病理状态下的隆、赤巴、培根三因。生理状态下的隆、赤巴、培根三因一旦在不良内外因素干扰下，发生病变，便变成致病的因素，同其他病因一起作害于人体，故称为作害界。人体特性主要指受害界的物质的特性。

三因、七大物质、排泄物三者是互相依存的，缺一不可。自从身体形成以后，直到生命停止，这种依存情况始终不变。这些物质从人体胚胎阶段乃至生命结束的整个过程中存在于人体。在正常情况下，这些物质相互依存，处于平衡状态，共同维持着人体的生命活动。

一、受害界（身体）

（一）分类

身体包含着元气和污物。身体元气是饮食精华、血液、肌肉、脂肪、骨骼、髓、精液 7 种精华，称之为七大物质。大便、小便、汗液等是污物。

（二）性能

1．精华，特别是生化血液的物质，是其他 6 种精华之源泉和基础。

2．血液是滋润和营养人体发育生长，是生命依存的主要物质，也是赤巴赖以存在的主要物质之一。

3．肌肉是联络全身内、外、中各部分组织，像泥墙那样覆盖全身，并构成脏腑等身体所有软组织和器官的重要物质。

4．脂肪是润滑身体各组织、贮存营养、保持体温的物质。

5．骨骼是支撑人体，使人体变得坚固的物质。

6．髓是生化最优的精华——精液的物质。

7．精液是使人产生润光色泽，焕发精神和产生受孕的种子（男精子、女卵子）的物质。

8．三种排泄物即粪、尿、汗液。牙齿、指（趾）甲、毛发、耳垢、鼻涕、眼屎等从孔窍排出的零星秽物也包含在三种排泄物之内。大便能使内脏吸收食物的养分，并排出污物、残渣等；小便能使存在于内脏的糟粕排出；汗液能使皮肤柔润，起固表的作用。

（三）米吹（胃火）

胃火是人体受害界的主要组成部分之一，是消化饮食的热能。胃火主要是对五种赤巴之首能消赤巴而言的，因为能消赤巴是消化食物胃火的主体。同时，隆等疾病、饮食精微等七大物质、粪等三种排泄物及各种物质的部分热量也来自能消赤巴。胃火是消化食物的根本，也是主消化的赤巴、元气、垢物等火热的效能。胃火可使人不生病，勤奋工作，使人的容颜、寿命、元气之火也得到增长。它在胃部犹如门闩一样，胃火旺盛，能使食物消化、排泄；胃火衰弱，食物就难消化：旺盛的胃火能使食物完全消化后，增强人体元气和体力。为了防止不消化的现象出现，必须经常注意饮食起居，保持旺盛的胃火，使身体不致生病。食物在胃中消化分解为精微和糟粕，糟粕进入小肠分解成稀、稠两种物质。稠者为粪便，运送到大肠。稀者通过细微孔道运送到肾，由肾分解为尿液排入膀胱储存起来。另外，精微在遍行隆的作用下通过细微孔道运送到肝，被分化为精华和糟粕，其精华为血，糟粕为胆汁。胆汁被排入胆囊，分解为精华即黄水，遍及全身润滑关节；糟粕为“垢亚”，下注于膀胱，与尿混合成为尿液中的沉淀物。血液生化成肌肉，肌肉之精华生化为脂肪，糟粕生化成眼屎、耳垢、鼻涕、唾液等排泄物。脂肪的精华生化为骨骼，糟粕生化为皮脂和汗液。骨骼的精华生化成为髓，糟粕生化成牙齿、指（趾）甲、毛发、汗毛等。汗液的功能是滋润和柔软皮肤，通畅毛孔汗腺。毛孔能排出汗液。因此胃火——能消赤巴的功能强盛则能很好地消化食物，吸收其精华，下排糟粕。如果能消赤巴的功能衰弱，则纳进的食物不能消化，这样食物便会不经熟腐分解就从肛门排出，造成腹泻，或者造成不能消化也不能下泄，在胃脘凝成团，引起腹胀塞满等情况。可见胃火是消化饮食、增强体力和增加肌肤光泽的主要物质。故此，注意饮食起居，进食一些与胃火性质相同的轻、热性食物和四味石榴散等增强胃火的药物，努力保护胃火，才能使体力增强，健康长寿。

（四）代谢原理（消化原理）

饮食的消化首先在持命隆（索增隆）的推动下送入咽喉，经过食管进入胃里，这时一部分饮料将食物团分散开来，水的湿润性质将食物泡软。伴火隆（梅年隆）将属火性的能消赤巴吹得更旺盛，正如陶罐熬药，药投入陶罐后用鼓风袋将火吹旺，使药物滚沸熬汁那样。接着，能碎培根（培根捻协）把食物磨碎。培根属水、土性，在水、土性质的作用下食物生化成甘味泡沫状物。由于甘味与培根性质是一致的，所以能碎培根自身的力量也因之略得以增强。泡沫状食糜再由能消赤巴之火进行消化。这时由于火的热性和培根的水、土性质同时作用的缘故，甘味变成酸味，火性与酸味等与赤巴性质相同，因而能消赤巴自身的力量也因之略得以增强。最后消化的汁液由伴火隆分解为精华和糟粕，这时味变成略苦（这是针对药物学苦味生隆的观点而言的）。根据性质，火隆性较强则生辛味，但辛味不能使隆增强。因为苦生隆，因而这时伴火隆自身的力量也有所增强。可见消化的实质是三胃火作用的结果。具备五源的饮食被消化吸收后，则会增生人体中的五源成分。比如，土元素增生人体的肌肉、骨骼及嗅觉；水元素增生人体血液、湿润及味觉等，饮食六味中的不同五源元素增生人体中与之相对应的五源属性的物质和功能。所以，不同的饮食和药物无不具备五源元素，只是所具备的量多少有区别。同样，人体中五源的含量也有多寡的差别，但是通过饮食消化吸收都可以得到增生。

（五）饮食的转化

人体消化物将饮食消化后转化为糟粕和精华两部分。

1．糟粕生化的过程　饮食在胃中由培根和赤巴两者依次磨碎和消化后，再由伴火隆分解为精华和糟粕。糟粕通过小肠下端（《蓝琉璃》：“小肠上端”）被运送到大肠中，在此又分解成稠、稀两种物质，稠者通过大肠变成粪便；稀者通过“居卓”的脉络即小肠壁上脂肪缝隙中像网状的细小管状血管逐步被运送到肾，据《月王药诊》中叙述道：“肾与膀胱盛水，故称为水依存之器”，又经过肾分解成尿液，被运送到膀胱储存起来。

2．精华生成的过程　人体有饮食精微、血、肌肉、脂肪、骨骼、髓、精液七种精华物质，它们在各自的生化位置进行生化，变成另一种精华。如饮食，在胃部经过能碎培根、能消赤巴、伴火隆的磨碎、消化和分解后变成精微。精微在胃和小肠通过吸收精华的 9 条较大的脉管（对此有多种说法，一般公认的是：“胃的内壁有似网状的细微管状脉道，其中有许多与肝相连接，较大的有 9 条。”胃犹如纱布盛水或陶罐盛水那样，精华慢慢渗出，被运送到肝。肝中也有三火，精微被三火分解成精华和糟粕，精华为血液，糟粕为胆汁。血液通过血管运送到肌肉部位，生化成肌肉。肌肉又被分解成精华和糟粕，其精华为脂肪、糟粕为眼眵、耳垢等五官所排泄的废物。脂肪又被分解为精华（即骨骼）和糟粕（为人体的皮脂和汗液）。骨骼，又被分解为精华即骨髓（《黑暗十万明灯》：“髓包括油脂和软骨、脑浆，脑浆的精华为脊髓”，《词义太阳》：“骨之精华为骨髓及其所属的物质脑浆和脊髓”），糟粕为牙齿、指（趾）甲、毛发等。骨髓的精华被运送到“三木塞”（精府）生化成精液，糟粕为肛门和毛孔上面的油脂等。精液也有精华和糟粕，其精华为人体中的精光。精光是一种润泽肌肤和焕发精神的物质，主要依存于心脏，但也遍布全身各处，成为人长寿和健康的根本。它的功能为增强皮肤、指甲、毛发等的色泽和光彩，使人精神焕发，充满活力。总之，人体产生的感觉意识和容光及精神无不依赖于精光。精液的糟粕是白精液（即男精）和红精液（即女子经血和卵子），它们是人体受孕的种子。

饮食的精微依次生化成七大物质中的最后一种精华——精液，这过程一般需要6天时间。第1天饮食精微生化成血液，第2天血液生化成肌肉，第3天肌肉生化成脂肪，第4天脂肪生化成骨骼，第5天骨骼生化成骨髓，第6天骨髓生化成精液。但因饮食种类不同，这一生化过程的时间也有所不同。例如，壮阳一类药物，如雪蛙等食用后可迅速生化成精液。烈性毒药铁棒锤和它的解毒药也可立即发挥效能。而手掌参等滋补壮阳的药物和乳、肉汤等一些饮食生化成精液的时间多于6天，但一些配制的毒药进入人体也有几年后才产生效能的。这些饮食和药物生化时间的差异，是由它们的锐、钝、急、绣等性质决定的，因此时间差异之大出乎意料。然而，在治疗隆、赤巴、培根等三邪引起的疾病时，所用的平息药基本上一昼夜时间便可发挥效能，这是因为这类方剂的药性锐而急的缘故。总之，正如《甘露流》中所说：人体中有七大物质存在，它们像车轮样循环往复，人体依靠饮食营养而生长。

二、作害界（三因）

下面从八个方面对隆、赤巴、培根三大因素进行详述：①分类；②在母胎中形成的情况；③本性；④影响胃火的大小；⑤影响腹部的软硬度；⑥部位；⑦功能；⑧特性。

（一）分类

作害界即三因有隆，大体上分为隆、赤巴、培根三种。其发生变化的原因有贪、嗔、痴三种，其性质又分为平、热、寒三种。从喻义来说则有权势（中、平）、反攻（锐、急）、外攻（钝、慢）三类，其失调情况下的表现为疾病。治疗的药物有土性药、火性药、水性药三种，病根的数目也有三种。当它们的部位、容量没有发生变化时，则表现为无病；若发生变化时，就是发生疾病，危害身体。隆有持命隆（索增隆）、上行隆（紧久隆）、普遍存在的隆（恰不欺隆）、平住隆（弥娘隆）、排泄隆（吐塞隆）五种。赤巴有消化赤巴、变色赤巴、能作赤巴、明色赤巴、明颜赤巴五种；培根分为能依培根、能化培根、能味培根、能足培根、能合培根五种。

（二）隆、赤巴、培根在人体胚胎阶段形成的情况

生命最初的根源是父亲的精液与母亲的经血在母体子宫中相融，犹如有毒的昆虫及其毒汁一样，也具有疾病的因素，也就是说，三因也是同精血一样，与生俱来。

（三）隆、赤巴、培根的本性

精血在母胎里，由于受母亲的饮食、起居、行为的影响，也会产生变化。在母胎里，如果隆的成分小，赤巴成分中平，培根成分大，这时候胎儿是优等胎儿；隆、赤巴、培根三者皆中平时，胎儿属于中等胎儿。

（四）隆、赤巴、培根型影响胃火的大小

同样，胃火也分为四种：①隆型人是因隆之故，胃火大小不均；②赤巴型人因赤巴之故，胃火锐急；③培根型人由于培根之故，胃火虚弱；④隆、赤巴、培根三合人由于均匀地汇集在一起，胃火正常。

（五）隆、赤巴、培根型人的腹部软硬度

这里所讲的腹部软硬度指的是按不同泻药或者饮食引起腹泻的难易程度，硬指的是难泻，软指的是易泻，所以隆型人由于隆性的成分多，致使腹部变硬；若是赤巴型人由于赤巴的性能及成分之故，腹部柔软；若培根型人由于培根的性能及它的成分之故，腹部软硬适宜。

（六）隆、赤巴、培根的部位

一般来说，隆、赤巴、培根三者遍布于全身。然而从侧重点角度分析，在胸腔（心脏部）与脐部的上、下、中间部位处，按顺序依次存在着隆、赤巴和培根。

（七）隆、赤巴、培根的功能

隆能使呼吸运行，体力增强，使五官功能正常及意识清晰，对生命延续起着极其重要的作用。赤巴能促进消化，引起食欲，开胃进食，产生热

能，使人容光焕发，有雄心、主谋略。培根能使人意志增强，产生睡眠，坚固骨节，滋润皮肤。

特别是持命隆，位于上部头顶大安脉轮，下行喉头、胸部等处，引起饥食渴饮，呼吸空气，吐出唾液，打喷嚏，打噎嗝，使意识器官保持清畅。上行隆位于胸部，在鼻、舌、喉头等处运行，作用是司语言，增气力，焕发容颜，使记忆器官保持清畅。通行隆位于心脏，在全身运行，功能是支撑身体，司行走，伸缩，主口、眼开合。平住隆位于胃部，运行在内脏，功能是主消化，将饮食物分解为精华与糟粕，补偿损伤。下泄隆位于肛门，运行在大肠、膀胱、私密处、大腿内侧等处，功能是控制精血、大小便的排泄和胎儿的降生。

消化赤巴位于胃与结肠之间，即消化和未全消化吸收的部位，主要的功能是主消化，将食物分解为精华与糟粕、产生体温，协助并使其他四种赤巴的力量增加。变色赤巴位于肝，其功能是将精华部分依次变色。能作赤巴位于心脏，功能是产生自豪、智慧与欲望、上进心与勤奋。明视赤巴位于眼，其功能是司视觉。明色赤巴位于皮肤，功能是滋润皮肤，使之产生光泽。

能依培根位于胸部，其功能是其他四种培根正常运行的基石。能化培根位于胃部未消化的食物中，功能是使胃部逐渐磨烂食物。能味培根位于舌部，功能是产生味觉。能足培根位于头部，功能是司六识。能合培根位于全身的关节处，功能是连接关节，主伸缩。

（八）隆、赤巴、培根的特性

隆的特性是粗糙、轻浮、寒冷、细微、坚硬和动摇。

赤巴的特性是滋润、锐利、湿热、轻浮、恶臭、下泻和潮湿。

培根的特性是润滑、清凉、沉重、迟钝及形成黏糊状。

第五节　人体行为

一、人体的特性（人体功能）

（一）身、语、意的功能

人体是由身、语、意三方面组成的，其中身由三因素、七大物质、三种排泄物组成，这些物质各有功能，三因素和七大物质是人体生命活动的物质基础，它们共同担负着人体的正常生理活动，主宰人的生老病死。三因素与七大物质之间有依赖、促进、影响、相辅相成的关系。如三因素具有支配和调节七大物质的作用，如果三因素发生紊乱失去平衡，则引起七大物质新陈代谢紊乱，人体便产生疾病。七大物质具有营养、滋润三因素的功能，一旦七大物质发生增、损或减、紊乱等变化，则影响三因素及人体各组织器官功能的正常发挥，甚至还会危害生命。语的功能为交流、沟通、思想。意的功能主思维，司理人的精神活动。广而言之，身、语、意的功能就是对己、对人做有益的善事。或者，对己、对人做有害和痛苦的恶事。或者，既不做善事，也不做恶事，整天懒惰，无所事事，奉行中庸之道。

二、五官的功能

藏医学将眼、耳、鼻、舌及皮肤称为五官或五识。五官依次作用于视、听、嗅、味、触来感受外界事物的形状、声音、气味、滋味和硬软糙润等触感。五官各有脉管与白脉之海大脑相沟通，在居于脑中的持命隆和能足培根等的支配下，各自所属的能视赤巴、能味培根等发挥作用。五官与五脏有脉络联系，不但供给营养的血液和润湿的水液，而且互为表里，成为五脏的外候，它们所表现出的反常证侯是诊断五脏是否有疾患的主要依据。

三、人体的分类

（一）按性别分类

人体按性别分为：男性、女性、中性三种。

（二）按年龄分类

人体按照年龄的分类为：在《四部医典》中

16岁以前称为童年。在此以后，身体的精气、各种器官、容颜、光泽、体力等均发育成熟，直至70岁，但现在按60岁之间称为壮年。一过这个年限，则精气逐渐衰竭，称为老年。

(三)按性质(体型)分类

人体按三因素属性可分为隆型人、赤巴型人、培根型人，以及隆赤合型人、培赤合型人、培隆合型人、隆赤培三合型人7种。

1. 隆型人　身体中隆的成分相对较多，这种人五源属风，体格、情志、行动等表现为背稍驼，干瘦，肤色青灰。多言，但言不由衷，语无伦次。不耐寒冷和饥渴，喜欢向阳就火。行动时四肢关节作响，财运和福气较小，寿短，睡眠不踏实，身材短小，喜欢歌舞，也爱观看别人歌舞，有事无事好诙谐，爱嬉戏，好斗，爱争吵，好交友，爱射箭，嗜好酸、甜、苦、辣味（《甘露流》叙述："爱甜、酸、咸味"）。总之，这种人像雄鹰样到处行走，本领高，不嗜睡；像狐狸样不讲信用，耐饥、爱窜行；像乌鸦样爱干坏事，想害人，声音难听等。

2. 赤巴型人　身体中赤巴成分相对比较多，这种人五源属火，身体温度较高，水分易蒸发，显得极易渴，内火旺盛，容易消化，显得易饥，多汗，气味臭。由于火色红黄，毛发和肤色显得稍微红黄。由于火元性能锐而急，故思想敏锐，反应迅速，行动敏捷，骄傲自大，不屈于人下。由于火性动而不定，故寿命、财运、身高均为中等，特别嗜好甜、苦、涩味及凉性食物。总之，这种人犹如老虎力量大，本领高，易怒；像猴子那样聪明、伶俐，反应快，本领高；像夜叉那样骄傲、桀骜不驯。

3. 培根型人　身体中培根的成分相对比较多，这种人五源属水、土，身凉体温低，肌肉和脂肪丰满，骨骼关节不显露。由于水色白而清澈，故显得肤色白皙，身材端直。由于土、水性重而稳，故比较耐饥渴，忍耐烦恼，不易激动发怒，特别能忍耐干旱、口渴和痛苦。体形高大，长寿、财运旺盛、福分多。由于土、水性重而腻，显得嗜睡，性情温柔，善良，忍让性强，不易被不痛快的小事引起恼怒，如果一旦引起恼怒，忍耐心也大，易平息，一贯显得平和温良。酷爱辣、酸、涩味和糙性的食物。总之，这种人像狮子样力大体壮，本领强；像水牛、大象样力大，皮肤白，遇到冲撞能忍耐，性格温和。

4. 混合型人　混合型人分二合型人，即兼有隆赤、培隆、培赤两种特性的人和三合型人即隆、赤巴、培根三者混合的人。其中二合型人的特性由上述两个单一型人特征合并而定，但是，隆赤二合型人其体格、力量及性格、行为等均表现为下等；培隆二合型人其体格、力量及性格、行为等均表现为中等；培赤二合型人均表现为上等。隆、赤、培根三合型人的特性，因三种特性相混合，其特性以三种相混合的特性而定。

另外，不论任何人如果具备体格、力量不是特别高大有力或特别弱小无力而显得适中即四肢健全、体型优美、精神充满，善言能道，智慧聪锐，少病、长寿，财物俱全、亲朋众多等者最为优胜。

总之，三种单一型人中培根型人为优等。但是单一、混合型七种人中，三合型人最优。其次依次为培赤二合型人，培隆二合型人，隆赤二合型人、培根型人、赤巴型人、隆型人。

四、按疾病分类

人体按疾病的分类是有病与无病的区别：身体不受疾病困扰时的无疾病者，以饮食合理、起居正常为原则，无病防病，努力着健康长寿。三因失调身体受疾病的困扰者以有病治疗的原则，应以积极医治。

第六节　死亡前兆

生老病死是人之常理，也是无法抵御的自然规律，藏医学对人的死亡前兆有很多的叙述与研究。按藏医名著《四部医典》的记述，人体死亡前的征兆有四种：①远的征兆；②近的征兆；③不肯定的征兆；④肯定的征兆。下面从这四个方面进行分析。

一、远的征兆

包括使者的征兆、睡梦的征兆、态度的征兆三种。

（一）使者的征兆

藏族以往医生很少，患者需要医生诊治时，要派人去请医生，那么使者就是请医生到患者家里看病的人。当医生出诊路遇稀奇的使者或苦修者，这是吉兆。与此相反，如果途中遇到惊慌失措、大声呼救者，或干坏事者，或有人持有不吉祥的装饰、手中摆弄石块者等，这些都是不祥之兆。医生心烦意乱、不知所措，或者正在进行烧尸仪式，而在这种情况下使者来请医生时，这是患者死亡的征兆。其次是不吉之日或日食之际，出现罗喉星与彗星等，凶星高照需夜晚出诊时，这些都是不吉祥的征兆。途中若见到断绳索，烧毁东西，猫、猴、水獭、蛇等横穿道路，以及听到哀号声和见到一些凶恶的形象时，都是不吉利的征兆。与此相反，如果见到粮食满袋，乳酪满器皿，香酒满瓶，或身上衣着白色，举行法事，高举法幢、法铃、佛灯、花朵、炒米、佛像，火正在燃烧，马、牛、羊正在产崽，听见悦耳乐声等，这些都是吉祥之兆，是患者的疾病可治愈或易治疗的轻者的象征。看见乳酪罐被人从家中拿走、火熄灭了、器皿破碎等情况时，则是凶兆，也就是疾病难以治疗或不能治愈的情况。

（二）睡梦的征兆

梦见自己骑猫、猴子、老虎、狐狸、尸体等情况时，这是已经临近死亡的征兆。梦见自己裸体骑在水牛、马、猪、驴、骆驼的身上向南方行走时，这是将要死去的征兆。如果梦见自己头顶上长出树枝，其上还有鸟窝，或梦见多罗树、有刺的树木生长在胸口，或梦见胸部长出莲花；从石崖上坠下，在坟场里睡觉，头部被打烂；被老鸦、饥渴者把患者所包围；或手足的皮肤脱落，重新又投入了母胎；被水冲走；陷入泥潭；被鱼吞食；拾得了许多金属；经商失败；追求美食；迎娶新娘；裸体端坐；剃了头发和胡须；和已去世的亲友一同饮酒，被他们拖拽；穿红衣戴念珠，与死去的亲友一同跳舞等梦境出现时，是已经被死神统治了的征兆。出现这些噩梦的原因大致上是由于进入噢局普卡（ཡིད་འཛིན་ཕུ་ག）被病变阻塞之故，但是不同的噩梦源于不同疾病原因或者若经常出现这种梦境的患者，是将要死去的征兆。

至于简单梦的解析，或者是梦境的出现原因，依据《四部医典》主要有六种：①见：即自己亲眼见到过类似的情况；②听：听到到过类似的情况；③切身体会：自己经历过类似的情况；④祈祷：曾祈祷或渴望过类似的情况；⑤实现：梦见过的事情以后定能实现；⑥孔窍被病魔阻塞等缘故。凡这些梦境在上半夜作了梦而后又忘记了的，不会有什么灵验；若在黎明阶段或清楚地梦到这些梦境时，其结果就会灵验。人们若梦见了梵天、帝释、正人君子，火正在燃烧，茫茫大海，身上涂血，身着白衣，高举法幢，获得桃子等果实，攀登高山、房屋、大树等，骑乘狮子、大象、马、牛等渡大河，向北方及东方行走，从忧苦中解脱，战胜了敌人，祭礼神祇与父母，诸如此类梦境，都是吉兆。如果梦见其中的任何一种，是无病、长寿、获得财富的吉兆。

（三）态度的征兆

对医生、药师、上师、亲友无缘无故地憎恨，无故地性情好转，身体容颜突然显出美好丰满，这是吉兆。反之，容颜衰损，性情暴戾，无缘无故地与亲友更加亲密，这一切变态是表明将要死去的征兆。容颜衰损，心情烦躁，施食给了老鸦时老鸦不吃，洗澡时胸口不沾水，掀按手指时关节不作响，进食后不增气力，身体上的气味一反常态，身上的虱子、虮子增多，贪欲，喜怒反常，在阳光下及镜子、水中见到自己的身影不全、缺头少臂等。这些都是死亡的征兆。

二、近的征兆

近的死亡征兆按照时间上分析有两点：①近期死亡的征兆；②临死前的征兆。

（一）近期死亡的征兆

人体在没有中毒或没有创伤而九窍出血不止，随说随忘，前阴内陷，阴囊下垂，或者拒反为前阴下垂，阴囊内陷；咳嗽或喷嚏时发出异声，嗅不到熄灯时的烟味，抚摸头发无感觉，头顶渗出油腻，头发与眉毛稀疏，头发的漩涡明显，额头与输尿管口处出现新月牙状的脉纹，五官功能丧失，举止表情失常，自己的手腕虽贴近眉心处却看不见，压着眼球时显不出光圈，像兔眼那样膨胀，眼眶深陷无光，如此之类，说明已到死期。另外，压住耳朵听不到嗡嗡声，头顶上看不到汗气的影子，这些也说明死期已近，鼻孔张开，鼻腔生垢，舌面黑而干，口渴不知饮水，下唇垂下，上唇上翻，面部积起灰尘，气息感到冷而凉，牙垢增多，气息上壅，气湿消失，身体外表冰凉而面部发热，受寒症折磨而不愿服热药，受热症之苦而不愿服凉药，按照正规方法治疗无效；反之却似稍显疗效。出现这些症状的患者都是即将死去的征兆。

（二）临死前的征兆

包括：①五源被吸收或消失的情况；②五官依次衰损的情况。

（1）土的功能被水吸收消失时，眼看不见一切东西；水的功能被火吸收消失时，九窍都干枯衰竭；火的功能被风吸收消失时，体温便下降；风的功能被空吸收消失时，呼吸就要断绝。

（2）眼器官衰损，视觉不清楚；耳器官衰损，听觉不清晰，问答迟钝；鼻器官衰损时，嗅觉不灵，气味难辨；舌器官衰损时，味觉失灵；感觉器官衰损时，感觉失灵、触觉迟钝。

三、不肯定的征兆

虽然以上谈了许多死亡的征兆，但是对于具有死亡征兆的疾病，若积极地精心治疗，其中一些疾病是会好转的。如果疾病医治后好转了，那么死亡的征兆也会随之消失。所以决不能把死亡的征兆固定化而放弃治疗。

四、肯定的征兆

经过治疗，病情虽然好转，但死亡的征兆始终不消失的，这是一定会死亡的征象。身体的元气是由肌肉、饮食、脉象来显示的，如果它们失常，也是一定会死亡的征象。虽然根据医方作了精心治疗，但与医护工作不配合，也将会是死亡的现象。身体毁灭的死兆，是疾病、元气、污物产生了混乱所致。对于一个行医者，精通死亡征兆的部分也是很重要的，这是事关疾病的正常治疗，也是事关医生的名誉，为此若不懂死亡征兆者或不确定者注意决定下论。其中梦兆、态度、远兆、不肯定的征兆等可结合起来研究，并以积极的治疗也可能有挽救的可能，近兆与肯定的征兆只能以尽力而为，临死的征兆多无法回转。

第十章

藏医病机学

藏医病机学是着重研究人体对致病因素所产生反应的规律，包括疾病过程中在功能、结构方面所发生的病变，发病机制，疾病的症状和分类，以及转归规律的一门学科。它与藏医人体学有着密切联系，人体学是研究人体正常指数、生理、组成部分，以及它们的性能的一门科学。而病机学在参照正常人体的生理等基础上对致病因素、发展、症状、分类等进行分析归纳，因此也可以说藏医人体学是分析和学习藏医病机学的基础知识。藏医病机学中认为一切疾病都是由三种致病内因、四种致病外因所引起的，经过六种部位与途径在人体的各个部位发生病变。在藏医医学典籍《四部医典》中，藏医病机学作为一门最基础的理论依据，详细分析了致病的原因，虽然致病的原因众多，但是百病总因归纳一条，就是“不解无我为愚盲”。比如空中飞舞的鸟虽在空中展翅飞翔，但总是不离地上其身影；众生虽然安居乐业，终因愚盲总不离病。这里一切疾病的原因归纳为总的一点，即“不解无我为愚盲”，过分贪恋执着于外物，这种愚盲又产生贪欲、嗔怒、愚痴三种病因，进而导致隆、赤巴、培根三种疾病的近因。所以藏医学始终认为若想拥有健康的身体，首先就应该拥有健康的心理。发生病变时，疾病的起因、发病后的性质与年龄、地域环境、时令等各种因素有着密切的联系。任何一种疾病都是内因与外因相互作用而引发的，身体的三因、七大人体组织和三种排泄物，有时增长过甚，有时减少不及，因而导致三因失调，造成危害身体的疾病。为此依据《四部医典》中所描述的藏医病机学是从：①致病内因；②发病外因（诱因）；③发病机制；④发病部位；⑤病症；⑥疾病的分类；⑦疾病病程转归七个方面来进行叙述。

第一节　致病内因

一、远因

疾病发生的原因有两个，即远因和近因。远因又分为两部分，即疾病发生的总因和各种疾病发生的具体病因（在《蓝琉璃》叙述为一般内因和特殊内因二种。）。危害身体的各种疾病，其数甚多，每种病发病的具体原因，多而复杂，但发病的总因是：由于没有能够正确地理解世界一切事物皆无独立实在自体的本性，既不解无我，从而产生了贪欲（即贪心和欲望的缩写），是指贪图享受的欲望，是人与生俱来所共有的一种自然生理心态和思维。嗔怒即是一种强烈的情绪反应，通常在自尊心受到威胁或损害时最容易出现，它具有爆发性，情绪冲动，心率加快，一时失去冷静思考和自我控制，所发生的攻击行为包括语言、姿态、表情和直接的暴力行为。痴愚即愚昧无知，是不明事理的一种精神表现，这三种即称之为三毒，也是具体发病的病因也就是特殊病因，它们分别为致使隆、赤巴、培根三因（是指藏医学中的三大基础因素，其中主导人体功能的动力，具有气的性质的元素叫“隆”；主导人体热能，具有火的性质的元素叫“赤巴”；主导体液，具有水和土的性质的元素叫“培根”）紊乱，成为三因素，构成为发病的远因，具体的生成情况为贪欲之因生成隆之果，嗔怒之因生成赤巴之果，痴愚之因生成培根之果。

二、近因

致病的近因是，人体自身存在的隆、赤巴和培根三因，在各自的居位、容量没有发生变化时，身体清爽安康；一旦受饮食、起居、气候等内外因素的影响，它们的居位和容量发生变化，破坏了正常平衡的状态，虚实不和，使致七大人体组织、三种排泄物的盛衰。三因或过多，或不及，或互相侵扰，紊乱失调，遂成三因素，均为致病之因，使人发病，危害人体和生命。

（1）由于饮食起居，时疫邪气等一些因素的侵扰，赤巴的本性或是生理功能受到紊乱，身体元气和三种排泄物也腐蚀并且似燃烧，这是因为赤巴病本性属火，虽然位居于身体下部的小肠等处，但向上似燃烧和蔓延，所有的热症均由它而产生。因此，赤巴病属于寒热两大病类的热症病类，一切热症无不从属赤巴而生。

(2) 由于饮食起居等不适之因的影响，培根的本性或生理功能受到紊乱，身体的温度，尤其胃阳（也就是米吹），就受其影响而降低，这是由于培根病本性属土与水，土与水之性重而凉；虽然它的总体位居于身体的上部头脑等处，但因它的性重而向下坠落，一切寒症都由它而产生。因此，培根病属于寒热两大病类的寒症病类，一切寒症无不从属培根而生。

(3) 隆性轻而浮动，不受任何的局限，遍及全身上下寒热二症，就如当有太阳之性与热症并发时则成为燃烧身心元气三种排泄物的助力，当有太阴之性与寒症并发时则成为寒性的助力，尤其伤其胃阳等。总之，隆遍行于身体上下内外，使寒热二症紊乱而发病。因此，隆是各种寒热疾病发病的总因，为此在藏医学中“隆病”的治疗是极为重要，在治疗其他两因病的同时，也要时刻注意隆性的改变，所以三因学中把隆排在前位。

如上所述，这些病因，一个病因为另一个病因的近取之因，或是一个病因为另一个病因的基础，依此分远因和近因。无明是一切疾因的基础，因而是远因；无明所生的贪欲、嗔怒、痴愚三者分别产生隆、赤巴、培根三因素是具体病因；形体本性未改变的隆、赤巴、培根三因，一遇诱发之因，即刻过甚、不及、相攻紊乱，则成为疾病，因而是也是疾病的近因。因此，总因是具体病因是枝叶，近因是果，如是相依而存。

第二节　疾病的外缘（诱因）

病因是身体自身病变的内因，病缘是使疾病明显发病的致病外因，病因病缘二者结合，使人体的组织发生了平衡失调，使致发生疾病。发病外因即病缘根据藏医名著典籍《四部医典》有三个具体的分类：即产生蔓延、潜伏发病、具体致病外因。

一、疾病产生的蔓延

即疾病产生而并蔓延，是指疾病的产生、病势增重，或者扩大蔓延至其他人体组织器官等而言，因而谓之疾病产生蔓延的致病外因，如木生火燃烧，逐步蔓延至其周围一样。疾病产生蔓延的致病外因，有时令、五官，以及起居行为的不及、过甚、颠倒三种。

（一）时令的不及、过甚与颠倒

根据《四部医典》病机学讲述疾病产生的外因时，季节的分类是根据季节的特点分为热季、寒季、雨季三个季节。热季为春秋二季为主，寒季为冬季，雨季为夏季。所谓三季的不及是，热季不热，寒季不冷，雨季雨少，因而称之为时令“不及”。所谓三季的过甚是，热季甚热，寒季甚寒，雨季雨甚多，因而谓之时令“过甚”。所谓三季的颠倒是，热季不热而寒，寒季不寒而热，雨季无雨而炎热，因而谓之“颠倒”。在这三个季节里，热、寒、雨适合时令变化时则不会发生疾病，时令的不及、过甚、颠倒时，则成为疾病产生和蔓延的致病外因。[若在这三个季节各自符合各自的特点规律，热、冷、雨均适中，则不属于不及、过甚、颠倒之列，是无病的重要外缘。]

（二）五官的不及、过甚与颠倒

五官（即眼、耳、鼻、舌、身）对各自的外部环境，依次对体色、声、气、味、触觉五境没有进行感触或感触甚微时，谓之器官不及。器官对各自的外部环境作用太久、太长、太强时，有害器官，谓之器官过甚。器官对各自於外部环境，相距太近、太远、太大、太小，遇到可畏可恶，谓之器官颠倒。器官的不及、过甚、颠倒，不仅会损伤器官本身，而且会使人身致病；因而器官的不及、过甚、颠倒时，则成为疾病产生和蔓延的致病外因。

（三）起居行为的不及、过甚与颠倒

起居行为是指身、语、意三者的活动。对各自的外境活动太少、太小，不相适应时，谓之起居行为不及。对各自的外境活动太多、太大、太猛时，谓之起居行为过甚。二便憋气强努，哈欠喷嚏太猛、强挤强压、背负不起强行支撑、做过

十恶不行善的事情等，谓之起居行为颠倒。起居行为的不及、过甚、颠倒，会使人致残致病；因而起居行为的不及、过甚、颠倒时，则成为疾病产生和蔓延的致病外因。

二、疾病的潜伏发病

疾病的潜伏发病即疾病在某种病因的参与下在一定的潜伏时间过后遇到饮食起居等外缘因素就会发病、然后在其医治的作用下能够治愈的一个过程。

疾病的潜伏发病可分为：疾病的潜伏、发病、痊愈三个阶段的原因、性质和时间。

（一）潜伏、发病、痊愈的原因

疾病的潜伏、发病、痊愈的原因分析时，主要是以三因即隆、赤巴、培根为主。

1．隆病潜伏、发病、痊愈的原因主要是进食了性效糙、轻、疏、固、动和烈等均与隆性相同的而效能热与隆性相反性质的饮食或药物时，使隆在本位和骨骼等处增长和积累。因为粗等性效与隆性相合，增强了隆的力量，隆虽在本位增长，但热效压住了隆的势头，暂时不能发病。这样积累的隆病，如若再进食性烈等适合隆性而效能寒的饮食或药物时，积蓄在本位的隆病，则明显发病。因为性疏、烈等适合隆性而寒凉效能同时是发病之因。隆病失去了抑压势头的对治之力，因而发病。这种病因引发的隆病，进食油腻和性热、镇、和、细的饮食或药物时，就会在原位平息并能痊愈。

2．赤巴病潜伏、发病、痊愈的原因是：进食了性利、润、气味浓烈、泄泻、湿润等与赤巴本性相同而效能凉的饮食或药物时，赤巴病在本位、血、汗等处增长积累。因为性效利、润等适合赤巴本性，增强了赤巴的力量，但凉的效能压住了赤巴的势头，暂时不能发病。这样积累的赤巴病，如若再进食性效利、润等适合赤巴本性而效能热的饮食或药物时，积累在本位的赤巴病，则明显发病。因为性效利、润等适合赤巴本性，尤其是热的效能同时是发病之因，赤巴病失去了抑压势头的对治之力，因而发病。这种病因引发的赤巴病，遇到饮食与药物等性滞、动、镇、燥、凉等时，就会在原位平息痊愈。

3．培根病潜伏、发病、痊愈的原因是：进食了性镇、润、滞、和、固、有黏液等与培根本性相同而效能凉的饮食或药物时，培根病在本位、精华、肌肉、脂肪等处增长和积累。因为性镇、润等适合培根本性，增强了培根的力量，但凉的效能压住了培根的势头，凝成团而冰凉，暂时不能发病。这样积聚的培根病，如若再进食性镇、润等适合培根性而效能热的饮食或药物时，积蓄在本位的培根病，则明显发病。因为性镇、润等适合培根本性，热的效能使它不能凝结成团，因而发病。这种病因引发的培根病，在遇到性燥、疏、动、利、涩等的饮食或药物时，就会在原位平息痊愈。

（二）潜伏、发病、痊愈的性质

与疾病的潜伏、发病、痊愈的原因相同，它们的性质分析时，也主要是以三因即隆、赤巴、培根为主。而潜伏、发病、痊愈的性质，分积蓄的性质和发病的性质、痊愈的性质。积蓄的性质是，由于饮食、起居行为、地域、时令等原因，使隆病、赤巴病、培根病的病势在各自的居位增长积累。由于这些使病势增长和积累的病因，使身体紊乱和颤抖，就追求与各自的特性不相适应的饮食。例如隆病的病势增长和积累时，贪求润、镇等与隆性不相适应的饮食；同样，赤巴病的病势增长和积蓄时，贪求凉、滞等与赤巴本性不相适应的饮食；培根病的病势增长和积蓄时，贪求疏、烈等与培根本性不相适应的饮食。如是，是隆病、赤巴病、培根病潜伏积蓄的性质。

发病的特点是：在各自的居位积蓄的疾病，由于饮食、起居行为、地域、时令等原因而发病，从自己的居位蔓延侵入别的通道，使人体疼痛，脉、尿等外境皆明显地表现出各自的症状。如是，是隆病、赤巴病、培根病发病的特点。

痊愈的特征是：这些发作的病症，经过饮食、起居行为、药物、外治和地域、时令的对症治疗，隆、赤巴、培根在各自的居位恢复正常的容量，均衡和合，疼痛等症状皆消失。这是隆病、赤巴病、培根病痊愈的特征。

（三）潜伏、发病、痊愈的时间

1．隆病潜伏、发病、痊愈的时间依次是春、夏、秋三季。这些都是与季节的特点与饮食起居的特点相提并论，前春过后夏季的风雨未到之间的后春时节，太阳北归，气候的属性变得非常锐、热、燥，而凉、润等月华水土的功效消退，地域环境的属性也为轻、糙等，皆与隆性相适合，身体的属性也变为隆的属性，味苦、辛、涩和功效疏、烈等与隆性相适合的饮食、药物的效力也增大，起居行为的属性也成为疏、烈，这样，地域环境、时令气候、身体、饮食、起居行为等全都相适合，这时隆在居位增长而积累。因为，地域环境、时令气候、饮食、起居行为等使隆增长、势力增强，但是这时气候暖和使隆的增长积蓄略有减弱，或者增长积蓄的势头受到压抑，因而隆病不能发作。后春之时积蓄潜伏的隆病，由于夏季风雨的骤然寒冷，使其在居位发病。这样发作的隆病，在夏日风雨停止与冬天的寒冷未到之间的秋季，由于属性润而暖等与隆性不相适应的功效大大增强，在居位熄灭而痊愈。

2．赤巴病潜伏、发病、痊愈的时间依次是夏、秋、冬三季。因为，夏季时令气候、地域环境的属性皆变为锐、润，身体的属性也成为赤巴的属性，味辛、酸和功效热、利等与赤巴属性相适合的饮食、药物的效力增大，起居行为的属性也变为利、润，这样，地域环境、时令气候、身体、饮食、起居行为等全都相符，这时赤巴在居位增长和积累。因为，地域环境、饮食、起居行为等使赤巴增长、势力增强，但是风雨、寒冷之力使赤巴增长积蓄的势头微微减弱，或者受到压抑，因而不能发病。夏季积累的赤巴病，在秋季由于时令气候润、温、利等的功效，在居位发病。如是发作的赤巴病，在前冬之时，由于时令气候冷、滞等的功效与赤巴属性大不相符，便在居位熄灭而痊愈。

3．培根病潜伏、发病、痊愈的时间依次为冬、春、夏三季。因为后冬的时令气候冷、润、镇、滞等属性与培根属性相符，地域环境的属性也如此，身体的属性也成为培根属性，味甘和功效凉、润等与培根属性相适合的饮食、药物的效力增大，起居行为的属性也变为镇、润，这样，地域环境、时令气候、身体、饮食、起居行为等全都相符，这时培根在居位增长和积累。因为，地域环境、时令气候、饮食，起居行为等使培根增长，势力增强，但后冬时节气候非常寒冷，培根如同熔汁冷凝成团一样，在居位凝团，不能发病。这样凝团的培根，在春季时由于阳光非常温暖，凝团破裂，遂成疾病而发作。这时发作的培根病，在后春之时，由于气候轻、糙等的功效与培根病属性大大不相适合，便在居位熄灭而痊愈。

上面所说的疾病的潜伏、发病、痊愈均是以时令季节而言的。但是，具有热、凉等五源功效的春季等季节虽未降临，但由于饮食、起居行为、一些药物等的原因。疾病也会随之潜伏、发病、痊愈，甚至有不经过潜伏阶段而即刻发病的可能。例如，一些隆盛者食用白灯笼花菜、蒲公英、浓茶等性效疏、烈而热的饮食，隆大大积累，此时若遇冰片的气味等，会立即发病；此时若食用肉汤、酒等性润、镇的饮食，会立即熄灭而痊愈。如是，赤巴和培根，依此类推。

三、具体的致病外因

疾病明显发病的具体致病外因，分共同的致病外因和特殊的致病外因两类。

（一）共同的致病外因

共同的致病外因是：季节、外邪、毒物、不当的饮食、医生的误诊误治等都是引起各种疾病的致病外因。

（二）特殊的致病外因

特殊的致病外因分别从三因即隆、赤巴、培根三种病的致病外因上分析。

1．隆病的致病外因　包括过量地进食了味苦，或功效是疏、烈、动、固、软、涩、寒的药物和食物；房事过度；少食饥寒；连夜不睡；空腹脑体剧烈劳动；身体劳累过度；放血和受伤等原因而使身体大量失血，或者急性上吐下泻；冰片等的凉气长期吹熏；沮丧、疲倦、劳累时哭泣；愁苦操劳过度；昼夜不停说话口劳过度；长期进食未熟的粮食和没有营养的食物；用力或强阻大小便的排出，或大小便时用力过猛等，都是隆病发作的致病外因。

2．赤巴病的致病外因　包括过量饮食味辛辣或性效利、热、润的饮食；过度嗔怒；炎热季节正午过度睡觉；久坐不动后突然剧烈活动；体力不支而负重过度；强力挖掘坚硬的土地；强拉硬弓；激烈争斗；炎热季节多次赛跑、多次繁重劳动；

落马跌伤；坠下悬崖；石或棍击打；过度进食肉、酥油、红块糖、酒等利、温功效的饮食。这些都是赤巴热病发作的致病外因。

3．培根病的致病外因是过量饮食味苦、味甘，或者功效镇、凉、润、固的饮食；进食过饱又不活动；白天长久睡眠；在潮湿的地方睡觉或久坐；不是秋季的季节，尤其是后冬时节进入水中；寒冷季节衣着单薄使身体着凉受冻；进食收割不久的麦、豆等新粮或没有干燥的湿粮，或存放时间长久而腐烂变质的食物，山羊和犏牦杂交牛等很硬的肉、脂肪、植物油、骨髓、肥肉、酥油、蔫萝卜叶和蔫豆叶等叶菜、陈腐的萝卜、野蒜等一切生食；即使这些蔬菜煮熟也不宜进食；或者进食烧焦和馊了的食物；过多地饮用生山羊奶、没有发酵好的乳酪、陈旧的酪汁、凉水、冷茶等；过量饮食；或者没有消化好而又大量进食等。这些都是培根寒病发作的致病外因。

合并症的致病外因是上面所说的这些致病外因之中，隆病和赤巴病的致病外因互混一起，并发隆赤巴合并症；培根病和赤巴病的致病外因互混一起，并发培根赤巴合并症；培根病和隆病的致病外因互混一起，并发培根隆合并症；隆和赤巴、培根三者的致病外因互混一起，则并发为三因综合征。

第三节 发病机制

发病机制是在身体受到内外环境的影响而发生三因失衡的过程。

一、病入状况

病入状况是上述这些病因，病缘引起病入身体发生疾病。其途径犹如射箭一样，作为靶子的隆、赤巴、培根，被作为箭的病缘时令、外邪、饮食、起居行为射中任何一个；其他两者也会紊乱起来，危害其身体。

关联状况详细来说，是作害和受害二者的关联状况。作害的隆居位在骨骼，赤巴居位在血和汗液，培根居位在上述三者剩下的其他部位，即精华、肌肉、脂肪、骨髓、精液、大便、小便等。由此来看，精华等十大受害处与隆等三大作害者之间的关系是互为依存的关系。由于时令、邪气、饮食、起居行为等四大病缘产生的疏、烈等与隆、赤巴、培根三者任何一种的属性相适合的功效，使隆等遭受与自身属性相同的损害时，首先隆、赤巴、培根三因素在自己的居位和容量方面发生紊乱相攻，伤害精华等依存的身体元气。这样，三因素紊乱相攻和元气受害二者，使大便等三种排泄物也受到损害。

举例更详细地来说，这时进食与隆、赤巴、培根等病因相适合的饮食，或者具有疏、烈的功效，或者具有热、利的功效，或者具有镇、凉的功效，无论具有哪种功效的饮食，都在胃中消化，分开清浊，营养精华由遍行隆送向全身，身体元气的运行孔道被阻塞。如若精华具有烈等与隆性相适合的功效时，隆的居位骨骼的孔道受其害；或者，精华具有热、烈等与赤巴属性相适合的功效时，赤巴的居位血、胆的孔道受其害；或者，精华具有镇、凉等与培根属性相适合的功效时，培根的居位精华、肌肉、脂肪等的孔道受其害。这时，如若再遇与其属性相适合的起居行为的病缘时，遂形成疾病发作。犹如夏季天空中从大海升起的一缕缕南云，逐渐积聚起来，最后倾盆大雨，从天而降。疾病也在各自的居位逐渐发展和积蓄，如若再遇时令等病源，毫无疑问，一定会发作。因此，无论何时，一定要保护孔道畅通，正常运行，进食无害的凉热适中的饮食。

二、病入途径

一般情况下疾病一旦发作，通过皮肤、肌肉、脉道、骨骼、五脏、六腑六条途径侵入，表现出疾病各自的症状，身体欠安，病痛明显。

第四节　发病部位

三因失调即为隆、赤巴、培根通过六条病入途径，侵入人体，那么，在身体的哪一部位、发生哪一类疾病的病变呢？

一、隆病发病部位

消化后的食物之位大肠、髋骨眼、骨骼、关节、皮肤、耳等是隆病的依存之位和发病部位；尤其是消化食物之位大肠更是隆病依存和发病的主要部位。因此，在这些部位，隆病及其相应症状的表现极为明显。

二、赤巴病发病部位

赤巴病的发病部位是脐眼至胃中间或饮食消化的半消化之际，同样血液、汗液、食物精华、黄水、眼睛、皮肤等处也是依存和发病部位；尤其是饮食消化之位和饮食未消化之位胃二者的中间，是发病的重要部位。因此，在这些部位，赤巴病及其相应的症状表现最为明显。

三、培根病发病部位

培根病的发病部位是胸部、喉部、肺、头部、精华、肌肉、脂肪、骨髓、精液、二便等处，同样还有鼻和舌，都是培根病依存和发病部位；尤其是饮食未消化之位胃，是培根病发病的重要部位。因此，在这些部位，培根病及其相应的症状表现最为明显。

从上述隆病、赤巴病、培根病三者的发病部位来看，皮肤是隆病和赤巴病共同的发病部位，精华是培根病和赤巴病共同的发病部位，骨骼关节是培根病和隆病共同的发病部位。

第五节　病　症

三因素的失调，成为疾病，其特征是各自的容量增多、减少、紊乱相攻。而增多、减少、紊乱相攻，是从隆病等疾病、精华等七大人体组织、二便等三种排泄物三者产生的原因和特征表现出来的。

一、增减的内因

增减的内因也就是在《蓝琉璃》盛衰的原因，分为三因素增减的内因、七大人体组织增减的内因、三种排泄物增减的内因。

1．三因素增减的内因是隆等三因素增多或减少的内因，主要是由一个人的疾病转向增多或减少时，对饮食和起居行为颠倒而产生的。例如，隆转向增多或减少时，不想进食肉、酒等味甘的饮食，不愿温暖和缓慢的起居行为，因而过度地放弃，不食不干；或者对这类饮食和起居行为心中向往、过度饮食等。总之，任何饮食和起居行为，都要考虑对身体和疾病是否适宜；如若一味随其所好，就同前者一样过度放弃，最终使隆病增多，或如后者一样过度饮食，最终使隆病减少而培根增多。如上所述之理，赤巴和培根也相同，依此类推。

2．七大人体组织增减的内因是身体元气增多或减少的内因，主要是身体之阳存在于消化赤巴的本位食物消化未消化之间，一部分存在于所有七大人体组织各自的本位。这种物质称为米吹，由于它的力量减少或减弱，身体元气就增多；由于它大量地燃烧，七大人体组织就减少。因为，总的胃阳和血等七大人体组织各自之阳的力量减弱，胃中未消化食物的精华之灾大增，未消化的精华为因，血和肌肉等各自之阳也成熟，因之越后灾害越大增，表现出各自的症状。如是，总的胃阳和各自之阳的力量大大地增长过度时，饮食的精华则干涸；精华干涸了，血液等七大人体组织则前损后亏依次减少，表现出各自亏损减少的症状。

3. 三种排泄物增减的内因即如上所述，由疾病和七大人体组织二者的增减而形成的。因为，这二者伤害三种排泄物，使其增多或减少。如隆病使大便干燥，内积而增多，赤巴使大便泄泻而减少。

二、增减的特征

增减的特征分为增多的特征和减少的特征。

（一）增多的特征

增多的特征分为疾病增多的特征、七大人体组织增多的特征、三种排泄物增多的特征三种。

1. 疾病增多的特征　隆病增多的特征为面瘦色黑、嗜温暖、身体颤抖、腹胀、便秘、喋喋多语、眩晕、体力减弱、睡眠减少、五官功能衰退等；赤巴增多的特征为二便色黄、皮肤发黄、眼翳变黄、腹中甚饥、口干舌燥、体温升高、失眠少睡、下泻等；培根增多的特征为体温下降、食物不化、肚腹胀满、身体沉重、皮肤发白、身体困倦、四肢关节松弛无力、痰多、嗜睡多眠、呼吸不畅等。

2. 七大人体组织增多的特征　食物精微增多的特征与上述培根增多的特征相似，体温下降，身体沉重等；血液增多的特征为脸等皮肤发生皮炎、内腔生疖疮、脾疾病、麻风病、肿瘤病、血液病、赤巴病、黄疸病、牙龈肿胀等病，另外身体活动困难、眼睛和皮肤及小便呈红紫色；肌肉增多的特征为甲状腺肿大、淋巴结肿大、肥胖等；脂肪增多的特征为身心疲劳沉重、乳房和腹部脂肪增多等；骨骼增多的特征为骨质增生、牙齿增生等；骨髓增多的特征为身体沉重、视力衰减、关节肿大等；精液增多的特征为精液结石、性欲增强等。

3. 三种排泄物增多的特征　大便增多的特征为身体沉重、腹胀、肠鸣增多等；小便增多的特征为尿道口刺痛、小便频数、尿急等；汗液增多的特征为出汗多、味臭、出现皮肤病等；眼眵、鼻涕、耵聍、唾液增多的特征为各自的部位沉重肿胀、发痒、腐烂等。

（二）减少的特征

减少的特征分为三因素减少的特征、七大人体组织减少的特征、三种排泄物减少的特征、元气减少的特征四种。

1. 三因素减少的特征中，隆减少的特征为身体懒动、不喜说话、身体不适、记忆衰退等，还有上述培根增多的特征；赤巴减少的特征为体温下降、皮肤色黑、触时冰冷等；培根减少的特征为培根居位食物精微和肌肉等居位空虚并减少、伤及脑部而头晕、心悸、关节松弛等。

2. 七大人体组织减少的特征是：即食物精微减少的特征为肌肉消瘦、咽食困难、皮肤粗糙、忍受不了巨大声响；血液减少的特征为脉象松弛、皮肤粗糙冰凉、喜欢酸味饮食等；肌肉减少的特征为四肢关节疼痛、骨瘦如柴等；脂肪减少的特征为失眠、消瘦、皮肤呈青灰色等；骨质减少的特征为头发脱落、牙齿和指甲脱落等；骨髓减少的特征为骨腔空虚、头昏眼花等；精液减少的特征为阴部出血、快感衰退、阴部灼疼等。

3. 三种排泄物减少的特征是：大便减少的特征为小肠气胀而鸣、有时气逆上行、肋侧胸口疼痛等；小便减少的特征为尿色突然转变、尿涩难排、尿量减少等；汗液减少的特征为皮肤干裂、汗毛竖起、汗毛脱落等。眼眵、鼻涕、耳屎等零散三种排泄物减少的特征为各自的部位空虚而浮肿。总之，食物精微等身体七大人体组织依存于三种排泄物；因此，三种排泄物增多时，疾病增大；三种排泄物减少时，元气受害大。

4. 元气减少的特征是：元气为生命依存的力量，内心极度痛苦，致使身体元气削弱，其特征为常常惊恐、身体消瘦、软弱无力、心情不畅、容颜憔悴等；治疗宜用甘味滋养方剂、营养壮阳方剂、刚挤的热奶、新鲜肉煮的肉汤，总之一切滋补药方剂是治疗精华减少的良药，能延年益寿，应坚持服用。

（三）紊乱相攻的特征

紊乱相攻的特征分为隆紊乱相攻、赤巴紊乱相攻、培根紊乱相攻三种。

1. 隆紊乱相攻的特征　脉象虚浮，小便如水色青而清、冷后亦稀薄、搅动后亦稀薄，隆性好动，难定一处而走动，状如疲乏气喘吁吁，神志散乱茫无所向，头晕头痛、晕倒俯地，耳中鸣响，舌燥色红、舌面粗糙，不食也感口涩，疼痛游走不定，寒噤打颤，活动时肌肉扯疼或稍一活动遍身疼痛，全身伸缩困难有捆绑感，疲劳倦怠，四肢僵硬或内缩，皮肉分离，骨疼如裂，眼等外突，毛孔发痒、有黄液，夜晚失眠，呵欠不断，身体颤抖，常想伸展四肢，心绪紊乱、多疑多怒，腰胯关节皆疼如棍抽打，尤其是后颈窝、胸部和面颊等处刺痛，第一椎节等风窍开口压时特别疼，干呕，黎明时咳嗽痰有泡沫，肚腹胀鸣，尤其是上午和黎明消食后发作等。

2．赤巴紊乱相攻的特征是：脉象洪、细、数、紧，尿色赤黄、味臭、蒸气大，火气上行而头疼，肌肉灼热，口觉酸苦，舌苔厚而灰黄，鼻孔干燥，眼睛赤黄，疼聚一处，夜晚失眠，白天睡意强，咳嗽多痰，痰色赤黄而味恶，口渴欲饮，下泻或上吐血液状或胆汁状物，全身出汗，汗味难闻，颜面等身体的颜色赤黄，瘰疬肿胀快速成熟，脓害易腐熟，尤其是中午和午夜消食之时疼痛发作等。

3．培根紊乱相攻的特征是：脉象沉、迟、缓，小便色白、味淡、气小，口淡无味，舌和牙龈灰白，眼睛色白，面部肿胀，鼻涕和痰很多，头脑昏沉，身心沉重，食欲缺乏，肾腰疼痛，全身浮肿，项瘿肿大，进食原色上吐或下泻，记忆不清，昼夜嗜睡，小腿酸疼，皮肤发痒，大小肢体僵硬，关节紧合伸缩困难，肌肉臃肿，活动迟缓，尤其是阴雨天、黄昏、早晨进食之后疾病发作。

如上所说，三因素性的增长、减少、紊乱相攻的特征，遍及一切疾病并明显地表现出来，普遍见于单一病因的疾病。二种病因的合并症、三种病因的综合征的特征，将上述单一疾病的特征合起来说理解合病症状。

第六节　疾病的分类

疾病的分类，有病因分类、病人分类、病态分类三大类。

一、病因分类

病因分类，分为今生所生（继发性）疾病、前世修业之故所生（先天性）疾病、两种原因混合所生疾病三类。

（一）今生所生疾病

是今生三因素所生的疾病，如同上述隆、赤巴、培根三因素病因，受时令、邪气、饮食、起居行为四大病源的影响而发病。

（二）前世修业之故所生疾病（学术上有各自争议）

虽然没有三因素病因，也无时令、邪气、饮食、起居行为四大病缘的影响，但病的范围大，疼痛严重、痛苦大，也会夺去生命。

（三）两种原因混合所生疾病

病因病源虽小，但病势强、范围大，由今生的隆、赤巴、培根三因素病因，与前世修业之故所生疾病混合并发的。

以病因分法的三类疾病中的今生所生疾病又分为两类，一类为人体正常存在所生的体腔病，另一类为外环境病源及突发事件造成的突发病。体腔病是隆、赤巴、培根三因素病，因为首先是隆、赤巴、培根出现增多、减少、紊乱相攻之后，才成为病痛。突发病是由毒、刀箭等武器、邪气三者造成的病痛，这些致病外因首先使病痛产生，而后使三因素紊乱相攻。

二、病人（性别、年龄）分类

以患者性别区分疾病，分为男性疾病、女性疾病，按年龄分为儿童疾病、老人疾病、共同疾病五类。

（一）男性疾病

精液亏损、大量遗精、疝气、生殖器疾病四类。详细来分：疝气有隆疝、赤巴疝、培根疝、脂肪疝、尿疝、肠疝6种。生殖器疾病有阳挺、疹粒、结肿、管粘、芒刺5种，阳挺又分隆阳挺、赤巴阳挺、血阳挺、培根阳挺，共为9种。如是，男子疾病共有17种。

（二）女性疾病

子宫病有隆、赤巴、培根、血液和聚合型5种；症瘕分为疮疱症瘕、硬块血症、重叠肉症、淋巴腺症瘕、胃症瘕、恶血症瘕、产后子宫脉症、精液症瘕、自带症瘕9种。宫虫病分为子宫奇痒症和阴道肿痒症2种。恶脉病又分恶血症和恶风症两类。恶血症有肺、心、肝、脾、胆、肾、小肠、乳汁、乳房等的恶血病和顽固恶血症，共为10种。恶风症有头、骨、心、肾、胃、小肠等的恶风症，共为6种。如是，恶脉病共16种。上述四类妇女疾病全部加起来，共有32种。

（三）儿童疾病

儿童疾病分为先天性疾病和后天性疾病两大类。所谓先天性疾病，是怀孕期间母亲的疾病遗传给胎儿的疾病。后天性疾病，是小儿本身的病因，由饮食和起居行为不当、养育不周、时令、邪气等致病外因，诱发的小儿疾病。后天性疾病分为粗大、细小、精微三类。粗大病分胸部疾病、肺部疾病、肝部疾病、腹泻、呕吐、时疫病、脐部疾病、结石病8种病；细小病分头部肿大、咽喉梗阻、胆部疾病、脾部疾病、胃部疾病、肠道疾病、吃土病、奶病8种病；精微病分眼病、耳病、口腔病、淋巴结病、命脉病、肌肉病、虫病、疽疮8种病。如是，儿童疾病共24种。

（四）老人疾病

老人疾病是五源形成的身体体力的衰损和老弱色衰的过程。

（五）共同疾病

按三因分类、性质分类、部位分类、病种分类，有四种分类方法。

1．三因分类　详细分为隆病类、赤巴病类、培根病类三类。

（1）隆病类分总病类和具体病类两类；总病类分病种分类和部位分类两类。病种分类的隆病有：胸喘、伛偻、颓痹、舌钝口吃、半边弓、总脉风、半侧干瘦、全身干瘦、值直、肩痉挛、四肢关节痉挛、手痉挛、风跛、腿僵、狼头风（鹤膝风）、风刺、身体蜷缩、隅斜、软脚病、烧足风，共为20种。部位分类的隆病有：漫皮风、肉胀风、窜脉风、恋骨风、入脏风、积腑风、眼等五官昏花风，共为7种。隆病具体病类有：持命、上行、遍行、同火、下行5种单一的风病；这5种病分别同赤巴病并发的5种并发病；同培根病并发的5种并发病。单一风病和并发病，共为15种。如是，隆病共有42种。

（2）赤巴病类又分为总病类和具体病类两类；总病类又分为病种分类和部位分类两类。病种分类的赤巴病有：赤巴过多病、赤巴变位病、胆溢病、赤巴传脉病，共为4种。部位分类的赤巴病有：漫皮赤巴病、肉胀赤巴病、窜脉赤巴病、恋骨赤巴病、入脏赤巴病、积腑赤巴病、眼等五官昏花赤巴病，共为7种。赤巴病具体病类有：消化、容光、行动、视力、增色5种单一的赤巴病；这5种病分别同隆病并发的并发病5种；同培根病并发的5种并发病。单一赤巴病和并发病，共为15种。如是，赤巴病共有26种。

（3）培根病类又分为本系病类和旁系病类两类；本系病类又分为总病类和具体病类；总病类又分为病种分类和部位分类两类。病种分类的培根病有：胸口痛、铁落病、阳衰病、哽喉病、寒痛风、消瘦病6种。部位分类的培根病有：漫皮培根病、肉胀培根病、窜脉培根病、恋骨培根病、入脏培根病、积腑培根病、眼等五官昏花培根病，共为7种。培根病具体病类有：根基、研磨、尝味、餍足、黏合5种单一的培根病；这5种病分别同隆病并发的并发病5种；同赤巴病并发的并发病5种。单一培根病和并发病，共为15种。旁系病类的培根病有：黄色培根、淤紫培根2种；淤紫培根又分漫延、溃散、迁延、瘀积4种病。如是分类的33种培根病为培根寒症。

综上所述，隆病42种、赤巴病26种、培根病33种，三因病共101种。

2．性质分类　详细分为自性型（单纯型）和他性型（复合型）两类。

所谓自性型，是指隆、赤巴、培根三者没有混杂并发，而各自单一增多或减少，表现出与各自的属性相应的明显症状的疾病。这些单一疾病，又有增减势头大小不同之分。例如，隆增多有小增、中增、大增3种；同样，隆减少有小减、中减、大减3种；如是，隆增减病共为6种。依此类推，赤巴增减病共6种；培根增减病共为6种。

如是，三因素单一增减病，共有 18 种本系病。

所谓他性型，是指两种病因的并发症和三种病因的综合征，一病未愈多病并发的危命症三类疾病。这些病，每一种又详分 3 种。

一是增减并发征：等分增多并发征是，隆赤巴等分增多并发征、培根赤巴等分增多并发征、培根隆等分增多并发征 3 种；极大过大增多并发征是，隆极大赤巴过大增多并发征、隆极大培根过大增多并发征、赤巴极大隆过大增多并发征、赤巴极大培根过大增多并发征，培根极大隆过大增多并发征、培根极大赤巴过大增多并发征共 9 种。如是，增多并发征共为 9 种。同样，等分减少并发征是，隆赤巴等分减少并发征、隆培根等分减少并发征、培根赤巴等分减少并发征 3 种；极大过大减少并发征是，隆极大赤巴过大减少并发征、隆极大培根过大减少并发征、赤巴极大隆过大减少并发征、赤巴极大培根过大减少并发征、培根极大隆过大减少并发征、培根极大赤巴过大减少并发征 6 种。如是，减少并发征共为 9 种。上述增多并发征和减少并发征共是 18 种。

二是增减综合征：势均增多综合征是，隆赤巴培根势均增多综合征 1 种；大中小增多综合征是，隆大赤巴中培根小增多综合征、隆大培根中赤巴小增多综合征、赤巴大隆中培根小增多综合征、赤巴大培根中隆小增多综合征、培根大赤巴中隆小增多综合征、培根大隆中赤巴小增多综合征 6 种；二一过大增多综合征是，隆小培根赤巴二过大增多综合征、赤巴小培根隆二过大增多综合征、培根小赤巴隆二过大增多综合征等二过大增多综合征 3 种；隆赤巴小培根一过大增多综合征、培根赤巴小隆一过大增多综合征、培根隆小赤巴一过大增多综合征等一过大增多综合征 3 种。如是，二一过大增多综合征共 6 种；各种增多综合征共为 13 种。与此相反，为减少综合征。势均减少综合征是，隆赤巴培根势均减少综合征 1 种；大中小减少综合征是，隆大赤巴中培根小减少综合征、隆大培根中赤巴小减少综合征、赤巴大隆中培根小减少综合征、赤巴大培根中隆小减少综合征、培根大赤巴中隆小减少综合征、培根大隆中赤巴小减少综合征 6 种；二一过大减少综合征是，隆小培根赤巴二过大减少综合征、赤巴小培根隆二过大减少综合征、培根小赤巴隆二过大减少综合征等二过大减少综合征 3 种；隆赤巴小培根一过大减少综合征、培根赤巴小隆一过大减少综合征、培根隆小赤巴一过大减少综合征等一过大减少综合征 3 种。如是，二一过大减少综合征共 6 种；各种减少综合征共为 13 种。增减综合征共是 26 种。综合征中，还有一类增减混合征。所谓混合征是三因素平增减相混而成的病症，分为一增一减混合征、一减二增混合征、二减一增混合征三类。一增一减混合征是，隆平赤巴增培根减混合征、隆平培根增赤巴减混合征、赤巴平隆增培根减混合征、赤巴平培根增隆减混合征、培根平隆增赤巴减混合征、培根平赤巴增隆减混合征 6 种；一减二增混合征是，隆减培根赤巴二增混合征，赤巴减培根隆二增混合征、培根减隆赤巴二增混合征 3 种；二减一增混合征是，隆赤巴二减培根增混合征、培根赤巴二减隆增混合征、培根隆二减赤巴增混合征 3 种。如是，增减混合征共有 12 种。上述单一增减病 18 种，增减并发征 18 种，增减结合征 26 种，增减混合征 12 种，如是，增减病共有 74 种。

三是危命症，所谓危命症，其义是前一种病无论是隆等哪一种病未愈，又加上后一种无论是哪一种病，二病并发，形成危及生命之症，故而谓之。危病症分犯位危命症，颠倒危命症、夺攻危命症三类。犯位危命症是，赤巴犯隆位、培根犯隆位、赤巴培根隆三者犯隆位、隆犯培根位、赤巴犯培根位、赤巴隆培根三者犯培根位、隆犯赤巴位、培根犯赤巴位、隆赤巴培根三者犯赤巴位 9 种犯位危命症；颠倒危命症是，隆病未息与赤巴颠倒、与培根颠倒、与赤巴培根二者颠倒，赤巴病未愈与隆颠倒、与培根颠倒、与隆培根二者颠倒，培根未愈与隆颠倒、与赤巴颠倒、与隆赤巴培根三者颠倒等 9 种颠倒危命症；夺攻危命症，隆占本位与培根赤巴相攻、隆夺赤巴位与培根相攻、隆夺培根位与赤巴相攻，赤巴占本位与培根隆相攻、赤巴夺隆位与培根相攻、赤巴夺培根位与隆相攻，培根占本位与隆赤巴相攻，培根夺隆位与赤巴相攻、培根夺赤巴位与隆相攻等 9 种夺攻危命症。如是，危命症共有 27 种。

综上所述，本系病类 18 种，旁系病类 83 种，要点分类疾病共 101 种。

3．部位分类　详细分为身体疾病、精神疾病两类。其中精神疾病又分为精神分裂和癔病两类。身体各部位疾病又分为身体上部疾病、身体下部疾病、身体内部疾病、身体外部疾病，全身疾病等五类；身体上部疾病是，头部五官疾病有头病、眼病、耳病、鼻病、唇病、牙病、舌病、颚病、瘿病9种，咽喉部位疾病有咽喉总病、喉蛾、咽喉阻塞、喑哑4种，胸椎骨上部疾病有消渴、呃逆、呼吸困难、胃口不开、伤风感冒5种。如是，身体上部疾病共是18种。

身体内部疾病是，五脏病有心脏病、肺病、肝病、脾脏病、肾脏病5种，六腑病有胃病、胆病、小肠病、大肠病、膀胱病、精腑病6种，脏腑总病有消化不良病、肠胃绞痛病、痞块肿瘤病、穿溃症、热泻病、肠痛病6种，六腑总病有腹泻病、呕吐病2种。如是，身体内部疾病共是19种。

身体下部疾病有痔疮、肛门瘘管、便秘、尿闭、尿频5种。

身体外部疾病分皮肤病、肌肉病、脉络病、骨骼病等四类。皮肤病有癣（白癜风）、牛舔疮、疥疮、牛皮癣、皮癣、黄水疮、梅毒、疣（脂疣）、雀斑和其他疾病扩散至皮肤10种；肌肉病有肉疣、淋巴结炎和其他病扩散至肌肉3种；脉络病有白脉病、血脉病和其他疾病传入脉络3种；骨骼病有痛风（关节炎）、足部象皮病（青腿、臁疮）和其他病入骨3种；肉骨脉皮病有风湿性关节炎1种。如是，身体外部疾病共有20种。

全身疾病是身体上下内外共患的疾病，有胆病、溃疡病、肾型水肿、心型水肿、浮肿、消瘦痨、未盛热症、正盛热症、虚热症、伏热症、陈旧热症、郁热症、发炎、紊乱热症、疫热症、痘疮、疔疮、合成毒、风毒、日光毒、水气毒、肉毒症、食物中毒症、乌头中毒症、狗毒症、虫毒症、蛇毒症、邪气症、癫痫症、麻风、疖疮、皮炎、虫病、头疮、体腔疮、四肢疮、颈项疮，共37种。

综合上述，部位分类疾病共有101种。

4．病种分类又详细分为：内科疾病、外伤疾病、热症疾病、零星杂症四类。

内科疾病分消化不良症和痼疾两类；消化不良是因，痼疾是果，二者是因果关系。消化不良症又分为本性、种类、并发、时间四类。痼疾又分为新痼疾和旧痼疾两类。新痼疾分灰白培根痼疾、培根瘀紫痼疾、赤巴痼疾、中毒痼疾等四类。灰白培根瘤疾有脘症、铁落症、阳衰症、喉头阻塞症、良性痛风症、消瘦症6种。褐色培根痼疾有溃散症、扩大症、穿漏症、腐烂症、臁肿症、滞聚症、潜伏症、相攻症、水肿转入小肠症、寒绝症10种。赤巴痼疾有胆溢症、胆入脉络症、变位症3种。中毒痼疾有寒凉中毒症和温热中毒症2种。旧痼疾分痞块、肾型水肿、心型水肿、浮肿、消瘦痨五类。痞块痼疾有血痞块、胆痞块、胃脘痞块、结石痞块、风痞块、虫痞块、脉道痞块、水痞块8种。肾型水肿痼疾有溃散水肿、滴漏水肿、淤积水肿、穿漏水肿4种。心型水肿痼疾有热性水肿和寒性水肿2种。浮肿痼疾有肺浮肿、心浮肿、肝浮肿、脾浮肿、黄水浮肿5种。消瘦痨痼疾有隆消瘦痨、赤巴消瘦痨、培根消瘦痨、危命消瘦痨4种。如是，内科疾病共有48种。

外伤疾病分内因自发疮和致病外因突发伤两类。自发疮有疖疮、淋巴结疮、穿溃疮、皮炎、痔疮、腿足象皮病、肛门瘘管7种。突发伤分受伤部位和受伤种类两类。受伤部位有头部创伤、颈部创伤、体腔创伤、四肢创伤4种。创伤种类有削伤、割离伤、砍断伤、断垂伤、跌伤、洞穿伤、割伤、粉碎伤8种。如是，外伤疾病共有15种。

热症疾病的种类有未盛热症、正盛热症、虚热症、伏热症、陈旧热症、郁热症6种；另外还有发炎症、紊乱热症、疫热症、毒热症等四类；发炎症有外炎症、内炎症2种；紊乱热症有正盛紊乱热症、虚烦紊乱热症、温和紊乱热症3种；疫热症有时疫、痢疾、痘疹天花、喉咙疗毒、伤风感冒5种；毒热症有合成毒、转化毒、真毒3种。如是，热症共有19种。

零星杂症是病种不一的零星疾病，分为暗哑症、呃逆症、胃气衰败症、消渴症、呼吸困难症、肠胃绞痛症、虫病、腹泻症、呕吐症、便秘症、尿闭症、尿频症、热泻症、痛风症、风湿症、黄水症、白脉症、皮肤病、零星小病等19科。

综上所述，病种分类疾病共有101种。

如是，上述共同所患疾病，从三因素、要点、部位、病种四大类区分的疾病，共有404种。而每一种疾病，往往包括若干种具体病症，这样若再详细分起来，总共有1616种。

三、病态分类

所有疾病，若从病的状态来分，其数是难以胜计的。若从施损者（三因素）15种和受损体（机体组织）10种共25种危害来说，概括地分为单一疾病、并发症、综合征、危命病症，如若结合每一种疾病的病态来分，则会产生更多的病种。例如，隆、赤巴、培根三因素和25种单一病都包括在内的所有疾病，而且这些病每一种都再从小增、大增、极增，小减、大减、极减，紊乱、大紊乱、极紊乱九个方面来分。正如鸟类都能到处飞翔，但总是离不开天空一样，一切疾病无一不是隆、赤巴、培根这三因素疾病的范畴，没有不是这10种受损体的。因而隆、赤巴、培根三因素施损者和10种受损体就包括了所有的疾病。如是，培根和隆所属的一切疾病皆寒，血和赤巴所属的一切疾病皆热；总的来说，任何疾病都包括在寒、热两大类之中。

第七节 疾病病程转归

各种具体疾病的病程，要从病因病缘、初期感觉即疾病潜伏期、中期病情即疾病发作期、后期症状即强盛期四个方面来分门别类地进行分析。

一、病因病缘

这里所说的病因病缘，是指上面所述的这些疾病中的任何一种具体疾病产生和发病的内因及致病外因。时令、邪气、饮食、起居行为四大致病外因中，确认了是哪一种诱发了疾病，查清外因对诊治疾病极为关键。

二、初期感觉

所谓初期感觉即疾病潜伏期，是指任何一种具体疾病，由病因病源诱发之初，患者感觉到身体不舒服，生病了，但还是不清楚患了何种疾病。因为，任何疾病都有个发展过程，生病之初，症状尚不明显，故难确定。

三、中期病情

折磨身心的疾病，发展到中期即为疾病发作期，症状半现，故而称为疾病半现期。这时对病患要仔细检查，各种具体疾病的具体症状切莫混淆，要一一查明分清。

四、后期症状

身患的任何疾病，在各自的居位，作用和力量最终成型，明显地表现出相应的后期症状即为强盛期，故而谓之疾病强盛期。这时，就要从疾病的种类、诊断、要点、病势大小几方面进行诊治。

（一）疾病种类

就是对身体所患疾病内含的各种因素，详细分析，慎重归纳，分清是何类何种疾病。

（二）疾病的诊断

就是对分出类别的疾病进行诊治；对内含的各种因素，要详详细细地分析清楚，不能丝毫混淆，然后确诊是何类疾病的何种具体病症。

（三）要点

就是要分清发生的疾病是自性型还是他性型，是哪类哪种疾病。隆病等疾病，没有与其他任何疾病彼此相混，单一发病，属本性，为要点；两种疾病的并发症，三种疾病的综合征，属旁系，并发病种为要点；前病加后病为危命症，属旁系，后加病为要点。

如是，单发病、并发症、综合征、危命症，是疾病的种类名称。

（四）病势

病势是指疾病的势力大小、病情轻重。由于对寒暖、干湿等的地域环境、后春等时令、隆性等体质、年龄、隆病本性等疾病特征、无营养性效疏烈等的饮食、心境忧伤等的起居行为等适合或不适合程度，形成了疾病的轻重程度、力量强弱，因而病势分为大、小两种。

第十一章

藏医诊断学

藏医诊断学是运用藏医药学基本理论、基本知识和基本技能对疾病的致病因素、发病机制、临床症状等进行诊断的一门学科。它是连接藏医学基础和临床的桥梁，是藏医各临床学科的重要基础，也是藏医诊疗疾病和对症下药的重要依据，其医学地位是从基础学科过渡到临床医学各学科的桥梁课，作用则是临床各专业学科的重要基础。

藏医诊断理论和实践要点虽在藏医的各种医学典籍中均有记载，但最全面和被公认的是藏医医著《四部医典》，其中的概论部、论述部、秘诀部和后补部都从不同的理论角度和出发点阐述和记载了藏医的38种诊断方法及更为详尽的1200多种方法，这些都离不开望、触、问三个最基本的诊断方法。藏医非常注重诊断，《四部医典》诊断学中有这样的阐述："辨证犹如火与烟的关系，火是烟的基础，烟是火的表现；所以辨证就必须先认清症状，不懂这个道理的医生，认不清症状，犹如把烟错误地认为是水蒸气，或者看见天空中有了云，就认为要下雨，把不可靠的征兆，看成是可靠的征兆。因此要明确诊断的对象、途径和方法及分析疾病的症状是非常重要的。"

第一节 藏医诊断学概述

疾病诊断须从三个方面着手：

（1）直接将疾病诊断出来，也就是直接诊断法。

（2）取信于患者，让他认为这个医生医术高明，故必须采取适当方式诊断疾病。

（3）论断时须进行分析取舍，将疾病辨明。

一、直接诊断法

直接诊断的方法从三方面进行：①从致病因素方面诊断；②从疾病的性质、症状等方面诊断；③从对疾病损益程度方面诊断。

1．从致病因素方面诊断　需从引起疾病的病因、病缘、饮食、起居中去分析，找出真正原因，特别是要清楚地知道发病的外缘，因为因与果是不会发生矛盾的。

2．从疾病的性质、症状等方面诊断　藏医从疾病的性质、症状等方面进行诊断时须注意诊断基础、诊断的对象、诊断的途径、诊断的方法。所谓诊断基础，就是指隆、赤巴、培根三者，须将其增多、耗损、蓄积、升起、紊乱等阶段的症状分析清楚，最后归纳为寒与热两种疾病性质。所谓诊断的对象，就是从五官到其五境、五种污物来检查。五官是：眼、耳、鼻、舌、身五者；五境是：色、声、嗅、味、触五者；五污物是：痰唾、大便、呕吐物、尿、血五者。所谓诊断的途径就是要从居住地、季节、体型、年龄、昼夜、饮食阶段、发病位置等方面进行诊断。

3．从对疾病的损益程度方面诊断　即要注意总结实施饮食、起居、药物、外治等四疗法或任一疗法的治疗结果，详细观察病因与疾病的性质两者之间是否相符，为确诊寒热或三大基因属性提供佐证。这样医生才能掌握病情，顺利地从饮食、起居、药物、外治四个方面进行治疗。

二、取信于患者

此诊断方法是藏医诊断的一种艺术手段，是根据患者的心理特点使用不同的诊断方法来满足患者需求的一种诊断法。要从以下八个方面分析诊断疾病。

1．精通医术　医生充分掌握医学理论基础知识与临床实践是极为重要的，理论与临床实践能够相结合的医生可帮患者诊断疾病，并能够给患者治疗疾病。

2．从侧面了解患者病情的方法　在与患者的家人及其他接触人员处设法得到疾病的相关消息，从而对患者疾病有所了解。

3．在患者面前要详细观察、延长诊断的时间　不能盲目地确定疾病的诊断及治疗方法，要在与患者进行谈话的同时，对患者所阐述的疾病原因、症状，以及医生自己从望、问、切等诊断方法所得到的结果比对进行诊断。

4．了解患者以往的用药史　在疾病诊断的过程中，医生要了解患者在发病过程中服用了什么药、实施了哪些治疗方法，这些信息能够帮助医生找出前一任医生所诊断的疾病方向。

5．不要轻易下诊断的结论 这是要求医生深入了解患者的心理特点进行诊断疾病的方法。比如医生遇到不说疾病的相关事宜来考验医生医术的患者，那么医生就不知道疾病的病史，所以不要轻易下结论，要考虑患者的心理特点，缜密思考，再进行诊断。

6．言语要谨慎 这也是从患者不同的心理角度出发，对不同心理特点的患者使用不同的疾病诊断方法。

7．树立威信 这是医生用了直接诊断法等前面所讲到的诊断方法，以及后续所要讲述的不同的疾病诊断方法而能够充分地、有把握地诊断疾病，那么可以用此方法。

8．掌握用药的技巧 在不违背医术常理的情况下，医生按照自己的特殊诊断方法来诊疗疾病的一种方法。

三、分析取舍法

诊断患者所患疾病是容易治疗，或难以治疗，或应放弃治疗，或做安慰性治疗，以提高诊断水平和治疗效率，防止误诊和误治，这种方法称作四取舍诊断法。

以上是藏医诊断需了解的三个方面的基本内容和方法，是整个藏医诊断理论的落脚点和出发点，藏医的基本诊断方法涵盖在“望、问、切”三法中。

第二节 藏医诊断学的基本原理和方法

藏医疾病诊断以望、问、切三法为诊察疾病的基本方法，以整体观为指导，以三因理论为依据，医生通过目察、口问、触摸等“以外测内”的诊察方法，了解疾病的病因、性质、部位及内在联系，从而为疾病的辨证论治提供依据。

一、诊察病因

一切疾病的发生都是有其原因的，正如有火才有烟，有云才有雨那样，这里所讲得病因是致病的内因和外缘即外因。内因和外缘关系密切，内因是致病的根源，外缘是致病的条件。诊断疾病首先要找出引起疾病的内因和外缘。贪、嗔、愚是一切疾病发生的根源，其内因就是生理状态下的隆、赤巴、培根三种人体固有的物质。这三种物质是生命活动的三种能量，也是致病的三大因素。当受到外界不良因素的干扰和影响，它们固有的容量和所居的位置就会发生变化，原来的健康平衡状态就会被破坏，导致病变。因此在诊断时细致了解和分析发生紊乱病变后的隆、赤巴、培根的增减、蓄积和发作，互相干扰等表现特性，以便正确判定是什么疾病和疾病的寒热属性（见病因病机）。引发疾病的外缘是不适宜的饮食和各种不利的起居行为、气候变化、虫毒的伤害等，在诊断时应特别详细询问和了解。因为引发隆病的饮食起居行为等外缘，不会引发培根和赤巴两病。同样，引发培根病的外缘，不会引发隆和赤巴两病。总之，什么样的因必然产生什么样的果，疾病也是如此。

二、诊察疾病症候

症候即症状，是疾病的临床表现和外在反映。人体是一个统一的整体，构成人体的各组成部分之间及病理上相互影响，患者体内的变化也可以从体表反映出来，疾病“开花于五官”就是这个道理。因此在诊断疾病时，要注意诊察眼、耳、鼻、舌及身体的触觉等五官的颜色、润泽及其视觉、听觉、嗅觉、味觉及触觉等五识的灵敏程度，询问痰、吐、泻、二便、血等排出物的情况。

三、诊察外界环境

人体与外界环境之间时刻保持着相对的动态平衡，就如天人合一的关系，如果外界环境发生变更，动态平衡便会遭到破坏，人体就会发生疾病。例如，寒冷及多风地区为隆病发生的环境；干燥及温热地区为赤巴病发生的环境；潮湿、油腻地区为培根病发生的环境。夏季多雨多风为隆病发作的时令；秋季火热是赤巴病发作的时令；春季大地解冻为培根病发作的时令。清晨和傍晚是隆病易发时间；中午和午夜是赤巴病易发时间；黄昏和上午是培根病易发时间。饮食消化后发生疼痛者可诊断为隆病；消化时疼痛者为赤巴病；刚进食立即疼痛者为培根病。

四、诊察患者体质

患者的体质与疾病的发生有直接的关系。人，按身体内固有的隆、赤巴、培根的多寡分为隆型人、赤巴型人、培根型人及二合型人、聚合型人等多种。人的年龄不同，所患疾病也有所不同。例如，老年人属隆型人，容易得隆病；青壮年人属赤巴型人，容易得赤巴病；儿童属培根型人，容易得培根病。因此要诊察患者属于何种类型人，属于何种年龄阶段，从而了解易发何病。

五、诊察发病部位

隆病依居于髂腰，存在于下体部位；赤巴病依居于肝、胆，存在于身体中部；培根病依居于脑部，存在于上体部位。

综合论之，如果患者所处的环境处于寒冷地区，时令为夏季，体型为隆型人，年龄为老人，在傍晚和黎明时分发病，食物消化后常疼痛，疾病部位在下体等者，可以诊断为隆病。另外，还可以根据具备上述条件的多少，如五个条件都具备，或具备其中的三分之二或三分之一，可以分别诊断为重、中、轻型隆病。除望、问、切三诊外，藏医还辅助以闻诊、嗅诊、按诊及用药物、饮食试探法等多种诊察方法。其中切脉是藏医的一种重要诊断法，尿诊和小儿耳诊是藏医独具特色的诊断法。三诊是辨证论治的基础，因而每一诊都不能偏废，否则就不能获得全面资料。藏医的传统诊断法还要运用现代科学知识和先进仪器，以克服固有的不足，提高诊断水平。

第三节 望 诊

望诊是指医生通过眼在患者身上所看到的一切，即与疾病有关的症状来辨别疾病的诊断方法。主要包括患者的体型、肤色等。其中在藏医中应特别注意观察尿液与舌，这是视觉所及的诊断。现代医学的以下检查方法均属于望诊，实验室检查通过物理、化学方法对患者的血液、体液、分泌物、排泄物和组织标本等进行检查，从而获得病原体、器官功能状态等资料，结合病史、临床症状和体征进行全面分析的诊断方法。下面根据藏医学望诊的具体内容加以详细论述。

一、望神色

神色指人体生命活动的外在表现，即精神状态、意识及思维。神是体内七大物质中最后一精华物质精液所生化，通过人体五识（视觉、听觉、嗅觉、味觉、触觉）所依的五官和皮肤等表现出来。

1．望神　即观察机体的形态动静、面目表现、语言气息对外界环境的反应等，可以了解患者精气的盛衰，从而推测疾病的发展、转归及预后。精力充沛、有活力，面容有光泽，目光炯炯有神，神态清明，言语清晰，气息均匀等是精气充足的表现，表示脏腑功能未损，预后良好。反之目光呆滞、面容晦暗、神昏意乱、呼吸异常等为失神的表现，表示脏腑功能衰败，病情严重。

2．望色　即观察患者面容的光泽、肌肤的华润及眼白巩膜、指甲、舌、唇、鼻及血、痰、两便、呕吐物、分泌物等的颜色。色泽是人体精液生化的精光的外在表现，是变色赤巴和明色赤巴功能的产物，也是脏腑气血的外荣。色泽的变化可以反映疾病的不同性质和不同脏腑的病症。皮肤光泽荣润，气色微黄红润，说明脏腑精光旺盛，身体健康。如果色泽晦暗、苍白、枯槁及青紫、黧黑、通红、萎黄等都是有病的表现。色赤多为热症；色白多为寒症。面容及肌肤枯槁苍白，表现出痛苦状者为重症；额上布有黑斑为胆症之症；孕妇面部布有黑斑、全脸黑斑泛青色为心脏及命脉重病症；双颊下部布有黑斑为心脏培根病之症；面部泛白并双眼浮肿为肺部白培根之症；面部呈肉红色，发根部充汗带汗渍味，手不能捉物、身体不平衡为心脏黄水之症；嘴部浮肿并布满黑斑为脾脏疾病症；面部呈红、气短，面部布满黑斑为脾过热之症等。

二、望形态

通过观察患者的形体与姿态来诊断疾病，主要观察形体的强弱、胖瘦、体型、肢体等。肌肤泛青而干瘦，身体微屈曲、较矮小等为隆型人，这类人容易生隆病，并且一旦生病病情皆较重；毛发、皮肤色黄而多汗，体魄中等为赤巴型人，这类人容易生赤巴病且病情较重；面容皓白而无华、稍肿、肥胖、关节不显露等为培根型人，这类人容易生培根病且病情较重。

三、五官显花

这主要是通过脏腑与五官的相互关联来诊断疾病的一种方式，它们的关系是：舌为心之花、目为肝之花、鼻为肺之花、耳为肾之花、唇为脾之花。五官的异常变化可反映出脏腑的病变情况，而且五官与身体其他疾病也有直接关系，故观察五官可以诊断出某些疾病。

四、察母乳

观察母亲的乳汁变化情况是诊断小儿疾病的藏医独特的诊断方式。其方法是将乳汁滴入盛满清水的铜盆中，察看乳汁的颜色、泡沫及溶化、沉淀等变化，如果色变得绛紫为血病，色黄为赤巴病，色白且起泡沫为隆病，色青而发黏为培根病的症状。乳汁浮于水面者不需治疗，疾病自然痊愈，沉于盆底者为死兆，崩解为一团或呈蛙卵状者为肺脓症的症状等。

五、望面容

望面容也称为面诊，是指观察患者的面部色泽、斑的分布情况等来诊断疾病的方法。如果面部颜色青黑为隆病症状，色黄为赤巴病症状，色灰白为培根病或灰色浮肿病症状，面部非常枯槁无华者为患有痼疾的症状，面色红紫为体内坏血积瘀的症状，面生黑斑为脾、胃有病或怀孕的症状。

六、察痰

痰液在正常情况下为呼吸道黏膜分泌的少量黏液，可使呼吸道保持湿润。当呼吸道发生病变时，或同一疾病的不同时期，痰液的量、色泽、稠度、气味就会发生变化。因此，通过用肉眼及仪器仔细观察痰液的这些变化就可以辨别疾病。一般情况下，痰液灰白多泡沫和痰色青黑者为隆病症状。痰色红黄有咸味者为赤巴病症状。痰液黏而混浊者为培根病症状。黎明和傍晚时分咳嗽不止，咳泡沫状痰者为肺隆病症状，痰中有血多泡沫者为肺灰色浮肿病的症状。痰有咸味或带有血者为肺热症状。咯脓及鱼目状泡沫者为肺脓症症状。多吐红黄如烟汁色痰者为增盛热症状。痰中有血呈紫色者为木布扩散症症状。多吐烟汁色如肉糊糊状痰，咽喉常被痰阻塞者为死亡征兆。

七、察大便

大便如水多泡沫并具矢气鸣响者为隆病症状。大便色红黄或发绿或如烟汁色、奇臭，便时腹刺痛，便沉于水底者为赤巴病症状。大便黏液状，顽固不化，浮于水上者为培根病或为寒泻症状。便色红紫如烟汁色者为热邪侵入肝的症状。便稀而带血和黏液者为肠炎症状。便色甚黄为胆热症状。便色白、质稀者为赤巴病症状。便色紫而干结如鹿粪呈粒状者为培根木布病症状。大便表面带血或滴血者为痔的症状。

八、察呕吐物

空呕或吐泡沫物者为隆病症状。呕吐物色黄、味苦者为赤巴病症状。吃下什么，原样吐出什么物者为培根病和消化不良症状。吐黏液状酸水者为胃炎症状。吐烟汁色败血者为培根木布症症状。吐物中带有黏液泡沫者为培根隆二合症的症状。

九、察血

察血指的是望放血疗法放出的病血的颜色、气味、浓稀及血中的杂物等，用以诊断疾病。如果放出的血压力大、质稀、色发黄、气味臭、血色黑白斑驳、似麻鸭背状、泡沫色白、具黏液、脓液、胆汁等者可诊为病血。血液上面结有红黑花纹或血色红而黏稠者也为病血症状。血上面有脓液、胆汁色样物者为体质衰弱之症状。

此外，还要观察咽喉、头发、指甲，听声音、嗅气味和按患处等，运用全面综合的诊察手段才能准确诊断疾病。

第四节　尿　诊

在藏医所有的诊断方法中，尿诊是最具有特色，在世界上各种传统医疗体系中，还没有其他任何医疗体系的尿诊内容及其观察的认真细致能与藏医的尿诊相比。尿诊是通过望、嗅、尝等手段察验患者尿液的温度、颜色、蒸气、气味、沉淀物、混杂物及尿质的稀稠，冷却速度的快慢等变化来诊断疾病的一种方法。藏医尿诊在理论和实践上形成自己的特色，是应用十分广泛的一种诊断方法。《四部医典》后补续尿诊法有“尿诊要遵循四个注意事项和四个实操项目共八纲”的记载。

一、尿诊前的四个注意事项

尿诊前的四个注意事项即医生诊尿前所需掌握的基本技能知识以及患者所需注意的一些事宜，包括尿样采集时患者饮食起居的注意事项、采尿时间、收集尿液的容器和诊尿（尿液形成）原理。

（一）尿诊前的注意事项

采集尿液标本前要严格控制不良饮食和起居行为。由于饮食在人体经一昼夜则可转化为大便和尿，因此从验尿的前一天晚上起不宜多饮扰乱隆病尿色的茶水等性凉的饮料，扰乱培根病尿色的酪浆及扰乱赤巴病尿色的性热的酒等。因为上述疾病的尿色与上述饮料颜色相同，容易造成有病而显出无病尿色或显不出本疾病真实尿色的假象。患者如果口渴则可饮一些开水，如果不饮开水而忍受口渴就会扰乱赤巴和隆，容易导致心脏病。同时由于饮水过少造成尿液减少或尿液紊乱，呈现出热性病的尿象，从而影响尿诊的准确性。如果验尿的前一天晚上饮过量的茶、酪浆、酒等则会使尿色变成灰青，呈现出与疾病不相符合的尿色。如果劳作、烤火、日晒过度或长时间口渴不饮水等，则会使尿色变为赤黄，呈现出不正常尿色，因此在验尿前要禁止一切能扰乱尿色的饮食。在起居方面，避免性生活，禁止一切影响体内精华正常分化的活动和行为，如熬夜、剧烈运动、劳累、过分静坐、过分悲伤和劳心等。另外，上述起居行为还会使体内精华物质随同尿液一起排出，有时误诊为“萨酷”症（糖尿病）。

（二）验尿时间

一般来说，白天食进的饮食至半夜已经消化，半夜以前的尿在腹中停留的时间不长，为饮食之消液，反映不出疾病的尿象，验尿时弃之不用。午夜以后的尿液在腹中停留时间长，尿液能反映出疾病的各种症候，因此清晨起床后的首次尿为标本尿液，接在容器中作为察验之尿样。验尿时间，以晨曦初露光线清晰时为好。或者在阳光充足、光线明亮处察看。

（三）收集尿液的容器

要选择不会影响尿色的容器，如白瓷碗、白搪瓷碗、银碗等，并要求容器无裂纹，无积尘结垢，容器内无彩色花纹图案，无其他物质的气味，要十分洁净。搅动尿液，要用麦秆、芨草秆、木棍等白色小棍。

（四）诊尿原理

饮食进入胃后能化培根将其磨碎，能消赤巴对食糜进行腐熟消化，伴火隆对消化的食糜进一步消化并分解成精微和糟粕。其中糟粕部分进入白小肠，在黑白小肠之间又被分解成稀、稠两部分。稠者进入大肠成为粪便，稀者渗入小肠的细小脉管中最后进入肾，由肾进入膀胱积聚起来变成尿液。另外，胃中的精微部分由胃进入肝脏，在那里生化成血液，血液又分解为精华和糟粕两部分，其中精华化生成肌肉，而糟粕部分进入胆囊成为胆汁。胆汁又被分解为精华和糟粕两部分。精华生化成黄水，黄水是人体必不可少的生理水液，功能是润湿皮肤、润滑关节、保持人体水分，它保持着一定的常量，如果超过正常量则将导致黄水病的发生。糟粕通过细小脉道进入膀胱，变成尿液中的絮状混悬物。人体如果发热，体内的血和赤巴的温度则会升高，使胆汁中的糟粕变多，精华减少，因而尿液中的混悬物也会增多。尿液的颜色一般由食进的饮食来决定，但是尿中的混悬物是由于肝脏生化的血和胆汁生化而来，患者一旦发生热性疾病，血液和胆汁的温度增加，混悬物则变得块大而厚密；发生寒性疾病时，混悬物则变得块小而稀薄。因此寒热疾病可从尿液中的混悬物的多寡变化能辨识清楚，犹如周游各地的商人了解何地有何种商品那样，从尿液的混悬物的变化中可以察知人体隆、赤巴、培根的增损及紊乱等情况。尿中的混悬物多者，一般被认为是热病，但这还要用利弊诊断法即用治疗热病的药物进行试治，试治后混悬物变少者则可确定为热症无疑。同样，用治疗寒症的药物试验性治疗后，混悬物变多者，则可确定为隆病即寒性疾病。

二、四个实操项目

即正常尿液、病尿、死症尿和“吞”[①]病尿的四个诊法操作或诊尿内容。

（一）正常尿液

一般情况下，在无疾病的情况下，刚排出的尿液色白而泛黄，如熔化的新酥油，质地清澈而稀薄，气味如羊圈中常有的轻微膻味，蒸气不大也不小，蒸发时间长短适度，泡沫大小均匀。当热气将要消失时，混悬物遍布尿中，分布均匀，尿液表层的浮皮似夏季草原中未被风吹皱、平静成圆圈状，蒸气渐散时向中心收缩，收缩后尿色仍白而淡黄，十分清澈。另外，儿童尿色一般较清白，青壮年人尿色一般淡黄，老年人尿色一般稍微泛青，孕妇尿色一般淡青清澈。

（二）病尿

在验尿过程中，一般分热、温、凉三个阶段。尿热阶段指尿液刚排出体外，热气未散失，此阶段主要观察尿的颜色、蒸气、气味、泡沫。尿温阶段指尿液热气部分消失，此时主要观察混悬物和浮皮。尿凉阶段指尿液冷却后，这时主要观察收缩的时间快慢和收缩状态后的颜色变化等。

第五节　问　诊

问诊，顾名思义是指通过医生和患者的一问一答方式来获取疾病信息的诊断法，是医生对患者本人及其家属亲友询问与疾病有关的一些情况，从而从正面或侧面搜集辨证论治的资料的一种诊察方法。主要包括以下三个方面。

1. 在主诉的基础上，询问起病原因，以判断三因属性　有不少病症患者自己可以明确指出发病的原因或诱因。如由于暴饮暴食而发生胃痛、呕吐，腹泻等；由于受凉而发热、鼻塞、咳嗽等；特别要询问过去就医治疗情况和服用药物的益与弊。对于隆病患者要询问是否食用过浓茶、山头肉、猪肉等性质轻而糙的饮食。起居行为方面，是否有禁食忍饥、久居寒冷之地等情况。症状方面，身体是否发颤、频频哈欠、常伸懒腰、发冷，髋腰部位及关节疼痛，痛点有无定处，是否有空呕，眼睛等感官是否敏锐，神情是否有急躁，饥饿时疼痛有无加重等情况。对于赤巴病患者要询问是否食用过植物油、陈酥油、烈酒等性锐热的饮食，是否有长时间烤火、日晒等起居行为，是否有口苦、头痛、高热，上体疼痛更甚，食物消化后疼痛更加严重等情况。询问进食凉性饮食和凉性起居是否有益于疾病等情况。对于培根病患

[①] “吞”病是藏医指一种神经志或精神突发性疾病的统称。

者要询问是否食用过旱獭肉、枯萎的蔬菜等性重腻的饮食。是否久卧潮湿地，有无涂擦按摩过多等起居行为。

另外，还要注意询问患者一般情况，如姓名、年龄、职业、籍贯、现住址、生活习惯、饮食行为起居及家庭婚姻等，以便掌握患者的生理特点，有无职业病、地方疾病、遗传病、传染病及地域环境、气候、饮食习惯、情绪等对疾病的影响。例如环境脏臭污秽，空气充满粉尘、噪声，居地潮湿阴暗，空气不流通，容易发生腰肾疼痛、关节疾病及各种痹证等。职业如牧民容易得包虫病、炭疽等人畜共患疾病。骑马爬山容易跌伤，造成扩散伤热。家族中有传染病或遗传病患者，会传播给家庭其他成员。饮食不当会引起消化不良、浮肿、水肿、痞瘤及肠胃、肝胆等脏腑许多疾病发生。起居方面，老年人午睡容易产生隆病，强行抑制或努责排便、放屁、打喷嚏及生理欲望等也容易致病。忧愁暴怒等情绪也会成为疾病的因素等。

2．询问患病部位　通过了解疼痛情况和发病部位，确定所患疾病的发病途径及三因和寒热属性。

3．为细化疾病分类，需要询问现病史　即诊察症状，询问发病时间、病因、病缘、体征、病情的轻重缓急及发展转归，如有无食欲缺乏、消化不良、呕吐频繁、胃不纳食、口中无味、舌有黏腻感、胃胀满、频频打嗝、心身沉重、怕寒冷，进食后疼痛加剧，而进热性食物、起居温暖对疾病有益等情况。

总之，问诊的内容涉及面很广，有时还要包括发病以后，病情的变化和已经接受过的治疗情况，作为正确判断病情的参考。

第六节　切　诊

切诊是触诊的一项最为重要的疾病诊断方式，基本要义前面已经作了简单的介绍，另外，机体内、中、外肿瘤的触诊法，以及腹水病的叩诊法在《四部医典》及历代藏医学家的医书中有详细记载，这些都属于触诊。此部分脉诊作为藏医触诊的主要内容，详见本章下面的论述。

脉诊是藏医诊断学中十分重要和最具有特色的诊断方法之一。早在公元7世纪藏王松赞干布统一西藏高原之前，内地汉族医学中的脉学就传入西藏。据考证，在西藏还出现过《脉学师承记》的著作，因此，藏医的脉学内容与汉族医学有明显的相似之处，有一定的渊源关系。不过，藏医的脉学已经对汉族医学的脉学知识进行了一些改造，带有了较多本民族的特色，与汉族中医学的脉学存在着一定的差异。

脉诊是医生用示（食）、中、环（无名）三指指腹切按患者腕部桡骨茎突侧的动脉，通过脉搏变化，用以诊断疾病的一种诊察方法。脉诊属切诊之一种。藏医生理学认为，由于体内遍行隆的作用下，心脏舒张将身体上下、内外各脏腑脉管中的血液收集到心脏，然后收缩将血推向动脉。血随隆向脉道中运行，遍布于全身脏腑与百骸。切脉点像一市集，隆和血似串行各处的商贾，熟知各地有什么货物那样，将身体各部的病变信号通过搏动的脉律传达给切脉指头，这样医生便可测知体内有无疾病及其变化，脉诊像来往于患者与医生之间传达消息的信使。藏医脉诊与中医脉诊有许多相似之处，但不完全一致。在《四部医典》后续部对脉诊有“要遵循五个注意事项和八个实操项目共十三纲”的阐述。

一、诊脉前的五个注意事项

（一）脉诊前对饮食起居的要求

正规的脉诊对患者的饮食起居都有不同的要求。诊脉的前一天晚上起就不可进食酒、肉等热性和油腻性饮食，不能进食腐烂变质、生冷蔬菜等难以消化的食物，禁饮浓茶、食猪肉等过于性凉的饮食。即使是凉热适中的食物也不能吃得过饱，更不能处于饥饿状态。避免烤火、阳光暴晒。禁止一切剧烈活动，如房事、熬夜、过多讲话、忧伤、暴怒、心情不愉快、过度行走或久坐等扰乱脉象的行为。如果发病突然，来不及注意上述禁忌者，也不能草率诊脉，医生和患者都要安静休息片刻，待呼吸平稳，劳累恢复后，即使脉象趋于原先无干扰状态下的脉象后再切脉。切脉时还要避免身体受凉或过热。手臂要摆平，避免屈扭或被他物按压、捆绑等。总之，要排除一切内外的干扰因素，才能测得真实脉象。

（二）诊脉时间

诊脉时间一般为脉象处于相对平稳的时间。最佳时间为朝阳初露，阳光还未照及河谷，能基本看清手掌纹理的时候。如果迟于此时，待太阳升起，阳光使体温升高，这时诊脉容易与血、赤巴病等热症脉象相混淆。反之，早于此时，如夜晚切脉，夜晚是月亮寒力强盛之时，则容易与培根、隆病等寒症脉象相混淆。此外，朝阳初露之时，患者刚睡醒，安坐床榻，还来不及过多说话，体内的热气息未完全呼出身外，外界冷风未能吸入胸内，也未能剧烈活动，未进食饮水。总之，此时三因或寒热及呼吸等处于平衡状态，脉搏处于相对正常状态，是切脉的最好时间。

（三）切脉部位

患者腕部第一横纹向小臂方向量一寸（患者本人大拇指指甲端有垢处到束节关节缝之间的距离）．也就是桡骨茎突靠肘窝方面的边缘下按医生的示（食）指为“寸”位，按医生的中指为“甘”位，按环（无名）指为“恰”位。各指之间距离为青稞粒宽度，不宜过宽或过窄。手腕动脉是切脉的最佳脉位，这是因为能搏动的脉在头、颈、足等人体上、中、下部皆有，如果切离心脏较近的脉搏点如颈部的“尼罗”或腋窝的“欧杜”脉等，犹如陡坡激流旁两人对话，由于水声干扰，听不清对方的声音那样。这里的脉搏只能诊心脏疾病而不能诊其他脏腑疾病。同样，切离心脏较远的脉搏点，如头部太阳穴动脉或足背脉等，因脉管细微，血的压力较小，犹如从远方传口信真伪难辨，除了诊断疾病是否危险与否外，不能诊断出具体疾病情况。而手腕之脉点离脏腑、人体上下部位距离均适中，犹如在清静的夏日离五百弓的距离处，两人谈话，语言清晰可闻那样，诊断疾病最好。另外，诊断危重患者预后情况，应切足背脉（中医趺阳脉），因为这里的脉离心脏最远，患者临终前此脉首先停止搏动；命脉应切腕部靠尺骨一旁的两筋腱中间之脉。

（四）切脉手法的轻重

切脉压力有轻按、中按和重按三种。诊“寸”脉要轻按，即轻轻触及皮肤即可；诊“甘”脉要中按，即稍用力扣至肌肉处；诊“恰”脉要重按，即用力扣至碰骨头。这是因为搏动于手腕部位的动脉，状如长出地面的萝卜，越往深处土质越厚。腕部肌肉越靠近肘窝处越厚，脉深埋于肌肉处不显，故要重按，而腕部肌肉较薄故要轻按。另外，身体肥胖者，宜用力按之。

（五）切脉方法

切脉手指分上角和下角，上角属阳，下角属阴，双手共有六个上角脉和六个下角脉，分别候五脏与六腑。

1．男性患者先诊其左手，即医生用右手示（食）、中、环（无名）三指按患者左手的“寸”“甘”“恰”三脉位。“寸”部上角脉候心，下角脉候小肠；“甘”部上角脉候脾、下角候胃；“恰”部上角脉候左肾，下角脉候精府（“散斯”）。后诊其右手，即医生用左手三指按患者右手的“寸”“甘”“恰”三脉位，其中“寸”部上角脉候肺，下角脉候大肠；“甘”部上角脉候肝，下角脉候胆；“恰”部上角脉候右肾、下角脉候膀胱。

2．女性患者先诊其右手脉，医生用左手按脉。女性左右“寸”部上角脉候心与肺，与男性左右“寸”脉恰恰相反，即右手寸脉上角候心，下角候小肠；左手寸脉上角候肺，下角候大肠。人体中肺与心脏位置男女虽然无区别，但藏医认为男性心脏尖端出入意识的孔窍靠左，而女性心脏尖端出入意识的孔窍靠右，故有此差别。除此之外，其他两“甘”部和两“恰”部的上、下角所候脏腑与男性完全相同。

二、诊脉的实施内容

（一）正常的人体脉象

正常脉象又称平脉，一般一息五至，搏动均匀，脉象不细不粗，快慢适度，不出现深沉或上浮，不间歇、不停顿。平脉按人体体质不同分三种：阳脉、阴脉和中性脉。阳脉是体内隆成分偏多而出现的一种脉象，表现为脉搏粗而缓慢，与隆病患者脉象相同；阴脉是体内赤巴成分偏多而出现的一种脉象，其脉搏细而数急，与赤巴病患者脉象相同；中性脉为体内培根成分偏多而出现的一种现象，脉搏长而光滑、柔和，不急促，与培根病患者的脉象相同。

（二）按性别的脉象

男性一般多为阳脉，女性一般多为阴脉，而中性脉男、女均可见到。健康男性具阴脉或女性具阳脉者，都为正常脉，不算病态。另外，足智多谋者多阳脉，智慧聪明者多阴脉，而两者均衡或两者都不具备者为中性脉。男性具有阴脉，脉搏细而急者为长寿的征兆；女性具有阳脉，脉象粗而稳者，为其子女威望高，多福的征兆。夫妻中两人都是中性脉者，两人均可长寿少病；两人均为阳性脉者，一般多生男孩；两人均为阴脉者，一般多生女孩。夫妻中其一为中性脉，另一人为阳性脉者只生一子；其一为中性脉，另一人为阴脉者，只生一女。

（三）按四季的正常脉象

脉象与季节即气候、天象、物候变化有密切关系，如果不掌握不同季节内的正常脉象，则不能区分病脉。季节分春、夏、秋、冬及四季时（每季末 18 天，计 72 天为四季时）共五时。季节随地域的不同，气候差异很大。

1．春季　藏医学中所说的春季为每年的藏历一月开始的三个月为春季。春季分上、中、下三月，其中上月属象为虎，中月为兔。此两月加下月的 12 天其五行属木，自然界木元素旺盛，故春回大地，草木萌生。在天上月星宿当值，中月翼宿当值，下月角宿当值。在此之时天空云雀飞翔鸣叫。对应的脏腑为肝木脉和胆脉旺盛，脉搏如云雀鸣叫或像瑟琶弦缅而紧，故春季正常脉象为细而紧。春季的下月属象为龙，天空出现雷声，角宿当值，除去 12 天，余下的 18 天五行属土，对应的脏腑为脾、胃，因此划为四际时的 18 天为脾土脉和胃脉旺盛之时。

2．夏季　夏季三个月中，上月（即四月）属象为蛇，中月（五月）为马，此两月加下月的 12 天五行属火，自然界中火元素旺盛，大地温暖，雨量充沛，树木茂密。在天上月氐宿当值，中月心宿当值。天空中杜鹃飞翔鸣叫。下月属象为羊，箕宿当值，地上为剪羊毛的时期。前 72 天（上月、中月及下月中的 12 天），对应的脏腑为心、小肠，在脉为心火脉与小肠脉旺盛。脉搏似杜鹃鸣声或似羊毛线粗而悠长，故夏季的正常脉为洪而缓慢。后 18 天（下月的最后 18 天）五行属土，对应脏腑为脾、胃，在脉为脾脉和胃脉旺盛。

3．秋季　秋季三个月中，上月属象为猴，中月为鸡，下月为狗，上月和中月两个月加下月的 12 天五行属金，自然界金元素旺盛，故五谷和草木果实成熟。在天上月（即七月）牛宿当值，中月（八月）为室宿当值，下月（九月）为箕宿当值。天空中“奥日巴”鸟（一种红色小鸟，飞行时翅膀扇动极快）飞翔，翅膀鸣响。前 72 天，对应的脏腑为肺、大肠，在脉为肺金脉和大肠脉旺盛之时，脉搏如红头鸟的鸣叫，声样粗而短促，故本季节的正常脉象为短而粗。后 18 天五行为土，脾土脉和胃脉旺盛。

4．冬季　冬季三个月中，上月属象为猪，中月为鼠，下月为牛。上月中月加下月的 12 天五行属水，自然界水元素旺盛，故土地和水封冻结冰，气候寒冷。在天上月（即十月）昴宿当值，中月（十一月）觜宿当值，下月（十二）鬼宿当值。地上黑鹿呦呦长鸣。前 72 天，对应的脏腑为肾、膀胱和精府，在脉为肾水脉、膀胱脉、精府脉旺盛。脉搏似草鹬鸣叫样柔和而缓慢，故冬季的正常脉象为柔而迟。下月属象为牛，此月的最后 18 天五行为土，脾土脉和胃脉旺盛。

每季度最后 18 天，共 72 天为四际时，脾土脉、胃脉旺盛，脉搏如麻雀鸣叫样柔和而短促。上述情况也不一定准确，因为时令和气候，因地域而异，所以在应用中通常按太阳的北回、南回为依据划分节气的。简而言之，夏至为夏季中月的第十五日，冬至为冬季中月的第十五日，春分为春季中月的第十五日，秋分为秋季中月的第十五日，这样划分四时不会产生谬误。

（四）脉象与五行关系

藏医脉学理论，主要以五行学说来说明人体脏腑之间的关系和互相的影响。五行指金、木、水、火、土五种元素，五者之间存在着相生、相克，即相互依存、相互制约的关系。例如，木、火、土、金、水向左推算依次为母（相生），向右推算依次为子；火、水、土、木、金向左推算依次为友，向右推算依次为敌（相克）。脏腑中，肝、胆属木；心、小肠属火；脾、胃属土；肺、大肠属金；肾和膀胱、精府属水。在脉诊中，用五行的这种关系和属性来推断疾病的吉凶和预后。例如，春季，五行属木，脏腑属肝，如果此时肝脉脉象紧而细，则为本脉正常。木之母为水即肝之母为肾，如果这时肾水脉脉象柔和而迟缓，说明母脉正常。木之友为土，而脾、胃属土，如果这时脾胃脉象表现旺盛，说明肝得涵养。木之子为火，心、小肠属火，如子脉即心脉平和则说明肝木相安，所有这些都属于正常脉象。如果肝木脉之敌脉即肺金脉出现亢盛，金克木，则为凶兆，患者预后不良。

（五）妊娠的脉象

孕妇的脉象一般呈高突而滑利。在此基本脉象基础上，如右肾脉搏动洪大者，生男；左肾脉搏动洪大者，生女。

（六）病脉

一般情况下按照疾病的性质分为寒症脉象与热症脉象，其中热症脉象脉搏一息超过五次，达到六次、七次、八次分别为热症、高热、特热。少于五次，如四次、三次或一次者，依次为寒症、低寒、特寒或寒症内陷。另外，不论脉搏数迟，凡是重按时实而紧者为热症；数而空、松弛者为寒症；数而空虚者为表热实寒；迟而深处实者为表寒实热。但是，上述情况也不尽然，由于人的年龄、性别、体质、生理等方面各有差异，每个人的平脉也有所不同，因此有些人虽无病，但其脉平时就不均匀，如珍珠串状，或者不在桡骨茎突下搏动，而在手腕背部搏动，或者“寸”“甘”“恰”脉不全，出现时搏时停，或间息或涩迟，或中空而两边作并行状搏动等情况。因而在诊脉前必须了解每个人的基本脉，这样才能诊断准确。另外，阳脉、阴脉及妊娠脉等容易与热症脉相混淆；中性脉和培根型人的脉容易与寒症脉相混淆，脏腑脉不全和间歇脉容易与死症脉相混淆。故此，诊脉前首先询问清楚患者的基本脉最为重要。

1．热症脉象　热症脉象有强、洪、滑、数、紧、实六种。强者，搏动力量强大，增盛热和紊乱热属于这种脉象。洪者，搏峰高而粗，隆病、血病、紊乱热，热性木布病等属于这种脉象。滑者，轻取和重按都能明显感受到搏动，血病、紊乱热和血瘤病属于这种脉象。数者，搏动次数多而快，瘟热、增盛热和肉中毒症属于这种脉象。紧者，脉搏如搓紧的线，赤巴热、陈旧热等属于此种脉象。实者，坚实而硬，扩散伤热基本上属于此种脉象。上述六种热症脉象中，如果同时出现两种脉象者为一般热症；同时出现三四种脉象者，为高热；同时出现五六种脉象者为特热。另外，凡是搏峰高者为热症，但热在体表；脉数者也为热症，但热于身体中层；脉陷者即沉入深处，搏动短促而细、数者也为热病，但热于体内深层。例如，脉搏洪、强，脉峰高者可诊断为新发热；脉搏滑而数者，可诊断为新发紊乱热和新发瘟热病；脉搏紧、实和陷于深处细而数者，可诊断为陈旧热。

2．寒性脉象　一般有弱、沉、衰、迟、弛、空六种。弱即为搏动力量弱小，如寒性痞瘤症基本上属于这种脉象。沉者，搏动深沉不显露于外，水肿、下落浮肿等疾病基本属于这种脉象。衰者，搏动衰弱，指下几乎感觉不到，灰色浮肿病基本属于这种脉象。迟者，脉来迟缓，寒性黄水病和灰色培根病等基本属于这种脉象。弛者，脉搏松弛而散，不集中于一处，寒性痞瘤属于这种脉象。空者，按压时不搏动，好像指下空虚无物状，单纯隆病等属于这种脉象。另外，凡是脉陷沉入深处者，可诊断为新发寒症；搏动迟缓，脉搏高者，可诊断为陈旧寒性疾病。

3．各种疾病的脉象　单纯性隆病脉象，如充满气的皮袋样脉满而上浮，不经按压，空虚，停顿无规则；单纯赤巴病脉象为细而内紧；灰色培根病或单纯自主性培根病脉象，指下搏动不显，脉沉而衰，搏动艰涩；隆热二合症脉象，因有隆病而脉空，因有热病而脉急数，沉于深处；培根赤巴二合症脉象，因有培根病而脉沉，因有赤巴病脉沉而紧；培根隆二合症脉象，因有隆病而脉空，因有培根病而脉迟；聚合症培根木布病脉象，因有隆病而脉粗，因有血液病而脉满，因培根侵入肝、脾两脏而左右“甘”脉不显或呈扁平状搏动；血症脉紧，高突而滑利，但比妊娠脉微慢；黄水病脉象颤而涩；虫病脉象如被挤压作扁平状跳动；麻风病脉象，不实满、涩而颤，如肌肉颤动状。

紊乱热脉象粗而洪、高突而滑；扩散伤热脉细而实，内紧；瘟热脉细而数疾；疫热脉发颤如被挤压样呈扁平状搏动，有时中空两边作并行状搏动；肺热、上体急痛、心急痛等急痛症脉象，搏动短促，如烈日下的狗喘气状；合成毒中毒脉象，洪大或细数或深沉，总之，强弱沉浮无规律，难以辨识；肉中毒症脉，细而数，有时沉而不显，有时呈扁平状搏动，尤其胃脉弱而不显。

4．死症脉　从脉象可以诊断有无疾病和疾病发生部位及其转归的情况外，也可以判断凶吉，如果出现反常脉、不全脉和间歇脉均可以诊断患者的生与死。

第十二章

藏医治疗学

第一节　治疗总则

第二节　治法

藏医治疗学是在藏医经典医著《四部医典》绪论部里的重要内容之一，也是藏医学治疗疾病的重要基础知识。藏医治疗学涵盖了藏医治疗的方法、治疗原则、两种治法、特殊治法等独具特色的内容。最为基础的疾病治疗大致不外乎于四类，即饮食、起居、药治和外治疗类。在饮食方面，有宜于各种病症应用的食物和饮料；在起居方面，涉及住处、环境、衣着及行止，甚至个人思想道德品行等事宜也有涉及其中；在药物治疗方面，藏医主要论述内服方面的各种药物、剂型，如：汤剂、散剂、丸剂、药露、药油、泄剂、补剂、吐剂等不同作用的方剂；就外治法来说，包括医疗器械治疗、油涂、按摩、针灸、放血、火灸、针刺、冷敷、热敷、发汗、药水浴等。

第一节　治疗总则

治疗总则就是疾病治疗中的基本原则，就如《四部医典》里讲述："方法虽然很多，但是没有治疗总则，犹如在黑暗里射箭，射往哪里，没有目标。"因此，对于一个疾病的治疗，首先要确定基本的治疗总则或原则。治疗总则或原则是从三个方面进行叙述并制定标准的。

一、总的治疗原则

对于隆病等所有疾病，应该在各个部位的蓄积（潜伏）阶段加以根除，否则发病后会影响其他疾病的发生，要采取不危害其他疾病的方剂予以治疗。如果诱发了其他疾病，则先医治病势严重的疾病，然后依次治疗其他的疾病。

治疗疾病的药物分调理与峻泻两种。疾病的蓄积阶段，应该采用调理的药物治疗。若已发作，则用峻泻的方法治疗。运用调理的方法治疗时，要注意饮食起居，不要引起其他疾病。然而临时诱发的疾病，拖延了时间，就会难以医治，必须及时治疗。调理的药物，按昼夜、饮食、季节、病情等不同的情况，有十种不同的服药方法。计有：空腹服；饭前服；吃饭中间服；饭后服；饭与药物交替服即吃一口饭，服一点药；饭后一定时间服；不定时服即每次服少量药；药和饭同时服；饭前与饭后分两次服；临睡前服。不根据疾病的情况，笼统地规定在消化时间里服药，这是一种愚蠢的做法，很难收效。以上所述的十种服药法，各自不要混淆，也不要把各自的时间超过，则像瞄准靶子射箭一样，瞄到那里，就会射中。

对疾病虽然进行了相应的治疗，但还是出现唾沫、鼻涕增多，身体沉重，食欲缺乏，肠道干燥，体内化脓，不时要大小便，身体困倦，声音低微等现象，这是疾病还没有治愈的征象。假如疾病已经治愈，就会出现与上述相反的情况。疾病若没有缓和，则应继续治疗；缓和后，便不可继续服药。

二、九种特别的治疗法则

1．对疾病诊断如果有怀疑时，应该先用药物进行试探，观其反应，进行分析，然后再得出结论。如对隆病有怀疑，可用踝骨汤进行试探。对赤巴病有怀疑，可用藏茵陈汤试探。对培根病有怀疑，可用三味光明盐汤试探。对急腹症、发炎、疔疮有怀疑，可用五味鲲鹏丸进行试探。对血分失调病、气痛有怀疑，可用木香四味汤进行试探。对中毒症有怀疑，可用收敛药物进行试探。寒热往来无法分清时，可根据习惯用药进行试探。对腹泻的诊断有疑虑时，可用排除肠鸣的药物清道汤进行试探。对能否火灸有疑虑，可用热油温熨法进行试探。对能否进行针刺放血治疗有疑虑，可用冷石、冷水外罨进行试探。对是否化脓，可用有蘸针穿刺试探。对于其他疾病，可用少量药物进行试探，对一些疑点进行对比分析，哪些药物生效，就用哪种药物主治。医生不要随便说大话，夸海口，说话要有分寸，要留有余地。

2．对疾病确诊有把握治疗时，应该向患者讲明得的是什么病，因果关系如何，预后怎样，要采取什么治疗措施，或者这种疾病无法治疗等情况，均应加以说明。犹如在高山顶上竖立旗帜，众目都能看到。

3．服药后不见效果，难以治疗的疾病。不成熟的热性病，若遇病缘，反而会加剧病情，对此要采用扶助培根与隆的汤剂治疗。病血和气血两者，像水乳交融，难以分解，须用三果汤剂把病血分离开来，然后再进行针刺放血。否则对精气会有影响。培根热毒扩散时，要先收敛起来再进行医治，在没有收敛以前，药物不但不起作用，反而会使疾病扩散。对虚寒症要用热性药物压制其病势。为什么要这样治疗呢？在煞住寒性病的势头以后，它才会接受药物的效力，而不会使热性病的病势抬头。对所有的消化不良症，要用生胃火的药物治疗，当获得效果时，则从靠近的部位进行峻泻。致腹泻的先行药物会诱发其他疾病，如果辨证不准，就像在冰上泼水一样。

4．对其他医生治疗过的疾病，须详尽地观察低、超、反的情况。低了，药力小不能治病，应该加足药量；超了，用药过量会引起其他别的疾病；方剂反了，反而加剧了病势，应该变换方剂；应该按照病情，哪种病严重，便先医治哪种病。

5．重病。严重热症，须用四水降之。即服用冰片制剂和外治，称为药水及外治水；饮食方面要单味及凉性食物，称为饮食水；起居方面要注意住在凉爽处，称为起居水。严重寒症须用四火治疗，即用所有的热性药物，称为药火；外治用火灸，称外治火；食物用热性而有营养者，称为食物火；住所要热，衣着要温暖，称为起居火。如不用四火医治，病势将会严重起来，甚至有生命危险。

6．轻病。首先要注意起居。如果此方法不生效时，可用饮食治疗；饮食治疗仍不见效时，则用凉、热药物治疗。如果这三种办法还不生效时，则用外治的办法进行治疗。

7．隆、赤巴、培根本系单一型疾病，应采用不能诱发其他疾病的方剂治疗。如若不懂这个道理，则会转变成十二种疾病；此病尚未治愈，又要发生其他病症。若以苦味、辛味药物或食物医治隆病，不但不能治愈，反而会转化为培根病与赤巴病。同样，如以咸味、辛味药物或食物治疗赤巴病，赤巴病不但不能治愈，反而会转化成培根病与隆病。倘以苦味、咸味药物或食物医治培根病，不但培根病不能治愈，反而会转化成隆病与赤巴病。由于治疗方法不适合，还会转化成综合征；如果药量超过，虽然治愈了这种疾病，但又诱发了其他疾病。甘味、咸味药物能治疗隆病，但又会诱发起培根病与赤巴病。辛味药、酸味药能治愈培根病，但又能诱发起隆病与赤巴病。甘味药、苦味药物能治愈赤巴病，但又能诱发起培根病与隆病。

8．混合型（合并症）的疾病，须用调和平衡的方法治疗。诃子和岩精种药物是从各方面调和平衡的佳品。在此基础上，按照发病的部位及各种疾病的情况而确定调理的药物。如病在心脏用肉豆蔻，病在肺部用竹黄，病在肝用红花，病在命脉用丁香，病在肾用小豆蔻，病在脾用草果，病在胃部用石榴、荜茇，病在胆囊用藏茵陈与波棱瓜。隆病用肉蔻、木藤蓼与三骨汤。培根病用木香、芫荽、木瓜。血病用粑夏嘎、黄连。黄水症用芸香、草决明、黄秋葵。炎症及邪魔病用麝香、黑安息香。以上所述药物，需要哪种药物，按照病情及症状加在基本方剂上。如果隆病、培根病、赤巴病三者合并，以上药物可以合用。

若混合型（合并症）的疾病均匀地发作时，所用药物也要热、凉均匀。若一部分疾病来势较猛，病情严重，须按病情先医治病势重的疾病，或者采取分上下午轮流分别治疗，也可将相反的病情同时治疗。如在中午、午夜的时候，服用凉性药物及凉性食物以医治胆热病；傍晚和早晨扶助胃火，用热性药物和热食物以医治培根的凉性病；晚间和黎明时候医治隆病，服用热性而富有营养的食物及药物，把零星的隆病势头压制下去。若因三灾病失调而过盛时，哪一个过盛，就与其他两个作对，犹如兄弟之间不和睦一样。若三者之中缺少一个，则须进行扶持，要维持以调和平衡，犹如一个人有三个家室一样，经常要保持和睦，以免伤害元气。懂得这些道理，才能算是一个合格的医生。

9．医生要对患者的品性、所住的环境、季节、性质、年龄、身体、部位、胃火大小、习惯、仪表十大方面，详细地观察研究。它们若都相适时，应该善于用药物调理；若不相适时，则须施治以保持其适合的程度。

三、两种治法

疾病的治法虽比较多，但是归根结底，还是只有一般治法与特殊治法两种。一般治法，由于其对象有两种，所以医治疾病的方法也分两种。

即：增强体质的滋补法；禁食斋戒的消瘦法。

（一）增强体质的滋补法

这里主要讲述滋补的对象、用什么进行滋补、滋补的效果、滋补过分所产生的不良反应、医治不良反应的治法。

1. 滋补对象　凡身体内隆的成分较大者，元气耗损者，房事过度或劳损，产妇、失血过多者，肺穿孔者，年迈体弱者，失眠者，忧郁过度者，苦行者，劳累过度者等，一般在春夏之交，都应该进行滋补。

2. 用什么滋补　一般应该用绵羊肉、红糖、白糖、酥油、牛奶、乳酪、酒等营养丰富的食物进行滋补。药物滋补，应该服用对任何疾病都适宜的药油滋补剂。外治方面，应该采用肛门栓剂、泻下、按摩等方法滋补。起居方面，应该注意充足的睡眠，要安闲、心情舒畅。

3. 滋补的效果　这种滋补法，能很快增强体质，抵御一切疾病，使身体虚弱者强壮起来。

4. 过分滋补的不良反应　会产生肥胖症、淋巴结炎、身心迷惘、尿频症、吐痰、增强培根的成分等。

5. 医治不良反应的方法　服用使脂肪耗损的食物与药物。服用安息香、岩精、小蘗膏加蜂蜜，能医治肥胖症。或者服用三果、蜂蜜制剂，或者服用干姜、芒硝、酸藤果、余甘子、青稞炒面、蜂蜜制剂，能医治肥胖症。医治肥胖症须特别慎重。

（二）禁食斋戒的消瘦法

也是从禁食的对象、禁食的方法、禁食的效果、过分禁食的不良反应、医治不良反应的治疗方法等五项。

1. 禁食的对象　不消化者，进食脂肪过多者，患瘟病者，患尿频症者，患腹腔癌症者，患腿僵症，患痛风者，患脾病者，患下颌症者，患心脏病者，患热泻者，呕吐者，身心沉重者，食欲缺乏者，便秘者，患肥胖症者，患黄水症者，培根、赤巴增盛者等，而同时身体强壮者，在冬季可作禁食使其消瘦。

2. 禁食的方法　有药物调理与峻泻两种。失去调和平衡者，使其调和平衡，方法应从饮食、起居、药物、外治四方面医治。凡体弱者须用禁食的方法，使其忍受饥渴。如受不了，可少量服用性轻而易消化的食物。如仍受不了，用增生胃火的汤、散、丸等方剂医治。体质强壮者，宜在白天、夜晚大部分时间作体力活动，使之出汗，同时还可用火灸、罨敷法、药汽蒸疗法、放血等外治方法。峻泻者，是把疾病诱发后再使其排出体外的方法，若疾病在不消化（积食）的部位，可用催吐法引吐；若疾病在消化部位，须用猛烈的导剂灌肠，将疾病排出；若病在全身者，须用腹泻法；脉道疾病，须用脉泻法。

3. 禁食的效果　能使五官功能灵敏，身体清爽，增进食欲和勤奋，按时发生饥、渴感，排便、排气运行正常。

4. 过分禁食的不良反应　身体的元气耗损、消瘦、头晕、失眠、容颜消损、声音微弱、各个器官功能减退、口干、食欲缺乏；大小腿、尾椎骨、肋部、心胸部、脑等作痛，好似患了瘟疫病；恶心、呕吐、发生隆病等。

5. 医治不良反应的方法　一些滋补方法都能生效。特别是吃一些畜、兽类的肉，采用肛门栓剂，吃凉性食物，充足的睡眠等，能使身体强壮、丰满。增强体力最有效的方法是吃牛肉。

总之，决不可使滋补的施治对象困顿瘦弱；如果需要泻下时，也只能应用温和的方式进行。同样，如需要消瘦时，则须放弃滋补。隆病增盛，其他任何疾病耗损时，须用滋补法治疗，隆病耗损、培根、赤巴增盛时，应该用禁食消瘦法治疗。所以，身体的元气增盛或耗损的治疗方法是一样的。

第二节　治　法

藏医治疗学是藏医学中很重要的组成部分。所以简单地介绍关于藏医治疗学的实践。人们一般习惯得了病才去治疗，不注意平时的饮食、起居，但在医学上更加强调治未病这方面。《四部医典》的“概论部”第五章中记载：“医治疾病的善方有饮食、起居、药物、外治共四种。”还在《后序本》第二十六章中记载：“调养治法虽然有一千零二种，然而概括起来，只有饮食、起居、药物、外治等四种。”因此，这里简短地介绍这四项治疗方法。

一、饮食治疗

上述所说四种治疗方法中吃的食物和喝的饮料两部分分类方法为首要。此方法的有益和有害作用在《论述本》的“饮食学”中有详细的记载：“合理的饮食会使身体健康长寿。如果在饮食方面发生不及、过甚、颠倒的情况，便会生病，甚至生命受到危害。”因此，合理饮食是很重要的。人们都必须懂得关于饮食方面的知识，同时断除对身体不适合的饮食，平时各种饮食不能过饱或过饥，需要均匀地食用。从疾病预防的观点来看，首先选择合适的饮食为最重要。食物方面分为谷物、肉类、油脂、熟食、烹调五个方面。饮料分为奶、水、酒等。上述的食物及饮料的味觉和特殊作用在《四部医典》中已有详细记载。需要重视饮食的益害性，若不合适，针对各自的身体和起病等尽力禁忌各种有害饮食，经实践证明，这样对身体是有好处的。同时调节饮食方面更为重要，饮食不当引起的食物中毒等各种疾病，重则危及生命，在《四部医典》中强调调节饮食非常重要。针对各种饮食对全身健康以及特别对胃的消化功能来说，易于消化食物对健康有益，反之，难以消化的饮食不能过量饱食，其好处是饮食容易消化，益于健康。如果饮食量不足则直接影响身体发育气色（血液循环），饮食过量容易引起消化不良症等胃病，因此掌握好伙食是身体正常发育和预防疾病的重要方式。得之于饮食适当的益处是：全身轻松，食欲强，各器官功能灵便，体格健壮，大小便及排泄顺畅。

与日常生活紧密联系的饮水，分为雨水、雪水、河水、泉水、井水、咸水、森林中的水等不同水质，其中前者为佳，依次逐劣。就开水而言：在历史上，最初的药就是开水，人类最初的疾病是消化不良症，开水之益为水煮沸后其性温热，助消化，止呃逆，能治培根病、腹胀、呼吸困难、初期感冒、初期瘟疫等；凉开水能治赤巴病而不诱发培根病等。总之，饮水的益害在一千年以前的藏医医典中已详细记载，现在国内外防治水质污染，保持水源卫生的要求，与过去藏医医典上论述的道理相一致。

二、起居治疗

起居分为三个方面：①日常起居行为；②季节性起居行为；③临时性起居行为。

1．日常起居行为　是为了一切众生身心安乐和延年益寿，经常佩戴如药宝丸。最佳柯子、灵丹妙药，这些习惯主要起到预防与急救的效能。注意时刻在生活中禁忌不合适的饮食和起居，要经常克服能诱发一切疾病的外缘。对于舌等各器官不能使其疲困不堪。藏医学对卫生方面很讲究，经常洗浴，能增长精液，增加身体的热量，容光焕发，能消除身体发痒、多汗、有气味，制止消瘦，降低体温。

2．季节性起居行为　在藏医中分为孟冬、季冬、孟春、季春、暑季、秋季六个季节。应根据冬夏日更替，春秋相象，日偏南偏北等不同时节选择适当的起居行为。例如，夏季燥热，住在阴凉的房子里，洒凉水，穿着一些具有冰片、檀香、马兰草等气味的衣服；服用甘、酸、咸三种味的轻、温、油性的食物等。冬季夜晚较长，容易饥饿，因而身体的元气就会耗损，所以要用芝麻油在身上涂抹搓摩，吃一些肉汤油性的食物，穿皮衣，常穿鞋子，晒太阳或烤火等。春季因太阳暖和之故，在芬芳的园林林荫处休息，减少活动量，用豆粉齐搓擦身体以消除培根病。暑季里阳光非常炎热，用冷水洗澡，酒里掺点冷水后饮用，减少活动，不在太阳下久停，穿着要单薄，在清爽的凉房里休息，居住在阴凉清爽的地方。秋季为草芽及禾穗成熟时期，秋热之故，易引起赤巴病，要服用甘、苦、涩味的饮食，寒热要均匀等。总之，依据上述六种不同时节，选择适当的起居行为对预防疾病有着特殊的作用。

3．临时性起居行为　有13种，当生理上发生饥饿、口渴、呕吐、呵欠、喷嚏、呼吸、瞌睡、吐痰、吐唾沫、大便、放屁、小便、射精等现象时，应该因势利导，方便行使，不得遏止。饥饿时若不能进食喝水，则身体将亏损不堪，胃口受阻而头晕。须以轻而滋润的温热性的食物和饮料来解除。若口渴时阻止其饮水，则口干头晕，心脏病发作，甚至会发疯，须给予饮料，方能消除。若阻止其呕吐，将会发生胸口阻塞、眼疾、多痰、瘟疫等症，对此应闭斋禁食，用烟熏、锐性药物煎汁漱口等方法来消除。若阻止其呵欠，则会发生像止喷嚏时所发生的一切病症，须用祛隆方法，疗效较好。若阻止其喷嚏，则会发生视物模糊、头痛、口唇歪斜等症，须用锐性的烟熏、鼻药、看太阳等方法来消除。因疲劳过度而呼吸不畅时，将会发生痞块症、心脏病等症，须采用休息、升隆的方法来医治，疗效显著。若阻止其睡眠，则会发生呵欠多、视物模糊、不消化等症状，须用饮酒、喝肉汤等方法医治。若阻止其吐痰，则会发生痰塞、呼吸不畅等症状，须用消痰法治疗。若阻止其眼泪外流，将会发生心痛、头痛、胃口受阻等症状，须用饮酒、睡觉、与知心朋友谈心等方面医治。若阻止其放屁，则会发生大便秘结、痞块、绞痛、视力减退、心脏病等。因大便秘结而向上逆转，产生头痛、小腿抽筋、感冒等症状。若阻止其小便，则会发生结石症、尿道炎、多种生殖器疾病，以及放屁阻塞时所发生的一切病症。对此应该用锭疏通、按摩、热敷、服用药油滋补剂等方法治疗。若精液被阻，则精液滴漏，引起男性生殖器的疾病，小便闭塞，结石，阳痿，变成中性，对此应该采取手术疏通、热敷身体、进行房事、服用麻油、喝牛奶、吃家禽肉、饮酒等方法治疗。总之，上述细解的13种临时性的起居行为对预防疾病及消除已存疾病上起到了重要作用。

三、药物治疗

治疗理论数以百卷，内容丰富，雪域高原特殊的植物生长与矿物资源以及生物等特点，药味及药效即服药后产生的效益等药物学理论和实践论述数不胜数。至今沿用比较广泛和内容丰富的一些药学典籍，如《密诀本》中，在几千年以前所阐述的各种疾病和对其独特的配方药物记载了2826种，是藏医学理论的根基，也是到目前为止十分罕见的医学典籍，早在几千年以前就已经出现了数以万计的不同配方，说明藏医的治疗及配制药物水平达到了相当的高度。生药学方面《论述本》的“药物功效”中深入细致地介绍和解释了911种药物。18世纪著名药物学家蒂玛·旦增彭措编著了《晶珠本草》，该本草在915种药物的基础上细解地分为2294种药物，详述了植物、动物、矿物等药物的味、功、性、词藻之名，并附标本图解。同时为了搞清与过去药学家的不同看法和同一认药，他亲自赴许多地方进行调查寻访，并进行认真细致的研究，从而记录可靠的本草，这些研究至今还处于尖端地位，此为丰富祖国药学宝库作出了巨大贡献。另外，除《密诀本》中的配药以外，在《后序本》中还记述有不同的实践方法，配药不一的有平息药和清泻药两类。平息药主要有汤剂、散剂、丸剂、膏剂、药酒、草药配方、贵重药剂等配方。清泻药有下泻前的油疗方剂，吐泻药剂、鼻药、温和导剂、猛烈导剂、脉泻药剂等配方。这些配方都是消除疾病的武器，正如《四部医典》中所给予的高度赞赏。后来著名的藏医学家第司·桑吉嘉措编著的《医学补遗》中不胜枚举的配方，对18种瘟疫等危及生命的恶病治疗的秘方完全认可。后来著名藏医学家钦饶罗布在临床及配制药物的主要典籍《四部医典》《藏医千万舍利》《医学补遗》《经验百集》《贡追札记》等许多医典不断地引用，钦饶罗布大师为了发展藏医药事业作出了很多贡献。其中药王山利众医学院详述其经验及实践的《生药标本如意宝瓶》《草药标本·隆婆之宝》，在此之前药王山利众医学院在常用的50多种配方基础上补充及编著了《配方甘露宝瓶》，书中有127种配方。至今西藏自治区藏医院制药厂仍根据《甘露宝瓶》指导生产丸剂及散剂等，并研制了350多种配方。

四、外治治疗

外治治疗方法主要有放血、火灸、外敷、药浴、涂抹疗法、断除后遗症的穿刺六种。外治实践早已在西藏广大人民群众中很流行，春季和秋季里自然温泉疗法医治的疾病有白脉病、关节炎、皮肤病、骨质增生、肾病等，这种自然的外治方法不仅在西藏和其他藏族地区，在新疆及内蒙古等地区的医生也沿用至今。藏医放血和灸法在群众中十分盛行，尤其是在农牧民当中广泛使用，其对特殊疾病疗效也极为显著。具体更为详细的外治疗法在后述章节中有详细叙述，所以在这里不再进行叙述。

第三篇

藏医临床

第十三章

藏医三大基因学

第一节　隆病调治

现从疾病诱因、分类、症状、治疗四个方面讲述隆病的疾病医治。

一、诱因

由于无明导致贪欲而诱发疾病，一般来说，它们具有6种特性。是由于过量进食了味苦、性轻而粗粝的食物，房事劳累、少食、失眠、空腹劳动、大量失血、暴泻暴吐、被冷风吹袭、悲伤、哭泣、忧愁过度、絮语叨叨、长期缺乏营养、极力忍住大小便或用力挤压大小便等。初期疾病只在本部位蓄积，俟病势增大，一旦遇到以上外缘，即刻发病。然而也有同时爆发其他疾病的情况。疾病发生后，通过6种途径表现其疾病症状。

二、分类

隆病类别有63种。简要概述有总的分类与具体分类2大类。

（一）总分类

总分类根据疾病性质和疾病所患部位分两种。

1．按疾病性质（种类区分）　分为“阿哇达”症、达甘（后仰症、前俯症）、章巴娘（腮僵症）、吉蒂（结舌症）、角吉酷（侧弓症）、杂曾（脉痉挛症）、小叽刚（半身干枯症）、鲁公刚（全身干枯症）、新扔（木僵症）、崩加（臂瘫症）、比夏自、萨腾（跛行症）、拉让（腿僵症）、吉江过（狼头膝风）、则麻（踝刺痛）、苏控（拘挛）、卡力、刚自（足麻症）、刚巴擦（足烧症）20种。归纳为仍（僵直）、控（拘挛）、刚（干枯、消瘦）、伯而（肿胀）、欺（跛行）、啬（疼痛、刺痛）、确（精神障碍、心神不安）、波而（昏厥、昏迷）8种。

2．按发病部位　侵入本系危害致病，有皮肤病、肥胖病、脉道疾病、骨病、脏疾病、腑疾病、头晕目眩等。疾病侵入的部位首先是皮肤，其次扩展至肌肉再转入脂肪，然后依次侵入脉、筋络、血液、骨、髓、关节、精液、肺、心、肝、脾、肾、饮食未消化即胃或将要消化的部位即肠、胆、直肠、尿道、子宫、头、眼、耳、鼻、齿、全身等，分为皮肤隆、肌肉隆、脂肪隆、脉隆、筋隆、血隆、骨隆、关节隆、骨髓隆、精府隆、肺隆、心隆、肝隆、脾隆、肾隆、胃隆、小肠隆、大肠隆、胆囊隆、大便隆、小便隆、子宫隆、头隆、目隆、耳隆、鼻隆、齿隆全身28种，归纳为头隆、心隆、肺隆、肝隆、胃隆、大肠隆、肾隆7种疾病。

（二）具体分类

分为维命隆病（索增隆）、上行隆病（紧久隆）、遍布隆病（恰不欺隆）、伴火隆病（麦娘姆隆）、下泄隆病（吐塞隆）5种单纯隆病（单一型隆）及上述5种单纯隆病与赤巴病结合（混合型）的5种赤巴型二合病、5种培根型二合病共15种，合计63种。

三、症状

从疾病性质分疾病总症状与疾病具体症状两种。

（一）疾病总症状

疾病总症状是脉象虚如皮囊，小便清如水、搅动后稀而不黏，想行动又气虚乏力，心神不安，头脑晕眩，耳鸣，舌红干燥，口涩，游走性疼痛，畏寒战栗，活动时周身疼痛，有僵、缩、裂、折、抽、缚等感觉，活动时剧痛，汗毛竖起，失眠，呵欠，易怒，腰髋关节像被打了一般疼痛，后囟窝、胸骨、面颊皆酸痛或刺痛。隆症诸穴开口压则疼痛，空呕，黎明时干咳，肠鸣，早、晚饭后疼痛。

（二）疾病具体症状

由于隆病，身体弯曲如弓、呻吟、昏厥、目光直视、呼吸困难，此症叫做胸喘隆病。伛偻隆病的疾病症状是颈部后屈，胸部外突，颈项缩短，头部后仰，咬牙作响，口吐泡沫，头部、面颊及背部疼痛，喑哑，目光直视，呵欠多，两肋疼痛。

总之，颈项缩至胸，上体外凸似鸡胸。颊衰病的疾病症状是颊肌松弛，张口闭嘴困难。舌钝口吃的疾病症状是难进饮食，喑哑难言，口舌迟钝。半边弓的疾病症状是口斜，头部颤抖，语言涩滞，目光僵直，记忆衰退，梦中惊扰。囟脉隆病的疾病症状是隆血进入顶门脉道；严重者，头顶、肌肉、皮肤呈黑色。半侧干瘦病的疾病症状是半边身体无知觉，功能衰退。全身干瘦病的疾病症状是全身发生与半边干瘦病相同的疾病症状。木僵病的疾病症状是身体不能屈伸，僵如木块。肩痉挛的疾病症状是隆入肩部，抬举与行动困难且疼痛。手痉挛的疾病症状是手指活动功能衰退。僵硬病、破病、腿僵直等疾病症状是隆入筋络，行走颤抖，关节松弛，跛足拖拽。腿僵麻木病的疾病症状是培根脂肪增加，著于腿骨，下肢寒冷、无知觉，抬举困难，沉重如山。气血瘀积膝部而呈肿胀，名为狼头风。隆病游走无定，称为游走风。隆入踵骨筋部，小腿僵硬，身体弯曲。身体弯曲病与手痉挛合并称为卡黎风。腿足酸痛者叫腿酸痛病。烧足风的疾病症状是腿足发热，体温增高，行走作痛。总之，这类病呈现为僵直与屈曲，不能仰俯屈伸，肌体干瘦，失去感觉能力，行走迟钝，皮包骨，肿胀浮动，肿势时有增减，足跛拖拽，足重麻木失去知觉，刺痛常常游走无定处，心神不安，经常失眠，多语，哭笑无常，喑哑，体力耗尽，记忆衰退，语无伦次。

总之，头隆病的疾病症状是头晕、耳鸣、呕吐、颠仆、外境旋转。心隆病的疾病症状是身体颤抖，胸部胀满，思绪紊乱，语无伦次，头晕目眩，昏沉贪睡，气短而喘。肺隆病的疾病症状是睡眠短少，痰液不易咳出，干咳，身体肿胀，呕吐，眼肿，早晚咳嗽多。肝隆病的疾病症状是呃逆，胸部刺痛，脊肉疼痛，食欲缺乏，视物模糊，早晚觉得肝有悬空感。汽隆病的疾病症状是气喘腹胀，呃逆，胃部刺痛，食后稍安。肠隆病的疾病症状是肠鸣腹泻，多矢气。肾隆病的疾病症状是腰部疼痛，耳如雷鸣。

内部隆病病循径道，5种疾病的特征为：索增隆病，由于饮食粗粝、斋戒过度、劳累、大小便时力挤压致使体内功能失调，头部晕眩，心神不安，气散难于收敛，吞咽饮食困难。紧久隆病，呃逆，呕吐，阻塞不通，哭笑无常，只因负重过量，引起体内功能失调，致口吃喑哑，体力减弱，口眼歪斜，记忆力衰退。恰不欺隆病，由于行动、嬉戏过度，忧郁恐惧，饮食粗粝，引起体内功能失调，晕厥，妄言谵语，常欲行走，产生恐惧。麦娘姆隆病，由于进食了难消化的饮食，白天睡眠，导致体内功能失调，胃寒不能纳食，呕吐，不消化，腹血混浊。吐塞隆病，由于极力阻止或强力挤压大小便以及矢气、排精等，导致身体内部功能失调，骨节疼痛，四肢酸软，跛行，不能排泄矢气，小便闭塞。上述任何一种隆病若与赤巴病并发时，身体发热，眼现黄色。若与培根病并发时，则贪食性重而凉的饮食，变为愚昧。

从熟悉利害方面的诊断，进食肉食、酒类、糖、酥油，按摩取暖，如此饱食身暖，常可无恙。饮用冷水与牛乳、酪浆、陈豆叶、茶，或进食花椒过量，饥渴时着凉，多言多语，嗜睡，心情沉重等，皆是隆病的根源。总之，饮食起居失调会诱发疾病，疾病症状是脉象虚，尿色清，哈欠多，汗毛竖起，早、晚餐后感觉上腹剧痛。一般说，寒冷有害，保持温暖，再进食营养物，益处较大。不论什么疾病都来源于隆病。

四、治疗

分为疾病总医治与疾病具体治疗两种。

（一）疾病总治疗

疾病总治疗又分为饮食、起居、药物、外治等4种。

1．饮食　应该进食荨麻、大葱、大蒜、旱地产的面粉、骨头汤、绵羊肉、马肉、驴肉、旱獭肉、隔年陈肉、红糖、陈酥油、植物油、热面粥、牛乳、青稞酒、甘蔗酒等性温润有营养的各种饮食，可以祛风。

2．起居　要注意居住在温暖的地方，衣着温暖，睡眠休息适当，常与知心朋友交谈，消除忧愁。禁忌有害的饮食起居。

3．药物　在汤剂和药酒、祛隆汤、散剂、药酥油剂五类之中，应该首先采用汤剂。踝骨、胛骨把、尾椎骨煎汤，或者采用各种骨头加佐料煎汤内服，能医治所有的隆病。肉类、酥油、糖、酒等煎成汤剂内服，能医治一切隆病；特别对牙痛是良方。前方加肉豆蔻、紫硇砂、阿魏，能医治心隆病与隆邪侵入命脉的病症。复次药方，3岁的绵羊头煎汤，再加阿魏、干姜、光明盐，能医治一切隆病，特别对头隆病有特效。复次药方，干姜、阿魏煎汤加紫硇砂，对一切隆病都有效；特别对胃隆病、肠隆病及心隆病有显著的疗效。复次药方，干姜、藏茴香、肉豆蔻煎汤，既能医治隆病，又能增强记忆力。

药酒类，峨参、黄精、发酵糌粑糕、淡麦酒制剂，能医治一切隆病，特别对腰部及下半身的隆病有良效。红糖酒能医治一切隆病。同样，药油酒能医治寒性隆病，蒺藜酒能医治骨隆病与肾隆病。满 2 岁的羊羔骨酒能医治骨隆病。

祛隆汤计有盐姜祛隆汤、肉汤祛隆汤、黄酒祛隆汤、蒜汤祛隆汤 4 种。所谓盐姜祛隆汤是用洁净的纯酥油、面汤、牛乳等煎汤加干姜、光明盐制剂。所谓羊肉祛隆汤是将药物加入羊肉汤。所谓酸引子祛隆汤是用酒醅作基础，再加陈酥油、红糖、干姜等煎汤。所谓蒜汤祛隆汤是将大蒜煮熟研碎后与酥油、骨汤、光明盐粉等煎汤。上述 4 种祛隆汤均能医治一切隆病，增强体力，补益器官。对于处在转变关头的隆病，其功能犹如甘露效果神奇。

散剂，肉豆蔻、阿魏、紫硇砂、杂布如查盐、光明盐、三辛、肉桂、白豆蔻、石榴、诃子、宽筋藤、大蒜、两倍的白糖，其中肉豆蔻与阿魏任何一味药可做主药制剂，以三骨营养汤或四营汤送服，能医治身体内外上下的一切隆病。

药酥油剂，紫硇砂、荜茇、诃子、牦牛乳打的酥油等配制成酥油滋补剂，对上半身的隆病疗效显著。石榴、芫荽、干姜、小米辣、荜茇、牦牛乳打的酥油等配制成药酥油，能医治所有的隆病，也能提升胃阳，医治消瘦病。复次药方，药用大蒜、蔗糖制剂，再置于青稞堆里存放，是医治一切隆病的良药。复次药方，肉豆蔻、紫硇砂、阿魏、诃子、牦牛乳打的酥油等制剂，能医治隆病。同样，药用乌头“三果”、“五根”等制成药酥油滋补剂，能医治隆病。

4．外治　用陈酥油制成温和导剂进行治疗，比较适宜。诃子、大蒜、光明盐、融酥等剂，可医治下半身的隆病。其他疾病作祟时，可用油润清泻进行治疗。复次药方，用陈旧的菜籽油周身外涂，再按摩进行治疗，熬煮油渣饼及陈骨在疼痛处蒸气熏疗；熬煮各种杂骨蒸气熏疗，将其膏脂涂周身后再按摩进行治疗。此种油疗与罨敷，能止痛祛隆邪，能治疗一切僵直或蜷缩等疾病，增强体力，提升胃阳，能医治干瘦病。如果与其他疾病并发时，则禁忌此种疗法，可取百会与第一脊椎骨、第六脊椎骨、第七脊椎骨、第十六脊椎骨、黑白界等穴位火灸。以上治疗方法，能医治零星隆病。

（二）疾病具体治疗

按隆病的种类与患病部位、内外等三部分调治。

1．按种类进行治疗　按种类进行治疗时，对胸喘病油疗与罨敷后，再以锐泻鼻法清洗呼吸孔窍，使用药物圆柏子、牛乳、乳酪、肉汤、溶酥等煎汤取汁滴鼻。复次药方，圆柏子、松香、宽筋藤、五根、川木香、草木樨、悬钩木、肉汤、牛乳、甘蔗酒、四种油脂等煎汤，取汁搽涂熏疗，并用泻鼻法进行治疗。如果隆病与培根病并发时，胸口与两肋疼痛，此时药用花椒、诃子、阿魏、光明盐、肉桂、紫硇砂、藏木香、青稞等煎汤加蜂蜜进行治疗。复次药方，用药用阿魏、干姜、石榴、紫硇砂、川木香等煎汤，取汁滴鼻。如果与赤巴病并发时，可用泻鼻法进行治疗。对于伛偻外仰里屈病与颓衰病、半边弓、肩痉挛等疾病，应采用鼻滋补剂进行治疗，并且在百会穴与眼睛、耳孔等处涂抹芝麻油来医治，比较适宜。如果出现肿胀现象时，用催吐法医治；如果出现红肿现象时，可采用刀子放血法医治。大腿僵直麻痹，是由于食物没有消化而产生了培根、脂肪之故，对此症要禁忌油疗，须采用粗粝饮食医治，白青稞和大麦糌粑团、干旱地方产的肉、蜂蜜、酸酒等与蔬菜制成无咸味的淡菜粥同服。复次药方，三果、铁线莲、荜茇、兔耳草、蜂蜜等制剂，令服。复次药方，铁线莲、小米辣、诃子、油松、蜂蜜等制成糊剂，令服。复次药方，用安息香、岩精、诃子、黄牛尿等制剂，令服。复次药方，用等量的头花蓼、小米辣、三辛、安息香、三果、酸藤果等研成细末制剂，能医治多脂肪和培根疾病。多脂肪病与培根疾病将消尽时，须采用大托叶云实、白芥子、黄牛尿等制剂，搽身外敷。此时可以放松饮食限制，也可采用油疗。对于体屈与僵硬、跛行、手痉挛等病，药用油松根、高良姜、小米辣、荜茇、藏木香等研细，酥油煎煮合服。手痉挛与体屈病，在小指与环指指背的筋络上有黄色如细线的线状物，将此线挑断，能医治病根。对于僵硬与跛行应从病因入手诊断，油疗与罨敷、刀子放血、下泻、外敷等治疗方法，视病情选用。草木樨、川木香、白豆蔻、二菖蒲、紫檀香、石花、甘松、姜黄、芝由、冰糖等制成药酥油滋补剂，能医治囟脉隆病与木僵病、僵硬、跛行等一切隆病，同时也能医治健忘、痞瘤、睾丸下坠等疾病。

2．从患病部位治疗　疾病患于肌肉与皮肤时，采用油疗法与按摩术以及涂治和罨熨等四种方法进行治疗。疾病于脂肪时，按照大腿僵三硬的疾病医治，疾病侵入骨和骨髓时，采用油疗、罨敷法，进食四种油类食物，外敷或用收敛、泻下等法进行治疗。隆侵入精液时，用雪蛙、蜥蝎配方医治。隆侵入筋络、关节及脉道时，油疗与罨熨进行治疗后用布包扎。筋缩时，药用门隅豌豆、小麦汤、光明盐、芝麻油等熬煮外敷。隆侵入血液时，首先采用油疗法，然后刀子放血进行治疗。失血后无知觉者，药用锅烟、光明盐、芝麻油等制剂处敷。隆侵入心脏时，药用阿魏三味汤消除之。复次药方，三果药油滋补剂或乌头药油滋补剂皆可祛风。隆侵入肺时，药用沙棘四味散加诃子、芒果核、芸香药油滋补剂进行治疗。隆侵入肝时，药用羊头、羊肝、羊杂碎、佐料煎粥令服。侵入脾时，三辛和融酥配方祛风。侵入肾时，药用五根蒺藜酒祛风。隆侵入五脏时，火灸脊椎本位穴。隆侵入饮食未消化部分时，用催吐剂医治。隆侵入正在消化的部分时，用药物、饮食提升胃火进行治疗。隆侵入已消化的部分时，饮前用融酥缓泻。隆侵入胆时，用提升胃火、下泻、火灸进行治疗。隆侵入子宫时，按照妇科疾病医治。隆侵入直肠时，用蓖麻油下泻。侵入尿道时，用油疗罨敷及利尿药物进行治疗。隆侵入头部时，用外敷、火灸、羊头杂碎汤调理。侵入耳时，用罨敷和向耳内滴融酥的方法进行治疗。侵入眼和鼻时，滴融酥剂调理。侵入牙齿时，罨敷、针灸后服用四营汤。隆侵入五官时，用三果药油滋补剂调理。如果隆侵入周身时，依照总治疗方法进行治疗。

3．体内五种隆的治疗方法　索增隆，外敷芝麻油按摩后，滴用温和的鼻药，连续火灸风窍5～7次；紧久隆，在胸部与都果穴油疗，令服酥油杂骨汤，并具针灸三腧；恰不欺隆，令服肉豆蔻、木腰子药油滋补剂，药用甘蔗酒、隔年陈肉、生姜、荜茇、胡椒等制剂令服；麦娘姆隆，用罨敷疗法进行治疗后，令服阿魏散，火灸脊椎第十三节和随火窍；吐塞隆，用缓泻、按摩与罨敷进行治疗后，应该进食温暖而有营养的饮食、火灸脊椎第十六节交叉处。隆病与赤巴病并发时，轻泻后进食性凉而有营养的饮食。隆病与培根病并发时，首先催吐，然后进食轻而温和的饮食。

第二节　赤巴病调治

现从疾病诱因、分类、症状、治疗、后遗症五个方面讲述赤巴病的疾病医治。

一、诱因

由于饮食不当，偏咸、偏酸，饮食不洁，消化不良，恚怒等病缘，影响胆腑并延及全身，因而产生了难治的47种赤巴病。胆汁过量失调，在讲授治疗热病时，再详细叙述。隆和未消化的培根夺位，侵入主消化的赤巴觉久部位，迫使胆汁外溢而致病；胃与肝的痞块挤压胆腑，或者胆腑本身生长痞块，迫使胆汁外溢，蔓延致病；通常胆腑主消化的胆汁失调或消化赤巴导致血热紊乱，或者瘟疫引起胆汁扩散，或者饮食起居不当引起胆汁扩散，顺脉逃逸，肌肉和眼出现黄色。赤巴疾病有13种。简而言之，一般都属于本系热病；也有两种是旁系其他疾病所诱发。

二、分类

（一）从患病部位分类

它分传于皮肤，扩展至肌肉，流窜于脉络，黏着骨骼关节，侵入脏器坠积于腑，干扰外境五官不得安宁。所谓脏，是指心、肝、脾、肾；所谓腑，是指胆、胃、大肠、小肠、膀胱、子宫；五官是指头、眼、耳、鼻、舌。这样赤巴疾病患病部位共有 19 处。

(二)具体地区分为

主消化的赤巴叫赤巴觉久，能振作精力；完成诸事的赤巴叫朱谢；主变色的赤巴叫当居；专司观察心外事物的赤巴叫同己；润泽皮肤的赤巴叫多塞 5 种。如果与隆和培根的疾病混杂后，有 10 种。总之，疾病分寒、热两种类型，血胆如果增盛是热病；饮食不消化、培根与隆夺位是寒症。

三、症状

分为疾病总症状与疾病具体症状两种。

(一)疾病总症状

疾病总症状是眼、面色以及小便皆发黄，腹大，吐泻胆汁，皮肤发痒。热性赤巴病有：口渴，脉象紧，小便冒大气，沉淀物厚，口苦，发热，睡眠轻，大便色黄。酒、肉、陈酥油、红糖等热性饮食均有害。寒性赤巴病的疾病症状与此相反，热能和消化力均弱，大便白色。疾病具体症状是，在诊断热性疾病时，从习惯方面考虑的多；转入隆的部位时，腹胀、肠鸣、大便干燥，呵欠、欠伸多，进食温性营养丰富的饮食后，显得舒适。未消化的培根病转入任何部位时，疾病症状是身体沉重、嗜睡、食懒厌动，饮食起居怕凉喜暖，特别是大便颜色淡白、虚松不实。如果转入血的部位，便是形成木布病的病因，大便色紫、干燥如肉丸。肝痞块或肝大，占据胆位，按摸时肿大显著。胃痞块点据胆位时，贪食饮，胆位肿硬、按摸时疼痛难忍，胆囊本身患痞块，体力减弱，皮肤呈黄色、发痒，食欲缺乏。倘若泻法和刀子放血无效时，此病犹如遇到死主。胆功能失调，疾病症状是身体无力、吐泻胆汁。肝传热或乱热，瘟疫侵入胆腑，窜入脉道，这三种疾病的疾病症状、治疗方法等在以后各章节中叙述。

饮食起居不当，胆汁增多，侵入脉道，形成肤色变黄与共疸病两种。肤色变黄的疾病症状是：体力衰弱、失眠、身体沉重、进食乳酪或饮水都发苦味、皮肤呈金黄色，同时，眼将白色的器物看成黄色；清晨凉爽时身体感觉舒适，中午时则疼痛难言。黄疸病的疾病症状是：眼球与指甲皆旺黄色、身体多汗、气力弱、烦热、眼睛疼痛、食欲缺乏、只觉口渴、欲吐不能而干呕、眼前只显青红光。上述疾病症状如果迁延日久，便会转变成黑黄疸，疾病症状是身体发痒，肤色呈青黑色，头发、眉毛脱落，身体干瘦无力，指甲呈现黑斑纹。此时胆汁溢于骨肉，已被死亡绳索套住，难于活命。这时无须再去求医，而是积福积善的时机。赤巴病侵入皮肤时，皮肤作痒难熬。赤巴病侵入肌肉时，疾病症状是生疮、生疖并作痒，如搔破则出现黄水和鲜血。赤巴病窜入脉道，疾病症状是四肢关节与腓肠肌及其他温暖处皆发痒；严重者，周身发痒，脉道充满赤巴，皮肤与眼睛都呈现黄色，刀子放血时却无血，渗出黄色浆液。赤巴病著于骨骼时，疾病症状是所有的关节疼痛，身体分片作痛，干瘦，关节肿大。赤巴病侵入肺，疾病症状是鼻涕和痰液皆呈黄色。赤巴病侵入心脏，疾病症状是肺、心及胸部不适，舌色发黄，睡眠轻，心中只喜欢凉爽。赤巴病侵入肝时，疾病症状是肌肉颜色呈青色，肝区疼痛、头痛、眼痛，唾液黏稠。赤巴病侵入脾时，疾病症状是舌苔斑驳，便血，胸部胀满，左脚肿胀，关节疼痛。赤巴病侵入肾时，疾病症状是足重而麻木，腰部疼痛，耳壳背面的皮肤呈黄色。赤巴病侵入胃时，疾病症状是吐泻胆汁。赤巴病侵入大、小肠时，疾病症状是泻下胆汁而上部无恙。赤巴病侵扰膀胱时，疾病症状是输尿管口阻塞或小便淋漓。赤巴病窜入子宫时，疾病症状是胆汁下泄或淤积。赤巴病侵入头部时，疾病症状是囟门与头顶疼痛，如果日晒、饮酪，每逢秋季，疾病一定发作。赤巴病侵入眼时，疾病症状是眼呈黄色，发热，多泪。赤巴病侵入耳部时，疾病症状是剧痛，耳内发热、漏出黄水。赤巴病侵入鼻腔时，疾病症状是鼻涕呈黄色，鼻腔阻塞。赤巴病侵入舌部时，疾病症状是舌色发黄，诸味皆苦。诸病诊断先观察眼泪，如泪呈黄色，即为赤巴病。

(二)疾病具体症状

主消化的赤巴觉久失调致病时，疾病症状是舌苔黄，口渴，消化不良，食欲缺乏。赤巴当居失调致病时，疾病症状是黄水充满胃腑，身体沉重，体力减弱。赤巴朱谢失调致病时，疾病症状是心慌，气喘，口渴，食欲缺乏，身体颤抖，烦心，肺热。赤巴同己失调致病时，疾病症状是头痛，饮酒后刺痛，眼呈黄色，视近不能视远。赤巴多塞失调致病时，疾病症状是肌肉发热，肤色青黑，发热，皮肤粗糙。与隆和培根任何一种疾病并发，也会出现上述疾病症状。

四、治疗

分为疾病总医治与疾病具体医治法两种。赤巴病的疾病总医治法分为寒、热两种，有饮食、起居、药物、外治四个方面。

热性赤巴病，药用藏茵陈、波棱瓜、秦艽、哇夏嘎、船形乌头等煎汤待凉令服。如果胃火弱而难消化者，可以加热性药物。复次药方，三茵陈、波棱瓜、船形乌头、广木香、角茴香、鹅不食草、藏黄连、小蘖皮、白糖等制成散剂，水冲服，能医治一切赤巴疾病；并可取短翅脉，刀子放血进行治疗。如果此方不能治愈，须采用收敛、下泻，调理三方医治，药用岩精、山豆根、哇夏嘎、杜松子、藏茵陈、木贼、葡萄、大黄、甘草、小檗皮、白糖等为末，用牛尿浸泡波棱瓜的药水冲服。服药后疾病好转的表现是面色与眼泪比过去转白，口渴欲饮，若食欲缺乏，此时再以泻下法医治，用钩腺大戟、硼砂、波棱瓜等制成散剂，童便为引冲服，牛尿为催吐剂，进食大米粥，断其后遗症，饮食以清凉为宜。其后为清除余疾，用波棱瓜、杜仲、白糖等制剂，黄牛乳冲服。然后以三茵陈加波棱瓜、铁粉、船形乌头、角茴香、酸藤果、白糖等制成散剂，雪水冲服三分之一以上。如果热病余疾尚留存而赤巴成分大时，应该采用藏茵陈二十五味方祛除病根；隆的成分大时，藏茵陈药酒滋补剂治疗。饮食方面，三餐进食新鲜的黄牛肉、新鲜野牲肉、鲜酥油、蒲公英、大米、蓝青稞等合煎的粥，雪水沐浴或洗头，衣着清洁。寒性赤巴病，用石榴、桂皮、余甘子、山豆根、沙棘、猪粪煅炭、白糖等制剂，开水冲服。如果不能治愈时，等分四味汤加藏茵陈、白糖，开水冲服，专门收敛赤巴和培根，然后用丝瓜瓤、卵叶橐吾、光明盐、荜茇、离娄等制成散剂，牛乳冲服，将疾病向外引导。复次药方，光明盐、尖嘴诃子、大猪秧秧、荜茇、波棱瓜等煎汤，经常内服。要注意用性温的饮食，防止后遗症。其后再用开水冲服以石榴、干姜、荜茇、藏茵陈、波棱瓜、止泻果、藏木香、白糖等制成的散剂，祛除后遗症，使诸病消失。难医治者，要火灸第八脊椎、第九脊椎、第十二脊椎、大肠表窍等穴位。饮食方面，应该进食从黄牛、山羊及犏牛乳打的新鲜酥油、新鲜的绵羊肉、鱼肉、干肉、新鲜的热面蒜汤。起居方面，要禁忌潮湿寒冷、冷风吹袭；在干燥处，适当做点体力活动，以不出汗为宜。

五、后遗症

具体治疗方法：热病在总治疗方法中讲述。转为隆位者，饮食应该进食新鲜的绵羊肉、新鲜酥油、酒等性温而且有营养的饮食；用石榴、荜茇、藏茵陈、阿魏、干姜、藏药盐、诃子、红糖等制剂，开水冲服。新酥油是缓泻剂，功能如甘露一样效果神奇。连续火灸第一节脊椎与第九脊椎 5 ~ 7 次。不消化的培根症不论侵入何种部位，用石榴、桂皮、豆蔻、荜茇散或用大托叶云实六味散进行治疗，能助长胃火，增强消化力，然后视其病情，选用催吐和泻下法医治。其后用藏茵陈、波棱瓜、光明盐加前方制剂令服，清除余疾，火灸脊椎第三节与第十三节、随火窍、胃脘窍等。如果转入血位时，按照培根木布病治疗，火灸脊椎第八节和第九节。

总之，医治赤巴疾病，要将赤巴安置在本位上，病因尚未查明之前，不可能阻止其发展。肝脏肿大或肝痞块迫使胆汁外溢之病，用竹黄八味方进行治疗后，取短翅脉或腑脉穴刀子放血，减轻血压，其后用泻下、火灸进行治疗。痞块迫使胆汁外溢，药用海贝煅灰、赤小豆、水菖蒲、刺参、光明盐等煅灰制成丸剂令服，以破痞块；取短翅脉、正长脉轻轻刀子放血后，针灸胃脘窍与脊椎第九节、三歧穴。赤巴痞块，用人中黄和猪粪煅炭，白糖、石榴、桂皮、荜茇、生姜等五合制剂，开水冲服；并对症内服藏茵陈八味方，轻轻刀子放血，针灸脊椎第八节、第九节、第十二节及胃窍。赤巴肌肉黄病，用藏茵陈、止泻果、波棱瓜、藏黄连、哇夏嘎、船形乌头、穆坪马兜铃等煎汤令服；取细顶脉与兴头脉、纯遒穴等处刀子放血；用藏茵陈下泻后，进食冷肉，内服红花七味散与搅乳酪，祛除后遗症。赤巴黄疸病，用藏茵陈汤与三果汤消除热病，在肝胆交点脉道与细顶脉、正长脉等穴位刀子放血。复次药方，木藤蓼、藏茵陈、山柰、诃子、藏黄连、止泻木、白糖等制剂令服；或冰片七味方加白糖令服。赤巴扩散到肌肉和皮肤、胆汁外溢等疾病，用草木樨、甘松、瓦韦、诃子、侧柏、烧独活、当归、黄花杜鹃花、菖蒲、广木香、黄牛尿等制剂；或用白芷、溪岸银莲花、乳酪等制剂外敷。如果不能治愈者，用桶酥、大蒜、盐、温水制剂洗浴后外敷，上述药剂在太阳光下晒后，用指甲搔之，赤巴竟出，此时，用刺柏、杜松、豆叶、盐等制剂外敷后在太阳光下曝晒，然后再用指甲搔之，如此反复医治，黄水可除。如果仍然不能治愈，可用离娄、白芷、诃子等制剂加芸香、草决明、冬葵子令服以泻疫；在肝脉和脾脉、黄水脉、胆脉等处多次刀子放血；药水浸浴后，内服降真香药油滋补剂有益。赤巴侵入脉道，药用藏茵陈、止泻木、穆坪马兜铃、哇夏嘎、秦艽、波棱瓜、水柏枝等煎汤令服，多次刀子放血，然后再水冰片二十五味方剂进行治疗。赤巴著于骨，内服藏茵陈下泻汤与冰片二十五味方，并应进食性质表凉的食物，以药水浸浴，效果良好。肥胖病，可用冰片、白檀香、紫檀香、三木棉花、毛瓣绿绒蒿、黄牛乳提炼的酥油、白糖、蜂蜜等制成膏剂令服。

总之，赤巴病向外扩散，根治黄水是关键。赤巴侵入五脏时，总治疗的药物有藏茵陈、藏黄连、隆骨、波棱瓜、止泻木、葡萄、秦艽、船形乌头等。赤巴病侵入心脏时，加肉果草、广木香、沉香。赤巴病侵入肺时，加甘草、竹黄、茵陈蒿。赤巴病侵入肝脏时，加五灵脂、西红花、哇夏嘎。赤巴病侵入脾脏时，加广木香、石榴、荜茇。赤巴病侵入肾时，加刺柏、肉豆蔻、茜草、槟榔叶、红糖、白糖等制剂令服，在各自脉位刀子放血，热象减退后在腰椎火灸。赤巴病侵入任何一腑，除了采用泻下治疗外，别无他法。赤巴病侵入头部，可用催吐、泻下与刀子放血、内服玉蕊散、药油丸，并火灸进行治疗。赤巴病侵入眼睛时，在额上筋脉刀子放血，外敷黄柏膏。赤巴病侵入耳部时，用广木香、豌豆花、波棱瓜、诃子、毛诃子等煎汤滴耳。赤巴病侵入鼻腔时，在清泻之后，滴入红花汁。赤巴病侵入舌部时，在腿曲脉道刀子放血之后，进食甜味饮食。特别是赤巴觉久发病时，药用光明盐汤与丝瓜籽催吐进行治疗。赤巴当居发病时，泻下后内服果玛卡散加藏茵陈，在胆脉处多次刀子放血。

第三节 培根病调治

现从疾病诱因、分类、症状、治疗四个方面讲述培根病的医治。

一、诱因

由于无明与愚痴而产生的培根疾病，一般有七个征象。过量进食味苦或甜、质量性凉多油腻的饮食后，居住安闲，少活动，白天酣睡，长期在湿地上居住，衣着单薄受凉，进食新刈的麦、豆，或者是受冰雹打过的腐烂食物、山羊肉、牛肉、油脂、植物油、陈腐的萝卜、野蒜等。或者进食了生的食物、霉烂的食物、冻结的食物、黄牛乳、山羊乳、冰冷的乳酪、冷菜、生水等。前面的饮食未消化，接着又进食，形成了食积。这些外缘，都是诱发寒性培根病的根源。

二、分类

此类疾病分为本系与旁系两种。本系疾病又有总的分析与具体的疾病症状分析。总的分析又包括疾病的种类与患病的部位两个方面。从疾病的种类分析，有培根瘀积胃腑、培根痰垢、培根胃温衰弱、培根阻塞咽喉、寒性痛风、培根消瘦病六种。若再从患病部位分析，有散布到皮肤、扩散到肌肉、流窜于脉道、著于骨、侵入脏或腑、头晕目眩。培根侵入的脏器是心、脾、肝、肾，侵入的腑器是胃、大肠、小肠、胆、膀胱、子宫，侵入的五官是头、眼、耳、鼻、舌。具体区分又有培根登及、培根症及、培根疟及、培根寸及、培根局尔及五种。如果与隆或赤巴病混合，则成为十种。以上总计 41 种疾病是培根系疾病。旁系疾病分为培根斯布与培根木布两类。

三、症状

分疾病总症状与疾病具体症状两种。

(一)疾病总症状

疾病总症状须从病因观察、从症象观察。

1. 从病因观察　由前面讲述过的诱发培根疾病的饮食、起居等所致的疾病，便是培根疾病。诊断时脉象沉而弱，尿色发白、嗅味及蒸气小，口臭，舌苔和牙龈灰白，眼睛浮肿，鼻涕与口涎多，头晕，全身沉重，消化力衰弱，食欲缺乏，腰部不适，身体肿胀，颈生瘿瘤，上吐下泻，刀子放血时血色淡红而黏性大如粥样，健忘，嗜睡，小腿发酸，皮肤角化，肢节拘紧难于舒展，阴雨天早晚进食后起病，饮食以质粗性温者适宜，质重性凉者有害。

2. 从症象观察　培根瘀积胃腑，系吃了不适合的饮食，饮食不消化，培根凝聚增多，瘀积胃部所致。此症称为培根瘀积胃腑。疾病症状是胃有瘀积感觉，胸口疼痛，按之无凝结块，食欲缺乏，饮食难于消化，进食时疼痛发作，饥饿时却感舒适。培根铁垢，疾病症状同上，饮食不消化，胃涎增多、积于胃的皱褶处，胃火衰弱，胃部胀满，呃逆，肿硬疼痛，胃口不开，身体干瘦，怕动，所进饮食全部吐尽。培根热能衰弱，寒气过大，饮食难于消化，寒冷处居住的时间过长，衣着单薄；水中作业时间过长，热后凉甚；泻下和刀子放血过度，赤巴觉久和麦娘姆隆的功能衰退，体温下降，饮食消化不了。呃逆、肠鸣、食物未完全消化而被泄泻，体力衰弱，身体干瘦，最后肿胀形成痞块。培根阻塞咽喉，胃与胸部、肺脏等处培根激增，培根之气着于气管壁和咽喉，犹如桶的内壁被酥油粘着，不能分离，因此咽喉壅塞，吞咽食物困难，呼吸不畅，身体干瘦，体力丧失。由于不能进食，胃腑萎缩，最后咽喉闭塞而死。寒性痛风，饮食未清化处培根增加，肝胃疼痛，食欲缺乏，上吐下泻不止，腓肠肌与眼骨疼痛，热汗不止，最后侵入四肢，形成痛风症。培根消瘦病，疾病症状是进食无饱足，体力渐弱，身体渐瘦，腹部特大，小腿打颤、发酸。培根病散布于皮肤，皮肤寒冷发痒，犹如牛舔一样。培根扩散于肌肉，体温下降，腹中似空，小便有沉淀物，身体沉重、嗜睡，膝部发酸，淋巴腺肿。培根疾病侵入脉道，脉道冰凉，全身僵硬沉重。培根疾病著于骨，骨骼寒冷、疼痛，关节松弛，伸屈僵硬，行动不便。培根病侵入心脏时，神志不清，食欲缺乏，身体沉重。培根病侵入肺时，胸部胀满，头晕，不愿进食，黏痰呈青蓝色，咳嗽多。培根病侵入肝时，进食肝区疼痛，腹部寄生虫上行，口流清水。培根病侵入脾时，嗜睡，气粗哮喘，腹胀，懒惰，进食之物以原色泻出。培根疾病侵入肾时，腰肾疼痛，小便频数，听力衰退，潮湿寒冷特别伤肾。培根疾病侵入胃时，胃感沉重，胸部发热出汗，饮食不消化。培根疾病侵入大肠时，肠鸣，进食之际感觉疼痛。侵入小肠时，下痢，身体沉重。培根疾病侵入胆时，眼呈黄色，饮食不易消化，身体沉重，懒惰，嗜睡。培根病侵入膀胱时，转变为培根性的小便频数症。培根病侵入子宫时，下身呈现寒象，月经似尿，滴沥而量多。培根病侵入头部时，头部感觉沉重，嗜睡，食欲缺乏。培根病侵入眼部时，眼部肿胀，眼泪滴漏。培根病侵入耳时，耳鸣，沉重，听力减退。培根病侵入鼻时，鼻腔阻塞，鼻、唇有沉重感。侵入舌部时，舌呈僵硬，味觉失灵。

(二)疾病具体症状

培根登及症的疾病症状是，胃口不开，胸部胀满，胸背剧痛，胸部发热，吐酸水，食欲缺乏。培根疟及症的疾病症状是，饮食不易消化，营养难于摄取，呃逆，胃部肿硬。培根娘及症的疾病症状是食而无味，少渴，舌寒，唇痛，声嘶，不能摄食。培根寸及症的疾病症状是，头晕、目眩，耳音阴塞，常打喷嚏，鼻涕多，感冒，囟门沉重感。培根局尔及症的疾病症状是关节肿大，屈曲困难，四肢关节疼痛，骨节松弛。如果与隆和赤巴任何一种疾病并发时，疾病症状也是如此。黄培根病系胆汁外溢，脉象迟缓，尿色发黄，胃部胀满，食欲缺乏，饮酒和温暖时囟门与眼骨疼痛，胸膛发热，嗳酸，吐胆汁，常住湿地与进食酸腐饮食会引起腹泻，进食炒熟的小麦、山羊肉、陈酥油、甜酒等危害大，最后转为木布症或协巴疾病。培根木布症，系血液污秽致病，胃、肝及胸背疼痛，吐泻浊血茜红，身体沉重感，懈惰，心情忧郁，饥寒与饱暖均有害，无故产生疼痛。不予医治，反而康宁。

四、治疗

分疾病总治疗与疾病具体治疗。

（一）疾病总治疗

培根疾病的本性属于寒症，因而药物、外治、饮食、起居等治疗应以温暖为主。土性药物味苦性重，倘一时未能奏效，应当长期治疗。饮食医治方面，经常适量进食陈谷热面食、醇酒、开水、姜汤、绵羊肉、鱼肉、野牦牛肉、鹫肉、狗肉等，性温而轻，以及粗粝的饮食。进食勿过饱，宜少食多餐，宜食容易消化的食物。起居方面，要烤火、晒太阳，衣着要温暖，在干燥地方适当进行体力活动，勿过多卧床。在饮食起居方面，要禁忌诱发疾病的外缘。药物治疗，可服用光明盐三味方或四味汤。复次药方，光明盐、菥蓂、荜茇汤。复次药方，三辛、光明盐汤合剂，药煎后热服。散剂药物可采用石榴四味散、石榴八味散、黄花杜鹃七味散、果玛卡散等合剂。石榴、桂皮、缩砂、荜茇、干姜、藏红盐散能医治培根瘀积胃腑病、培根铁垢症及食欲缺乏的培根热能衰弱病等。石榴四味散再加野小茴香、藏红盐、生姜等制成散剂，能开胃口，提升胃阳，消化食物，止呃逆，治胃痛。复次药方，石榴、桂皮、缩砂、荜茇、干姜、石榴四味方、蔓荆子、光明盐、藏红盐等制成散剂，能医治一切寒性培根症。以上诸方，皆以白糖为引，开水冲服。如果不能治愈，应该采用上吐下泻的方法求近道，然后考虑，适当以散剂药物祛除余留残疾。器械治疗，用盐、土块、兽毛烤热后罨敷，寒气已扩散者，用温针进行治疗。

（二）疾病具体治疗

根据疾病种类与患病部位、内器与旁系等四种具体情况进行治疗。

1．培根瘀积胃腑病，药用“三辛”、光明盐、藏红盐等煎汤令服。盐、土块烤热罨熨。如果不能治愈，应该以烧盐制剂医治，服药后催吐和火灸胃脘窍三壮。如果腹疾形成肿块，以手按之感觉坚硬，跳动疼痛难于忍受，饮食不能正常摄取，所进饮食完全吐出，这是胃的培根痞块病，寒水石炭火煅烧酪汁淬灰、鹫粪、诃子、荜茇等制剂，白糖为引，开水冲服，能医治痞块病。复次药方，用三辛丸三副破痞块，如果痞块被破，再以催吐清除余疾。

2．培根铁垢症，用寒水石散剂或用锐利的散剂除病；其次，催吐下泻后，再服石榴剂。如果难治愈者，可用火灸胃脘前后。

3．培根胃火衰弱症，用果玛卡散；石榴、桂皮、缩砂、荜茇、干姜、肉果、丁香、草果、蔓荆子、溪岸银莲花、大托叶云实、光明盐、藏红盐、蔗糖等制剂，开水冲服，有升胃火作用。复次药方，光明盐、蛇床子，铁线莲、荜茇、干姜等，依次加大药量，再加与以上诸药等量的诃子散，服后即可升胃火。复次药方，阿魏、藏红盐、三辛、大蒜、陈酥油等制成药锭，能升胃火，在脊椎第十二节，随火穴温针灸治。

4．培根阴塞咽喉，用石榴、桂皮、缩砂、荜茇、干姜、肉果等热药；或用豆蔻、小豆蔻、丁香、草果四良药；阿魏、蔓荆子、光明盐等诸药，加等量的各种盐类、溪岸银莲花、毛茛、煅寒水石、生蜂蜜等制成锐利的散剂，早晚开水冲服。饮食应进食鱼肉、绢毛苣热菜汤；服药后，催泻与催吐结合进行治疗，火灸胃脘窍、空、第四脊椎。

5．培根寒性痛风症，烧石头或鸽子粪罨敷。药物用阿魏、硇砂、铁线莲类木通等煎汤令服。复次药方，小豆蔻、广木香、光明盐、荜茇、麝香、酸藤果街制成散剂。复次药方，石榴、“三辛”、诃子、光明盐、藏木香、芫荽、五味子、紫柳、红糖、蜂蜜等制剂令服。特别是在温暖的地方散步有益。

6．培根消瘦病，用干姜、藏红盐、诃子、余甘子、白糖等制剂令服；用刺参催吐，火灸胃脘穴。服药期间，进食性轻温而量少的饮食为宜。

7．培根疾病扩散于皮肤，用干姜、荜茇、胡椒、桶酥等制剂外敷，在阳光下勤晒及按摩。

8．培根疾病著于骨，用甘蔗酒、胡椒、干姜、荜茇等煎汤令服；鸽粪加热罨敷，进食驴肉补阳，外敷桶酥，按摩；火灸受寒的关节，是祛风的良方。

9．培根病侵入肺或心时，催吐法引发疾病，然后以石榴、桂皮、小豆蔻、荜茇等为主药。疾病侵入心脏者，再加肉豆蔻、阿魏、藏红盐；疾病侵入肺者，再加沙棘、广木香、石灰华。以上两方皆以白糖与蜂蜜为药引，开水冲服。复次药方，疾病侵入心脏者，用肉豆蔻、“三辛”、小豆蔻、南苣胜、草果、白糖等制剂令服。疾病侵入肺者，药用石榴、“三辛”、野小茴香、南苣胜、桂皮、小豆蔻、蔗糖等制剂令服；然后火灸脊椎第四、五、六、七节。

10．培根疾病侵入肝时，用“三辛”、石榴、桂皮、红盐、藏红花、白糖等制剂令服；火灸脊椎第九节。

11．培根疾病侵入脾脏时，用石榴、光明盐、“三辛”、灰盐、藏红盐、黑盐、蔗糖等制剂令服；火灸脊椎第十一节。

12．培根病侵入肾时，可用盐、兽毛、沙土加热罨熨；用“三辛”、小豆蔻、白硇砂、黄葵子、螃蟹、海金沙、“三果”等制剂，红糖酒冲服；进食雪豹肉、狼肉、水獭肉、驴肉；艾灸脊椎第十四节。

13．培根疾病侵入胃时，用石榴、桂皮、缩砂、荜茇、干姜，或藏红盐、五味子、阿魏等制剂；火灸身前身后患病的穴位。

14．培根病侵入大、小肠时，用桂皮、石榴、小豆蔻、荜茇、干姜、蔓荆子、阿魏、藏红盐、蔗糖等制剂令服；火灸身前身后的患病穴位。

15．培根病侵入胆时，用石榴、桂皮、缩砂、荜茇、光明盐、波棱瓜、干姜等制剂；火灸脊椎第九、第十节，并用泻下法祛除疾病。

16．培根病侵入膀胱时，用光明盐、三辛、小豆蔻、黄葵籽、白酒等制剂令服。

17．培根疾病侵入子宫，用三副三辛丸，火灸、热敷、进食白酒和驴肉进行治疗。

18．培根病侵入头部时，催吐进行治疗并服用石榴八味方。侵入眼时，用黄铜、烟粉制剂外敷，进食鱼肉。培根疾病侵入耳时，耳内滴入阿魏、光明盐制剂。

19．如果与隆或赤巴疾病混合时，用对症药物进行治疗。

20．旁系的黄色培根病，用等分四味汤和石榴八味方制剂，丝瓜籽催吐，藏木香散温泻，在金飨脉刀子放血，寒水石六味方辅治，进食新鲜肉、鲜酥油、黄牛乳、犏牛乳。

21．旁系的培根木布病，用石榴、藏木瓜、沙棘、余甘子、干姜、藏木香、芫荽、毛瓣绿绒蒿、荜茇、白糖等制剂，开水冲服。

总之，培根质重而性钝凉，一切内科病症，皆由培根所致。扩散至肌肉、皮肤、脉道、关节等处的疾病很少见，只在本位发病，很少侵入旁系，一般只因不消化、胃腑生病是主位。因此，理应重视胃。

第四节　培根木布综合征调治

现从疾病诱因、患病部位、发病时间、分类、症状、治疗、防治后遗症七个方面讲述培根木布综合征的疾病医治。

一、诱因

培根、血液、赤巴、隆等四种疾病并发时，称为综合征。其疾病症状难于诊察，也难于医治。它的病缘有寒、热两种。热缘经蔓延乱血侵入肝脏。或者因过量进食辛酸的饮食，血液激增，肝脏肿大，不能变化成精微，从肝脏侵入胃腑，与培根混合。血液与培根共同腐化，顺路侵入小肠，呈现出烟汁色，流入大肠与隆相伴，称为木布下坠。寒缘是由于饮食不消化，或者进食不合胃腑的饮食，在胃腑不能消化，胃黏液激增、瘀积，麦娘姆隆与赤巴觉久的功能衰退，精华与糟粕不能分离，侵入肝脏部位又不能转化成精气，反而恶血充斥，肝脏增大，又侵入胃腑后不能消化，致使培根性激增，木布的疾病症状犹如狐狸一样潜伏下来，称为木布瘀积。

二、患病部位

木布症患病部位有本系部位与旁系部位两种。本系部位有胃、肝、大肠、小肠四处。在胃发病时，疾病症状犹如培根病；在肝发病时，疾病症状和血病相似；在小肠发病时，疾病症状如赤巴病的疾病症状；在大肠发病时，疾病症状和隆病相似。木布扩散到旁系者，有内外两种。外部的，传入肌肉，扩散至皮肤时，似地祇作祟；散于脉道时，似毒症；著于关节时，似痛风。内部的，是命脉、肝、血液。命脉好似州城，关节犹如护城的堡垒。木布向上侵入头部则头痛；侵入肺则成肺病；瘀积心脏则酿成心风病；侵入脾为脾病；侵入肾脏为肾病。

三、发病时间

木布的病期分三个阶段。疾病初期称为热期；中期有热也有寒，称为寒热交织期；末期大寒无热，称为寒期。初期木布热气极甚，血胆激增，此时如有寒象也是潜伏在本位；中期血和赤巴均热，培根和隆属寒，热力均衡，寒热冲突自然交织；末期血和赤巴的热力耗尽，培根和隆的热力激增，乃转为寒症。

四、分类

木布疾病的种类有蔓延、扩散、迁延、瘀积四类。蔓延，疾病分为向外蔓延与向里蔓延两种；扩散，分为穿孔与未穿孔两种；迁延，又有潜伏与不潜伏两种；瘀积，也分为新与旧两种。

五、症状

其诊断方法分为观察总病象与具体病象两种。观察总病象又要从诊脉、验尿、观察表面病象、从利害方面观察四个方面着手。诊脉时，一般脉象洪大，关脉濡；如果因寒而发病，一般脉象细而弱，尿色红紫、油腻、浓稠、有沉淀物。胃、肝疼痛，背脊也痛，身体沉重，小腿无力支撑，脊椎骨疼痛；食欲缺乏，口内有腥臭味、烧心、欲吐不能，有时候胸热、头痛、眼眶疼痛，汗凉后腹绞痛，大便色紫、干燥如肉丸子。饱时痛，饥也痛，暖时痛，冷也痛；无故也发生病痛。不予医治反而自趋安宁。一般在春秋两季发病，分为三个阶段。此病初期呕吐热水与酸水；中期疾病已经成型，呕吐物色黄如茜草汁；末期病情已经发展，呕吐腐血如烟汁。当年新刈的谷物与炒麦、腐酸的面食、陈酥油、植物油、山羊肉、野牦牛肉、腐烂的鱼肉、甜酒、大蒜、未发酵的酪等油腻沉重的饮食、过热过冷的食物等，对此病均无害无益。岩羊肉、黄羊肉、鲜牛肉、陈谷、豌豆，黄牛、山羊、牦牛乳中提取的乳酪、酪浆，鱼肉、猪肉等性轻而粗，温凉适宜的饮食，对此病有益，应予食用。结合具体患病部位、患病时间、疾病种类，观察病象，部位有肝、胃、大肠、小肠四处。胃患病时，疾病症状为呕吐，进食后疼痛，消化不良。亲旧酒及死牲畜的肉对病有害。特别在温暖、潮湿、寒冷时容易发病。肝患病时，疾病症状是胸膈与背部疼痛，关节抽搐，按摩后使感觉舒适。烤火、晒太阳、温暖，营养及酸腐饮食，对本病有害；同时肝脏肿大、硬化。小肠患病时，疾病症状是小肠疼痛无定处，眼睛与尿色皆黄。大肠患病时，疾病症状是肠鸣，夜晚或进食酸味饮食后肠鸣特别厉害，矢气甚臭，居住地方宜暖不宜寒，寒则有害。从发病时间观察病象：首先是热期，脉象紧，尿色紫，臭气大，舌苔干燥，舌体强直，口苦，食欲缺乏，身体沉重，嗜睡，面色油腻，眼睛发红，胸膈与背部交替疼痛，头与眼骨皆疼痛，头顶囟门部沉重感，烤火、晒太阳时疼痛特别加剧。进食酸腐饮食及用力过猛，必然要诱发疾病。这是木布症的热期。寒热交织，阻挡了麦娘姆隆的去路，于是麦娘姆隆侵入脏腑的所有脉道，气血左右冲突，相互交织，无定时地剧痛，诱发了脏腑的绞痛；白天稍安，夜晚疼痛，饥饿与热罨敷时觉得比较舒适。肌肉消瘦，皮肤干燥，诸脉扩张，温凉的饮食和药物全然无效，这是木布紊乱失调症；较难治疗，一般结果是死亡。后期，身体寒冷，体力衰弱，饮食不消化，呃逆，呕吐，饱后感觉疼痛，也有腹泻，肠鸣；水与薄酒皆有害。

六、治疗

疾病医治分为疾病总治疗和疾病具体治疗两种。

（一）疾病总治疗

又分为饮食、起居、药物、手术四种治疗方法。首先是通过饮食、起居来治疗顽症，食用鱼肉、猪肉、兽类动物的肉，犏牛乳中提取的乳酪与酪浆、岩羊肉、黄羊肉、黄牛肉、豌豆、茶、凉开水等，是治疗木布热病扩散的饮食。禁忌温暖、营养与用力过猛。厚唇重唇鱼鱼肉、野牦牛肉、新鲜绵羊肉、干旱地方生产的谷物煮的热粥等，是治疗木布寒性病缘潜伏的饮食。禁忌进食性凉而重的饮食、白天睡眠及受寒。在干燥温暖的地方适当做些体力活动，以不出汗为宜。药物治疗有膏剂、石类药和草药三种。膏剂：诃子、岩精调理身体。竹黄、藏红花医治肺、肝。石榴、藏木瓜、沙棘、芫荽、藏木香、毛瓣绿绒蒿、荜茇七味皆是医治热性培根病的药物。藏茵陈、哇夏嘎是治疗血病与胆病的良药。热性疾病可加牛黄与檀香；寒性病可加黄花杜鹃和鲜姜。如果疾病在人体上下之间的中焦，白糖与蜂蜜为引是医治一切木布病的主药。特别是对扩散的热性木布病疗效比较显著。石类药有炉甘石、诃子、岩精为君药，哇夏嘎、矮紫堇为妃药，寒水石为太子药，藏木香、芫荽、沙棘为臣药，这些是医治所有木布病的主药。在前方的基础上加肉豆蔻、沉香、檀香等，主治木布病蔓延至命脉与心脏。前方加牛黄、白檀香、三凉等，主治木布病初期热散症。前方加竹黄、葡萄、甘草、熊胆等，主治木布病蔓延至肺。前方加乌头、熊胆、波棱瓜等，主治木布热病潜伏于腑器。前方加贯众、猪血、小蘖的中层皮等，主治木布病蔓延至脉道及关节。前方加紫草、琥珀、炒米等，主治木布病上行穿漏症。前方加五味子、高山展毛翠雀、止泻木等，主治木布病下行穿漏症。前方加沙棘、光明盐、蛇肉等，主治木布瘀积症。前方加黄花杜鹃、石榴及温性药，主治木布潜伏之危。以上诸方皆以白糖、蔗糖或蜂蜜为药引，医治木布综合征，效果最神奇。草药剂：用唐古特青兰、蒲公英、茶藨子的中层皮，沙棘、姜黄等为主药，再加辅助的药物黄花杜鹃、桂皮、小豆蔻、黄精、木藤蓼等研制成散剂，以白糖为药引，热病用凉水冲服；寒症用开水冲服，能医治一切木布症，特别能医治寒热交织症。复次药方，檀香、竹黄、藏红花、藏木香、芫荽、白糖等制剂，主治木布血热扩散症。等分四味汤主治胀满呃逆。复次药方，藏红花、熊胆、紫草、有爪石斛、炒米、白糖、蜂蜜等制剂，主治木布呕吐症。复次药方，寒水石、矮紫堇、五味子、止泻果、唐古特青蓝等，掺合大米粥，早晚令服，主治下泻疾病和综合征。初来月经呕吐酸水时，药用石榴、藏木香、藏红花、荜茇、小豆蔻、寒水石加白糖，制剂令服。或者用石榴、沙棘、余甘子、五味子、小蘖籽、亚大黄等制剂令服。黄水、胆液交织呕吐时，可用止泻果、藏茵陈、甘草、芫荽、草果、熊胆、白糖等制剂令服来调理。复次药方，甘草、波棱瓜、藏茵陈、石榴、茜草、三红等煎汤令服。呕吐物似茜草汁时，用檀香、藏红花、竹黄、藏茵陈、毛瓣绿绒蒿、穆坪马兜铃、余甘子、小蘖皮、白糖等制剂，用紫草汁冲服调理。血腐时，呕吐物似烟汁，用石榴、茜草、芫荽、小豆蔻、荜茇、藏木瓜、甘草、熊胆、蜂蜜等制剂令服。手术进行治疗有刀子放血与下泻、火灸、罨敷等法，要根据病情选用。

（二）木布症的疾病具体治疗

分为结合患病部位治疗、结合疾病种类治疗两种方法。

1．结合患病部位治疗　木布侵入胃时，主要医治培根疾病，木香四味汤与总治之药石榴四味汤交替使用。复次药方，石榴、桂皮、缩砂、木棉花、藏红花、藏木香、芫荽、沙棘等制剂令服。木布病患于肝脏时，主要医治血病，可用藏茵陈、广木香、哇夏嘎、藏木香、有爪石斛等煎汤待凉令服。散剂用红花七味散与竹黄八味散，在短翅脉与腑脉穴适量刀子放血。不能治愈，可用大戟、黄连、硼砂等制成丸剂，结合患者的体质用下泻法进行治疗。木布病患于小肠时，主要医治赤巴疾病，用藏茵陈、藏木香、止泻果煎汤待凉令服，复次药方，也可采用止泻果四味汤，止泻果、船形乌头、熊胆、藏木香、芫荽、诃子、大株红景天、白糖等制成散剂令服。如不能治愈，按上述方法下泻进行治疗。木布病患于大肠时，主要医治隆病，首先内服藏木香四味汤，接着可用石榴、三辛、肉豆蔻、草果、丁香、藏红花、桂皮、小茴香、诃子、光明盐、藏红盐、蔗糖等制成的散剂，温开水冲用，主治肠鸣与风瘀肠道。如果下半身剧痛，大便秘结，应该灌肠进行治疗。

2．结合疾病种类治疗　木布病蔓延期间，药用藏红花，竹黄、毛瓣绿绒蒿、穆坪马兜铃、藏茵陈、余甘子、小蘖皮、白糖等制剂；在患病的脉穴刀子放血，以此法医治木布轻度蔓延的疾病。木布病严重蔓延时，用收敛下泻法施治。猪血、藏木香、芫荽、沙棘、白糖等制剂收敛疾病。

复次药方，石榴、茶藨子的中层皮、藏贯众、猪血、白糖、黄牛乳等制剂。复次药方，单用硼砂与黄牛乳制剂令服，以收敛疾病。以上是一般收敛木布症的良方。三黄汤收敛蔓延于上半身的木布病症；硼砂、三红汤收敛蔓延至下半身的木布病。综合征，疾病症状是身体沉重，口干，饮食缺乏，胃痛，脉与尿液皆呈现热象。此时应该以总的医治疾病的膏剂药物进行治疗，然后可用离娄、藏黄连、硼砂等制剂下泻。病势严重者，数次服药；病势小者，泻后用散剂。非综合征应该在本位上消除疾病。医治木布病的总药是医治疾病的主药，再视其病情斟酌增减药味。木布病扩散时，用散剂进行治疗。木布病蔓延至头部时，加熊胆、藏茵陈、麻黄；蔓延至心脏时，加白芸香、肉豆蔻、沉香等；木布病蔓延至肺时，加竹黄、甘草等；蔓延至肝时，加岩精、藏红花、哇夏嘎等制剂，紫草泡水冲服。木布病蔓延至脾时，加丁香、波棱瓜、荜茇等；蔓延至肾时，加麝香、小豆蔻、黄葵子等；木布病蔓延至精府时，加三红，在小腿与踝脉刀子放血；蔓延至五脏时，取各自的穴位刀子放血；蔓延至头部时，在金仓脉、囟门、细顶脉等处刀子放血。木布病蔓延至腹肉脉道时，以脉泻、腹泻施治。木布病蔓延至肌肉、皮肤、脉道、骨骼外部时，首先医治内部疾病后，再以药水浸浴法进行治疗。

七、防治后遗症

总之，木布病是综合征，犹如坚硬大地，难于治理。它又是久病陈疾，短时不能治愈，需反复长期医治。不懂得保护体质，以药物及手术等进行猛烈治疗，会形成金尽锈尽、精气耗尽的局面。因此，当疾病稍有减退时，须以新鲜营养物滋补体质。最后为了使疾病不再复发，以断除后遗症的方法，用散剂下泻，祛除余疾，火灸命脉、胃脘窍、大肠窍、肝窍等穴，一年之内饮食起居都要注意。如是，疾病才不会反复。

第十四章

藏医内科学

第一节 未消化性疾病调治

现从疾病诱因、诱发、分类、症状、治疗五个方面讲述未消化性疾病的疾病医治。

一、诱因

培根性重而凉。它有所依、不习惯、不合适、本质不消化四种外缘。所谓所依，就是隆性成分大的人，体质瘦弱，饮食精粝，悠然闲居、少活动，悲痛、忧郁、多劳心，年老饮食不消化，半夜吃了未曾吃过的、不习惯的饮食；饮食不适当，过食酸物腐菜、乳类和鱼肉；前面所进饮食尚未消化又进食，混同进食导致不消化；进食腐坏的新谷、生肉、生乳、冷冻食物、烧焦的食物、掺水的饮料，不定时定量进食，如此等等，造成消化不良。

二、诱发

病因与外缘两者结合后起变化。由于培根、赤巴、隆等失调，消化力减弱，培根疟及不能发挥其功能，赤巴觉久不能进行消化，麦娘姆隆不能在人体内正常运行，食物的清浊不能分离，如是便称之为未消化症。由于未消化，胃内的培根激增，涎液阻塞了隆通行的脉道，致使产生了脘症、铁垢病、胃阳衰弱等未消化性疾病。人当青春，体力正旺，胃阳强盛，言行勤快，经常进食油腻饮食，对于不适当的饮食也养成了适应的习惯，因而不会产生不消化的现象。

三、分类

从饮食性质与种类分析，饮食分为硬、湿、油腻三种。糌粑、蔬菜和瘦肉为硬食，酒和水牛乳、茶水等是湿性饮料，植物油与肥酥油、脂肪、髓等为油腻食物。湿性饮食与油腻食物如果未消化，一般就要造成大病。若从未消化性症的性质来分析，有浊未消化性症与清未消化性症之分。前者也称浊糜未消化症。饮食不能完全消化，停留在肠胃之中，培根涎液激增潴聚，日久浊垢瘀积，乃形成食痞，麦娘姆隆不能将精华与糟粕分离，糟粕流向精华的脉道，致使赤巴已不能制造精血，长久停留在肝脏蓄积，日久精华便形成潴聚、滴漏、溃散、蔓延四种情况。精华潴聚会形成痞瘤症，精华渗漏便形成膨胀与水肿疾病，精华溃散则形成毒癞、湿疹、水肿、硬核大疮、内脏脓肿、痛风、黄疸、脉道瘤、足部象皮病等许多疾病。精华蔓延时会产生木布病，扩散后，潜伏于脾。上述诸症，一般都是由于精华没有消化而致病。如果以未消化性之症的种类分析，则有呕吐涎液、糜烂、未消化、似毒症四种。从相伴随的疾病分类，有隆病、赤巴病、培根病三种。从时间上区分，则有新、旧两种。

四、症状

未消化症的疾病症状分为疾病总症状与疾病具体症状两种。

（一）疾病总症状

疾病总症状是大便秘结或不时大便、矢气难出，回旋于腹内形成腹胀，有时在腹内积滞后，即大量排出，直泻急下。由于精华与浊渣混合，排出粪便和尿液混浊，身体沉重、懈怠，反胃，进食时感觉疼痛、呃逆，头痛。

（二）疾病具体症状

疾病具体症状是由于浊渣没有消化净尽而出现的口臭、胃胀、呕吐、呃逆。没有消化的食物特别有害，进食习惯了的食物，则无此疾病症状，眼、面颊及脚背皆颤动，精华不消化导致身体懈怠、食欲缺乏、呕逆、身体消瘦，胸口与两肋疼痛。未消化的培根涎液增多，阻塞了麦娘姆隆的上下通道，常常感觉腹胀、疼痛，矢气游动之路被阻塞，终究不能呃逆，这是没有消化的总病因，故称之为未消化的呃逆症。未消化症的病液阻塞了吐塞隆的道路而向上反逆，呼出之气有臭味，大便秘结，胸痛，呃逆，口吐热涎，膈膜疼痛，最后转化成木布症。未消化的如木症，涎液阻塞了隆上下游动的道路，麦娘姆隆便侵入肝、脾、肋际等脉道，身体不能俯仰，体内犹如支撑着木棍，浑身疼痛，脏腑绞痛。没有消化的精华似毒汁，它蔓延至脉道并附着停留，疾病症状似中毒症，肌肉皮肤呈现青色，身体消瘦、体力减弱，进食后感觉不舒适、食欲缺乏，酷热和严寒均不能忍受。任何不消化症与隆病合并出现，疾病症状是腹胀、颤抖、头晕、四肢僵硬。与赤巴病合并出现，疾病症状是胸痛、泻出物色黄气味大、呃逆、呕吐、剧渴欲饮，形成疫疠热病。与培根病并发时，疾病症状是唾液稠而多、身体沉重、神志昏沉、呕吐、呃逆、饮食无味。

从时间上分析，未消化性之症分新旧两个时期，新时期的疾病称未消化症，陈旧后由未消化症转为未消化性之症。

五、治疗

疾病治疗方法也分为新、旧两种。新时期疾病的治疗方法有疾病总治疗与疾病具体治疗两种。

（一）疾病总治疗

疾病总治疗分为药物、外治、饮食、起居四种。未消化症按病情有大、中、小之分。轻微的未消化症以饥饿疗法进行治疗，早晚饮用光明盐开水。浊渣停留在本位的未消化症，务必在本位消化之；培根涎液阻塞脉道时，要泻下进行治疗，禁忌进食难消化的饮食及受寒冷。少量进食加姜粉的面食、绵羊肉、鱼肉、野牛肉、酒、热糌粑团等性轻温易消化的，并对肠道有益的热食。

起居方面禁忌受潮湿、受寒冷、白天睡眠；在干燥处保持身暖、轻活动、少发汗。未消化性之症在新时期禁食及昼寝有益处。有人认为未消化症在新旧时期散步有益，此系无知乱说。只有浊渣未消化症在新时期散步有益处

精华未消化，在旧时期会转化成毒症，只因为精华在肝脏与赤巴病并发成热，浊渣在肠胃与培根、隆病并发成寒。中等未消化症应内服四味光明盐汤。复次药方，光明盐、紫硇砂、三辛药煎汤热服，可升胃阳消食积，如果不能治愈，服果玛卡散，或者石榴、五热药、三盐、白糖等制成散剂，逐步减量，开水冲服。剂量加大难消化，乃有助于培根涎液。复次药方，石头、青砖、盐等加热后罨熨，或者用狗毛、狼毛、猞猁毛，将毛熏热，缠在腰间。严重未消化症，服药后要泻下进行治疗。病患在上半身时，要催吐；病患在下半身时，要灌肠；病患在中部时，泻下进行治疗。进行治疗后，由于饮食起居失慎之故，疾病会复发。因此，注意饮食起居很重要。诸法进行治疗后仍然不能从根本上除病时，在胃窍针抖或火灸进行治疗。

（二）疾病具体治疗

浊渣不消化，首先要升胃阳，用石榴、三辛药制剂令服。光明盐、紫硇砂、硇砂、白糖等为主药。如果是糌粑未消化，加酵母、天然碱。若是食肉未消化，加狼胃或水鸥或鹫的喉头，用肉汤、肩胛骨头汤交替冲服。如果是蔬菜未消化，可加荨麻、铁线莲。如果是饮酒不消化，加酵母与煮沸的酒，或者禾秆节汤消化之。如果是饮茶与饮水未消化，加盐或饮童便消化之。如果饮乳酪与牛乳未消化，可加酪浆。如果是进食酥油与脂肪未消化，可加煅寒水石。如果是进食植物油未消化，可加豆面。如果是食石类药物未消化，加白矾、火硝。如服药后仍然未消化，可加解毒丸交替服用。诸方服药后，以婆罗子、藏菖蒲、荜茇、干姜、山羊乳等制剂催吐。严重未消化症，首先要催吐，然后用药物医治，可用热罨敷、适当的体力活动、开水饮料等进行治疗，有显著疗效。

未消化的似毒症，可用陈骨蒸气熏治，温水罨敷，然后按照毒症或木布症的收敛法进行治疗，一旦收敛的疾病症状出现，即从肚腹与脉道下泻，其后用二十五味冰片方与五味石榴方交替进行治疗，最后药用巴萨木药油2滋补剂断除后遗症。未消化症与隆病并发时，用热罨与缓泻两种方法进行治疗。未消化症与赤巴病并发时，以泻下法除病。与培根病并发时，催吐进行治疗，各病自行发病时，以适当饮食与药物结合医治。未消化症迁延日久，转为其他疾病时，首先仍是未消化的病因所引起。因此，用五味石榴散与寒热红白糖制剂，开水冲服升胃阳，俟胃阳升起后，未消化症自然清除，精华自归本位，其结果其他疾病也比较容易治疗。如果不治本，只调治表面疾病，犹如不拔除毒根只修剪枝叶一样。一切内科疾病，

皆由未消化症诱发。因此，应该精通医治未消化症。若是清除了病因，其结果就不会产生。

第二节 未消化性痞瘤调治

现从疾病诱因、分类、患病部位、诱发、症状、治疗六个方面讲述未消化性痞瘤疾病的疾病医治。

一、诱因

未消化性痞瘤治症，是由没有消化的培根、血液疾病、赤巴和隆失调，以及腹内寄生虫、黄水症等诱发致病。病缘是饮食未消化而传经乱热、器械伤、临盆分娩受湿寒等。

二、分类

有培根型的食积痞瘤、鸠尾端痞瘤、石硬瘤、隆痞瘤、血痞瘤、赤巴痞瘤、脉道痞瘤、纤毛痞瘤、虫痞瘤、水痞瘤、脓痞瘤 11 种。

三、患病部位

患痞瘤的部位一般在心、肺、膈膜、肝、脾、肾、胆、胃、大肠、小肠、膀胱、子宫等处。浊渣未消化的食积痞瘤，大部分在胃与大肠。鸠尾端痞瘤著于胃。石硬瘤著于胃与膀胱。隆痞瘤著于胃和大肠及子宫。血痞瘤著于胃、大肠、肝、脾及子宫。赤巴痞瘤，一般著于胆与小肠。脉道痞瘤大部分著于胃及肾、膈膜及小肠。纤毛痞瘤著于胃与大肠、小肠、膀胱。虫痞瘤著于胃与大肠。水痞瘤著处无定处，任何部位都可凝结，一般著于心、肺、肝和大、小肠。脓痞瘤患病部位无定处。

概括言之，痞瘤分为内痞瘤、外硬瘤、中间痞瘤三种。外痞瘤在脏器之外，肌肉与皮肤之间。中间痞瘤在脏器内壁及五脏外际之间。内痞瘤在脏器的底部。

四、诱发

由于进食了坚硬食物、油脂食物，不易消化而停留在本位，迫使涎分聚积，同时浊渣也未被消化，潴聚形成了食积痞瘤。因为饮食未完全消化，培根涎分激增，又被隆聚集逐渐凝结形成腹部痞瘤。精华未被消化，长期停留在胃腑，寒性培根被隆搅缠之后，逐步凝结，坚硬如石，称为石痞瘤。精华未被消化，肝脏恶血充斥，其下部血液瘀积，积血逐渐扩散，形成血痞瘤。同样，疾病坠入脾者，称为脾痞瘤。肝血落入胃腑，培根腐烂败坏，与血混合，形成木布痞瘤。如果此症患于大肠者，称为大肠痞瘤。同样，坠入小肠与胆液混合，逐渐凝结，形成小肠胆痞瘤。由于精华未消化，从肝坠入胆，与胆液凝结，形成胆痞瘤。精华未被消化，恶血激增，膈膜与肺、肾、小肠、胃等的脉道紧缩聚集于一处，逐渐形成脉痞瘤。受伤之后，创伤处血液充斥，同样形成痞瘤。精华未被消化，膀胱脉道紧缩，经尿液的热气熏蒸之后，逐渐形成结石痞瘤。妇女临盆分娩后，其他余疾集结于子宫，逐渐形成产后子宫血痞瘤。在胃与大肠里腹虫结成线球状，称为虫痞，胃与膀胱内壁的纤毛组织逐渐凝结，形成纤毛痞瘤。精华未被消化，散布于脉道中，脏腑里充满黄水，对此称为水痞瘤。脓痞瘤是脓包。在胃、大肠和子宫里的各种痞瘤，都是由隆所诱发，飞腾增减，均为隆的痞瘤；单一的隆病不会转化为痞瘤病。

总之，所有的痞瘤，都可归纳为寒、热两种。以血和赤巴为病因的痞瘤，是热性痞瘤；培根和隆的性质属寒，以它们为病因而形成的痞瘤，是寒性痞瘤。

五、症状

疾病症状分疾病总症状与疾病具体症状两种。

（一）疾病总症状

所有痞瘤病的疾病总症状是脉象弱而濡，尿液呈现出鱼目样点滴，何处患痞瘤，该处即积有污垢，饮食不消化，因寒而致呃逆、呕吐。特别是呕吐物如腐肉、酥油和酸水，大便干燥秘结，有时又可能出现腹泻。身体消瘦，体力衰弱，饮食受寒则疼痛，用力过多时，使疾病发作。

（二）疾病具体症状

未消化的浊渣形成食积痞瘤，疾病症状是胃部胀满、呃逆，进食后腹部绞痛，未消化的饮食特别有害，睑面与眼皮、脚背浮动肿胀，腹部痞瘤疾病症状是按之能耐受，进食后呕吐；受湿受冷，进食后则疼痛，腹内饥饿时反而感觉舒适，欲吐不能，体力衰弱。由于精华不消化产生的痞瘤，疾病症状同上。

肝血痞瘤，疾病症状是患部在身体的右侧，目黄、尿赤，脉象细数，受寒受热时背、心、膈膜皆疼痛，皮肤呈现青色而干燥，呕吐酸水。痞瘤扩散侵占胆腑的位置时，眼泪变为黄色。

脾血痞瘤，疾病症状是除具有以上疾病症状外，疾病患于身体左侧，腹胀作呕，进食后呕吐泡沫，体温下降，面部浮肿。

胃与大肠木布血痞瘤，疾病症状是发热、刺痛、按之有跳动感，温凉皆有害，不论饥饱、寒热，背部疼痛。

胆囊痞瘤，疾病症状是皮肤色青而干燥，虽能进食而体力衰弱，眼泪呈黄色，疾病形成后，全身发痒。

小肠胆液痞瘤，疾病症状是身体沉重，眼泪呈现黄色，脉象紧，食欲缺乏，疼痛剧烈难忍时，口渴思饮，小便闭塞。

大肠隆痞瘤，疾病症状是泻出物有泡沫，数量经常变化。

子宫痞瘤，疾病症状是关节疼痛，小肠蠕动时刺痛，进食则疼痛，有时大量出血。

膀胱石痞瘤，疾病症状是小便闭塞，疼痛剧烈。

肺痞瘤，疾病症状是咳嗽多，痰不易咳出，声音嘶哑，皮肤呈现青砖色而且干燥，进食后呕吐。

肾脉痞瘤，疾病症状是疾病初期轻微疼痛，疾病成型后，身体干瘦，俯仰困难，尿色赤红，身体沉重，饮水后立即呕吐。

膈膜脉痞瘤，疾病症状是脊椎第八节疼痛，俯仰不自如，呃逆欲吐；进入肝与膈膜时，立即呕吐。一般脉痞瘤其形如球体，脉象及尿液显热象的虫痞瘤，动时疼痛，静止时感觉舒适。

纤毛痞瘤著于何处，即在该处出现疾病症状。

心脏痞瘤，疾病症状是胸间生疱疹，心情纷乱，行动癫狂，乱语烦躁，心神不安。

水痞瘤，一般眼皮与脚背皆颤动，痞瘤不坚硬，轻微疼痛，能忍受按压。脓痞瘤，轻按则肌肉紧缩，压之疼痛难忍，脉象、尿液、体表等处呈现发热情况。

以上诸痞瘤病一般在饥饿时痞瘤鼓起，俯卧或仰卧时，能感觉到痞瘤。中层痞瘤，用手按摸时可察觉；患于体表的痞瘤，具体症象明显清楚；患于深部的痞瘤，可根据其症象认清疾病，肺、肝、脾的痞瘤，各自相应的穴位有刺痛。

总之，热性痞瘤，其脉象、尿液以及体表显热象，患病部位，用手按摸时有搏动感。进食热性营养物一概不适宜，只有清凉的饮食合胃口。与此相反者，皆属寒性痞瘤病。剧痛、呕吐、元气耗尽者，无法医治；有体力、不疼痛、能纳食者，应该医治。

六、治疗

分为疾病总治疗与疾病具体治疗两种。

（一）疾病总治疗

疾病总医治又分药物、外治、饮食、起居四个方面。结合内、外及中层三种患病部位，调治热性痞瘤与寒性痞瘤。

首先对于内部的热性痞瘤病，药用獐牙菜、波棱瓜子、止泻木子、“三凉”、岩精、川木香、荜茇、硼砂、贝齿煅灰、诃子、煅寒水石灰、雄黄、兔耳草、小叶杜鹃煅灰等制剂加白糖令服，在临近的脉道刀子放血，视其病情采用脉泻、或腹泻、或药水浸浴进行治疗。

患于中层的热性痞瘤病，药用“六良”药、诃子、白檀香、紫檀香、毛瓣绿绒蒿、船形乌头、獐牙菜、波棱瓜子、止泻木子、川木香、硼砂、光明盐、荜茇、乳香、西藏猪乳木、硫黄、犀角（用水牛角代）、白马蹄锈、猛兽骨、野牛角与野牛骨煅至微黄、煅寒水石等制剂加白糖令服，刀子放血，泻下，药水浸浴等按前方进行治疗。患于外部的热性痞瘤病，药用大籽蒿、刺参根、毛茛、桃儿七、藏茴香、老鼠粪等制剂，浸浴进行治疗后，会出现化脓的现象，如果不能化脓，用前方下泻治疗，按照瘰疬温针进行治疗。复次药方，铜沧雪灵芝、番木鳖、银朱、火硝、麝香、生蜂蜜制成药锭，不发热而出现水泡时，用来涂搽头部后覆盖上纸，用热面团罨敷胃部。

饮食应该进食新鲜的野兽肉、绵羊肉、黄牛和牦牛的酪汁、酪浆、鲜酥油等性凉而轻的饮食；禁忌腐酸、难消化的蔬菜。也禁忌受寒、过劳、烤火、晒太阳取暖。

患于深部的寒性痞瘤病，药用松香、白狼毒、蓖麻、玄明粉、“五热”药、五种盐类、黑粉菌、石决明、“三果”、川木香、藏茴香、香旱芥、黑种草子、兔耳草、芝麻油、酪浆、酥油搅拌制成泥团，置于陶罐内封口后用火煅烧，然后与君药果玛卡制剂及八味石榴方早晚交替令服，可升胃阳、开胃口。其后药用光明盐、硼砂、蛇床子、五热药、诃子等配制成灰剂；同鹫粪、雕粪、狼粪、狼胃、黑种草子、紫硇砂、杂布如查盐、三辛制剂交替令服。复次药方，大小硫黄灰散与四味石榴散早晚交替令服，能升胃阳、开胃口，可医治一切寒性痞瘤病。如果痞瘤软化则疼痛，脉象、尿液皆显热象；此时，应该泻下与火灸进行治疗，以断除后遗症。

对患于中层的寒性痞瘤病，药用油松节、“三果”、各种盐类、石榴、荜茇、肉豆蔻、白豆蔻、草果、硼砂、乳香、白狼毒、草药“三辛”、野牦牛角，共研细末，用酒拌制，放在铁锅里烧存性，加红糖制剂开水冲服。如果痞瘤已破，再以泻下法进行治疗。如痞瘤未破，则以刀针医治，治后以泻下法泻除痞瘤余疾。胸间及肋部痞瘤刺痛时，火灸蛇目疮眼所到的关节。对外部寒性痞瘤病，首先用油疗法罨敷调治，一旦痞瘤软化，可以用标准火罐拔除，如此医治数次，使痞瘤内消后再引至外部如果出现凸起时，则用白茅根从边缘扎捆，并用针划破挤出痞瘤，然后按照医治外伤的方法进行治疗，药用巴豆、白芥子、胡麻、芝麻油制剂外敷。进行治疗后，如果仍然不能引出痞瘤，则按照瘰疬以温针进行治疗。

综合上述诸方医治时，饮食应该进食绵羊肉、野牦牛肉、野兽肉、野鸡肉、家鸡、家雀肉、加佐料的饮食、热面食、酥油、干姜汤、酒等，禁忌没有营养、难消化、生冷的饮食，要适当散步活动，用热毛巾罨敷，温石按摩。

（二）疾病具体治疗

1．心脏水痞瘤病，用药用犀角（以水牛角代）、熊胆、肉豆蔻、铜灰、鹿角、出土颅骨、贝齿灰、蜂蜜制剂。此方如果不能干心水，则再加水银、沙棘、铁线莲、青铜，制成丸剂以干心水。如果仍然不能干心水时，则用刀针穿刺进行治疗。

2．肺脉痞瘤病，首先应该用药水熏蒸疗法调治，然后药用沙棘果、余甘子、荜茇、川木香、甘草、土碱、蜂蜜制剂令服。复次药方，沙棘果、土碱、余甘子、蜂蜜制成丸剂口中咀嚼，能根除肺痞瘤病。

3．肝血痞瘤病，可用医治脉痞瘤的方法调治。复次药方，红花方剂与石榴方剂交替进行治疗。复次药方，蔷薇果、岩精、檀香、红花加酒酿制存放3昼夜，发酵后，再加蔗糖制成糊剂，随时服用，肝血充盈和肝痞瘤被消融时，在短翅脉与腑脉穴多次刀子，少量放血。此法可能引起发热，发热时，药用七味岩精方与上述方剂交替进行治疗后催泻。

4．脾痞瘤病，同样用上法进行治疗，然后用火灸。

5．肾脂肪脉痞瘤病，首先应该采用药水熏蒸疗法，疼痛减轻、痞瘤软化时，可刀子胫尾脉、踝脉放血。如果不能治愈，再以鸽粪卷丝苣苔药水制剂浸浴，待化脓后，火灸断除残疾，进行治疗后如果不能化脓，先清热再用温针进行治疗。

6．对不消化的食积痞瘤、鸠尾端痞瘤、石痞瘤等，在疾病初期，用石块按摩，药用光明盐、蛇床子、铁线莲、荜茇、干姜等各双份，诃子分量与上述群药量相等，共研细末，其作用犹如火，能医治不消化的培根型寒性痞瘤病。黑乌头与10倍的诃子，7个贝齿、竹黄、红花、“五热”药，五种盐类、唐古特青兰、灰药三钱（9 g），加童便制成丸剂，以三味光明盐汤冲服，坚石也能化成粉，痞瘤病就不用说了。复次药方，锻食盐、火硝、鹫粪制剂，诵咒加持是破痞瘤的良方。痞瘤既破，应将残渣泻下，如果痞瘤未破，进刀后再泻下。

总之，隆型痞瘤应该以油疗法消除疾病；赤巴型痞瘤要泻下法治疗；血痞瘤用刀子放血以除病；脉痞瘤病用化脓法及药水浸浴，进行治疗效果好；石痞瘤用刀针穿刺；腹痞瘤用药物破除；水痞瘤与脉痞瘤应该从穴道排除。内部痞瘤用药治；中层痞瘤要刀针穿刺；外部痞瘤则用火罐拔出血比较适宜。掌握以上诸法，才是黎民的良医。

第三节　浮肿病调治

现从疾病诱因、分类、症状、治疗四个方面讲述浮肿病。

一、诱因

由于饮食起居失调，饮食的精华被消化后，停留在肝脏不能转化为精气，反而引起恶血与黄水充溢，被隆催动，传播于周身，形成浮肿病。

二、分类

浮肿病侵入肺、肝、脾诸脏与黄水病和隆病并发，可区别为五种：肺浮肿病，产生溢血；侵入肝与赤巴病并发；侵入脾与培根病并发；黄水充斥于肌肉与皮肤之间形成水肿；隆型浮肿由于心脏与命脉患病。

三、症状

浮肿病的疾病症状有疾病总症状与疾病具体症状两种。

（一）疾病总症状

疾病总症状是面部与眼睑、脚背皆肿胀颤动，活动时疼痛，气喘，心悸，食欲缺乏，消化不良，舌、唇及牙齿皆失去色泽，体力衰弱，脉象沉细，尿色黄，身体极度疲乏。

（二）疾病具体症状

疾病具体症状分为：脾肿病，疾病症状是多咳嗽，痰带血色，痰液多泡沫。肝肿病，症状是眼睛与皮肤、尿液等皆呈黄色。肺肿病，疾病症状是腹胀，多虱，舌、唇呈灰白色，尿色黄，周身发痒，阴部浮肿。隆型浮肿病，疾病症状是睡眠少，肿胀的现象变化多端。

四、治疗

疾病治疗分为疾病总治疗与疾病具体治疗两种。

（一）疾病总治疗

浮肿原是由隆致病，进食三甜滚煎、陈旧的绵羊肉、融酥、醇酒；涂油后按摩进行治疗能愈病，如果不能治愈，应该以药物、外治、饮食及起居等四种方法医治。浮肿病因隆的成分大，所以药用獐牙菜黄牛五种药油丸，涂油疗法进行治疗后，再用催吐药物舒散。复次药方，花蕊石、油松木、小檗皮、胡椒、铁线莲、小米辣、荜茇、干姜、“三果”，以上诸药量各为2倍，铁粉与黄牛尿各8倍，分别烧煮后制成丸剂，酪浆冲服能治浮肿病。复次药方，花蕊石、岩精、制水银、铁落、三角、三辛、小米辣、酸藤果、蜂蜜制成糊剂，能医治浮肿病、宝石中毒病及健忘症。复次药方，香附子、小茴香、石决明、胡椒、铁线莲、小米辣、白豆蔻、荜茇、干姜、猪毛菜、小檗制剂，开水冲服，能医治水肿与浮肿并发症；服药后火灸脊椎第一节、第十三节、第十八节，可阻拦隆与水的入口。饮食应该进食大米粥、新鲜的绵羊肉、新鲜的酥油、酪浆等；禁忌进食鱼肉与猪肉、酸腐的乳酪、生蔗糖、盐、炒过的食物、干肉、生食及难消化的饮食，也禁忌白天睡眠、房事、乘骑、受湿、受冷等。

（二）疾病具体治疗

1．肺浮肿病，药用竹黄、藏红花、白豆蔻、小叶杜鹃、石榴、铁粉、3倍的白糖制剂令服。如果发高热，药用十一味冰片方，服药后在细顶脉与肘面脉、六头脉刀子放血。若仍不能治愈，用诃子泻药剂，服药后饮麦酒，火灸脊椎第四节与第五节。

2．肝浮肿病，药用藏红花、旧松耳石、铁粉、花蕊石、山羊乳炼的酥油制剂令服。复次药方，山豆根、禾叶风毛菊、哇夏嘎、獐牙菜、宽筋藤、兔耳草、三果煎汤加蜂蜜令服，服药后在细顶脉与短角穴刀子放血。此方如果不能治愈，改用红花泻剂泻下，然后火灸脊椎第十三节和第九节。针灸后，药用马先蒿、兔耳草、绢毛菊、禾叶风毛菊、肉桂、角盐、干姜、荜茇、蔗糖制成丸剂令服。如果病势仍然不能减轻，在曲赛奥果穴剖刺进行治疗。

3．脾浮肿病，药用十味铁粉方与七味小叶杜鹃方交替进行治疗，饮食进食温性食物，火灸脊椎第十一节与第十二节。黄水浮肿病，乳香、“三果”、岩精、蜂蜜制剂与十味铁粉方交替进行治疗；饮食应该进食蜂蜜、白糖、杂碎、里脊肉等，如果仍不能治愈时，用催泻剂除顽疾，艾灸三水窍。

4．隆型浮肿病，药用八味阿魏方与大蒜药油丸；油疗法进行治疗。饮食方面，应该进食杂骨汤加佐料、绵羊肉、里脊肉、麦酒等。针灸脊椎第六节与第七节、浮肿病日久会转为水肿症，水肿症日久要转为未消化性急性水肿病。

因此，无论是水肿症或是浮肿病，既已日久，可以按未消化性急性水肿病进行治疗。

第四节 水肿病调治

现从疾病诱因、分类、症状、治疗四个方面讲述水肿病。

一、诱因

由于饮食、时缘、病缘三者，致产生疾病。首先病因是饮食未消化，精华与浊渣混在一起，在肝脏又未及时转化成精气，反而恶血激增，溃散于肌肉与皮肤之间，形成黄水病，后又转为水肿而呈现浮动。时缘是浮肿病未及时治愈，日久转化成水肿。病缘是对各种疾病误诊、乱投医所致。

二、分类

水肿病系由隆病、赤巴病、血液病、培根病、受伤、中毒六种因缘诱发致病。

三、症状

水肿病的疾病症状分疾病总症状与疾病具体症状两种。

（一）疾病总症状

疾病总症状是脉象急速，发热，身体及四肢疲怠，胃阳衰退，食欲缺乏，消化不良，周身肿胀浮动，特别是脸面与脚背、胸、腹、尿道口等皆肿胀，肌肉皮肤之间充盈黄水，向下流注于何处，该处便局部肿凸。

（二）疾病具体症状

隆型水肿病：疾病症状是身体颤抖，肌肉紧缩、肿胀，皮肤粗糙，白天肿胀严重。夜间肿胀较轻。赤巴型水肿病：疾病症状是眼睛与皮肤皆呈现黄色，温暖时则病情严重。血水肿病：疾病症状是脉象急速，脉管疼痛，眼泪色赤。培根型水肿病：疾病症状是身体寒冷，受冷后身体不舒适，白天肿凸严重，夜间转轻。受伤形成的水肿病：疾病症状是受伤处发热、色红。中毒水肿病：中毒后内部发病水肿，有中毒的征象。

四、治疗

疾病治疗分为疾病总治疗与疾病具体治疗两种。

（一）疾病总治疗

在疾病初期应该受点饥饿。进食容易消化的饮食；药用乌头、油松木、止泻果、酸藤果、黑胡椒煎汤令服。复次药方，五味石榴方能生胃阳；三果汤加兔耳草、三辛、白狼毒、黄牛尿，用铁锅煎汤加乳香、蜂蜜令服下泻进行治疗。复次药方，乳香、岩精、三果汤以收敛疾病。复次药方，宽筋藤、油松木、乳香、诃子、喜马拉雅紫茉莉、黄牛尿煎汤令服，能医治所有的水肿病。

（二）疾病具体治疗

特别是隆型水肿病，用黄牛五种药油丸内服，或者外敷、或者缓泻。黄牛五种药油丸加紫硇砂、融酥、干姜制剂外涂。赤巴型水肿病，下泻后，药用六良药、贝齿灰、颅骨煅灰、三云药灰、岩精、黄葵子、白糖制剂以干赤巴型水肿病。血水肿病，泻下后，药用二十五味方加黄水药制剂，西藏猫乳木汤冲服，多次刀子放血。培根寒性水肿病，泻下后以灰药令干涸，出血时外敷清凉剂。中毒水肿病，按毒症治疗方法进行治疗。

第五节　未消化性急性水肿病调治

现从疾病诱因、疾病诱发、分类、患病部位、疾病症状、疾病医治、善后处理、总义八个方面讲述未消化性急性水肿病的疾病医治。

一、诱因

未消化性急性水肿病的病因是隆、赤巴、培根、黄水、血液等失调。病缘是由于饮食未消化，或者下泻后饮食起居失常，患热性疾病刀子放血过量，运用清凉药物过度，劳累后饮水过量而伤肠胃，久住湿地使胃阳衰败等种种外缘，致产生未消化性急性水肿病未消化性。

二、分类

未消化性急性水肿病分病、邪魔及中毒者三类。病类分病液溃散、滴漏、瘀积、穿肠 4 种，病液溃散分病血溃散、胆液溃散、病液溃散 3 种。滴漏分脏器漏、腑器漏、痞瘤漏 3 种。脏器漏分肝漏、脾漏、肺漏 3 种。腑器漏分胃漏、大肠漏 2 种。痞瘤漏分血痞瘤漏、脉痞瘤漏，水痞瘤漏 3 种。如是，未消化性急性水肿病的种类共计有 18 种。

三、疾病诱发

由于饮食未被消化，胃中培根的成分激增，阻塞了小便与吐塞隆的去路。吐塞隆反逆，小便失于精华去路，皮下及六腑之外，水液充斥，使脉位反转，形成积水。病液溃散是饮食的精华未被消化，循行于肝经，未能转化成健身的精气，反使恶血与黄水激增，溃散于肌肉、皮肤、脉道，形成病血溃散。肝内激增的恶血漏入胆囊，胆汁增多而外溢，黄水充斥肌肤，称为精华溃散至胆。受湿、受寒，下泻和刀子放血，清凉药剂运用过量，胃阳熄灭，冷水与薄酒、乳酪、清茶等饮后皆不能消化，精华失去通道，未能转化成健身的精气，溃散至脉道而产生黄水，称为精华溃散转为水肿病。同样，由于胃阳衰竭，精华未被消化，培根阻塞了精华的通道，长久停留在胃内，胃阳尽失，犹如冷水注满水缸，既出汗又外漏，这就称为胃滴漏。上述饮食精华未被消化而坠入大肠，一俟充满大肠，便向外溢，称为大肠滴漏。饮食精华未被消化，传经之血入肝，肝血充斥而外溢，肝阳失散，形成血腐，称为肝滴漏。同样，病情发生在脾时，称为脾滴漏。饮食精华未被消化、恶血传至气管，黄水充斥气管后，滴漏到膈膜，称为腑器滴漏，也叫肺滴漏。精华未被消化，恶血激增，寻路四夺，侵入肝、脾、膈膜、小肠等脉道，在脉道内血气形成脉痞瘤，既经陈旧血液融化穿漏脉道，故称脉道痞瘤滴漏。饮食精华未被消化，流传之血与受伤之血传入肝、脾两处，血液结为痞瘤，痞瘤日久，形成滴漏。饮食精华未被消化，恶血与黄水激增，散布于脉道，在脉道中黄水转化成浮肿痞瘤，一旦自行穿漏，便是水痞瘤滴漏。黄水散布于小肠，小肠刺痛、或骨疼，肠壁津液衰败，日久自腐穿孔，二便外漏，称为小肠穿漏。另外，也有日常起居中的过失及中毒之外缘引起未消化性急性水肿病。但是对于一切疾病误诊、遇到庸医从而产生的浮肿病或水肿病，水肿一旦日久便转为未消化性急性水肿病。简而言之，隆型未消化性急性水肿病、赤巴型未消化性急性水肿病、培根型未消化性急性水肿病可以归纳成寒性与热性两种。患病部位分内、外、中三部分，外水病在皮层之间，内水病在大小肠与诸腑之上浮游，中水病在皮肤之下、肌肉之上。

四、症状

未消化性急性水肿病的疾病症状有疾病总症状与疾病具体症状两种。

（一）疾病总症状

疾病总症状首先论述疾病侵入，其次讲述疾病成型，最后讲述疾病扩散时的生死征兆。

1．疾病侵入和成型　初期体力减弱，胃部胀满、气喘，心有悬感，消化力减弱，舌、唇、牙龈皆呈现出白色，行走坐立时腹中肠蠕动，脚背颤动，输尿管口、胃、胸口、颅面、眼睑、膀胱等皆肿胀浮动。中期疾病发展趋于未消化性急性水肿病，腹部胀满，扣诊时感觉颤动不停。末期形成热性未消化性急性水肿病与寒性未消化性急性水肿病两种未消化性急性水肿病，热性未消化性急性水肿病，疾病症状是脉象紧，尿色红或黄，咳嗽，眼黄，鸠尾端结垢，腹部膨大，脉网显露，四肢纤细干瘦，形如饿鬼；寒性未消化性急性水肿病，疾病症状是脉象迟缓，尿色青，不渴，胃腹部作响，有时腹泻，头部与身体，四肢皆肿胀，按后即仍突起，体形大如护法神。寒性未消化性急性水肿病牵延日久，水液激增，淹浸至心、肺、肝时，体形肿大，乃是死兆。热性未消化性急性水肿病如果不发展，便是不死的征兆，如若穿漏，则是死兆。

2．死兆　胃呆，不纳食，进食则呕吐不能停留，咳嗽多，眼目黄，气促，剧渴，尿色红黄、稠而量少，精气耗尽、体力丧失者，可放弃治疗，以免徒劳。气缓，食欲正常，微渴，身体无痛处且觉轻爽，眼呈现白色，尿色青，脉息均匀，体力大，这些是能治愈的征象。

（二）疾病具体症状

饮食精华溃散于血，疾病症状是脉象紧，尿色赤，身体沉重，食欲缺乏，胸部、肋际微痛，刀子放血时恶血稀而色黄。饮食精华散布于胆中，疾病症状是气喘，心、肺皆颤，食欲缺乏，饱食反感胃部胀满，眼泪呈黄色，泻出皆胆液。饮食精华溃散至尿液，疾病症状是身体肿胀如塑像，脉象沉，尿色青，心悸，胃胀。前3种溃散皆属于疾病初期，是外水病所形成的水肿病。如果疾病拖延日久会转化为内水病。肝脏首先滴漏，是从身体右侧致病，脉象紧，尿色赤，最后尿色转化为胭脂色，腹部膨大，血管暴凸，四肢干瘦。脾脏滴漏是在身体左侧起病，小便夹杂砂粒，坚硬如石，胃胀腹鸣，消化力弱。肺滴漏，疾病症状是咳嗽多痰，心肺皆颤，进食后胃部感觉不适，容颜失色。胃与大肠滴漏，疾病症状是肠鸣胃胀，食欲缺乏，消化力极弱，饱食乃受凉后腹痛如绞，特别是胃与大肠的疾病严重。痞瘤滴漏，导致发病的因缘比较多，脉口开口后剧烈疼痛，积水与矢气逆行，小便量少，腹胀肠鸣同时发作。小肠穿漏，疾病患于小肠下部，肌肉颤动，心烦，面部生水疱，鼻衄，动脉不明显，阵痛，心烦易怒，如果对镜自照，形似䗪虫。由中毒转化的未消化性急性水肿病，疾病症状完全显现出中毒症的疾病症状。简言之，隆、赤巴、培根综合征，转化为隆病时，肠鸣，腹痛，尿色青，大便秘结，矢气不通。转化为赤巴病，眼现黄色，肌色发青，小便量少，脉象紧，尿色赤如茜草汁。转化为培根病，气喘，肿胀严重，消化力弱，身体沉重，嗜睡，脉象沉，尿色青，浊水与积水漏于胃和大肠。扩散的未消化性急性水肿病虽然医治，但后期不为治。由赤巴转化的热性未消化性急性水肿病难于治疗，可以放弃。由培根转化的寒性未消化性急性水肿病，可以医治。

五、治疗

初期药用八味石榴方与果玛卡散，进食绵羊肉与新鲜粥、融酥以增加热能，缓泻黄水之后，初期的未消化性急性水肿病可以平息。中期疾病发展已经成型，成型期的疾病医治分疾病总治疗与疾病具体治疗两种。

（一）疾病总治疗

颅骨方剂是出土的人颅骨、猪颅骨、马颅骨、旱獭颅骨等为主药，诃子核、毛诃子核、狐狸的心脏、男子的精液、妇女的经血、斑蝥、阿魏、硼砂、铁线莲、草玉梅子、牛乳、酥油、油脂等共同拌匀，煅制存性，研为细末，加白豆蔻、荜茇、石榴、螃蟹、冬葵、水獭粪等制剂，与收敛的药引一起令服，未消化性急性水肿病虽似大海阔，此药也能令其干涸。灰药方剂是温性灰药的2/3，乌头与诃子11枚、雄性贝齿7颗、竹黄、西红花、五味热性药（石榴、桂皮、缩砂、荜茇、干姜）、各种盐类、玄明粉、黑粉菌、鹿角霜、出土的人颅骨煅灰、甘青青蓝等与童便拌匀，制成大小如豌豆的药丸，逐渐增量服用，如此服用1个月，未消化性急性水肿病虽似大海，也能干涸。草乌方剂是草乌一份为主药、诃子2/3份，各自煅灰存性，贝齿、出土的人颅骨、白糖等制成丸剂，此药对于寒性未消化性急性水肿病威力犹如七团劫火。骨方剂是螺贝、贝齿、出土的颅骨、鱼骨、水獭骨、水鸟骨等为主药，加硫黄、铜灰、寒水石、诃子、川木香、三辛、铁线莲、火硝、灰盐、硇砂、紫硇砂、光明盐、大青盐等煅制存性研末，能医治一切未消化性急性水肿病，特别是对痞瘤滴漏有显著疗效。银方剂是水银、硫黄、沙棘果、三辛、各种盐类、红糖制成丸剂，干涸未消化性急性水肿病疗效高，特别是医治热性未消化性急性水肿病最有效。铜灰方剂是铜灰2/3，铁屑3份，鹿骨、出土的人颅骨、贝齿灰、诃子、石花、花蕊石等制剂，用寒热的药引配伍，未消化性急性水肿病之海也能使干涸，特别对脏器滴漏有疗效。复次药方，铜灰、铁灰、银灰、玄明粉、硫黄、硇砂、铁线莲、小米辣、诃子、三辛、白糖制剂，能使寒性与热性未消化性急性水肿病干涸。饮食应该进食绵羊肉、热面食、牦牛肉、菜汤加调料、酥油面食、酒、粥等，禁忌难消化的饮食、蔬菜、粗糙食物、凉冷饮食、滚开热水、热性营养物。

催泻时，药用尖嘴诃子、铜落、蓖麻、白狼毒、腊肠果、漆树干脂、大狼毒、高山大戟、瑞香狼毒、大黄、杂毛蓝钟花、亚大黄、荜茇、硇砂、蔗糖等制成丸剂，用酒冲服。先行准备与善后处理等与疾病总医治相同。此方专能开脉窍，收敛诸水。其后药用石榴、肉桂、荜茇、白豆蔻、藏红花、麝香、船形乌头、岩精、乳香、芫荽、冬葵、硇砂、光明盐、螃蟹、海金沙、诃子、斑蝥、蔗糖制成丸剂，用麦酒冲服。诸水能被引入穴道。如果所引水量太小，药用野冬苋菜、荜茇、肉桂煎汤含服，可庆安康。复次药方，亚大黄、诃子、石榴、白豆蔻、肉桂、甘青青蓝、麝香、岩精、藏红花、船形乌头、门隅产的冬葵、光明盐、硇砂、螃蟹、蜗牛、芫荽、斑蝥制剂，用酒冲服。复次药方，葶苈一捧、无眼菩提子10颗共研为细末制成温性药丸，加水1L煎煮，代茶饮用。复次药方，水熬的驴右蹄三钱（9 g）、蔗糖二钱（6 g）、硇砂一钱（3 g）制成丸剂令服。

（二）疾病具体治疗

1．对于3种水液溃散病，首先用药用石榴方剂护胃。

2．对于血溃散病，药用二十五味冰片方剂，分清饮食的精华与浊渣，以缓泻法清下之，在多处脉位剖刺少量放血，饮食要凉热兼用而平匀。

3．胆液溃散病，用巴豆、白狼毒、乳香、黄牛尿下泻，火灸胃脘，骨灰杂剂在本位干涸，饮食如前述。

4．饮食精华溃散于水液，火灸上下十水腧，饮食要进食温缓性食物，药用杂骨方剂令干涸。上述诸方剂，在未消化性急性水肿病初期用之较适宜。如果疾病未能治愈，牵延日久，可依据5种疾病总医治进行治疗。

5．肝滴漏病，药用岩精方剂收敛，在短翅穴位刀子放血，水银方剂干涸积水。

6．脾滴漏病，在短翅脉左侧刀子放血，药用酸藤果、藏菖蒲、硇砂，加牛乳煎汤令服，白胡椒汤加光明盐、荜茇、小米辣，也能医治脾滴漏病。

7．肺滴漏病，药用五味石榴方剂护胃气，铜灰药方令干涸，然后艾灸脊柱第六、第七节。

8．胃与大肠滴漏与积水病，饮食要进食温性食物，灰剂、草乌干涸剂可令干涸，复次药方，阿魏、铁线莲、大蒜、五根药油丸是缓泻干涸的良方。

9．痞瘤滴漏病药用“三果”“三辛”、酸藤果、铁屑、小米辣制成灰剂加蜂蜜令服。灰药方剂与骨药方剂攻破与干涸同时使用。如果是中毒致病，用干涸药方进行治疗比较适宜。隆、赤巴、培根任何一种偏重而致病，药物医治、手术及饮食起居，均需对症进行治疗。为了疾病不再复发，一年之内都要注意善后的事情，禁忌进食蔬菜与难消化的饮食、腐败的食物，以及骑乘、房事、受冷、受潮湿等。干涸未消化性急性水肿病的诸药要经常服用驴肉、五根药油丸、大云虎补养身体。此方能医治可致命的未消化性急性水肿病。

第六节 未消化性肺痨疾病调治

现从疾病诱因、分类、症状、治疗四个方面讲述未消化性肺痨疾病。

一、诱因

由于大小便与矢气等被阻拦，饮食精华等身体的七要素耗损，过度劳累，饮食失调等缘故，隆、赤巴、培根失调而紊乱，充斥整个身体，扰乱各个穴道不通，胃阳衰弱，饮食精华不能成熟，身体的精气耗损已尽，故称为肺痨消瘦病。

二、分类

隆、赤巴、培根三者是病因，肺痨有6种后加症要分清。

三、症状

分疾病总症状与疾病具体症状两种。

（一）疾病总症状

疾病总症状又分疾病初期的症状、中末期的症状。

1．疾病初期的症状　伤风打喷嚏，乏味，体力衰弱，体温下降，虽然进食却无力，食欲缺乏，心悸，呕吐，脚背肿胀，脸面浮肿，面容苍白，好色，贪食，嗜酒，头足怕太阳晒，用物覆盖避炎热，进食之时出大汗，指甲、头发容易长，常做恶梦，各种事物现在眼前。

2．疾病中末期的症状　痨病患在上半身，伤风多痰，呼吸不顺、气不匀，肩部与头部疼痛，声音嘶哑，胃口呆滞。痨病患于下半身时，大肠、小肠与胃皆患病，上吐下泻，大便干燥。痨病患在身体的中部，两肋刺痛难忍。痨病留于关节，犹如瘟疫致病。如是肺痨的11种病情俱全。

（二）疾病具体症状

1．隆型痨病的疾病症状是头与肋际疼痛，四肢疼痛，声音嘶哑，喉头不适。

2．赤巴型痨病的疾病症状是手足与肩头皆发热，上吐下泻，口鼻疼痛犹如瘟疫致病。

3．培根型痨病的疾病症状是身体沉重，呕吐，食欲缺乏，口涩和鼻涕多，伤风，胃阳衰弱。

4．肺痨的危害是饮食未消化，呕吐，下泻，伤风，咳嗽，声音嘶哑，胃口呆滞。

四、治疗

疾病医治分疾病总治疗与疾病具体治疗两种。

（一）疾病总治疗

首先是油疗罨敷法，婆罗子用牛乳浸润，白狼毒、腊肠果、白糖、酥油制剂泻下。其后用提升胃阳药物与饮食同时进行治疗，平时要心情愉快，吃祛隆、性轻的饮食，常食用陈谷与山羊乳、肉汤、酥油、狼肉、鹫肉、蛇肉、驴肉及食肉动物的肉等，都能补养身体，若用催吐催泻法，就不能增强体力。缓泻时，要服用肉、蔗糖、酥油等。

（二）疾病具体治疗

隆型痨病，饮食常用野生食肉动物的肉、水生动物的肉，熔炼酥油加调料，酥油煎煮羊肉加荜茇，或者加干姜或石榴，或用青稞粥，能除6种痨疾灾害。赤巴型痨病，内服麦酒、芫荽、干姜汤。复次药方，甘草、止泻果、悬钩木、葡萄、藏木香、毛瓣绿绒蒿、苍耳子、蒺藜，肉豆蔻、藏茴香、荜茇、秦艽药酥油剂能医治痨病。培根型痨病，药用五味热性药、玄明粉等制成药糊，能医治痨病与未消化性急性水肿病痞瘤症。特别是陈旧的醇酒，医治痨病是佳品。总之，由于患痨病致使体内胃阳衰败，泻下损耗身体元气，故须维护胃阳。此时要倚赖二便维护身体，只有热泻之时，才用泻药进行治疗。

第十五章

藏医热病疫病学

第一节　热病调治

第二节　瘟疫疾病调治

第一节 热病调治

现从疾病诱因、分类、症状、治疗四个方面讲述热病。

一、诱因

热病的危害是燃烧，身体的7种要素与3种排泄物虽然不能被烧尽，然而因为发热致肌体腐烂，生命会有危险。因此称之为燃烧。

二、分类

从人身、病期、病愆、部位、系属、时际、种类等7个方面分析。人身则有少年、青壮年、老年之分；病期则有新、旧两种病期；病愆则有隆、赤巴、培根、血液、黄水热5种区别；部位则有外部、内部、中层、肌肉、皮肤、脉道、骨骼、五脏、六腑之分；系属则有本系与旁系之别，单一型病象清晰者，是本系；合并症和综合征为旁系；时际则有6种热病的名称：未成型的热病、正盛的热病、虚热病、伏热病、宿热病、郁热病等；种类则有扩散症、紊乱症、疫疠、毒症4种。

三、症状

对于热病的症象要正确认识，取舍四边须搞清楚。首先谈认识疾病症状。它有疾病总症状与疾病具体症状两种。

（一）疾病总症状

疾病总症状又分外象、内象与密象3种。外象从疾病初期的疾病诱因来观察；内象从疾病的定义症象来观察：密象从利害来观察。

所谓从疾病初起的疾病诱因观察，要将前述之病缘与饮食起居的效果搞清楚。所谓从疾病定义症象观察，是热病脉象具有特征，脉象洪、数而紧实，尿色赤黄、臭味浓、蒸气大，头痛，身体发热，口味酸苦，舌苔厚，鼻孔发干，眼赤黄，疼痛集于一处，痰色赤黄、味咸，剧渴，吐泻皆是血和胆汁，其汗味臭，夜间睡眠轻，白天不能入睡，中午及午夜消化食物时痛盛。这些都是赤巴热能增长的疾病症状。

所谓从利害观察，是根据饮食、起居、药物治疗、手术外治及尿液等情况，观察其适合与否、习惯与否等。

（二）疾病具体症状

疾病具体症状各自有明显的症象，前面疾病总症状已经详细叙述。人身的热病依照年龄的大小，皆可知晓；时际热病经历一段时间逐渐就会知道；病愈热病可从其辅助的症象来辨认，呵欠、失眠、身颤等是隆型热病。口苦、目黄、尿黄是赤巴热病的症象。身体沉重而昏眩、消化不良等是培根热病显著症象。目红、尿赤、刺痛集中，是血液热病的症象。浮动且肿、瘙痒厉害、生疖疮等是黄水热病的症象。部位热可从患病部位认识。本系的热病可从显示病象中认清。合并热病中合并了隆病，互相协助，关系密切，犹如知己在一处，合作共事一条心。热病合并了培根病时，两者一定会互相斗争，争个上下，好似仇人狭路相逢。综合热病犹如荒乱时代的恶霸，自持强盛，欺压他人。以上诸疾，若以凉热的药物、饮食调治，虽然好像有利可图，但是久而久之始知有害。未成型热病恶寒，黄昏时分关节痛。正盛热病，其一切症象完全具备。虚热病，若以清凉药物调治，反而会使症象激增。伏热病，若以温暖营养药物医治，则有害无益。宿热病，患病时间既久，便可知晓。郁热病，容易汗禁、鼻衄。疫热病，头痛、眩晕、恶寒。紊乱热病，刺痛、痰多、气喘，比较明显。扩散热病，行动过度后感觉疼痛。毒热病，疾病症状是疼痛无定处、局部多处疼痛。以上疾病症状不可混淆，须各个分清，稳妥掌握。

取舍四边须讲清：脉象洪而坚实其变化不大，尿色照面，舌苔湿润，从刀子放血的血液可以鉴别，痰易咳出，仅有轻微刺痛，呼吸和顺，摄取饮食的能力强，接受药物治疗及手术外治比较容易，如是，不论何种疾病，都容易治疗。虽然不显死兆，然而病势严重，变化多端，这种疾病难以治疗。死兆需诊脉，察尿，观察痰、血和呼吸、病势、痛处、体力、五官等。脉象颤动而不明显、急促而有间歇现象则是死兆。尿液内逆、尿闭、失禁、清长者，则是死兆。痰液色如烟或腐肉、壅塞在喉头难于吐出者，是死兆。刀子放血无血或血红如银朱、血液污浊者，是死兆。在安静时喘息不安、呼吸短促者，是死兆。病情不严重，然而难以接受药物治疗，反复变化多端，是死兆。开始胸口刺痛，犹如钉了钉子，疼处从不转移者，是死兆。体力衰竭，卧床不起者，是死兆。眼睛翻转下陷、两耳向后紧贴于头部、鼻腔发干结灰垢、嘴唇向上翘起、牙齿发黑、舌苔干燥、舌根后缩、脸色好似满著泥土、多语且不清晰、不思饮食者，一般是死兆。死兆出现时，顺应病情去治疗，若能接受药物治疗者，尚无定论，须看转机。一种死兆不一定在所有的疾病里出现；一种疾病也不一定显现所有的死兆。因此，征兆显现多样，又不接受药物治疗乃死神莅临，难以抗拒。

四、治疗

疾病治疗分疾病总治疗与疾病具体治疗两种。

（一）疾病总治疗

疾病总医治又分对症治疗、不失时机掌握的秘诀治疗、针对热病本质的压服治疗三种。如果弄错治疗原理，进行治疗的药物便起不到作用，故对症治疗很重要。寒热若被混淆，进行治疗的药物便起不到作用。因此，首先需要分清寒热，然后疾病与进行治疗的药物才能相合。如果疾病溃散乱窜，进行治疗的药物难于摄纳，此时，首先应该收敛扩散的疾病，然后针对疾病的本质再予制服。其次是根据体质、年龄对症治疗。中等体质的与儿童的热病，要像对待朋友一样地进行治疗；体质好的壮年人的热病，要像对待敌人一样地加以歼灭；体质衰弱的老年人的热病，要像抚育子女一样地进行治疗。结合病情不失时机地治疗，病势严重而新患的热病，像雷电轰击一样地进行治疗；病势弱而陈旧的热病，要有信心地消除病魔。通过病愆的门路治疗热病时，隆型热病以祛除法治疗为宜；赤巴热病以截漏法治疗为佳；培根热病以压制法医治；血液热病以催促法医治；黄水热病以泻下干涸法进行治疗。

按照患病的部位治疗热病，肌肉、皮肤热病以发汗与水疗法医治为宜；脉道热病以刀子放血泻脉进行治疗；骨骼热病以罨敷和药水浸浴法祛病；五脏热病以散剂和刀子放血进行治疗；六腑热病以泻下法除病为宜。

按照疾病的本性治疗热病，本系的热病以追逐法除病；旁系热病，首先要制服突出的疾病。

按照发病的时间治疗热病，未成型的热病，应该引入成型之路；正盛热病，要扑灭炽热的火团；虚热病应该以祛风补益法进行治疗；伏热病要揭开盖子，使药物对症；宿热病要用露药分开耽著之热，郁热病要在本位上将黄水干涸。

按照疾病种类治疗热病：扩散热病，让体力与元气入于自己的本位；紊乱热病，使其分散、扑灭，则人体要素复处于平衡状态；瘟疫热病要如飞鸟啄食一样地进行治疗；毒热病首先要均衡身体，再以药物除病寒热混淆在一处者，应当分析治疗。未成型的寒热混合疾病，应该将寒热分开之后，引入轨道，此时如果用药对治，会滋长友方，友方一旦增长，热病也要发展，犹如提取未成熟的酒醅一样是提取不到酒的，如果不引入轨道，将会转化或死症，至少也是难治之症。因此，拆散培根和隆的并发症，将赤巴热病引入不增长的轨道，乃是良方。此种方法既有利，也有害，治热促寒，利害并存，缓泻进行治疗，不会危及生命；治寒促热，也是利弊共存，调治容易，如拖延过期，则会危及生命。因此，在治疗之初，要治热促寒。伏热病，如果不揭去寒罩，药物就不能直达病处，揭开寒罩，会使药物与疾病相逢。虚热病，如果不滋补隆，隆就会驱使热病越过大岭，四处飘散，因此要以饮食做诱饵来滋补，则可除虚热。郁热病，初期要扶胃阳，如果不知抓根本，胃阳熄灭，余热与浊热混合，则须缓泻，使其分途。一切合并症药物都难进行治疗，何种疾病适合何种疾病医治，即首先医治何种疾病。如果凉温两种药物均不适合，就应该运用混合医疾病医治或交替施疾病医治。对于混合疾病，如果不懂得此等分疾病医治，培根与隆的混合热疾，不论怎样医治也无转机，因此，对于混合疾病须分疾病医治，这一点十分重要。

扩散的热病有自然扩散症、随缘扩散症和超过时限扩散症三种。毒症与木布症都属于自然扩散症。疾病未成型时处于山原交界之处，由于治疗错误，热疾扩散到各处，转化成郁热病。当疾病汇积时，未能及时泻下进行治疗，超过时限后，热疾将扩散至一切脉道之中。如此扩散的诸症，皆由隆领头扩散，进入各条脉道，传遍周身。扩散症若不收敛，虽然用药物进行治疗，然而犹如驱散的野兽奔驰在原野，结果一只也未能捕捉到。对此类疾病，应该运用汤、散药剂与饮食、起居等治疗方法平息隆以后，将疾病收敛在体内，再依靠药物医治，则好似向火上浇水一样。难以收敛者，应该采用脉泻、常泻及药水浸浴等疗法进行治疗，效果良好。此方仍然不能收敛者，可在各自的部位驱散其热，不能超过时限是个关键。热病超过时限有4种疾病：本能地超过了时限，处方用药量不及、过甚、颠倒，致使超过了时限。向要害处扩散的热病，一开始就可危及生命，必须掌握病情，如若超越时限，要用四水疾病医治争夺生命，但进行治疗不善，治之不足，仅压服了病势，仅感觉舒适，余热未除，耗损体力，超越了时限。为了增强体力，进行治疗不可间断。用药颠倒，伏热转寒，须依靠四心，致使热疾超越了时限。用药量过甚，病势微弱而药力猛锐，诱发了培根与隆病为敌，寒症危及生命。这两种疾病的症状很相似，正确认识，十分重要，须随时观察，及时努力，以挽转危机。懂得这些，便不会引起超越时限的情况。

清除热病的方法，有饮食、起居、药物与手术外治4种。在各种饮食中，有益者摄取，有害者放弃。有益的饮食摄取法有11种。

（1）将未成熟的热病促使成熟的饮食。

（2）对正盛热病轻扬促成的饮食。

（3）对零星的隆邪作补偿的饮食。

（4）对可疑症应该用试验性的饮食。

（5）对虚热病用营养物补益的饮食。

（6）热病与隆相混合，应该用收敛的饮食。

（7）伏热病应该用透热的饮食。

（8）宿热病用开胃的饮食。

（9）寒盛者，应该用调养阳热的饮食。

（10）隆盛浮游，用镇隆的营养饮食。

（11）耗尽体力的热病，用增强体力的饮食。

如是，适合的各种饮食结合时令来运用，就有益处。有害食物，如宜于热病未成熟的食物不能给热病已成熟的患者，若给了正盛热病的患者，要生丹毒，若给予风热病已除的患者会使热扩散，伏热病和郁热病降火之食，宿热病之食对虚热有害。如是，与本性不相适应的饮食有6种。不适合的饮食似毒物，应该禁忌。

以起居方式治疗热病，有符合与不符合之分。对于各种并发的热病，要冷暖适中，便符合病情。对于各种单一的热病，只有凉性治疗才符合病情，衣着、居住、行走方面要冷暖适宜，在日光与荫凉之间居处，勿受潮湿，居住要在安静处，衣着要温暖，勿受寒冷，也不要常出汗。既不要过分劳累地活动，也不要过分闲逸，还须适当地散步。青草地、小河旁、林荫处、避暑室都是适宜居住的好地方。要用棉布、绸缎等轻软凉薄的衣着。劳心劳力的事情不要干。白天不要睡眠，常与知己良友谈心，精神舒畅，可保吉祥。与上述情况相反者，均不符合要求，须要提防。

药物治疗热病有平消法与清利法两种。平消的药物又分汤剂、散剂、丸剂3种。汤剂又有成熟汤、分析汤、收敛汤、诛戮汤、试验汤、勾摄汤、干涸汤7种。成熟汤剂又分3种：四味藏木香汤能使培根与隆病成熟，三味獐牙菜汤能使赤巴热病成熟，三果汤能使血液热病成熟。分析汤剂也分3种：宽筋藤独味汤能分析隆型热病，余甘子独味汤能分析血液热病，三味石榴汤能分析培根热病。收敛汤、四味藏木香汤、三果汤、三味悬钩木汤加蔗糖能收敛由隆引起的扩散热病。诛戮汤又分新热病与旧热病两种，医治新热病的诛戮汤有3种：五味膜边獐牙菜汤能医治发展的疫热病，五味兔耳草汤能医治发展的扩散症、紊乱热病，十五味水柏枝汤能医治发展的毒热病。十味大汤方能诛戮除旧的热病。试验汤有蹿骨独味汤、三味骨物汤、藏茴香汤等，能医治山原界热病。四营养勾摄汤能除浮游隆病。九味西藏猫乳木干涸汤能医治郁热病。上述诸方是清除热病的汤剂良方。

散剂药物中有草药方剂与精华药方剂、混合方剂3种。草药方剂中又有君王药（金腰子）、后妃药（矮紫堇）、太子药（高山辣根菜）、大臣药（唐古特青蓝）、百姓药（角茴香）、将军药（疫热用角茴香、紊乱热用翼首草、血热用兔耳草、赤巴热用獐牙菜，对症加大剂量应用）、士兵药（篦齿虎耳草、川西千里光、乌奴龙胆、葶苈子、多刺绿绒蒿、鸡爪黄连、龙胆、糖芥、蒲公英根、水柏枝、秦皮、苍耳子、黄毛翠雀）、骑乘药（用雪水浓煎凉服，或浓缩成药糊内服）等，对一切热病犹如火上浇凉水。精华药方剂治热病，冰片、檀香、牛黄为主药，有熄灭热力炽燃的散剂，扑息并发热病的散剂，从根底熄除陈旧热病的散剂，平衡人体诸因的散剂等。息灭热力炽燃的散剂，在热病极严重时，三味冰片君臣方、七味冰片君臣方、九味冰片君臣方，扑息热病最适当。

中等热病药用十味檀香方，除病热末等热病药用十味牛黄方进行治疗。扑息并发热病的散药方；热病与隆病并发，药用十味沉香方；热病与培根并发，药用竹黄安乐散。根除宿热病的散药方：热病极严重时，药用二十五味冰片方。中等热病药用檀香方剂。末等热病药用牛黄方剂。草药与精华药混合方剂八味主药方，紊乱热病与疫热病酌情加减药味，能医治诸热病。药油丸能治热病后遗症，三果药油丸能除虚热病的后遗症，獐牙菜药油丸能驱除宿热与隆的合并症。黄牛五物汤与西藏猫乳木药油丸能断除郁热病的后遗症黄水病。用汤散剂药物不能除热病者，若用泻下法进行治疗，赤巴热病将会转为水肿病。一切热病成熟时泻下进行治疗最适宜。热病犯腑，主要运用泻下法进行治疗。当治术穷尽时，除了泻下别无门路。若问是何缘故，只因这是从根本上医治疾病。然而该泻下还是不该泻下，需要观察病情后才能决定；适合泻下还是不适合泻下，也需要从患病时间才能决定；最后能不能泻下更需要观察患者的体质再行决定。医治赤巴疾病，疾病医治只有泻下，然而对未成熟的热病，却不能泻下，需要防其扩散。如果隆的势大，可酌情泻下。既已成熟又犯腑者，切勿使其失掉脉力，在体力能承受的时刻，可酌情泻下。进行治疗时，要有先行准备、正式泻下和善后处理3个步骤。所谓先行准备，是热病尚未成熟时需要令其成熟；若热病已经扩散，就应该收敛将隆的势头压平；伏热的假象需要排除；阳热衰弱者，需要调养；疾病的锋芒要摧锐；对宿热病以泻下、涂油按摩疗法进行治疗。正式泻下须将君王、后妃、太子、大臣、武器、骑乘等药物配伍齐全，方能除去疾病。热病既已成熟加冰片、牛黄；热病犯腑者加岩精、止泻木子；棘手难治时，加硼砂、藏红花；病有转机，出现大便气臭、色红黄的症象，洒淋凉热水，驱使净泻。泻下不净时，需要再次泻下进行治疗。若不泻净，疾病再次复发，将诱发热病。泻后，应该居住在河谷水边，饮食应该进食大米粥或面汤、乳浆等，以清凉饮食断除后遗症。如果不这样医治，泻后进食热性饮食，其结果犹如向腑内施加毒剂。一切宿热病，经常泻下，效果良好的手术外治法有6种：①刀子放血以清理脉道；②发汗可通过毛孔排除热蒸；③罨敷法可治急性刺痛；④药水浸浴法专祛扩散热病；⑤拍水法医治表热与丹毒；⑥针灸法可封锁热疾的逃路。可不可以刀子放血清理脉道，还需要观察病情，再行斟酌。对于血病与赤巴疾病虽有刀子放血调治的说法，然而有7种热病不能刀子放血治疗：①未成熟的热病，若刀子放血，会转为郁热病；特别是疫热病者，若刀子放血，疾病会坠入脏器之中；②紊乱热病恶血未分清时刀子放血，精血会失尽；③隆病产生热病扩散，恶血留在体内，余热除不尽；④虚热病若刀子放血进行治疗，会引起隆浮游，身体疼痛；⑤时疫热病若刀子放血进行治疗，残留病血会进入命脉；⑥毒热病若刀子放血，会引起扩散，余热难除；⑦患热病体质衰弱者若刀子放血，会发生生命危险。可以刀子放血进行治疗的热病，热病成熟扩散时，以刀子放血调治，特别是扩散症、紊乱热病刀子放血，调治最为适宜；治疗未成熟的热病，犹如撒手之物；治疗已经扩散的热病，就会相应地分出病血。虚热病先用凉性饮食营养后再针刺放血。伏热病在其隐晦脉刀子放血引病。宿热病可以少量刀子放血。疫热病刺炎痛脉放血，好似散发蒸气。关于刀子放血的时间适合不适合、预备法、扎束法、弹放法、点脉法、血象、放血量、反映处理等，在后续的放血法各章中讲解，学习后便可知情。

发汗通过毛孔排泄热蒸，未成熟而病势严重者，不需要发汗；若令其出汗则无汗，会引起病情紊乱，再次散发，元气耗尽，出汗可诱发隆病，身体受损。未成熟而病势轻微时，从原路阻挡返回。已经扩展的热病要化成蒸气向外逐出，隆型虚热病也须向外发散。宿热病要分出耽著之热邪，特别是瘟疫热疾如鸟飞一样地发汗乃是良方。肌肉皮肤骨骼热病通过发汗治疗，可无妨碍，汗出时大多有汗臭味。应该懂得送服药物治疗及引导治疗两种方法。

罨敷法止痛，有冷罨敷与温罨敷两种。用冷水石或犁铧、丛葭、凉草药等冷罨敷，能止血止痛；水罨敷能镇喉痛、小肠刺痛，治眼病。冷罨敷虽然能治热病，但是与未成型的隆病并发时，不可用此法进行治疗。温罨敷不能用于单一的扩散热病。酒浸渍的石子烤热能镇风痛。此方的火灸法能止缓慢的隐痛。火烤青砖罨敷，能医治未成熟的伏热病与郁热病，并扶助胃阳。

药水浸浴治疗法有5种甘露水浸法、束浸法、蒸气浸浴法、五行水浸法等。能医治热病散于肌肉、皮肤、脉道、骨骼等。沾水凉敷或浸洒，能医治表热病；未成型的并发热病不能用此方法。病势轻微的热病要从原路阻挡，使其返回；扩散的热病要收敛在体内；扩展的热病要歼灭丹毒，息其火焰，宿热病应该开胃口。

火灸法封锁热病的去路比较适宜。虽没说过火灸能医治所有的热病，然而火灸确实能医治6种热病：①赤巴热病流窜于脉道，封锁流窜的狭路要隘；②脉虚所致的热病，在隘口放哨以截断去路；③由隆驱使的热疾可用火灸法医治；④隆型疫症常侵扰人体，火灸可迅速令其归入本位；⑤炽盛之热尚在表，险处制险疾病医治妙；⑥热后反寒者，火灸调养疗效高。这些都是以热治热的良方。

（二）疾病具体治疗

各种后加零星散疾皆能治愈，如疯哑、梦魇症、头晕脑涨、头痛目眩、眼边溃烂、耳聋、鼻衄、口干舌燥、剧渴、食欲缺乏、呃逆刺痛、咳嗽、吐痰不利、吐泻、便秘、尿闭、小便淋血、盛汗、气喘、四肢痉挛、牛眼疮等奇症，医效无不奇应。

疯狂，疾病症状是胡言乱语，面容忿怒，声音嘶哑，孤独寡言。梦魇症的疾病症状是白天不安静，夜晚失眠，疯狂病有热性疯狂病与寒性疯狂病两种。喑哑也有热性喑哑与寒性喑哑之分。

梦魇症也有热性梦魇症与隆型梦魇症两种。诊断疾病要通过诊脉、察尿与看舌，以后再下结论。依次比较，区分热病与隆症。热性疯狂症，药用绵羊小尾5～7条用酒炖后取汁，加冰片君臣制剂令服后，大汗淋漓。复次药方，冰片水令服，火灸脊椎第一节和第六节，其后寻找2岁的绵羊，取其胸间一把毛，置于三骨营养汤内，然后挤出毛脂汁，除毒后用绸子过滤，在隆发作之际令服。复次药方，在羊毛脂里加肉豆蔻、草果，掺入骨汤后令服；火灸下唇中间穴，寒性疯狂者，白糖和酒令服。如果医治不愈，可用营养汤加肉豆蔻、阿魏、胆矾、紫硇砂令服，火灸脊椎第一节、第六节和第七节、黑白界等，陈肉、陈酥油加入骨煎汤令服。

热性喑哑，药用冰片君臣三味方，服药之后令出汗，然后用沾水法进行治疗，在胭脉与喉窍、短翅脉穴刀子放血。此方仍然不能治愈者，火灸百会穴和囟门穴。

寒性喑哑，取命脉穴、令醉窍、百会穴、脊椎第一节和全部手指、足趾火灸，加用羊肉汤祛风法进行治疗。因热病失眠，药用麝香、白酥油制剂外敷，麝香、牛乳煎汤加大蒜煅灰令服。隆型梦魇失眠，进食酒、肉、蔗糖、蒜、大葱或用荜茇、牛乳、蔗糖煎汤缓泻清肠。嗜睡，药用小叶杜鹃花、石花、柏子仁汤加狼心方制剂进行治疗。并用鼠目或鱼目涂眼睛。

头部刺痛，药用丝瓜子、金腰子、山生橐吾根、白刺果、船形乌头制剂催吐引热。若是刺痛不停止，仍需继续催吐，取穴位额脉与囟门等刀子放血和沾水法进行治疗，火灸太阳穴动脉及后颈窝。复次药方，熊胆、獐牙菜、藏红花、船形乌头、鞑新菊、高山风化硬石膏、波棱瓜子、白糖制剂令服，头目眩晕，药用羊头杂碎酒加阿魏、干姜令服；新鲜酥油与光明盐制成鼻药滴鼻。

烂眼边，药用冰片、熊胆、小檗制成膏剂外敷；麝香、小檗中层皮煎汤令服。

耳聋者，火灸脊椎第十四节，然后内服三果、五根药油丸。

鼻衄，药用大籽蒿，小檗汤加石花、藏红花、熊胆制剂令服。又方，藏红花、熊胆、麻黄煅灰、石花、叉分蓼、多花黄芪、秦艽、白糖制剂令服；并用凉水沾头和胸部。

口干舌燥，药用沙棘果、野冬苋菜、水葫芦苗、白糖、蜂蜜制剂含服。剧渴，药用野冬苋菜、白糖、芫荽煎汤加蜂蜜令服。或者服用新砖汤。

消化不良，药用白糖加葡萄方剂，或者用余甘子、白糖、蜂蜜制剂。复次药方，獐牙菜、余甘子、光明盐煎汤晾凉令服。取穴位腑脉、喉窍、胆脉等刀子放血，四味石榴散与竹黄小安乐方合剂令服，结合食欲，选择食物进食。

呃逆有热性呃逆与寒性呃逆两种。热性呃逆者，用浸浴法与沾水法进行治疗，然后用火灸脊椎第十六节及囟门；白檀香加乳汁滴鼻。复次药方，内服冰片君臣方之后，艾灸大拇指与环指的指甲。寒性呃逆，用各种盐类和酒制剂令服，用热面做成帽子戴在头上，取穴位囟缝、颈窝、胃脘火灸。

刺痛症分为血刺痛与时疫刺痛、隆病刺痛3种。血刺痛，药用藏木香、川木香研末加白糖，开水冲服。时疫刺痛，穆库尔没药汤进行治疗。隆病刺痛药用羌活根、麝香、紫草茸、藏红花制剂，踝骨汤冲服。复次药方，肉豆蔻、白豆蔻、荜茇、有爪石斛、宽筋藤、肉桂、白糖制剂，踝骨汤冲服。

咳嗽，药用竹黄、甘草、白糖制剂，山羊乳或黄牛乳温热冲服。复次药方，笔管菜根、竹黄、白糖制剂，黄牛乳冲服。复次药方，竹黄、肉桂、荜茇、白糖、蜂蜜、酥油等制成膏剂令服。复次药方，竹黄、雪灵芝、川木香、荜茇、白糖制剂令服。痰液壅塞，难于吐出，药用沙棘果、川木香、荜茇、肉桂、余甘子、蜂蜜制剂令服。

腹泻分热性腹泻与寒性腹泻两种。泻出物色如烟汁，红中呈现出黄色，气味臭，尿底有沉淀者，为热性腹泻。药用七味胆粉散、四味止泻果汤加木橘断腹泻。泻出物有糌粑泡沫者，为寒性腹泻。药用四味石榴汤和四味止泻果散，在脐下一寸、二寸处火灸。

呕吐病有热性呕吐与寒性呕吐两种。吐血、吐胆汁为热性呕吐，吐血者，药用紫草茸汤加熊胆、藏红花、白糖令服。吐胆汁者，用马粪和酒进行治疗。复次药方，米泔水、有爪石斛、蜂蜜制成膏剂令服止吐。呕吐清水如糌粑者，为寒性呕吐。药用一把炒米、石榴、荜茇、干姜、蜂蜜制剂令服，火灸胃脘穴。干呕者，内服踝骨汤，火灸脊椎第六节。

热性尿闭症，药用水鸥翎煅灰，2岁驴的右前蹄胝、龙虱、野冬苋菜、白糖制剂。复次药方，准藤子、小檗皮、硇砂汤剂。如果不能治愈者，在踝脉两边刀子放血，同时内服火硝、螃蟹、蒺藜酒合剂。特别是对疫热病、尿闭症的疗效最佳。小便带血，药用岩精、藏红花、熊胆制剂，在小腿、踝脉刀子放血。

大便秘结，药用萝卜煅灰、角蒿子、尖嘴诃子、牛乳制剂内服和灌肠，用秦艽汤加白酥油令服。复次药方，天然碱汤加野苋菜。

身体出汗，内服小叶杜鹃叶、紫菀花汤，然后用酒或兔耳草、檀香、草乌、新鲜酥油制剂涂抹身体。体温向外散失者，首先以沾水法进行治疗后，再药用余甘子、毛瓣绿绒蒿、白酥油、扁刺蔷薇、小檗皮、火麻仁制剂涂抹身体。热后腿臂僵硬跛瘸、口眼歪斜者，可用脉泻与药水浸浴两法兼治，用疖痈汤剂分出病血，就近处脉窍刀子放血进行治疗。

如是，零星诸疾多属于热病，特别是瘟病时疫最容易发生，因此对零星诸疾，要以对症疗法进行治疗。

第二节　瘟疫疾病调治

现从疾病诱因、分类、症状、治疗四个方面讲述瘟疫疾病。

一、诱因

所谓瘟疫的疾病诱因，据传说，在昔日五百世的后期，由于人类贪欲之故，倒行逆施，密咒的诸大师，金刚兄弟内争激烈，净戒僧行诸集会煽动派系纷争；外道本教诸僧集会，竟施咒符互相凌夷；一般凡夫诸人自食其言，野蛮厮杀、叛离戒规；此时麻摩空行母争相为乱，难以调伏。疾病之气，弥漫天空；结成云雾，笼罩大地。于是时疫、肠痧、喉蛾疔毒、黑天花等疾病接踵而来。另外，四时的大种不及、过甚、颠倒、劳损、恶臭、愤怒、恐惧、愁苦等折磨，饮食失调，变生疫疠。由于这类病缘诱发了赤巴之热，降于汗腺，又诱发了隆与赤巴，通过发病的六处途径依次进入或者是被气味击中，疫疠逐步传染开来。所以称这类疾病为瘟疫。瘟有时疫、天花、痘疹、肠痧、喉蛾疔毒、流感6种。本章节重点讲述时疫。

二、分类

时疫有3种不同的种类：结合发病部位分析，结合次序时间分析，结合病因种类分析。它有隆疫、赤巴疫、培根疫、隆赤巴培根三者的综合疫、时疫5种。寒战、昏睡，是隆疫；抽搐、脑痛，是赤巴疫；痴呆、喑哑，是培根疫。综合疫有平时疫疠、终身疫疠、一日疫、三日疫、四日疫5种。赤巴热窜于脉道疫、脑痛疫、癫狂疫也称者者霍疫。3种名称都是疫疠的同义异名，即不同的称谓。

三、症状

时疫的疾病症状有疾病总症状与疾病具体症状两种。

（一）疾病总症状

疾病总症状又分未成型、正盛、空虚3种。未成型的时疫长期寒栗，头、足、脊椎皆疼痛，身体沉重，懒惰，多梦幻，心情无常似疯癫，喜欢晒太阳和烤火，特别在日暮时分疼痛，口苦，头痛，食欲缺乏，脉象细数而浮，尿色浑浊不清。中期时疫正盛，疾病症状是身体沉重，汗臭浓烈难闻，眼色黄，舌、唇、牙齿皆积垢，头痛，剧渴，心情烦躁，尿色赤、气味浓、沉淀物厚，脉象细而紧、跳跃疾数，最后溶凝达界呈现空虚状，盆腔与腰际其他骨骼及足部特别疼痛，身体多汗，睡眠轻，头晕眩，耳轰鸣，舌苔红燥，干呕，谵语，有时身体颤抖，体表高热。

（二）疾病具体症状

疾病具体症状有三类：

1．从发病部位观察　时疫降于皮肤、黏膜和汗腺，疾病症状是体力小，懈怠身困，汗毛竖立。时疫降于皮肤，疾病症状是因寒而颤抖，头、足、脊椎皆疼痛，喜追随太阳的温暖。时疫降于脉道，疾病症状是脉热，脉搏闪跳，神志不清，剧渴，口苦，尿色赤而浑浊。时疫降于肌肉，疾病症状是头晕、目眩，身体沉重，发热，喜凉，神志不清，时疫降于腑，疾病症状是食欲缺乏、大便泄泻或干燥、舌苔凝结着培根黏液。时疫降于脏，疾病症状是脉、尿皆呈热象，舌苔干燥，胡言乱语，剧渴。时疫降于骨，疾病症状是鼻腔与口舌皆干燥，牙齿结垢，脉虚，耳聋，心慌意乱。

2．按时间观察　最初的三昼夜是培根疫的时段，由于热降于头部则头痛，小腿与脊椎疼痛，因寒而颤抖，多呵欠，身体懒惰，呕吐，喜晒太阳。热未成型，正是清浊分化期。其后的三昼夜，是赤巴疫的时段，热疫降于五官，疾病症状是口苦，舌苔黏腻而厚，牙齿与嘴唇结厚垢，鼻干燥，耳失聪，眼圈黑，尿色赤，脉象紧，正是似水的干涸期。第三个三昼夜，是血液疫的时段，时疫降于血液，疾病症状是脉、尿皆热，热象比以前更厉害，舌苔干燥，剧渴，汗味浓，身体沉重，疫热似敌，正是需加诛灭的时候。第四个三昼夜，是隆与血液交战的时段，热降于脏，疾病症状是胡言乱语，神志不清。严重者坠入命脉，疾病症状是力小脉沉，面色黑，舌苔干燥，癫狂出走，正是必须依靠朋友的时期。再经过第五个三昼夜，是山原界的时期，时疫降于骨，疾病症状是胯骨与腰、足皆疼痛，体力小，面色苍白，头晕、目眩，耳鸣，睡眠轻，身体多汗，正是犹如抚育赤子的时期。

3．从疾病种类观察

（1）隆疫：疾病症状是大腿及腰部皆疼痛，头部、身躯及四肢犹如被打一样，多呵欠，头眩晕，耳鸣，失眠，腮边及头部剧烈疼痛，汗毛竖立，皮肤糙，有汗不能立即发出，手足及头部颤抖，胡言乱语，胃气衰败，大小便滞闭，特别是因寒冷而长时间的颤抖，极度失眠，爱动，表现为逃遁。隆疫降于诸骨，全身骨骼皆疼痛。扩展至脏，舌苔干燥，头晕语乱。末尾，寻路于命脉，则癫狂奔走。

（2）赤巴疫：疾病症状是喜欢凉爽，头痛，口苦，身体发热，腹泻，大小便以及皮肤和眼睛皆呈现黄色，出汗多且有恶臭，疯狂，剧渴，痰带血色，口中生疮。特别是黄疸型肝病，上半身刺痛，痰带红色，鼻衄，热疫疾病症状俱全。脑疫热，高热、头痛，腮边脉与枕骨脉闪痛，囟门沉重。胆疫热，初期降于脉道，疾病症状是大小便皆呈现热象，脉象洪，诸脉闪动。中期扩展至血液，疾病症状是尿色赤，上半身发热，鼻衄。末尾，一般寻路于胃，赤巴使胃阳外溢，舌干唇缩，口干，牙生垢，食欲缺乏，干呕。

（3）培根疫：疾病症状是发狂，缓慢发热，呕吐，痰涎增多，身体沉重，嗜睡，食欲缺乏，大小便及舌苔与指甲、皮肤皆呈苍白色。尤其是痴呆症，语言含糊，神志不清，蔽聪塞明。喑哑症，不认识人面，语言喑哑，大小便失禁。培根型疫疠，初期降于胸间，口臭，食物不消化，食欲缺乏。中期扩展至肌肉与脑髓，疾病症状是身体沉重，疯狂，有时转为喑哑。最后寻路于肾，疾病症状是尿闭，腰肾疼痛，耳聋。

（4）综合疫：疾病症状有疾病总症状与疾病具体症状两种。

疾病总症状又分初期疾病症状、中期疾病症状与后期疾病症状3种。综合疫初期降于精气间，精气又是培根与赤巴的本位，培根成分已大，未成型的征象并不明显，饮食不消化，便出现木布疾病症状；若是赤巴成分大，未成型的部分疾病症状比较明显，犹如赤巴病，眼泪呈现黄色。中期疾病扩展时，心不明，耳又聋，熟睡时谵语多，杂语生，痰色赤黄白而黏稠，足和腰部及诸骨节均疼痛，喉头发热，声音嘶哑，多喷嚏，鼻涕多，眼呈赤色，肋际疼痛，剧渴，因发热大小便无规律，出汗及睡眠失调，有时候也可能发生红色或黑色痘疹。由于存在于精气与血液等身体的元气之中，病状不同，诸种疾病症状皆可能存在。认清了疾病已经成型便可加以诛灭；如若下泻困难，重如大地，从耳不聪明，语言纷杂，便可知情确诊。后期，元气亏损，出汗多，多语，脉浮颤动，干呕，身体寒冷，贪婪，或者头足疼痛。疫热至此，已达到山原界。患病18或21日时，生死判殊途。

疾病具体症状，综合疫降于精气间，可能出现培根赤巴合并症的疾病症状。综合疫降于血液则为日常疫，疾病症状是上半身及胃、肝皆不舒适，鼻衄，咳嗽多、痰色不净，眼红，尿赤，一昼夜之间刺痛发作两次。综合疫降于肌肉，称为一日疫，疾病症状是多汗，体温高，身体沉重，神志不清，每日发热病痛1次。综合疫降于脂肪，称为三日疫，疾病症状是特别嗜睡，身体非常沉重；隆与赤巴的成分大，开始降于头部；培根与赤巴的成分大，疫降于颈与肩部之间；隆与培根的成分大，疫降于腰部：3日之内1日平安，其他2日连续病痛剧烈。综合疫降于骨，称为四日疫，疾病症状是腰部和腿、足及关节皆疼痛。综合疫降于脑，疾病症状是头晕、目眩，伤风感冒；病势严重者，口眼歪斜如同中风一样，若是培根的成分大，小腿疼痛；隆的成分大时，头部特别疼痛，3日之内，2日平安无恙，1日病痛。

（5）疫疠症：也叫赤巴窜脉症。此症外缘是龙魔强曼、赤巴热由肌表进入汗腺，降于肝胆内、不在本位而流窜于所有的脉道间；上行至头脑际，夺取了培根的位置；下行至肾与骨髓，夺取了水液的部位；在肺和心，夺取了隆的位置；在胃和大、小肠里，夺取了赤巴的位置；降于肌肉与皮肤，体力衰弱，容颜失色；最后，隆居于赤巴的位置，自位的命脉丧失，九死一生。时疫的疾病症状是寒栗，行动无力，脉象虚而数，尿色黄浊，头部与关节皆疼痛，语言纷杂。中期病态会扩散，尿如黑酥油，眼、舌下及腮边肤色皆呈黄色，口苦，身体发热，睡眠轻，食欲缺乏，指甲与牙龈以及舌、唇皆呈黄白色，头部刺痛，舌唇裂纹，牙表结垢，肝胆结块，按之疼痛难忍，病气恶臭、体力与容光皆消失，无暇成型，7日或9日是死期。一些愚蠢糊涂的医生，反而等待疫热的成型期。脉象迟，识念轻，体力消失，体表低温，皮肤黄如金，过时降于本位，要想挽回已无方。因此，在疫热未成型之际，注意探索病情很重要。特别是疫窜头部，脑际刺痛，鼻衄。疫入于肺，疾病症状是上半身刺痛，痰黄色。疫入于肾，疾病症状是肾腰疼痛，小便闭结。疫入于胃，疾病症状是口苦，呕吐胆汁。疫入于小肠，疾病症状是腹部剧痛又腹泻。这些如果没有变化时，乃是疫疠真正的病象。

四、治疗

时疫的治疗方法分疾病总治疗与疾病具体治疗两种。

（一）疾病总治疗

疾病未成型时，藏木香四味汤或五味宽筋藤汤促其成型。饮食起居凉暖要适当。中期疾病成型而又正盛时，药用獐牙菜、波棱瓜子、暗绿紫堇、角茴香、大株红景天、诃子煎服，多出汗。若是热势偏大，可在此方的基础上再加冰片、牛黄、竹黄、西红花、船形乌头、獐牙菜，煎汤，白糖为引，令服。药已消化，汗也发出，这是时疫症进行治疗后有效的征象。如果治疗后效果不大，眼与尿色皆呈黄色，此时以泻下法催泻，药用诃子、毛诃子、余甘子、白狼毒、荜茇、木棉花丝、蜂蜜、白糖制剂内服，新旧时疫都能医治。以沾水法和凉性药物断除后遗症，饮食起居与盛热病的疾病总医治相同。特别是乳酪对诸种时疫有危害，不能饮用，时过13昼夜以后，牛乳却如甘露琼浆。后期，在山原界期，须以探索性的药剂试探，饮食放宽，医治余热的方法参照山原界章节所述。结合热势大小，用胆矾、多花黄芪、叉分蓼、秦艽花等煅制存性，头痛时加五棱诃子，鼻衄时加麻黄灰，肺咳者加紫草茸灰，若是肋际疼痛时加藏木香煅灰，若是眼与尿色皆呈黄色时加羌活根煅灰，疾病降于关节时加独一味煅灰，大便秘结时加腺女娄菜煅灰，小便闭塞时加蒺藜灰。若是隆型疫用骨汤冲服；疾病处于山原界时，用一勺酒冲服。饮酒后酣睡，仍用黑冰片治疗，此方剂对隆与疫疠并发症最为有效，特别是疾病处在山原界处，应用此方如同饮了甘露。疾病未成型与疫疠处在山原界二者，重点在于疫疠。因此，良医此时要更加小心谨慎。

（二）疾病具体治疗

时疫的疾病具体治疗分为3种。

1．结合患病部位治疗

（1）疾病降于汗腺时，腹敛要给予开水，不给清凉饮食，因疾病难于成型；不服清凉汤剂或散剂，因疾病会转为郁热病；不给带油营养物，因热疾会著于骨。

（2）疾病降于皮肤时，药用藏木香四味汤。如果热势过甚时，药用三果、宽筋藤，此时不能用火灸，火灸会使热力转入内部；不许进食温性营养物，进食会使疾病难于成型；不可服清凉剂，服用会阻疫热的生路，特别是禁忌刀子放血、催泻及清凉营养物，因为它们会使热耗损而汗不能出。

（3）时疫降于脉道，药用六良药、哇夏嘎、大株红景天、白糖制剂，饮食皆用清凉物。此时若用汤药，会使患者食欲缺乏，因此须加禁忌。油腻营养饮食会使疾病潜伏，火灸会使热疾更盛。进食酸腐饮食，恶血入脉难于治疗。

（4）时疫降于肌肉，药用牛黄、三凉、诃子、白糖制成清凉散剂。火灸会使病痛发作，刀子放血不能断除后遗症，此时发汗益处多。使用汤药疾病渗于脉，若进食营养饮食火更旺，冰片不能使用，使用会使隆紊乱失调，热力扩散。

（5）时疫降于腑，药用苍耳子、獐牙菜、波棱瓜子、草乌、大株红景天、止泻木子、白糖制剂。发汗与汤药、火灸、温性营养饮食等害处多，汤药催泻是良方。

（6）时疫降于脏时，按照热势的大小分别医治，冰片、牛黄、檀香为主药，加三凉、大株红景天、獐牙菜、船形乌头、兔耳草、白糖制成散剂，连续内服。如果隆、赤巴、培根、血等成分大者，火灸与下泻、发汗、刀子放血等少用为宜。发汗后如果着凉，隆必然要紊乱，过早地进食营养物，反而会转化为热病。

（7）时疫降于骨，药用踝骨汤与糖酪菜汤诛之，并以饮食补其虚弱，清凉除其余热。过分贪凉、贪食，会使体力耗尽，疾病越岭，隆要增长。要进食鲜粥，火灸脊椎第六节和第七节。

2．结合次序时间

（1）在培根的时段，药用三果、藏木香、宽筋藤、苍耳子、獐牙菜制剂温热令服，发汗后降低热量时，这就要如同对待朋友一般地医治。

（2）在赤巴的时段，药用獐牙菜、波棱瓜子、诃子煎汤，凉服。复次药方，六良药、波棱瓜子、哇夏嘎、大株红景天、白糖制成散剂令服如果头痛、刀子额脉放血；沾水法进行治疗祛热疾不会脱发。

（3）在血的时段，药用冰片、檀香、牛黄、大株红景天、白糖制成散剂连续内服。如果血与赤巴的势大时，可稍加刀子放血和轻泻；昏迷时，发汗进行治疗；饮食应该进食清凉食物。

（4）隆与血交战的时段，药用肉豆蔻、广酸枣、胆矾灰、白糖制剂与冰片君臣三味方交替内服。神志不清，谵语，捉人，喂食时咬住匙子，眼神凝视或呆滞，药用冰片酒，火灸脊椎第六节，饮食宜凉也宜温，蒜汁也是良药。此方治疗效果不大时，取穴位阿索利迦脉刀子放血，君臣三味方加肉豆蔻、白糖令服。13日以上，热疫山原界之前，可用新酒、肉汤、糖酪、踝骨煎汤试探，用量依次缩减。复次药方，余甘子、檀香、冰片、胆矾灰、白糖制剂，为涸余热，经常令服。热气出净，欲食之饮食可尽量进食。

3．结合疾病种类治疗

（1）隆类型疫：开始药用红糖藏茴香汤、三骨营养汤与宽筋藤独味汤，复次药方，苍耳子、大株红景天、宽筋藤、干姜煎汤令服，成型后药用六良药、宽筋藤、胆矾灰、白糖制成散剂，骨汤冲服。此时刀子放血与催泻和冰片不能同用，凉性的鲜肉、新鲜的酥油、炒青稞粥皆是应该进食的佳品。如果热力偏小时，9日即可康复。身体颤抖时，火灸脑后骨眼穴；睡眠惊时，火灸脊椎第一节，若不能治愈时，寻路命脉酿成疯狂症，药用肉豆蔻、穆库尔没药、川木香、沉香、大蒜灰、白糖制剂，骨汤冲服。复次药方，骨营养汤加肉豆蔻令服。如果不能治愈，药用小尾椎五七方，火灸脊椎第六节、第七节、第一节，后颈窝哑门穴等。如此进行治疗不能治愈时，倒转为疯癫病，脉象混杂，喘息，性命一定不保。疾病症状能归类，神志清晰，脉象洪，尿色清，舌苔湿润，足部温暖，鼻腔干，痰易咳出，耳听力清晰者，医治能获生。

（2）赤巴型的时疫：开始药用獐牙菜、苍耳子汤。复次药方，苍耳子、大株红景天、禾叶风菊、角茴香制剂。复次药方，诃子、大株红景天、獐牙菜、角茴香制剂令服。疾病既已成型，药用大株红景天、牛黄、檀香。根据热势之大小，加三凉、大株红景天、獐牙菜、止泻果、波棱瓜子、船形乌头、兔耳草、哇夏嘎、白糖制剂。热势偏大，特别是眼与尿色皆呈黄色时，药用三果、大黄、白狼毒煎汤催泻。尤其是赤巴型时疫引起鼻衄时，药用檀香、麻黄煅灰、熊胆制剂令服，并在两眉之间艾灸五炷进行治疗，防止疾病流窜。咳嗽、上半身刺痛，痰色赤时，药用白檀香、藏红花、竹黄、紫草茸、木灰、白糖制剂，紫草汤冲服，肺脉轻微刀子放血。脑际刺痛时，火灸腮边动脉，额脉轻微刀子放气血。药用麝香、甘松、牛尾蒿灰、诃子、圆柏、高山龙胆制剂，火灸囟门脉。最后降于胃，令服寻路汤下泻后，药用肉豆蔻、阿魏、草果、红糖、酒制剂令服，肉汤、酒、粥随时食饮。否则胃火熄灭后，饮食不消化，干呕，致使生命垂危。如果疾病症状能归类，疾病症状齐全，也能获生。

（3）培根时疫：开始时，药用四味藏木香汤；服用苍耳子、大株红景天、哇夏嘎、干姜、头花蓼、角茴香汤，早晚空腹时饮用。疾病既已成型，药用六良药、獐牙菜、三果、毛瓣绒蒿、大株红景天、白糖制剂令服。复次药方，三果、獐牙菜、岩白菜煎汤，温服发汗。疫热未除难泻时，应该催泻。特别是对于痴呆病，用烧焦的白山羊角和羊毛脂制剂涂抹全身，并服三味冰片君臣汤35消后汗泻即愈。谵语时，火灸后颈发际处。如果呕吐，火灸脊椎第一节。喑哑病，药用三味冰片君臣方加肉豆蔻煎汤内服，在足底与拇指连续火灸，然后在舌下刀子放血。若是寻路坠入于肾，药用蒺藜、荜茇、蔗糖煎汤温服，滋补肾虚，如果不这样进行治疗，肾气衰退，足温下降，气短，鼻流清水，命脉逃逸，会导致生命垂危。

归类疾病症状齐全，进行治疗可望获得痊愈。

（4）综合疫疠的疾病医治：有疾病总医治与疾病具体医治两种。总的疾病医治中又有成型、平息及调养3种。

首先，疾病成型之时，因为是疾病降于精气中，胃阳衰败，脉道闭塞，尽量下泻，早晚饮开水，大米或青稞粥加佐料乘热进食。药用干姜、苍耳子、角茴香、头花蓼煎汤令服，复次药方，宽筋藤、禾叶风毛菊、干姜煎汤令服。培根与隆的成分偏大时，药用四味藏木香汤；血及赤巴的成分偏大时，药用三果汤；饮食和起居禁忌热与寒，温软饮食最适宜。成型的疾病症状是汗后寒栗停止。

疾病中期采用平息法医治。至于治疗的时间又分新、旧两种。新时则按照病势与结合热势医治，医治情况共有两种。结合病势医治时，隆、赤巴、培根三者，哪个势大首先平息哪个；隆、赤巴、培根三者势均时，依次医治。隆型时疫，药用宽筋藤独味汤。赤巴时疫，药用诃子独味汤。培根时疫，药用荜茇独味汤。隆、赤巴、培根势均的综合时疫，药用三果汤，饮食、起居药物、手术外治相结合对治。依据热势治疗时，由于时间、境域、年龄、病体、饮食、起居之故，热势有大也有小，热势大而成型无暇时，空腹一夜后次日清晨进食鲜肉，复次药方，次日清晨药用丝瓜子催吐，吐罢用兔耳草下泻。依此清除胃的培根和赤巴。接着，药用三味冰片君臣散、五味冰片君臣散、七味冰片君臣散，或者药用宝索散，结合体质与热势服用上述药物之后，蕴热之路要疏通，腑热偏大时，以甜味药清之。

第十六章

藏医儿科学

藏医儿科学是藏医学的重要学科之一，是运用藏医学理论对小儿的预防保健和疾病的诊治进行不断分析和研究的一门学科。儿科学内容在《四部医典》的第三部《秘诀续》中分为三章论述：第七十一章是新生儿出生后护理工作的具体要求和做法；第七十二章是常见小儿疾病的诊治理论和临床技能；第七十三章讲述了一些疑难性疾病的特殊诊治方法和治疗等，以及幼儿耳脉诊病。

第一节　新生儿护理法

新生儿出生之后护理工作的具体要求和做法分为三个阶段。

第一阶段：是新生儿出生之后的护理工作，分为诊查临产祥兆、诊查临产不祥之兆、祝愿吉祥、离断脐带、庆贺法、喂奶法等六项；所谓祥兆顺产是仰卧、脐带上缠、哭声响亮、头顶较长，发迹高、肌肤洁净、耳朵大、吮吸有力、动作有力、呼吸均匀等，这些是祥兆。

祝愿吉祥指的是新生儿一生下来就说祝福吉祥的话："我的宝贝，你是新生，长命百岁，目睹百秋，健康长寿，荣华盛名，能胜九恶，吉祥如意，幸福安乐，万事圆满！"祝福的话语。这样的祝词说完后就离断脐带。

离断脐带后放到藏红花水中，除脐带外把新生儿的全身洗净，为了新生儿将来口齿灵巧，在舌头上用藏红花书写一个"誓"字。为了将来能增长智力及记忆力，用藏菖蒲、麝香等配伍，蜂蜜或酥油调服。

最后喂母乳，如果新生儿的母亲没有奶汁，得给新生儿喂其他母亲的奶汁。但必须要选健康、没有疾病、没有死过孩子的母亲的奶。

第二阶段：

1．满3日后，父母祭拜神灵，举行护身法事。

2．为了防邪魔，在新生儿的干净衣物上熏藏菖蒲等藏药材，双手和脖子上佩戴菖蒲。

3．满月之日，用食子神供神，用赎命品施魔。然后给婴儿取名，取一些表示吉祥的名字如扎西顿珠等。以前夭折过很多孩子，为了从厉鬼中解脱婴儿就取"斯塔次仁"等名字。

4．在满8个月时穿耳洞，把婴儿的耳垂揉好，向下轻拉中间变薄时用针穿耳马上涂油，如果是男孩穿右耳，女孩穿左耳。

5．饮食方面，平时都要喂蔗糖、酥油等，小儿生长发育迅速，新陈代谢旺盛，小儿营养与喂养的基本原则是既要满足需要，又要适应消化能力，有时喂一些煮熟的绵羊肉或牦牛肉，可以消肉疾。为了增强小儿的智力，聪明伶俐，口齿清新，用白芥子、藏菖蒲、光明盐、荜茇、川木香、喜马拉雅紫茉莉、酥油等配伍，熬制成药油，喂服，可延年益寿、增强体力。

6．起居行为方面，有时候在太阳底下适当的晒及用油搓拿，随时要用川木香等调敷肚脐窝。

第三阶段：婴儿生乳牙的时候全身没有不痛的地方，因此用蜂蜜、打箭菊、余甘子等药材配制的膏剂涂抹牙龈，促使快速生牙。婴儿满12个月时要答谢神灵，进行祭祀求福，并解押赎当。

第二节　常见小儿疾病

常见小儿疾病的诊治理论和临床技能，分为病因、分类、症状、治疗方法四方面。

一、病因

小儿病因主要是隆、赤巴、培根三因及母因和子因。由母因的卫生及母体本身的某种疾病导致小儿患耳聋、眼瞎、口吃、残废、兔唇等病，这些是先天性的病患，基本上不能医治。子因是起居、饮食等，由于起居及饮食不当而致的小儿病共有24种。

二、分类

小儿病分为先天性疾病和后天性疾病。母体疾病遗传给新生儿，新生儿一生来就有的疾病，称为先天性疾病。后天性疾病分为细小病、粗大病、具体病三类共24种。粗大病有胸病、肺病、肝病、泄泻、呕吐、传染病、肚脐病、结石病8种；细小病有头肿、喉闭、脾病、胆病、胃病、大肠病、食土病、腐乳病8种；具体病有眼病、耳病、口病、淋巴腺病、命脉病、厦病、虫病、臀病8种。

三、症状

总的症状是啼哭不止，身体的哪个部位疼痛就抓那个地方，按压此地方就疼痛不忍，脸色苍白、胃口不好、不玩耍、呼吸不畅等。

（一）粗大病类

1．胸病　有急、慢两种，急性是热病，慢性为胃寒病。急性的胸病发热，胸部和上身肿胀、体表灼热、拒奶、啼哭猛烈。慢性胸病为发寒，呼吸通畅，上身发僵。

2．肺病　分肺热疼、肺热喘、气管炎三种。肺热疼气短促，咳嗽的时候有痰，脸青。肺热喘病咳嗽剧烈，全身发热及连续咳嗽不断，幼儿手抓自己母亲的胸膛，还伴有全身出汗、呻吟、呕吐等症状。气管炎是因得肺病很长时间且没有治愈，咳嗽剧烈、眼睛和嘴唇肿胀，舌头和牙龈发白等症状。

3．肝病　分热、寒两种。急性肝病为肝热病，呼吸急而喘，胃的上部冰凉和全身发热，眼睛红肿、鼻干，舌心的颜色变黄，耳脉粗而黑。慢性肝病为肝寒病，吮吸手指、体温低下，一到夜晚就啼哭，皮肤颜色青黄，肝脏的末端薄而长。这些肝病总的症状是无论寒热哪一种病症眼睛颜色变蓝且上翻，容颜失色，脚掌和手掌的颜色变黄，身体感觉沉重，气息喘及急促，因疼痛而呻吟，因肝脏挤压胃部使小儿呕吐和腹泻。

4．泄泻　分热泻和寒泻两种。热泻症状是气短、体表高热，排泄物的颜色是红色或黄、绿、烟汁色。寒泻的症状是排泄物的颜色灰白、像糌粑的颜色，排泄物多泡、排便的时候有声音。

5．呕吐　分热吐和寒吐两种。热吐症状是吐血或胆汁。寒吐的症状是吃什么食物都不消化，吃什么就吐什么，吐黏液状泡沫。

6．传染病　症状是高热、脉象快急。

7．肚脐病　分脐坚凸、鼓脐、脐硬结、脐脓四种。脐坚凸的症状是脐窝凸起，腿脚蜷缩不知伸展，现寒象，哭声后音短，顿止顿哭。鼓脐的症状是脐窝紫肿，向外凸起，痛不忍摸。脐硬结的症状是脐部青瘀变硬，青皮肿胀光滑疼痛。脐脓的症状是脐带剪口化脓，穿洞后肠外漏。

8．结石病　分深部结石和中部结石两种。

（二）细小病类：（补充）

1．头肿　症状是头被磕碰，大缝裂肿，似有脓泡肿大。

2．喉闭　症状是声音嘶哑，唾涎增多，高热。

3．脾病　症状是体腔沉重不适，阵痛，咂奶时咬乳头，微汗。

4．胆病　症状是耳背肌肤黄色透明，脉络明显，舌色灰白，指甲色黑而长，喂食物时不想吃。

5．胃病　症状是肌肉消瘦，积垢，食物难消化，胃时大时小。

6．大肠病　症状是肠鸣辘辘，腹部时小时大，呻吟时小时大，时增时减。

7．食土病　症状是喜欢食土，胃胀大，大便秘结，或泻或吐。

8．腐乳病　分隆、赤巴、培根、邪魔四症。隆腐乳病的症状是母乳注入水中，泡沫在水上飘浮，因此，胃脘胀满，呕吐，大小便不利。赤巴腐乳病的症状是母乳色黄、味酸，因此发热。培根腐乳病的症状是母乳色青，滴水沉底，因此消化不良。邪魔腐乳病的症状是母乳滴入水中分裂成团，此为中邪之故。这些病症，用母乳滴入水中等法诊断，三因和中邪的病症也要伤害乳汁，因而也要用这些相同的症状诊断其病。

（三）具体病类

1．眼病　分先天性眼病和后天性眼病，症状是眼红、疼痛及流眼泪。

2．耳病　分先天性耳病和后天性耳病，先天性耳病流脓，变聋；后天性耳病的症状是耳脉肿胀、脖颈转动困难。

3．口病 分先天性口病和后天性口病，先天性口病症状是口中出细小的白色疹子、疼痛不明显。后天性口病的症状是口中出白色疹子、传染病似的高热。

4．淋巴腺病 症状是小儿的淋巴出现病症，使四肢收缩无法张开。

5．命脉病 症状是由于黄水浸入命脉而导致的眼睛灰白、肤色灰白、身体消瘦。

6．虫病 症状是阵痛剧烈、无法伸展四肢，身边噪声大时发病。

7．厦病 症状是吮吸手指头，经常泄泻，排泄物的颜色是金黄色。

8．臀病 症状是臀部的静脉肿胀，成熟成脓。

四、治疗

总的治疗方法有：阶段性治疗方法、饮食起居上的注意事项、药物治疗、外治治疗四种方法。

1．阶段性治疗方法 婴儿哺乳阶段诊疗时要对婴儿的母亲进行给药；如果婴儿除吃母乳外还能吃其他食物的阶段，要对婴儿和母亲同时进行给药。幼儿断奶吃食物的阶段要对幼儿进行给药治疗。

2．注意饮食起居 饮食为易消化、清淡的食物。如果是哺乳阶段母亲饮食也应为易消化、清淡。起居行为方面不能让幼儿啼哭，也不能身体受冷受冻，冷暖要适度。

3．药物治疗 分平消法和清利法两种。平消药物容易吸收、易消化，可用白糖或红糖调味，幼儿容易接受。清利法，服用药性糙的草药汤和泻药等需要很好地煎煮后药性变得柔和和易吸收时服用，下泻后应食用稀粥为好。

4．外治治疗 分放血、火灸、水淋、下导四种方法。放血疗法要在肌肉厚的地方微开静脉放血，对于未满 1 岁的幼儿要在示指的下节和中节的静脉放血。火灸治疗法是将艾绒团成豌豆大小，不要多于 3 柱使皮肤微红即可。水淋治疗法是晨星水注入瓶中高举水淋。下导疗法是按年龄的大小，使用灌肠的药物和方法。总之凡是用药物治疗和外治疗法的都要用药性柔和的药物来治疗。

（一）粗大病类的治疗方法

1．胸病

（1）胸热病 要用饮食、药物、淋水、放血、艾灸等治疗。

①饮食方面：要食新鲜肉、酥油、酪、酪汁等，禁忌热性油腻之类食物。

②药用方面：冰片、竹黄、红花、白檀香、白糖等配伍内服。如有并发肺病加岩白菜；并发胃病时加白豆蔻。

③外治方面：如有肿胀在肿胀部位上淋水，与相应的部位放血；上身肿胀时于相应的部位放血，下身肿胀时也于相应的部位放血；如与肺部为伴，在第五椎节上加艾灸；如与胃部为伴，在胃窍、第十二椎节上用艾灸。

④胸热病持久无法治愈变成旧病会使肌肤色黄、懒惰、动时啼哭并抓紧母亲，呻吟，吃奶少而时吮时止，药用白檀香、牛黄等配伍内服，最后在第七椎节与相应的部位加上火灸治其后遗症。

（2）胸寒病 在药物方面用肉豆蔻、白豆蔻、蛇床子三药煎汤，内服。阿魏、良姜、紫硇砂、红糖配伍，内服。饮食方面冷热交替食用，禁淋水等，可用油压温疗。颈部僵直时，脖领上加火灸。

2．肺病 有平消法和清利法。平消法药用兔耳草和甘青乌，头浓煎液中加牛黄、红花、麝香等，内服。肺热喘病用药物和放血治疗，红花、藏菖蒲、竹黄、白糖配伍，内服；如不能治愈，用甘草、高山辣根菜煎汤，内服；或者用冰片、丁香、白豆蔻、诃子、毛诃子、余甘子、五味子、竹黄、红花、牛黄、葡萄、甘草、白糖配伍，内服。服药后让患儿用被子裹着全身，令其出汗；如这个方法还是很难去火的话，用竹黄、红花、白檀香、红檀香、犀角（水牛角代）、甘草、朱砂、丁香、白豆蔻、海南蒲桃、五味子、沙棘果、川木香、干姜、荜茇、杉叶藻、蓝青稞七粒等配制成十七味肺药方，撒入酪中长久内服。肺热喘日久咳痰带脓时，女娄菜独味汤内服；沙棘、甘草、白豆蔻、白糖配伍，内服引脓；或者檀香、竹黄、红花、丁香等配伍内服；清热干脓：上身淋水，进新鲜绵软的食物。

气管炎用药物、饮食、下泻、火灸等法实施治疗。饮食方面用酥油、羊肉汤等新鲜的食物。

药用五味子、白糖、荜茇、新鲜酥油等配制成膏剂，内服；竹黄、肉桂、白豆蔻、荜茇、新鲜酥油、蜂蜜配制成膏，内服；其后，岩白菜、肉豆蔻、阿魏、红糖、白糖配伍内服；饮食进食白酥油、白蔗糖、新鲜绵羊肉等。效果小并身体肿胀时，乳香、白狼毒、诃子、毛诃子、余甘子配伍，内服，下泻；最后用火灸，在相应的部位放火灸。

3．肝病

（1）肝热病　用饮食、药物、放血、下泻、淋水、艾灸六法实施治疗。

①饮食方面：母子皆要禁进热性油腻的食物，要进食新鲜的肉、酥油、酪、酪汁等。

②药物方面：獐牙菜、巴夏嘎浓煎取汁，多服浸泡的渣驯；或者诃子、余甘子两药浓煎取汁，加藏红花、红花、甘青青兰、白糖让幼儿内服；或者冰片、竹黄、红花、川木香、藏木香、白糖配伍，内服；或者红花、竹黄、岩精、肉豆蔻、熊胆、獐牙菜、诃子配伍，加三倍的白糖，内服；或者红花、牛黄、诃子、白糖配伍，内服；疗效小时，诃子、兔耳草、白狼毒三药浓煎取汁，调入白糖，内服，如若呕吐、吹气送下；肚腹胀满时，按照后续中所载，用中涴肠剂制成药锭纳入肛门施治。大便色红黄、臭味大时，按照后续所载，用性不猛锐的缓导肠剂下泻，泻物如糌粑、乳酪时，要迅速止住。

③外治方面：在相应的部位放血。

（2）肝寒病　用药物、饮食、药浴、下泻、火灸五法治疗。

①药物方面：诃子、毛诃子、余甘子三药浓煎取汁，加红花、竹黄，内服；或者干姜、肉豆蔻、白豆蔻，浓煎汤内服；头花蓼、红花、牛黄、白糖配制成散，内服。

②饮食方面：母子两人宜进新鲜酥油、面粥、新鲜肉汤。

③外治方面：牛胃余草煮热加干姜、荜茇、蛇床子三药熨；骨粉调油或各种花热浴。

④下泻方面：用白狼毒、大黄、诃子、杂毛蓝钟花浓煎取汁，调入草决明、黄葵子，内服。肝寒病并发肺疾时，加乳香；并发胃病时加藏木香；并发胆病时，加干姜，药和红糖交替服用。

⑤病势方面：减弱后，火灸第九椎节、第十二椎节、从脐窝左右各量一指为脐角两穴、肝角穴、短肋两穴。

4．泄泻

（1）热泻　用饮食、药物、放血、淋水等治疗。

①饮食方面：用面粥和米粥煮熟，少量多餐；其后新鲜肉汤、乳粥中加白酥油，内服。

②药物方面：要以护肠、消火、催泻、止泻四法施治。护肠，泥皮浓汁，调入麝香，内服；旧青稞面粥，调入新鲜酥油、光明盐，内服，肠壁不腐烂而使肠牢固光滑。消火，冰片君臣三味方配伍，内服；或者白檀香水磨取汁，调入红花和麝香，内服；或者四味止泻木子汤久服。泻物色红时，内服渣驯；色黄时，内服牛黄；色紫时，贯众浓煎，内服；色绿时小檗中皮，内服；色如烟汁时，内服麝香；下血时，内服熊胆止血；肚子撑而下泻或有疼痛且频繁下泻时，用杂毛蓝钟花、高山大戟、腊肠果，或者用钩腺大戟代替腊肠果，再加诃子浓煎取汁，内服催泻。最后，消火就要止泻。止泻药物调入米粥，内服；或者调入煮酪中内服，并内服蕨麻粉。

③外治方面：在相应的部位放血。

（2）寒泻　药物方面用肉豆蔻、白豆蔻、丁香、草果四药配伍，内服；或者肉豆蔻、白豆蔻、五味子、海南蒲桃配伍，内服；或者牦牛血、藏羚羊血，煎服；好胶水调入五味子内服，泻即止。此法尚难止泻时，火灸第十二椎节、脐窝。

5．呕吐

（1）热吐病　吐血时药物方面用杉叶藻、肉豆蔻、红檀香、总状青木香、头花蓼、朱砂、蜂蜜配伍，内服；呕吐胆汁时，铁和诃子在热水中浸泡一昼夜，取汁内服。

（2）寒吐　肉豆蔻、白豆蔻、五味子、海南蒲桃、红糖配伍，内服，寒吐可止；其后，新鲜肉汤加蛇床子，内服；难止时，火灸鸠尾穴、百会；饮食：薄酒、新鲜肉汤，少量内服，其后渐次增加分量。饮酪吐时，饮用前，悬钩木、干姜、荜茇、胡椒、铁线莲、小米辣、蜂蜜、熔酥油配伍，内服；食物不化、眼黄、腹大、呕吐时，用热面团熨胃部；粑时，节制饮食，使其空腹治疗。

6．传染病

（1）药物方面：诃子、毛诃子、余甘子、宽筋藤等浓煎，内服；特别是用獐牙菜、狭叶红景天浓煎，让母亲内服后母乳喂幼儿，使幼儿出汗；其后秦皮、白糖水中浸汁，内服；或红花、竹黄、牛黄、麝香、白糖配伍，内服；如是重症患者，在上面方子中加冰片内服；咳嗽多时，葡萄、竹黄水浸滤汁，内服。日久伏热，杂毛蓝钟花、高山大戟、腊肠果三药煎汁，配入白糖，让子内服；其后竹黄大安乐散，内服。

(2) 饮食：宜进食凉性饮食，热性、油腻之类的饮食如毒物一般，应禁忌。热隆病在转折关头，凉、轻、热、油腻等食物要揣摩着交替进食。

7．肚脐病

(1) 脐坚凸：用麝香、酸藤果、紫铆子、竹沥、荜茇、螃蟹等配伍，药引为童便送服，下泻；或者蝗虫、甲壳虫二药烧存性，幼儿父母的头发烧焦，以童便为药引送服，其病可除。

(2) 鼓脐病：大籽蒿、酒糟、独活、西藏棱子芹、藏茴香、花椒配伍，腐烂的羊脑、大紫蒿、酒曲配伍，酒调成糊状涂敷。脓熟透时，穿刺时用骨针穿刺，其病可治愈。

(3) 脐硬结病：在母亲的手背六合穴取血，调猪粪、狼粪、麝香、阿魏、大蒜外敷，用鸟的羽毛按压。

(4) 脐脓病：首先用幼儿自己的干脐带撒敷；此法不能治愈时，石韦、亚大黄，各种胆、红花配伍，撒敷伤口。

8．结石病　初期药物方面用硇砂、豆蔻、螃蟹、青稞酒等配伍内服；如果结石增大，内服察觉且木。

（二）细小病类的治疗方法（补充）

1．头肿病　在脉管汇集处囟门、会门（脑户）、百会三处火灸收敛，按照下述戴上头箍，内服适宜的凉药，不可穿刺，要和缓治疗。

2．喉闭　麝香、川木香、牛黄、白糖配伍，内服；诃子、白狼毒配伍，调入麝香水中，内服，下泻施治。

3．脾病　在左侧的肋上火灸，内服草果、诃子汤。

4．胆病　按照后续续中所载，三味光明盐方配入白糖，内服；热盛时，獐牙菜加白糖，内服；火灸第一椎节、第十一椎节，在胆脉正长脉放血。

5．胃病　内服石榴、白豆蔻、肉桂、荜茇四味药配成的四味石榴方，忌食陈旧糌粑、蔬菜、瘦肉等硬而性凉的食物，火灸第十二椎节。

6．大肠病　石榴、紫硇砂、干姜、荜茇、胡椒、光明盐配成六味石榴方，内服；艾灸大肠窍、第十六椎节、从脐窝左右各量一寸处。

7．食土病　头花蓼、姜黄、小檗、鼠曲草、林地峨参、喜马拉雅紫茉莉、酸藤果、木橘、干姜、荜茇、胡椒，诸药配制成药酥油，内服。

8．腐乳病　风邪转化的腐乳病，诃子、毛诃子、余甘子配制成药酥油内服，小米辣和川木香煎汤内服；赤巴邪转化的腐乳病，诃子、毛诃子、余甘子、头花蓼、禾叶凤毛菊、兔耳草配伍，浓煎内服；培根邪转化的腐乳病，光明盐、甘草、荜茇三味药配伍加酥油内服，甘青乌头、头花蓼、藏菖蒲、黄精、天冬、林地峨参、喜马拉雅紫茉莉、蒺藜浓煎内服；邪魔腐乳病，先要认清作祟的邪魔，施食仪轨和对治配合治疗。

（三）具体病类的治疗方法

1．眼病　母子两人都服用明目药酥油丸和小檗膏浸乳汁后滤清后除去杂质敷双眼。

2．耳病　从耳朵里流出脓，母子二人都应进食有营养的食物。药物方面应内服三果酥油丸，第十三椎节上方艾灸。

蔓延耳病　药物方面用胆矾、藏木香、麝香等药材调入清水中除去杂质滴入耳孔。口服紫草茸和木香汁。

3．口病　把肉和油放在热灰上烟熏幼儿的嘴和身体，口服麝香水，在相应的部位用茜草灸。

4．淋巴腺病　在相应的部位用火灸，清水中浸泡熊胆内服。

5．命脉病　命脉中浸入黄水的幼儿在第一椎节、第九椎节、第七椎节上方火灸。

6．虫病　药物方面用麝香、阿魏、酸藤果、大蒜配制散剂，调入奶中内服；下泻药物为白狼毒、干姜、酸藤果三药配伍，口服；如果以上方法无效，就用放血的方法治疗。

7．厦病　食肉和血类食物。

8．臀病　药用白檀香、小檗膏与蜂蜜配伍擦在肿痛的部位；白檀香、白糖调入水中，口服；如肿胀部位无消肿有疼痛的话，肿胀部位熟脓。

第三节 婴幼儿耳脉诊法

婴幼儿耳脉诊法（图 16-1）是藏医诊断学的重要内容，也是藏医学所独有的小儿科临床诊断手段。“耳似一面镜，脏腑之疾皆以此显。”小儿正处在生机旺盛、发育迅速阶段。小儿又不能与医生合作，影响脉象的检查，因此小儿桡动脉的搏动很难诊断疾病。小儿年龄幼小，其病史又需由父母或他人代诉，可靠性差别很大。体格检查往往不能很好合作。这时除了小儿的气色和听家长的口述外，主要以小儿的耳脉的走形来判断疾病，以便更好地治疗。

在诊病之前用温水洗净小儿的双耳，擦拭干净，使脉络充分显露。诊脉时最好在清晨阳光明媚时，用手抓住小儿耳边，如是女孩则先看右耳脉，这是因为男女的心脏意识孔窍所指方向有差别的原因。如小儿是男性，则右耳最上第一脉是村脉，第二脉是肺脉、肠脉，第三脉是肝胆脉，第四脉是右肾脉和膀胱脉。左耳第一脉是心脏脉，第二脉是胃、脾脉，第三脉是左肾和三似脉，第四脉是啦脉；如果小儿是女性，则右耳第一脉是心脏脉，右耳最后是啦脉，左耳第一脉是村脉。其余的跟男性小儿的相同。

小儿的正常耳脉是小儿处在健康无病的状态时，耳脉粗细均匀、不浮不沉、色浅红、充盈均和、脉线无断续、像旺盛的枝叶一样。

疾病状态的脉象是耳脉粗而黑时表示热性病症；如有青、灰、黄时所表示的是寒性病症；隆症的耳脉是色青而空，赤巴病的耳脉是色黄而细，培根病的耳脉是色灰白而粗。总之，与正常脉象不同或颜色有变化都属于疾病状态下的耳脉象。

小儿的耳脉不明显，断断续续或四条耳脉都失去色泽，淤血时都表示不祥之兆，说明病情危重；左右耳脉的第一脉弯曲或断断续续时，小儿 7 天之内即死，第二脉弯曲表示病情很重，第三脉弯曲而断断续续时表示很难治疗。

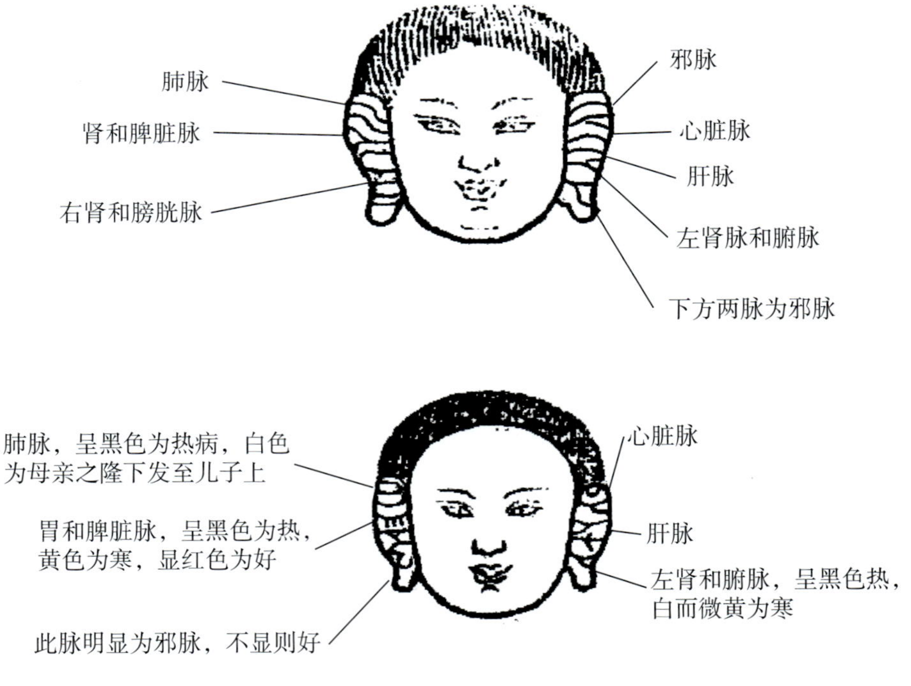

图 16-1 婴幼儿耳脉诊法

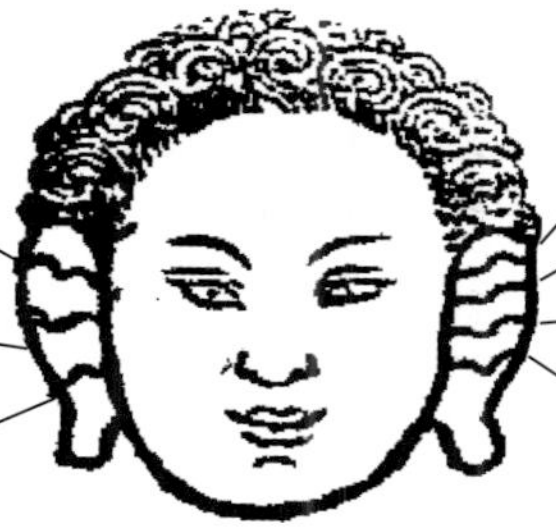
此脉黑而粗，为心脏病
此脉呈粗而黑，为肺病
此脉黑而粗，为肝病
此脉呈粗而黑，为脾胃病
此脉黑而粗，为“欧果”
因邪病此脉呈黑而粗
此脉呈黑而粗为中风

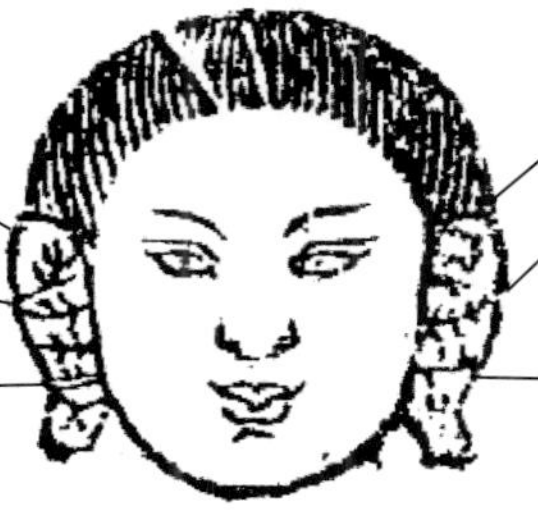
此脉粗大为肺热症
此脉粗大为肺热症
此脉粗大为肝热症
此脉粗大为脾胃病
此脉粗大为右肾和膀胱有热症
此脉粗大为左肾和腑脏热症

图 16-1（续） 婴幼儿耳脉诊法

第十七章

藏医妇科学

妇科疾病分为主要病、具体病、普通病三种。

第一节　妇科主要病

妇科主要病分为分类、病因、症状、治疗四方面讲述。

一、分类

妇科主要病分血崩（查嚓）和气崩（隆嚓）两种。

二、病因

首先是女孩在12岁时功能齐全，在12～50岁之间每月经血来潮一次，因而称之为月经。由月经而得病，初期名叫查嚓，日久与隆并发称为隆嚓。

三、症状

查嚓的症状是腰和尿道以下的骨头、小腹疼痛，背部和横膈膜刺痛，血脉热而疼，皮肤上出现水疮和疹子，月经不准或聚滞、化脓。

隆嚓的症状是骨痛，易怒、头昏，头骨感觉冰凉，全身寒冷，感觉变得瘦弱、眼睛翳障，容易健忘，月经不断。

四、治疗

有浴润和营润两种。血崩（查嚓）要浴润治疗；浴润又分腹润和脉润两种。腹润又分大小两种。脉润有内部泻脉、外表提引两种。浴润首先要洗澡和油疗，药物要用尖嘴诃子、大黄、肉桂分别煎煮，凉后混合一起；干姜、肉桂、桃儿七、高山大戟、光明盐、白狼毒研粉调入后再煮，分两次服用，黄昏时内服三分之一引发其病，黎明时内服三分之二清泻。小腹润是桃儿七、白狼毒、尖嘴诃子、肉桂、光明盐、干姜等药物以同等份量，研为细粉，调入大黄煎汁中内服，催泻、断其后遗症，一般是按后续中所说的总泻法。泻治的作用是月经聚滞、子宫癌、胎盘遗留等查嚓和子宫疾病。脉润是先服干姜汤，无毒性的各种花、苔藓、油渣、鸽子粪中的任何一种，用青稞酒煮后罨熨患处和小腹。全身洗浴、按摩后，药物用斑蝥、海金沙、肉桂、白豆蔻、白土、竹沥配伍，内服用8岁儿童的小便为药引子，其实践方法与后续所载的总脉泻法相同。外脉湿分大中小三剂：大剂为硇砂、肉桂、紫硇砂、犀角（水牛角代）、羚羊角、藏羚羊角、鹿角、巴豆、白狼毒、飞鼠尾翎、酒曲、白豆蔻、石花、烟絮、碱花配伍，加蔗糖制成丸，送入子宫；中剂为白豆蔻、硇砂、干姜、荜茇、胡椒、巴豆、白狼毒、玄明粉、酒曲、喜马拉雅紫茉莉、刺柏配伍，加蜂蜜、红糖制成丸，送入子宫；小剂为红花、硇砂、白豆蔻、黄花斑蝥、白狼毒、碱花配伍，加蔗糖制成丸，送入子宫。脉润药物在患者身上使用方法是以配好的丸剂或汤剂用灌肠管将药送到子宫里。腹部热敷及按摩。如若发疼也不必惊恐，等待一段时间后就不疼了，无痛时用灌肠器向外吸引，可治子宫瘀血、子宫癌、胎盘遗留等查嚓病。

气崩（隆嚓），要用各种有营润的食物配伍，分肉营润、酒营润、药营润三种。肉营润方的配法为3岁公绵羊的肺下叶、心尖、肝下叶、脾、右肾脂肪、肚腹脂肪、肥肠一卡、舌根、喉管、肩胛胸椎肌、胸尖、后颈肌、四中肋带脊椎肌、尾椎肌、右睾丸、右眼、右颊肉、右腿肉、四腓肌等肌肉。捣组，陈酥油在石器中煮开，加入捣细的肉煎煮，然后加入浓青稞酒、干姜、荜茇、胡椒、阿魏泡的水，没有混水的血，依次加一样，滚开一次，边搅边煮，煮好后再与整个羊肉相混做成汤，服用方法为一日三次，渴时要喝浓酒。身体不能受凉，也不能被风吹，这能使隆嚓消除。酒营润的药物配方为蜂蜜酒、红糖酒、蒺藜酒、酥油酒、骨酒等五种酒，内服，可治隆嚓症。药营润分血营润和酥油营润两种。血营润的药物配方为牦牛、绵羊、鹿的肉、油切碎，同血和骨汤等相混，加肉桂煎煮好后放凉，加竹沥、大黄、光明盐、干姜、荜茇，在黎明时分温热内服。或驴血、肉桂、白豆蔻、宽筋藤、海南蒲桃、螃蟹、光明盐、大黄，边搅边煮，再加各种骨汤煎煮，黎明时分内服。酥油营润的药方为五根酥油丸中加蜂蜜、红糖、硇砂配制成药酥油，此药凌晨和下午服用可治隆嚓。

第二节 妇科具体病

妇科具体病分为分类、病因、症状、治法四方面讲述。

一、分类

妇科具体病的分类，分为子宫病隆、赤巴、培根、血、合病五症。查嚓分肺、心、肝、脾、胆、肾、小肠、乳汁、乳房等十症。隆嚓分、骨、心、肾、胃、小肠六症。上述诸症，皆因月经、黄水、隆紊乱、蔓延所致的脉病，统称为16种脉病。以及疱疹性子宫瘤、血块囊肿、肉瘤囊肿、淋巴腺囊肿、产后血滞聚、精液囊肿、血瘤尿频脉痞瘤、白带等9种囊肿疾病。

二、病因

上述病因是月经被黄水和隆扩散，扩散至脉道和脏腑等成为脉病，这脉病形成上述16种查嚓和隆嚓。形成9种囊肿的病因是月经被隆给汇集在宫内形成查嚓。

三、症状

（一）查嚓的症状

心脏查嚓的症状有上身疼痛，小腹疼如刀切；肺部查嚓的症状是频繁咳嗽，脖颈转动困难，四肢麻木，口唇颜面肿胀；肝部查嚓的症状是眼睛赤红或黄色，肝上部和头部疼痛；脾部查嚓的症状是小腹疼痛，胃脘胀鸣，脾上疼痛；胆部查嚓症状是身软无力、口渴、咳嗽、肌肤变黄；肾部查嚓的症状是会阴发痒，阴部疼痛，腰和尿道下方的骨头痛；小肠查嚓的症状是在小肠部位痛如切割；乳汁查嚓症状是月经色如乳汁、心悸，尿道口疼痛，恶心欲吐；乳房查嚓症状是乳房肿胀，疼痛剧烈；如酸奶的查嚓症状是身体沉重，行走不便，下腹胀满，阵痛难忍。宫虫分为活动性阴道虫、怒惹性阴道虫。

（二）隆嚓症状

1．头部隆嚓的症状是头昏目眩、眼生白翳、耳聋流脓、牙颊疼痛。

2．骨部隆嚓的症状是骨骼痛、且身寒，关节、腿脚、尾椎等处麻木无知觉。

3．心脏部位隆嚓的症状是神志不清，头脑昏晕，耳鸣，疯癫或昏倒。

4．肾脏部位隆嚓的症状是腰和关节酸痛，受寒时疼痛加剧。

5．胃部隆嚓的症状是肿胀且阵痛，消化不良，凉性食物禁忌。

6．小肠部位的隆嚓症状是小腹闭塞，月经失调。

7．疱疹性子宫瘤的症状是下腹部胀满，月经如黄水下流。

8．血块囊肿的症状是下腹部阵疼。

9．肉瘤囊肿的症状是肾脏和腰部感觉断裂，消化不良，尾椎不能支撑，下腹和小便闭塞。

10．淋巴腺囊肿的症状是宫内流出偏黑的血，且不长肉，小便不利，阵痛，下体无法支撑；胃痞瘟年轻女子，与多人行房过度，因而子宫生垢，逐渐体不生肌，下体拖曳，半身沉重，气息喘急，心神不宁。

11．产后血滞聚的症状是肌肤变色，四大关节肿胀，肌肉麻木，末期成癞。

12．产后子宫肿瘤的症状是骨肉酸痛。

13．精液囊肿的症状是感觉肉骨破裂。

14．血瘤尿频的症状是腹胀、肠鸣。这些症状如怀胎，成块坚硬，有时胀痛、流黄水。

15．活动性阴道虫所致的病症是尾椎和阴部发痒，乳房胀大，心神恍惚，难瞌睡，喜欢行走、房事，瘦弱，阴部臭味浓烈。

16．怒惹性阴道虫所致的症状是宫口肿胀，流黄水，疼痛难忍，阴部胀大。

四、治疗

1．心脏部位的查嚓的治疗方法为诃子的嘴、光明盐、肉桂配伍，煎汤润泻之后，在相应的部位放血，然后三果酥油丸，口服，在第六椎节上放艾灸。

2．肺部查嚓治疗方法为用上述小腹润泻湿方后，在相应的部位放血，在第四椎节、第五椎节放艾灸。

3．肝部查嚓的治疗方法是红花、肉桂、荜茇、尖嘴诃子与青稞酒配伍，口服，在相应的部位放血。

4．脾部查嚓的治疗方法是硇砂、肉桂、白狼毒配伍，口服，催泻治疗后内服八味石榴丸，最后在第十一椎节、脾上穴放艾灸。

5．胆部查嚓的治疗方法是用诃子、大狼毒、波棱瓜子配伍煎汤，内服，泻后服用八味獐牙菜，最后在相应的部位放血，在第十椎节放艾灸。

6．肾脏查嚓的治疗方法是肉桂在青稞酒中煎，放入硇砂、羚羊角等，内服，在相应的部位放血；其后，口服五根药酥油丸，在第十四椎节上放艾灸。

7．小肠查嚓的治疗方法是大黄和尖嘴诃子煎汤，内服，润泻后用五甘露药浴，在第十七椎节上放艾灸。

8．乳汁查嚓的治疗方法是用小麦等各种杂粮罨熨全身，盐和酥油调敷全身，肉桂、蒺藜、干姜、龙胆、红糖配伍，口服。

9．乳房查嚓的治疗方法是在肿疼处用朱砂画九条鱼；巴夏嘎、秦艽、诃子煎汤，内服；各种粮食配制药酥油，内服。

10．酸奶的查嚓的治疗方法是用粮食或盐罨熨，鹿角、桃儿七、硇砂与青稞酒配伍，口服，在相应的部位放血，进性温食物。

11．头部隆嚓的治疗方法是绵羊头骨汤、头肉、脑髓装在羊的毛肚里煮热罨熨，在相应的部位放艾灸。

12．骨部隆嚓的治疗方法是3岁公绵羊的尾椎骨和2岁母绵羊的尾椎骨熬汤，再加上3岁公绵羊的尾椎部肉和2岁母绵羊的尾椎部肉，调入干姜、荜茇、胡椒、肉桂、竹沥、大葱或大花葱，煮熟，黎明时分胃中培根涎液净而胃阳盛时温服一捧；骨酒、蜂蜜酒、蔗糖酒等，按照后续中所述内服，最有疗效。

13．心脏部位隆嚓的治疗方法是猴、熊、旱獭等为主的各种心脏捣碎装入绵羊胃中，调入肉豆蔻、白豆蔻、肉桂、广酸枣、角盐、诃子、紫硇砂，水中煮熟，同羊肉混合，黎明时服用；其后三果酥油丸服用，在第六椎节上放艾灸。

14．肾脏隆嚓的治疗方法是公山羊和公绵羊（未去势者）肾和公马肾、公黄牛肾为主的各种肾连同肾脂切碎装入绵羊胃中，调入官桂、白豆蔻、诃子、角盐、干姜、荜茇、胡椒、蛇床子、芫荽、喜马拉雅紫茉莉、刀豆、蒺藜、芒果核、海南蒲桃、大托叶云实，煮熟，同绵羊肉混合，黎明服用；或者，3岁公绵羊的肾连同肾脂，加肉桂、竹沥煎煮，分剂加热，调入大葱或大花葱、肉桂、干姜、荜茇、胡椒等服用。

15．胃隆嚓的治疗方法是鸽子粪或土块烤热罨熨，口服石榴散，食旱獭和松鸡的肉，在第十二椎节上放艾灸；其后口服大蒜酥油丸。

16．小肠隆嚓的治疗方法是将3岁公绵羊血和2岁母绵羊血接入容器中，调入角盐、官桂、白豆蔻、诃子、宽筋藤、干姜、荜茇、胡椒、蛇床子、芫荽及米粉，装满羊肠煮熟，黎明时口服。

17．9种囊肿的治疗方法是涂敷青稞酒中调入各种花或鸽子粪和油调和的药物，然后用各种杂粮药浴，包裹全身，特别要熏尾椎和小腹，干姜、盐、酥油配伍，涂搽揉搓；或者，面向东老鼠洞口土、鸽子粪、苔藓等热熨；五味石榴散、热药丸，内服；在相应的部位放血；其后，内服五良药酥油或五根药酥油；在第十五椎节放艾灸。饮食方面进驴、旱獭等的佈子肉。

18．两种虫病的治法

（1）活动性阴道虫的治疗方法是：由热性活动虫产生疾病的要跟男人性交，男子身上出的汗水上撒涂面粉擦拭所成的面丸用汗水和精液调和，二物可入汤药。

（2）怒惹性阴道虫的治疗方法是：用各种粮食或马蔺花、香薷等熏熨；八味香薷注入宫内。

第三节 妇科普通病

妇科普通病分妊娠症候、胎儿不出、头尾颠倒、胎盘不下、子宫下垂、产后出血、产后阵痛、产后中毒八种。

一、妊娠症候

受孕满1个月是分男女婴时，如果是女婴使产妇喜男厌女，如果是男婴会使产妇喜女厌男，这时身心懒散，动气发怒，眼泪增多，食欲缺乏，挑拣饮食，空呕频作。这时不能让孕妇白天睡觉，不能受寒受冻，进食孕妇自己喜欢的食物，不能吃马、驴、禽等肉类，不要剧烈活动，宜在干燥地方适当散步，对诱发的旧病要对症服药治疗。

二、胎儿不出

分活胎和死胎两种。活胎中称为“呐布”的私生子的堕胎法。药物堕胎：用硇砂、紫草茸、野兔粪、水银、斑蝥等配伍。空腹，半夜内服花椒冬葵籽汤使脉口开启，黎明时上述药物与酒配伍内服，药量根据怀胎的月份多而增大剂量。宫中的胎儿在胎盘内胎位没变化时，用男人阴毛和女人顶发烧灰，羚羊角、藏羚羊角、犀角（水牛角代）配伍，研为细粉与青稞酒配伍，口服；向东鼠洞土熏熨；或者，小叶假楼斗菜、羚羊角、相思籽配伍，口服。胎儿从盆骨眼不出时，刺穿胎儿囟门，手指伸入刺洞，强行拉出；如此施治尚难拉出时，剪去手指指甲，使手光滑，指尖奶洗，其后酒洗，用背如扇、弧弯如新月的月牙状刮胎刀，外弯为刀背，尾为能容下中指的一个环，内弯刀腹为利刃，依此刀和戴有厚皮套的拇指，将胎儿碎割取出。胎儿从阴户的外肌肤眼中不出时，用氆氇束住婴儿腰部，让产妇仰卧马鞍，压其双肩。

死胎不下时，相思籽、硇砂、羚羊角、藏羚羊角配伍，二角烧黑酥，酒调服；向东鼠洞土熏熨；或者，白狼毒、小叶假楼斗菜、飞鼠翎、羚羊角配伍，蔗糖酒调服；或者，硇砂、白狼毒、鹿角灰、喜马拉雅紫茉莉、酒配伍，内服；干酒糟熏熨；或者，硇砂和狗睾丸研为细粉，调入粥中内服，白狼毒、羚羊角、硇砂、酥油配伍，注入子宫内，油毡熏熨。

三、头尾颠倒

指腿脚先出，腰颈折叠。胎儿已入盆腔时，抓起产妇双腿抖动，并用手指上选儿露出的腿脚，产妇丈夫用右袖拍打产妇臀部。

四、胎盘不下

野兔粪、硇砂、羚羊角、丈夫的阴毛燎焦与青稞酒配伍，口服；或者，狗睾丸、硇砂内服。

五、子宫下垂

用温水和乳汁浴洗，内外翻转时用手向上托准，给患者喂花椒内服，患者打嗝能使子宫入内。如此法亦不能使子宫入内，拨炒棍用湿胎盘包裹，一端涂敷酥油，压上硇砂，送入阴道；然后提起双足抖动，阴部用烤毡熏熨；其后臀部抬高，静卧休息，禁止行走和坐立。

六、产后出血

失血时蔗糖酒、白糖与青稞酒配伍服用；如血还未止时用吉祥草与青稞酒配伍服用；或者，焦青稞汁中调入蜂蜜、熊胆、人发燎焦配伍内服；或者，焦青稞汁中调入熊胆、肉桂，内服；或者，松鸡翎毛燎焦、蜂蜜、冰糖皮烧灰等药物配伍，内服；用凉水淋四腓肌和下半身，在第十六椎节放艾灸，按摩揉搓，内服蔗糖酒和骨头汤等。

七、产后阵痛

产后阵痛时用鼠洞土熏熨，花椒与青稞酒配伍服用；蜂蜜与青稞酒调服，蔗糖酒多服；如果还未止痛，青稞酒糟中调入盐，烤热罨熨；其后在相应的部位放血，如果流出腐肉脓血，对此不要惊恐，如同上述洗胎一样施治即出。

八、产后中毒

产后如食陈肉、陈酥油，白天睡觉，剧烈活动等因，胆热炽盛，脉象细而快，身软无力，口渴，上身疼痛，不休息而常移动，咳痰色红。此病的治疗方法是饮食凉热交替进食，在相应部位放血，诃子、大黄、白狼毒煎汤内服泻下；或者，秦皮和獐牙菜煎汤内服；或者，在七味红花方中加熊胆内服。性热和性凉的药物与性热和性凉的饮食要交替服用。

第十八章

藏医神志病学

藏医神志病学内容系统地记载于《四部医典》秘诀续，是医学八支之第四支，秘诀续第十一会内容。按现代的学科属于藏医心理学范畴。本章和接下来的第十九章“藏医外伤学”、第二十章“藏医解毒学”这三类病种主要是由外因引起的疾病。

神志病就是精神异常性疾病。它强调的不仅是三因盛衰情况，而更关注的是精神心理层面的问题。这类疾病的特点是从客观上分析身体各项指标基本正常，借助现代的超声、影像等诊断技术很难发现异常情况，但从患者主观上确实存在严重的问题，有些问题当今的科学还无法解释其病因和病理。如今复杂的社交因素，患神志病类疾病的患者日趋多见。

从藏医学传统文化的视角分析，可以理解神志病学是藏医学传统的体现和特色的浓缩。藏医学在发展过程中深受其他学科的影响，特别是藏传佛教思想的浸润熏陶，有些知名人士也认为藏医学的根本在于藏传佛教。它与其他传统医学一样强调“天人合一”的整体观念，客观现实存在与主观抽象存在一样并重。就《四部医典》论续病机学病因之内容而言，强调一切疾病的最根本的起因是“无明”，即众生不懂“无我”，而执着于所谓的“我”所引起世间的一切烦恼和痛苦。疾病则是烦恼和痛苦的主要表现，或疾病的本质就是痛苦与烦恼。就藏医学 404 个疾病而言，其中 101 个则是心邪病。要学习了解藏医学，就离不开精神层面的知识，换句话说，不了解藏医神志病学，就没有真正彻底地了解藏医学。

藏医神志病学包括藏医神志病总论、神经错乱症、健忘昏症、曜煞邪症、麻风毒龙邪症五方面内容。概括性地阐述了藏医神志病的基本内容，针对临床常见的部分神志病在相应的内容中加以描述详细的诊疗方法。

第一节 神志病总论

神志病总论原意是指鬼魅邪症。患者因不明原因而言、行、意出现明显的异常，检查组织器官又查不出具体的病理变化的一系列疾病的统称。《四部医典》按不同的病症将神志病加以分类，总结出了 18 大鬼魅邪症，比如：一类神志病患者的症状为口出梵语、音色动听、貌美、洁净、不嗜睡等，其言行犹如藏传佛教中描述的天趣（天神）的言行，故该病命名为天趣邪症等。

鬼魅邪症是因人体微小的识脉受邪气的影响而发生识脉不畅通，进而导致其功能异常。因识脉与人的意识和心脏息息相关，所以识脉不畅通而导致的疾病往往与各类心脏病、心理疾病的症状非常接近，常出现言、行、意的异常表达现象。

一、诱因病理

虽然鬼魅邪症的发病原因尚不明确、不客观，但这类疾病的引发与患者的一些道德行为有密切的关系。如道德败坏、作恶多端、无视尊高、不做善行、孤居无伴、心事过重、压力过大等。而这些行为容易导致心理创伤，自我谴责，缺少自信，免疫力低下，使外部的邪气经识脉入侵身体出现了言、行、意的异常。

二、症状

1. 脉象　空、浮、快、不齐、不稳定、多变。

2. 尿象　尿色不定，凝皮性状诡异，冷却后的尿液性质变化特快或特慢。

3. 行为症状　善恶异常多变，言行诡异，情绪不定，心悸、浮躁，时常打哈欠、干呕、口吐白沫等。

4. 体征　囟门、囟会、胸际窍和第一、第六、第七脊椎等隆穴有明显的疼痛、压痛，全身骨关节无规则疼痛等。

三、治疗

积行善、静思修、念咒语、诵经书、施食子、烧火祭等酬忏仪式是总体治疗鬼魅邪症的特殊方法。当然，这些仪轨是针对特定信仰群体而言的，不过根据患者的不同信仰，也可采取相应的驱邪方式。同时患者居住的环境需要干净整洁，经常点香，用没药、白芥子、三十一味沉香散等烟熏居室，口服三十五味沉香丸、舒心安神丸、七十味珍珠丸等。注意营养，也可用去水酥油涂擦全身。患者始终需要健康成年人的看护。另外，不同类型的鬼魅邪症也应采取相应的治疗方法。

第二节 神经错乱症

神经错乱症是神志病科的常见病之一，是因外邪入侵识脉引起，以疯疯癫癫、极度狂躁为主要表现的病症。

一、诱因病理

胆怯懦弱、忧伤悲痛、愁苦忧恼、心事繁多，以及日常的饮食行为不当等因素，首先破坏三因平衡，免疫低下致使邪气侵入识脉（心），影响识脉的畅通，干扰正常的心理活动，淡忘善恶是非、意识紊乱、思维逆乱，行为出现疯癫。本病按伴发症及特异性致病因素分为隆型神经错乱症、赤巴型神经错乱症、培根型神经错乱症、三因混合型神经错乱症、悲痛型神经错乱症、中毒型神经错乱症和戾气鬼魅型神经错乱症 7 种。

二、症状

神经错乱症是以症状命名的疾病，所以该病的主症无疑是神经错乱的表现，即淡忘是非、疯癫狂躁等。7 种神经错乱症均以疯狂为主症，三因盛衰表现为副症、伴症。如：隆型神经错乱症的症状为患者表现淡忘是非、疯癫狂躁的基础上出现消瘦、口吐白沫、言多、爱哭、恐惧、巩膜发红，以及空腹时发作等；而悲痛型神经错乱症、中毒型神经错乱症和戾气鬼魅型神经错乱症三种则应重点观察致病因素，这类病症若遇同样或类似的情境必定加剧病情。

三、治疗

本病的发病机制是堵塞识脉或识脉畅通受限，故疏通识脉、清心窍、恢复心理功能为治疗目的。常用二十味肉豆蔻丸、舒心安神丸、八味沉香丸、乌头酥油药丸等。注意加强营养。可采用涂擦疗法、药浴疗法、催吐疗法、下泻疗法、放血疗法、火灸疗法、霍酶疗法、（药）烟熏疗法等外治手段。不同类型、不同诱因的病症需对症治疗。

第三节 健忘昏症

健忘昏症是与神经错乱症一样的病因使邪气侵入识脉，影响识脉的畅通为病变的疾病，只因健忘、昏迷为主症，所以称之为健忘昏症。本病的发作基本无规律，因发作时出现口吐白沫、咬牙噌齿、手足颤抖，似癫痫（癔病）。

一、诱因病理

本病发病诱因同神经错乱症。主因外邪入侵识脉影响心理功能，特别是影响记忆功能，表现健忘。健忘昏症与神经错乱症的病理基本相似，但从表象分析，神经错乱症为狂躁的表现，过于兴奋；而健忘昏症为相对镇静、昏迷，过于抑制。从疗法上分析，不难理解本病是识脉的循环障碍影响波及大脑，发生癫痫症。

按不同的伴症和特异性诱因分为隆型健忘昏症、赤巴型健忘昏症、培根型健忘昏症、中毒型健忘昏症和戾气鬼魅型健忘昏症 5 种。

二、症状

本病发病呈不规则，未发作时表现心悸、头晕、困惑、发汗、浮肿、乏力、浑身关节疼痛、口水、鼻涕增多等。发作时昏倒、噌齿、口吐白沫、四肢摇摆震颤、陷入昏迷、感似夜深等。不同类型的健忘昏症伴有相对应的三因盛衰症候。

三、治疗

为了畅通识脉等管腔系统，应用灌肠疗法、鼻泄疗法、催吐疗法、泄下疗法等。发作时需用熏香疗法治疗，若昏迷时间过长，用火灸刺激20个手脚指（趾）纹，力求从昏迷状态醒过来，并用霍酶疗法温热隆穴。常用二十味肉豆蔻丸、舒心安神丸、八味沉香丸、如意珍宝丸、七十味珍珠丸等。日常生活中，应注意饮食营养，避免受到任何刺激。

神经错乱症与健忘昏症的发病与体内根深缔固的淤热有着密不可分的关系，故治疗时首先必须彻底清淤标热，然后加强营养、实施温灸疗法会使疗效更加确切显著。另外，这两种病虽然有不同的类型，但绝大多数是因戾气作祟引起，所以实施常规治疗的同时必须用酬忏、密乘沐浴、施食子、祝告、烧火祭等特殊仪轨配合治疗。

第四节 耀煞邪症

耀煞邪症是根据藏医医算关系学观点引申而来的，病理阐述极为独特，类似于脑卒中（中风）之类的疾病。是因八耀特别是罗睺罗耀的周期性运动相伴的邪影及有毒气息对自然界生命体（特别是人类）的特殊刺激所导致的疾病称为耀煞邪症。临床上表现为偏瘫、半身不遂、口鼻眼歪斜，重者失语、昏迷、二便失禁，甚至当场暴毙。类似于现代的脑血管意外类的疾病。

一、诱因病理

耀煞邪症主要是当罗睺罗耀煞按周期活动时将其邪影和有毒气息刺激机体防御能力低下的人群时即刻导致耀煞邪症。耀煞的活动时间为：藏历每月4日、8日、11日、15日、18日、22日、25日和29日，其中4、11、18、25日时下午活动，8、15、22、29日时上午活动。因耀煞的五行属性本病可分五种。但临床上主要按病症的寒热属性与其五行结合分为火耀和水耀。

二、症状

偏瘫、半身不遂、口鼻眼歪斜、巩膜充血、哭笑异常，重者失语、昏迷、二便失禁。本病随着年龄的增长而呈患病率递增的趋势。若患病时间为29日，犯病的同时出现呕吐、失语、冰水刺激心窝处仍无反应、患者年迈高龄者，疗效预后较差。当患者的病变表现在机体右侧并发热者称为火耀症，反之为水耀症。

三、治疗

1．锁死患病部位，即立刻服用或涂擦没药水。这能有效地控制耀煞毒的扩散。

2．根据耀煞的寒热性，创造相应的水火情境吓唬急攻耀煞。

3．饮食取舍极为重要，即戒酒、禁过期的酥油、禁血肉荤食，取蜂蜜、新鲜酥油、酸奶等素食。

4．注意行为，即禁造恶业，禁脏乱环境、衣物，避免暴晒烤火，远离喧嚣等。

5．用药水洗净身体，保持洁净，并用密乘沐浴法去除言、行、意的污垢。

6．最后用施食子等特殊仪轨驱逐耀煞。为了避免再次犯病或预防，可佩戴白芥子药包，有条件患者可佩戴天珠、玛瑙等宝石等。

常用七十味珊瑚、二十五味珊瑚、七十味珍珠、二十五味珍珠、二十味沉香、如意珍宝丸、二十五味余甘子、二十四味诃子等药物对症或用放血疗法施治。

第五节 麻风毒龙邪症

麻风毒龙邪症是末法时代五浊盛行，面对饥荒，人们乱砍滥伐、退林种田等猖獗地破坏自然环境，打斗杀戮，邪淫泛滥，佛本等不同信仰者之间斗毒等不良社会现象所导致的前所未闻的疾病之一。这些疾病能够经接触、光线、飞沫、意念等途径相互传染。

本病因毒龙所致，整个机体特别是皮肤因变异的血液、黄水、脓水发生各种皮疹、溃烂似麻风病，故取名为麻风毒龙邪症。

一、诱因病理

本病更多的是恶业的果报，外缘是因直接或间接地干扰刺激龙族生物，或因不良的饮食行为破坏三因平衡，进而剧增恶性黄水，溃烂肌肤、关节、脉管、脏腑等器官组织。按发病部位和皮疹症状的不同共分36种。这36种按三因属性又可归纳为7种。

二、症状

发病前期，睡眠欠佳，常梦虫类、水生类动物、异常奇怪的自然现象以及梦里遗精。渐渐地出现脸色憔悴或神气十足，皮肤或粗糙或细腻，或热或寒，无故流鼻血，皮肤瘙痒、出疹，肝区不适，四肢乏力，微小的皮外擦伤很难治愈。偶尔言语失常、打诳语。忧愁烦躁、心神不安、食欲减退。最后鼻梁、印堂、颧骨周围等皮肤的弹性消减出现压迹，当洗脸时患病部位不沾水而即干，巩膜充血、血管变形，此时说明疾病已经成熟。开始皮疹溃烂、蔓延、掉发脱眉毛，可谓是自见已尸。

因恶性黄水侵犯部位的不同而具体症状有所不同。若以上症状不能确诊，应采用药物试验法，即连续三天服用患者自己的尿液浸泡四味硫黄汤后的观察进行，若尿液呈血尿或浑浊可以断定是麻风毒龙邪症，如果尿液无异常说明不是麻风毒龙邪症。此症不能与一般的皮肤病混淆而诊断失误。

三、治疗

1．应驱逐病原毒龙害。

（1）常持手持金刚佛心咒，它能消除一切毒龙病。

（2）采用甘露摄生法，既能去除邪气又能根除黄水。

（3）本病具有传染性，应采取隔离治疗。

2．用泻治疗法、脉泻疗法泻除黄水。

3．以饮食、行为起居、药物、外治等手段治疗病原体。

（1）饮食：禁奶制品、糖类、腌制品、多盐食物、野菜、发霉的食物、蛋类、动物内脏等，宜糌粑、新鲜牛肉、糌粑粥等清淡食物。

（2）行为：禁行房事、剧烈活动、午睡、不卫生、欺负弱者等。

（3）药物：分汤剂、丸剂、糊剂、药酥油剂，尤其是丸剂中的五鹏丸、佐台珍宝丸是治疗本病的特效药，在临床上，治疗本病的首选药也是五鹏丸和十八味欧曲珍宝丸。

（4）外治：因不同的犯病部位而采取相对应穴位实施放血疗法。

4．对症治疗　掉发、脱眉毛、鼻塞、咽喉嘶哑等并发症进行对症。

5．用“五血”“二肉”“六臭”涂搽按摩面部疗法等特殊方法给皮肤面部还神养颜。

6．整个治疗过程中密切关注病情的变化。

注意药量的加减。特别是五鹏丸的加减。

在以上具体的治疗的基础上也应该配合酬忏，特别是行善积德，常诵佛经，静修发心，观众生平等、因果不虚等，这样可清业障，同时根治疾病。

经过长期的治疗，病情不见好转，且发展到不可挽回、无法恢复的地步时，为了延长寿命，减少疼痛，也应该用泻治疗法、放血疗法、服用药酥油丸等积极治疗。

第十九章

藏医外伤学

《四部医典》中“秘诀续”大篇幅地阐述了藏医外伤学内容，是医学八支之第五支、“秘诀续”中第十二会的内容。随着历史的变迁，特别是受到现代医学的影响，除了民间藏医的一些独具特色的正骨技术外，藏医外伤学以深奥而丰富的理论形式保留在文献和课堂中。挖掘和抢救藏医外伤学理论和实践是藏医学界、藏民族和中华民族的历史使命。

学习研究外伤之前，先要了解广泛的藏医疮伤学科的内容。而疮伤是指人体内环境和外环境的原因，刺激组织造成伤害、缺损，表现血液、黄水、脓水等滴漏，并且患处发臭，深感疼痛不适的疾病统称为疮伤病。疮伤因致伤因素而分为并发伤和急性外伤（简称外伤）两种。

并发伤是指不当的饮食、行为等因素破坏三因平衡，在三因不断失衡的同时给组织造成刺激性的伤害，最终形成疮伤的疾病。按发病部位和表现形式分外部穿漏伤、中部嵌顿伤、内部淋浊伤三类。按具体的病理、病症分内外札病（类似现代的癌症）、痔疮病、火轮样皮疹病（丹毒）、宿压病（败疽）、淋巴病、疝气病、组织坏死病和会阴漏病8种，这部分内容已于秘诀续第八会“藏医并发伤学”中已经谈及。

藏医外伤学从藏医外伤学总论、头部伤、颈部伤、胸腹伤和四肢伤五个方面加以阐述。

第一节 藏医外伤学总论

外伤是因刀剑等利器、石木等钝器、其他动物的爪牙、生活中的交通事故、突发强烈的自然灾害等人体外环境的剧烈刺激导致皮肤、肌肉、脂肪、骨骼、脉管、肌腱韧带、五脏六腑等组织器官受到不同程度的损伤，使机体言、行、意活动受限的疾病称为外伤。按致伤部位分头部伤、颈部伤、胸腹伤和四肢伤；按创伤类型分皮肤擦剥伤、撕裂伤、轻度砍伤、深度砍伤、砍断伤、完全砍断伤、穿孔伤和破碎伤8种。

一、症状分析

关于判断是否是藏医外伤学范畴的疾病，临床上能一目了然。根据伤情判断治疗的难易度，为治疗做科学的分析是学习外伤学的关键。

(一)重点分析治疗难易度

1．从受伤部位分析治疗难易度　受伤部位为：眼、耳、牙、鼻、颧骨上方、肋骨、胸骨、脐部、乳房部位、腋窝、生殖器、四肢骨两端、脊椎、肌腱、韧带、活动灵活的关节等处可视为较难治疗的外伤。

2．从创伤的具体情况分析治疗的难易度　伤口呈闭合性刺伤、嵌顿残器、肌肉怒肿、韧带溃烂、截断脉管、关节环绕红肿、伤口被微生物感染等情况为难治疗型外伤。

3．从受伤后的饮食行为分析治疗的难易度　伤后治疗期间，食入过多油腻食物，或感觉缺失、睡午觉、行房事、过早活动等因素也能影响治疗。

(二)判断是否伤及组织器官要害部位

如果伤及要害部位就很难治愈，所以必须判断是否伤及要害部位。

(1) 伤及肌肉要害处：红肿、疼痛、易扩散。

(2) 伤及脂肪要害处：急性肿胀像有些急性传染病的肿痛。

(3) 伤及骨骼要害处：剧痛、逐渐发热。

(4) 伤及韧带要害处：关节活动受限、僵硬。

(5) 伤及五脏要害处：剧痛、面部苍白、失神色。

(6) 伤及六腑要害处：急性胀气、少尿。

(7) 伤及脉管要害处：即刻发热、三因功能紊乱、全身不适等。

总之，若伤及以上要害处就直接影响患者的言、行、意的功能，反之无剧痛、食欲佳、动作敏捷、精神相对饱满。

(三)判断分析伤口是否被感染

伤口感染的总症为：疮面或扩大或缩小、或过高或过低、或过硬或过软、或过热或过凉、或组织增生过剩或萎缩，疮面色红黑或色淡，化脓严重能闻出臭味等是感染的表现，将影响正常愈合。而感染的因素有隆、赤巴、培根、血液等病因，食物、饮品等饮食因素，阳光、冷风、睡眠、淫色、恐惧等行为自然因素。感染类型包括：机体挫伤型感染、血脓扩散型感染、伤口亏口型感染、组织增生过剩型感染、伤口溃烂型感染等。

伤口尚未感染或已消除感染的表现为：伤口颜色血鲜红、感觉敏锐不得触碰、脓血颜色淡白，质地柔软，组织残渣、重生的肌肉就像细小的丘疹，伤口边缘的质地颜色就像铁锈样，并逐渐缩小伤口范围，无出现其他并发症等。

二、治疗

外伤的总治疗原则：一是消肿、二是祛感染、三是加速组织重生愈合伤口，整个疗伤过程中的饮食需要因伤情而异。

（一）消肿

首先选择酒糟消肿法，此方法需要注意禁忌部位和时间选择。若酒糟消肿法疗效欠佳，就用药物冷敷疗法，并就近放血。如果伤势非常顽固，可用泻治疗法、脉泻疗法、药浴疗法。最后还应尝试软化催脓法消肿。

（二）祛感染

用泻治疗法祛感染，用外治疗法分解去除坏死组织。不同原因、不同性质的感染应选择不同的治疗方法。

（三）加速组织重生愈合伤口

消肿祛感染后需要用药物帮助组织重生、促使伤口愈合，直至伤口完全恢复、容貌复原。此时，需要用七味接断伤散、六味雄黄膏、六味牛骨膏等药物治疗；同时必须配合饮食治疗——即加强营养。但过期的肉食、过期的酥油，动物内脏，生鸡蛋等富含营养的食品不得食入。

针对八大类型外伤而言，皮肤擦剥伤用药物粘法并包扎，或擦药直接包扎即可。撕裂伤涂药糊再用绷带捆绷。轻度砍伤、深度砍伤、砍断伤、完全砍断伤应该用针线缝合再涂药包扎。穿孔伤需要放置引流处理，头颅、胸、腹穿孔的疗法就同各自的疗法。破碎伤就如同四肢伤的骨伤疗法。

目前藏医对骨伤有独特的疗效。特别是藏药八味秦皮、如意珍宝丸、强匮派三味甘露、枸杞碱花散、十二味翼首草、三味甘露、五鹏丸、十八味欧曲珠宝丸、十八味欧曲丸、仁青常觉、二十五味大汤丸复方、八味红花复方剂等药物对接骨、正骨、消肿止痛、抗感染、止血等有明显的疗效。

另外，固定涂在伤口的膏剂、糊剂用的“底布”，固定“底布”、关节复位后的固定、固定颅骨等的“庆”，骨伤复位后的“觉克”（用夹板固定技术）等是现阶段最具特色的藏医外伤疗法。

第二节 头部伤治法

头部伤治法有头部解剖组织、受伤部位分类、症状分类、治疗方法、应急预案（预防恶化）共五部分。

一、头部解剖组织

1．头部形状　根据不同的三因七类体质，头颅形状也分顶长型等七种。

2．骨骼组织　根据骨质主要分雌骨、雄骨、中性骨三类。

3．脑组织　与体质、颅型相对应，大脑也分肉状脑髓等七种。进而判断外伤伤情和愈后。

4．脉络组织　分布在大脑的脉络，分布在骨骼的脉络，分布在肌肉组织的脉络。

二、受伤部位分类

受伤部位分重要部位、一般部位、无害部位。

1．哑门四周为重要部位，此处无论伤势严重与否均容易致命。另外，分布在肌肉组织的脉管破裂也可视为危险伤。头颅的脉管伤越靠内侧伤情越严重。

2．额部及周围不论伤势大小，相比而言可视为无害部位。

3．横卧脉管、骨缝、眼眶、颧骨等为一般部位，可根据伤情判断危害程度；未列入重要部位和无害部位的其他部位均可视为一般部位。

三、症状分类

（一）致伤器分类

1．穿透伤、中矢伤、嵌顿伤多为剑伤。

2．劈开伤、剁刺伤、切断伤多为刀伤。

3．骨裂伤、破碎伤、压迫粘连伤多可视为石伤。

（1）骨裂伤分：粗细、长短。

（2）破碎伤分：表碎、里碎、表里俱碎。表里俱碎又分：凹陷、粉碎、塌碎、穿漏。

（3）压迫粘连伤分：重度、中度、轻度。

另外，此类伤也可分：利器伤、钝器伤、近处致伤、远处致伤、有力重伤、无力轻伤、自身因素伤、被动伤、重物伤、轻物伤等。其中，近处致伤、被动伤、有力重伤、重物伤、钝器伤等不论是否伤及颅骨，其伤势都较为严重。

（二）触摸分类

分为无外伤（闭合伤）、有外伤（开放伤）。

1．无外伤　分为组织挫伤和骨折。

（1）组织挫伤：分外部骨缝松弛型、中部脑膜震颤型、里部脑浆震荡型。

①外部骨缝松弛的症状：脚步不稳浮乱、不能闭目、呕吐、眩晕等。

②中部脑膜震颤的症状：脚步不稳浮乱、不能闭目、呕吐、眩晕的基础上，出现巩膜充血、流鼻血、食欲减退，以及脉象、尿象为热病炎症表现。

③里部脑浆震荡的症状：在以上症状的基础上，表现昏迷、失忆、失语或乱语等。

（2）骨折：直接用手或借助针头样骨伤诊器触摸检查，可发现凹凸不齐，压之剧痛。过三四天可出现松弛组织并肿胀。

2．有外伤　分为未伤骨膜型、伤骨膜型。

（1）未伤骨膜型：受伤前5天，伤口深处塞进白色的棉布，观察骨膜颜色，颜色无异常或鲜红，触之酸痛者可视为未伤骨膜。

（2）伤骨膜型：用上述方法，发现骨膜颜色有异常——苍白、深紫、青黑，甚至化脓者为伤骨膜型。

如果肉眼无法察觉伤骨膜型外伤，应该借助针头样骨伤诊器触摸检查，有咔嚓咔嚓的声音或针头凹进去便可确诊。

如果伤势严重，针头轻敲骨骼可发出脱离破碎声，并肉眼直接能看出。若伤及骨髓，可流出鲜红的髓血，几天后便可发现片状的斑点等。

（三）表症分类

1．脉象　紧实、高频、富力、深沉。

2．尿象　色红、蒸汽大、沉淀物增多，尿频或闭塞。

3．其他　发竖直或发际分开、片区麻木、眉毛发乱、眼力不支，双目大小不一、巩膜有血丝、不能闭目、流鼻血、鼻干、鼻梁有汗珠、舌干发黄、声音低微、咀嚼无力或抢吃狂喝、饥饱皆痛、饭后呕吐、嗜睡、打鼾、呻吟、睡醒时惶恐，行走时颤抖或扑地而倒、很难咀嚼豌豆等硬物，伴寒战、打哈欠、伸懒腰、多喷嚏、头沉、食欲差、咳嗽多等，均为伤及脉管、骨骼、大脑等的症状。

四、治疗

分总体治疗法和具体治疗法。

（一）总体治疗法

1．平和药物疗法（无痛疗法）　创伤早期，用药物温敷疗法消肿止痛，3天后以补泻兼用治疗法施治。即：以循序渐进的方法增加饮食营养以及口服创伤药为补；取石剂、精华剂、草药剂作为创伤外引的方法为泻法。经补泻兼用治法，患者食欲良好、缓解疼痛、身心怡如、伤口色良、脓血发白者会逐渐治愈。而组织坏死、麻木、骨肉质地疏松，脓血稀而多、发热、食欲减退、神志昏沉、肌无力等现象是因血、黄水、脓等根伤在作祟，则必须去除根伤。消肿、止痛、止血、祛感染后，需用愈伤药。如伤口过于干燥，则用润伤药膏；如伤口过湿，则用干燥收敛剂；如果组织增生过多，则用抑制增生剂；如果伤口亏口，应加强营养、促进组织增生等。此疗法作为缓和无痛疗法，故此疗法也称为医治郡王法或缓和贿治法。

2．粗暴火灸疗法（一般疼痛疗法）　火灸疗法一般遵循时间选择、方法选择、火力把控、按不同部位和不同伤情，选择不同器械的原则。

（1）时间选择：因黄水未形成而不宜过早，因黄水蔓延也不宜过晚。伤后3～5天为最佳火疗时期。

（2）方法选择：愈合骨裂伤应在裂缝上面直接火灸；区分压迫粘连伤和防止扩散蔓延伤先应排除坏死骨髓，再用火灸施治；接破碎伤应选择三点法施治。

（3）火力把控：应该做到黄水三度渗出，并7天后再次补灸，方能控制、引流、干尽黄水而起到疗伤作用。

（4）器械选择：脑渗出、脑膜伤应用金质烙器稍灸，贯穿肌肉的脉管伤用铁质烙器施灸，贯穿骨骼的脉管伤用酥油点灸。而不同的伤势应选择不同的穴位。如鼻血止不住应灸印堂，呃逆不止灸下颌中央及百会，目陷灸同侧脚跟垢纹处，脊椎强直反张灸后颈肌腱，肢体麻木、神志恍惚灸脐部，打嗝不断、食欲减退灸第12脊椎，失忆、腿足拖拽类似于白脉病灸法。因此疗法是火灸疗法对机体的二次损伤，程度适中，所以也称为火攻城堡法或医治臣候法。

3．器械手术疗法（剧痛疗法）　分为手术时间选择、头皮切开法、骨伤探治法、脑膜上的黄水引流法、器械手术疗法到位的特点、表皮外伤对症疗法等。

（1）手术时间的选择：新伤为伤后3～5天为最佳时间，旧伤根据复发的时间而定。

（2）头皮切开法：①伤口完全高位暴露。②患处与无患部位隔离。③用稳稳用力按压法做到麻木伤口达到麻醉、止血效果以便手术顺利。④选择极为锋利且质硬的切刀。⑤患处选择“一”字或“丁”字或“十”字切口，若创伤严重，为了保住性命选择大面积的切口有益无害，则选择“完全剥脱大片头皮”法。⑥若出血，用摁压止血法止血。⑦手术争取用时最短。此时，如果因时间问题（天黑）需要暂停手术，在创面填塞动物的新鲜肉或脑浆以保护创面，以便（第二天）继续手术（这是针对1000年前的条件而言）。

（3）骨伤探治法：即用器械挖碎骨髓时，避免开口宽而里面窄．应该做到开口小里面的空间大，似鸟窝。挖到骨髓的瞬间能渗出髓腔里的血液，髓血呈稀、黄、淡蓝、蒸汽多、渗出不均等视为病态骨髓，应继续挖髓直至正常。病态骨髓分干性和湿性两种。

若骨质似新鲜的蔓菁样、保湿新鲜、髓血鲜红有光泽带油、并渗出均匀，则为正常骨髓应停止挖髓。

（4）脑膜黄水引流法：如果黄水浸滴之脑膜或严重头骨伤，应下骨梁磨之细细几乎透明似苍蝇翅膀。随后，裂口的末端或黄水、脓液聚集处打麻雀眼睛大的小孔，沿孔置入引流条——“咀嚼后变成柔嫩的动物肌腱”做引线，黄水将随引线流出。随后，留置特制的引流管。其后，剁碎的动物骨髓伴酸奶填塞挖空了的髓腔，酒糟伴酸奶填塞骨伤之上，酒糟伴发酵剂进行包扎。第二天能够整块取出填塞物则视为骨伤完全能够恢复并不会复发。直至骨伤完全恢复，应在伤口涂擦松树脂，包扎药膏剂继续用酒糟酸奶剂。

治疗脑髓时必须懂得的原理是，脑的保护屏障是骨骼，绝对不能挖穿；而骨的保护又是肌肉，骨骼应埋在肌肉下面；保护正常肌肉组织非脓液莫属，为此不能完全擦干脓液，保护脓液则伤口需避免干燥，伤口必须保持一定的湿度。这些是黄水引流法的必要保障。

骨伤完全恢复则需用松树脂剂、散粉剂、浓缩剂。若骨缝疏松应用头颅“庆”疗法施治。

（5）器械手术疗法到位的特点：实施手术疗法后的三四天，暴露出来的脑组织颜色正常、下梁底骨色粉红、骨髓色湿富油、表面的脓液发白无残渣、表皮伤口颜色红而组织重生均匀、患者神色良好、肢体动作自如、食欲正常、无剧痛等是手术顺利、骨伤欲恢复的表现。

（6）表皮外伤对症疗法：如果新生的脑组织、新生的骨组织、新生的肌肉组织相互连接到位，即创口结痂，基本不会复发而能治愈。若创口过早结痂，并且创伤内部淤血、淤脓，应填塞含油棉布等法对治；如果出现肌肉增生过剩等，应使用针刺法烧断多余组织。定期用熊胆白水清创，如果伤口肿胀应使用热敷法对症治疗。

器械手术疗法因二次创伤大，故也称为割治围城法或医治民众法。

（二）具体组织部位的治疗法

1．肌肉组织疗法　分擦伤、砍伤、断伤、打伤、剁伤的治法共 5 种。此疗法与外伤总论一致。

2．骨骼组织疗法　分无伤（闭合伤）和有伤（开放伤）治法共 2 种。

此疗法强调三种脑震荡的独特疗法——头颅庆法，简称颅庆。

颅庆主要有"捆庆"和"齿轮庆"。颅庆法取枕穴、印堂（或额前发髻）、左前额、右前额、左前耳、右前耳、左后耳、右后耳、枕穴右侧、枕穴左侧共 10 点。不同的颅庆选择不同的点和不同的捆绑路线而达到不同的颅庆效果。

3．脑组织疗法　分脑震荡、脑膜擦伤、网膜破裂、脑穿孔、脑浆溢出的治疗共 5 种。

4．脉络组织疗法　分肌肉脉管、骨骼脉管、脑部脉管的治疗共 3 种。

五、应急预案（预防恶化）

（一）伤情恶化的症状

因不明（外邪）因素、外治疗法过猛、饮食不当等原因导致伤情恶化。凡伤情恶化，离不开隆的异常表达，所以当患者表现打哈欠、伸懒腰、寒战、体沉懒动、多汗、食欲减退、口渴、烦躁、易动怒等视为伤情恶化的表现。故采取有效的方法加以防止。

（二）伤情恶化的分类及应急预案

1．肌肉伤恶化的处理　分为伤口亏口、伤口肿胀或组织增生过剩、扩大创面的处理 3 种。

2．骨骼伤恶化的处理　分为干、湿两散，干散又分截竹枝样和烧后山岩样的处理 2 种。

湿散又分老牛口水样和表化内冻的田野般的处理 2 种。

3．脉络伤恶化的处理　分为扩散和转移 2 种。扩散又分肌肉、骨骼、脑组织血管扩散的处理共 3 种。

转移分向外转移和向内转移的处理 2 种。

4．脑伤恶化的处理　分为组织亏口、组织肿大、组织增生、脑阻的处理共 4 种。

第三节　颈部伤治法

聚焦头颅、胸腹、四肢伤三者特点的颈部伤的疗法有颈部伤的特点、颈部骨骼组织及治法、颈部脉络组织及治法、颈部肌肉伤的治法、颈部韧带伤的治法、颈部伤的治疗汇总共六部分。

一、颈部伤的特点

颈既不属于上端头部，又不属于上下胸腹，也不属于上下四肢。但颈是脉络的枢纽、骨骼的城墙、肌肉的汇聚之地。当颈部受伤时，其骨骼病理似头颅伤、脉络病理似胸腹伤、肌肉等病理却似四肢伤。故学习颈部伤的治疗方法就像学习其他三个部位伤的治疗方法。

二、颈部骨骼组织及相关疾病治疗

颈部有 5 个颈椎盘，每个椎盘由后颈、椎体、椎间、棘突组成。其中后颈和椎间是脊髓的要害部位。若伤及脊髓，就会出现颈仰突、头沉、口干舌燥、小便闭塞、视力衰退、胸背疼痛、腿酸软、四肢肌肉萎缩等症，此症无法施治，基本会在 7 ～ 9 天之内毙命。若伤及椎体和棘突也很难治疗，但根据病情伤情对症也可治愈。

三、颈部脉络组织及相关疾病治疗

颈部脉络分表（浅）脉和里（深）脉。

1．表脉　分静脉、动脉、白脉（神经）。

（1）动脉及其治法：首先用火灸等疗法进行止血，然后对症治疗。

（2）静脉及其治法：基本同动脉。

（3）白脉及其治法：伤及或切断管状白脉和扭结白脉，病症表现为颈项强直、下肢不遂、小便自闭，而且症状以左右交叉形式表现，属于不治之症。切断珍宝白脉，表现上肢不遂，可用两白脉端火灸疗法或热敷等。

2．里脉　也就是13支白脉丛，伤及此脉系，表现为小便自闭、神志错乱、口苦舌干、脸上汗多油多、巩膜发黄、头晕、呕吐，无法施治。

四、颈部肌肉伤的治疗

伤及前部斜肌，用热敷疗法、药浴疗法施治。横切气管、食管则无法施治，但纵切可用针线缝合技术治疗后患处涂擦黏合剂并包扎。禁粗糙食物，可进少量流汁饮食等。

五、颈部韧带伤的治疗

切断、纵裂颈部后方韧带均可致命。而一般的刺激性伤可对症施治。

六、颈部伤的治疗汇总

总之，颈部骨伤应同头颅伤的治法，颈部脉络伤应同与胸腹伤治法，颈部肌肉等伤应同四肢伤治法。另外，性寒敷疗法不能过于凉、温性药浴疗法不能过于热、火灸疗也不能过猛，总之应选择三者合一的治疗方法，即不温不寒。

第四节　胸腹伤治法

胸腹伤治法有解剖生理、症状分类与分析、治法、逆变（恶化）的处理和预后四部分。

一、解剖生理

分为框架骨骼、表皮肌肉、要害脏器、分布划分、连接脉络、开窍穴位六种。

二、症状分类与分析

胸腹伤症状分类与分析有致伤部位分类、致伤器械走形分类、分析是否穿透胸腹壁、分析是否有坏血、分析是否伤及脏腑器官、分析生死病情以及正确表述医嘱方法共7个内容。

（一）致伤部位分类

1．骨骼组织　椎体及椎间骨以及尾骨属要害部位，未伤及脊柱、未嵌顿残器者可治愈，伤及脊柱表现颈胸仰突、腿脚无力不遂、小便自闭者7日内毙命。胸骨也属要害部位，伤后可转化为伤原性札病（类似现代的骨癌），横突、软骨、肩骨、肩胛骨等为中等要害部位。锁骨、肋骨不属要害部位，但疼痛剧烈。

2．肌肉组织　伤及脊柱外长肌表现为肿胀，弯腰驼背。伤及腋下黑白肌出现疼痛粘连。伤及其余要害部位并无大碍。

3．脉络组织　伤及所有内部脉管，尤其是前肺、心血管等要害部位则视为重伤型，后肺、肾脏脉管为中度伤，伤及其余要害部位无大碍。

4．脏腑　伤及心脏、前肺、肝脏、小肠则视为严重；伤及后肺、脾脏、胃、大肠、膀胱等视为中度，未伤及脏器而伤空腔空穴为轻度。

（二）致伤器械走形分类

撕裂肌肉、穿孔骨骼、切断脉管、伤及脏腑依次逐渐变得严重。同伤四者则无法施治。

后肺上部垂直刺伤并无大碍，后肺下部则无法施治；另外，肺上部或伤口很深，但若机体自身的因素立刻能凝血、止血则可治疗，否则胸腔充血会即刻毙命；伤口尚浅若医术高超则能救活。下肺伤口虽浅，但因容易积水而难治，伤口深但很少伤及脉管则治疗较难。

（三）分析是否穿透胸腹壁

可引起九大胸腔穿孔症：言语断末、步态失常、腹沉、呼吸困难、咳嗽、站立后伤侧屈曲、食欲差、疼痛、发际出汗。

伤空腔、未伤及脏腑、未失血者虽然胸膜胸壁穿孔，但表现无痛、呼吸顺畅、神色十足、步态平稳、未发热、食欲好、声音响亮等情况称为穿而未穿伤。虽未穿孔，但伤及要害脉管，表现神色差、发油、体沉、口渴、食欲差、白天嗜睡、疼痛、咳嗽等情况称为不穿而穿伤。因此伤及肌肉、骨骼等要害部位也容易与穿孔伤混淆误诊而理应鉴别。

腹部肿胀、打嗝、小便淋漓、反复发作等为腹膜腹壁穿孔的表现。

（四）分析是否有坏血

坏血症：呈痉挛性发作，膈肌弯曲处和剑突下疼痛、蹲坐不适、任何睡姿均不适、身体颤抖、发际出汗、牙齿出现污垢，受凉后疼痛、暖和后有所缓解，过夜后舌、唇、牙龈等失去光泽、脉象紧、尿红，上身弯曲等。

（五）分析是否伤及脏腑器官

伤及五脏总症：受伤瞬间神志昏迷、五脏各自穴位有压痛、呼吸短促、伸曲动作受限、需用担架抬动并即刻发热。

伤及心脏：取刀器时即刻毙命，伤及心包脂肪立刻昏倒、惊慌、失神色。此时凉水刺激心窝，并涂擦油类后恢复神志者可施治。心脉管伤、断则神经错乱、发狂发疯等。

（六）分析生死病情

受伤的瞬间昏倒失忆、出现血便、退热困难、治之未见好转、体力不支、食欲减退、长期腹泻、小便淋漓、眼神失色、开合受限、呼吸之气发凉、脸上已形成污渍、动弹不得而卧床者均为无法施治必死无疑症应放弃治疗。特别是出现眼神失色、呼气变寒、体力不支现象称为死亡三兆，必死无疑。

脉搏平稳、非持续性疼痛、施治后好转者视为能够治愈症，应积极治疗。

（七）正确表述医嘱方法

1．虽穿孔但失血量少者可诉：病情虽严重但可以治疗。

2．失血严重、伤及脏腑后 5 天内没有眼神失色、开合受限、呼吸之气发凉、脸上已形成污渍、动弹不得卧床等先可抢救，若出现上述全部症状即死亡三兆则诉：无法救治。

3．伤及大脉管、要害脏腑、大量失血则诉：必死无疑。

应结合具体临床表现判断预后。

三、治疗

包括针对致伤器施治、针对不同部位施治、针对上下胸腹腔施治。

（一）针对致伤器施治

（1）钝挫伤治法与热病学钝挫伤热症治法一致。锐器创伤的大致疗法与外伤总论的治法一致。

（2）具体细节疗法主要围绕剑伤加以阐述：治剑伤分有无残器两种。无残器伤无殊。但特别强调：此伤只可对症消肿止痛外，不可做其他包扎处理，以便伤口结痂、防止脓血黄水等淤积（除肌肉伤外）。留有残器伤分未错位型和错位型两种。

未错位者不影响行动睡卧的情况下，可按情况择时取残器、处理创伤等。

错位而残器散落在外部的肌肉骨骼组织或内部脏器及其之间时，应根据症状判断好具体的散落部位。散落在肌肉骨骼组织的与四肢伤的疗法一致。

散落隐藏在体腔里时，根据外检查法、内检查法、密检查法的步骤寻找。

确定残器散落部位后，残器离伤口近并远离要害部位者则直接外治法取之，残器散落部位深且接近要害部位者，则药物排之。

（二）针对不同部位施治

1．肌肉要害部位治法　消肿吸疗法、药浴疗法、“巽”疗法、“摘”疗法。

2．骨骼要害部位治法　吸疗法、方药疗法、探髓疗法、火灸疗法。

3．脉络要害部位治法　火灸疗法、放血疗法、方药疗法。火灸疗法：分接脉管灸、止血灸、封穴灸、止痛灸等真火疗法和功能近似火灸疗法的“快火方药”（或胜灸止血药方）止血疗法。

（三）针对上下胸腹腔施治

1．胸伤治法　分为按伤情施治和按发病进程施治。

（1）按伤情施治：有否穿孔伤的对治均用快火方药疗法，穿孔伤则需加火灸疗法；坏血则止痛、祛热、放血疗法；伤及脏器用快火方药、放血等对治。其中止痛方法有敷疗法、汤药法、低位疗法。

（2）按发病进程施治：出血期（头 7 天）、黄水期（中 7 天）、化脓期（后 7 天）。

1）出血期：止痛、止血、退热、放血、冰水祛表热等对治。其中，止痛用敷、灸、放血疗法；止血用快火方药、火灸疗法；退热：分析诱因、症状后饮食、起居、散剂等对症施治。

2）黄水期：分析病因、分类、症状后施治。

病因：①出血期的治疗不到位；②刺伤体表要害血管；③因血管、脏器、残器引起滴漏；④热气淤积等因素导致黄水热。

分类：热性渗水、寒性渗水、血性渗水、单纯性渗水。

症候：寒热表里症状相对，血性和单纯性为时间前后而异。

治法：饮食法、行为法、方药法、外治法。其中方药法分三期，即伴血黄水期的散剂法、单纯黄水期的糊剂法、伴脓黄水期的酥油药丸法。其中散剂有高热干水散、君臣干水散、群雄干水散。糊剂有髓样糊、血样糊、肉状糊等。外治法有放血和泻治法。

3）化脓期：包括诊法和治法。

①诊法：外诊法确定有无脓血、内诊法确定淤脓部位、密诊法鉴别判断。

外诊法：有脓血的总症：胸腹内曲、骨膜发黄、患侧上肢不遂、脉诊尿诊等反应热症、咳嗽多等 14 种总症。

内诊法：淤脓三部位：肺泡内、肺叶间、空穴。其中空穴淤脓的诊断有：叩击听诊法、观察毛发法、划线分隔法、摇摆躯体听诊法、观察化脓表症法、药物鉴别法共 6 法。

密诊法：表实里虚症，表虚里实症。

②治法：祛脓法、直接破脓法、脓血引流法。

祛脓法：催吐法、方药法、饮食法、保肺法。催吐法有具体方法（常规催吐法、烟熏催吐法）、催吐的尺度把握、过量的后患及对策。

直接破脓法：分药物和外治两种。

脓血引流法：引流穴位、引流法、引流度量、分析脓性、留置引流、伤口包扎、清创、饮食、药物、脓血终止阶段。

2．腹伤治法

（1）腹伤治法总论：饮食取舍、敷法止痛、包扎生热、引流清腔、方药祛热、放血排血、泻治祛热、火灸堵脉消胀、经密穴引流脓血。

经密穴引流：上段催吐、下段下泄、体外穿刺。

（2）腹伤治法各论：略。

四、逆变（恶化）的处理和预后

包括脓血不止的原因、脓血不止的症状、处理脓血不止症之法三部分。

（一）脓血不止的原因

1．4 个热性因素　脏伤溃烂、血管开口、化脓性病变、穿刺部位过高。

2．2 个寒性因素　药性过寒、营养不及。

（二）脓血不止的症状

热性脓血不止症、寒性脓血不止症。

（三）处理脓血不止症之法

处理热性脓血不止症、处理寒性脓血不止症。

第五节　四肢伤治法

治疗四肢伤包括重要解剖、症状分析、治法、逆变（恶化）处理共四部分。

一、重要解剖

包括肌肉、淋巴、脉管、骨骼、肌腱韧带 5 种组织器官。

二、症状分析

（一）四肢伤总症

伤后即刻创面肿胀、剧痛、患侧活动受限、感觉或热或凉。

（二）四肢伤各症

1．肌肉伤症　即刻肿大、适应温性药膏、创面颜色深暗、剧痛、不可触碰、渗出红色的脓血、声音低微等。

2．淋巴伤症　毁伤八大要害淋巴则无法治疗，若挫伤则即刻肿大、剧痛、发热、发音困难、腿肌肉间隙充满黄水并发臭。

3．脉管伤症　伤及神经隆脉，神浮体抖、巩膜充血、打哈欠、呃逆、睡眠差、眼嘴呈交叉外斜。伤及血脉出血失血症立刻随之出现，但静脉容易止血，动脉不易止血。

4．骨骼伤症　伤及关节则关节液猛增并流出、伸曲活动受限、剧痛、口舌干、头痛、腿软无力、干呕。伤内侧踝骨后的 15 ~ 19 天之内出现面色油湿、颤抖、发汗、意识模糊等，无法施治。伤外侧踝骨，3 天之内会出现脊外侧肌肉痉挛、颈侧突、躯体僵硬、牙齿禁噜、阵发性疼痛。髋关节、肩胛骨、髌骨、掌骨等疼痛、肿胀、长期渗脓，伤及骨髓很难引流治之，并将演变成热性坏死性骨髓病。

5．肌腱韧带伤症　断则僵硬、两端收缩。刺孔或撕裂则渗出带有残渣的脓水。

三、治疗

分为根据不同时间的病根施治、根据受伤部位施治、根据具体病灶的施治、根据三期比喻法施治、根据要害部位施治、根据特殊诀窍施治共 6 种方法。

（一）根据不同时间的病根施治

1．出血期治疗　首先按体质、年龄实施不同程度的禁食疗法，随后用消肿止痛、止血常规的外伤疗法。

2．黄水期治疗　选用“黄方”“双色方”“黑方”等药方敷疗法消肿、催脓。

3．化脓期治疗　根据化脓的前期、完全化脓期、脓血扩散的症状对症治疗，最后用穿刺疗法引流脓血。根据脓血性状确定引流量和疗程。

（二）根据受伤部位施治

肌肉伤：用吸疗法吸黄水、“巽”疗法消肿、“摘”疗法防扩散。

脉管伤：用火灸止痛、防止扩散；放血排除坏血和黄水；方药清疮、平衡三因。

骨关节伤：用“体布”“庆”“觉克”。

1．吸疗法　分热性、寒性、中性。

2．“巽”疗法　包括针对部位的“巽”、针对三因的“巽”、不同时期的“巽”、并发伴症的“巽”。

3．“摘”疗法　包括修复坏死组织“摘”、固定并保持关节灵活性的“摘”、接骨“摘”、消肿“摘”、挤出脓血“摘”等针对 9 种病症的“摘”。并根据年龄、体质、季节等因素正确选择药引、温寒、薄厚等。

4．火灸疗法　包括焊接脉管灸、切断病灶转移路径灸、降温灸、消肿灸、防散灸、止痛灸等。

5．放血疗法　包括消肿、降温、止痛、出血点移位等。

6．方药疗法　包括接脉管方、止血方、干黄水方、修复伤口方等。

7．“体布”疗法　根据不同的病症选用 6 种不同材质的“体布”。

8．“庆”疗法　分类、各论、“庆”料。

分类：碎“庆”、活“庆”、追“庆”、剑“庆”、捆“庆”。

捆“庆”：肩胛捆“庆”、肩关节捆“庆”、肘关节捆“庆”、腕关节捆“庆”、髋关节捆“庆”、膝关节捆“庆”、踝关节捆“庆”。

9．“觉克”疗法

“觉克”的原料、“觉克”的分类、“觉克”的放置部位、“觉克”的放置时间、取卸“觉克”的时间、“觉克”过紧的过患、“觉克”过松的过患、“觉克”松紧尺度、“觉克”的固定方法、不良“觉克”的表现、良好“觉克”的表现。

（三）根据具体病灶的施治

坏血病灶止痛；赤巴病灶祛热；黄水病灶消肿；脓血病灶穿刺；不定病灶对症；隆性病灶补养；培根病灶祛染。

（四）根据三期比喻法施治

新伤消肿止痛用“巽”、中间化脓并扩散用泻脓法、最后助长新肌祛斑法。

“巽”的具体疗法、“巽”的独特疗效、“巽”不良的后患。具体内容略。

泻脓的具体方法、泻脓到位不到位的优势与弊端。具体方法略。

（五）根据要害部位施治

伤肌肉、淋巴、脉管（白脉、动脉、静脉）、韧带（治大韧带法、治小韧带法）要害部位应选用相对应的热敷疗法，需要做到消肿、止痛、止血对症。

伤骨关节要害部位的治疗分为取残器法、退热法、伤掌骨治法等，因具体部位、发病时间长短而异。

（六）根据特殊诀窍施治

包括取残器法、止血法、退热法、汤药法、消肿法、止脓血法、止骨痛法、关节复位法、骨折接骨固定法9种方法。

1．取残器法 残器症、残器定位、取残器法。

取残器法：药物法、外治法。

2．止血法 断脉管的止血法、溃烂脉管的止血法。

断脉管的止血法：接脉法、摁压法、火灸法、口服止血药法。

3．退热法 分析原因、类型、症状后施治。

（1）原因：坏血和赤巴。

（2）类型

①总类：弥漫性热、淤积性热（又分隆、赤巴、培根、合并、混合）。

②各类：血热、黄水热、脓热、脉管热、骨骼热、残器热。

（3）治法：综合退热法和泻治袪热法。方药退热法无痛神效治王法、伤而保命治臣法、生死难料治民法。

泻治袪热法：低热催泻法、高热催吐法。

另外，所有热疾的病因、病灶非黄水和脓血莫属，故退热的最佳方法也非放血疗法莫属。

4．汤药法 分为随时饮水般治疗、按时服药般治疗。

按时服药般治疗：出血期药饮、黄水期药饮、脓血期药饮。具体药方略。

5．消肿法 消邪肿、消三因肿、消不同部位的肿。具体方法略。

6．止脓血法 原因、化脓部位、淤脓部位、种类、止脓法。其中止脓法：药物法、外治法、饮食法、行为法。

7．止骨痛法 止外因骨痛法、止内源性骨痛法。

8．关节复位法

（1）脱位方向：分上下左右，其中肩关节、膝关节不会往上脱位，外踝、腕关节不会左右脱位，肘、内踝关节不会往后脱位。而髋关节脱位分内脱位和外脱位。

（2）脱位总症：剧痛、即刻肿痛、活动受限、肢体凹凸、长短不均。若切断股骨头韧带、肩胛骨韧带，则无法复位。

（3）复位方法：关节复位应及时而不宜延误。具体复位法基本上选择牵拉摁压方法。

（4）复位到位：有复位声、肢体平整均匀、活动自如、无疼痛等。

9．骨折接骨固定法

（1）骨折类型：母抱子型、竹尖型、横断型、粉碎型四种。又分开放型或闭合型骨折两种。

（2）骨折症状：感觉体寒、有摩擦声、活动受限等。

（3）固定治疗法：捆绷法、方药法、“觉克”法等施治。

（4）防逆变法：若长短不齐，应重新切断再治疗。其余同其他伤的疗法。

四、逆变（恶化）处理

有肌肉、脉管、关节、韧带等要害部位逆变。

1．肌肉逆变的处理 亏口、增生过剩或肿大、轻度糜烂、中度糜烂的处理。

2．脉管逆变的处理 扩散、移动、弥漫、泛滥的处理。

3．骨关节逆变的处理 糜烂、肿胀的处理。

4．韧带逆变的处理 僵直、收缩的处理。

第二十章

藏医解毒学

藏医解毒学是研究诊断、治疗投毒所导致的中毒性疾病为主的一系列中毒症的一门学科。包括食物过敏而产生的毒理反应和常规的含毒动植物所引起的中毒症的诊治内容。

藏医解毒学全面阐释了藏医学对毒的认识理解和中毒症的治疗方法，以及毒理的运用。特别是在医疗全球化的时代，学习藏医毒理学、掌握藏医解毒理论极为重要。学习藏医解毒学，必须运用药物的毒理，破解以毒攻毒密码，发现藏医学最古老的化学反应理论，这也是今后研究藏医解毒学的目标。

第一节　中毒症

本节中毒泛指投毒所导致的毒性表现。包括中毒途径、配毒配方、辨证诊断、解毒方法（治疗）、处理逆变（恶化）、康复方法六个方面的内容。

一、中毒途径

借助（阳光）光线的光毒经神识传播；借助烟气的烟毒经血管、呼吸传播；借助雾气的雾毒经呼吸、毛孔传播；借助油质的触毒经皮肤毛孔传播；借助食物的食毒入口腔经消化吸收而中毒。

当毒物进入体内，特别是经口腔进入体内的食毒是中毒的主要途径。这些毒物像食物一样经过消化、吸收，一步一步影响七大精华及其相关脏器，毒物借助体液循环伤及全身，破坏三因平衡。表现出不同的症状，令医生很难诊断治疗。如当毒物在胃肠道吸收时出现呃逆、呕吐、纳差等消化不良症状；当毒物侵蚀肝脏时，出现肝区疼痛、血管怒张；进一步出现消瘦、乏力、失眠、牙痛、全身关节疼痛、眩晕、畏光、椎间间隙扩大、遗精、月经失调、神色差、记忆力下降，以及烦躁、心悸等症状。

二、配毒配方（原料）

有金属毒（铅、水银为主）、矿物毒（寒水石等）、肉毒（山羊肉、狗肉、鸡肉、斑蝥为主）、精华毒（提取一切有毒物的精华）、实毒（草乌等）和草毒（马尿泡为主）。其中金属毒和矿物毒属寒毒，其余均为热毒。

三、辨证诊断

分为总症、各症、病情分析。

（一）总症

分为表症、里症、密症。

1．表症　此法为判断是否中毒的独特诊法。具体借助患者的体液与特殊原料所发生的反应现象加以判断的过程。如取患者的清晨未说话、未进食的自然流出的唾液，将未经咀嚼的唾液倒入清水中，若唾液漂浮在水面则未中毒，沉入水中为中毒等。

2．里症　脉诊、尿诊、不适感。脉象不定，多变；尿象不定，或色彩丰富或无病症尿象；不适感：症状复杂、多变、疗效欠佳、消瘦、食欲减退、肝胃区不适、心烦意乱、不定式发作或无因缓解等。在发病过程中避免与其他三因病、血液病、黄水病、传染病等误诊。

3．密症　借助药物诊断，特别选用二十五味大汤丸等药物出现疼痛加剧明显则视为中毒。

（二）各症

是根据传播途径、制毒药方的特异性症状、13类典型病症、发作类型、影响部位等情况而出现不同的病症。

（三）病情分析

中毒后如果出现消瘦、食欲缺乏、食入即吐，牙龈、指甲等发白无光泽，全身出现黑色皮疹、气喘、疗效差等视为重症。反之可及时治疗。

四、治疗

分药疗、毒疗、密咒疗法。

（一）药疗

分为热毒疗法、寒毒疗法。其中热毒疗法应结合病程、患者体质进行灵活治疗。具体以四味藏木香汤等收敛后，用草方汤剂、甘露散剂、珍宝丸剂攻毒治毒，最后泻毒的顺序治疗。如果体弱者，应收敛、攻毒、泻毒一同施治。寒毒也应借鉴热毒的疗法，不过具体的药物应根据需要做具体的适当改变。各症的治疗结合病症、部位、病理、病因等对症。

（二）毒疗

根据不同药方的药效体现方式，每一个药方遵循既有间谍药，又有亲友药，更要武器药，并三效合一的原则，分别治疗金属毒方中毒症等。如治疗金属毒方中毒症：其间谍药为金、银、珊瑚、红铜、珍珠、玉石；亲友药为五类石花；武器药为鹿角（犀牛角的代替药）等。

（三）密咒疗法

念持特定的密咒 20 遍，能防毒，念持百千遍将会达到治疗效果。

五、处理逆变（恶化）

中毒后不当的饮食因素等原因，出现各类典型的并发症或引发新的三因失衡型疾病或消化代谢性疾病。此时，基本可借鉴藏医三因病学、藏医内科学、藏医杂病学中讲述的相关疾病的疗法。

六、康复

即坚持治疗彻底，选择天然药浴、人工药浴、蒸汗法等，并严格饮食习惯，禁鱼肉、猪肉、酒类等，避免毒性复发而再次危及生命。

第二节　转化毒症

转化毒症是因饮食搭配不当而引起的过敏反应性毒症。在现代社会的中毒症更多的属于此类毒症。转化毒症分过敏性毒症和肉毒症两种。

一、过敏毒症

（一）病因

酒和酸奶、白芥子油炒蘑菇、家禽肉或酸奶与生牛奶、萝卜与大蒜和白芥子叶子、鱼肉与鸡蛋等饮食搭配不当，将会引起过敏毒症。另外，饮食无节律，即非时而食、吃不习惯的食物等因素影响消化，清浊相混进入循环，进而所表现的毒性反应为精华不化性过敏毒症。

（二）症状

脉象细、沉，尿象红紫，消瘦，肌肤色青，头痛，打嗝，胃胀，消化不良，饭后发作，浮肿，食入过敏源食物后易发作。

（三）治疗

同第一节“中毒症”，用收敛、攻毒、泻毒法施治。

二、肉毒症

分病原、诱因、分类、症状、疗法

（一）病原

生肉、发霉肉、感染致病元素的肉。

（二）诱因

肉存放在潮湿地方，煮熟的肉闷气过久，肉与牛奶酒等混存等。

（三）分类

肉毒症与腹泻症。

（四）症状

视力减退、瞳孔散大、胃胀剧痛、呈间歇性发作、呼吸、吞咽困难、声音嘶哑、意识模糊、眩晕、脚步不稳。其中，腹泻症出现腹泻、呕吐、头痛、四肢痛，病情轻。肉毒症喉部组织肿大、发声困难、难进食、失明，病情危重。

（五）治疗

治助消化、祛病灶、对症。具体同第一节"中毒症"。

第三节 实毒症

实毒症是因被含毒动物的毒液、牙齿、爪子等伤害而发生毒性反应，以及误食或接触乌头等有毒植物或含毒药物过量引起的毒性反应称之为实毒症。分动物毒和植物毒。

一、植物毒

（一）乌头毒的症状及疗法

1．症状 舌、唇发麻干裂、呼出的气感寒湿、活动后疼痛加剧并昏倒、四肢僵直、眼球外翻、胃胀或割裂般疼痛等。

2．疗法 首先应喝少量的温热的新鲜生血并将身体浸泡在水中，这样能控制毒的扩散。然后用藏碱面、诃子、船形乌头、卷丝苣苔等药方排毒。切记：虽然克乌头毒的首选药是诃子，但此时不可用诃子汤排毒攻毒，否则会即刻毙命。

（二）马尿泡毒的症状及疗法

无疼痛、消瘦、乏力、产生错觉、口无遮拦、色欲增强。应服用三味宽筋藤治疗。

（三）漆树、马毛毒的症状及疗法

接触部位红肿，然后喉咙、食管、胃体肿胀，并创伤样疼痛。用山羊血、肉、尿液治漆树毒，用菜籽油、猪油治马毛毒。

二、动物毒

（一）狂犬毒症

因被聋、瞎、张嘴口水不止、低头收尾、步态摇摆且乱跑的狗咬伤而导致狂犬毒。其症状有咬伤伤口流黑血，伤口暗紫，触感粗疏，多处结痂，进而表现头痛、寒战、浮躁、胸痛，偶尔昏倒，镜像显狗，发狗叫声。中毒初期应及时用牛角吸疗法吸净毒血，然后用泻治疗法等对症施治。

（二）蛇毒症

四大毒蛇经舔、咬等方式引起的毒性反应。表现为流脓、淋巴结肿大、头沉、发热、呕吐等。治疗原则与狂犬毒类似。

（三）蝎毒症

无特殊症状，治疗如同蛇毒。

（四）微生物毒

按类型分蛇源型和粗嘴型。按三因表现分4种。症状无特殊，治疗大致同蛇毒症。

（编者 旦增尼玛）

第二十一章

藏医外治学

藏医治疗疾病的外治学应按治疗方法及治疗器械两个方面去学习，从身体外部将疾病治好，这就叫做外治，外治的方法包括温、强、烈三个部分，温和的治疗法又有罨敷法、药浴疗法、搽涂疗法3种；较强的治疗法有放血、火灸、穿刺3种；还有剧烈的外治法分为切除、割断、剥除、拔除等。

第一节　外治器械

古代的外科器械，分为两类，一类是供诊断用的，另一类是供治疗用的。

一、检查探测患病部位的器械

其头部圆形要钝不宜锐，长度约六横指，叫针头，用来检查头部骨折。

头部形状如荞麦，尖端呈现钩形，似扬起的蛇头一样，其长度约十二指，细而柔软，用来检查四肢部位的疼痛。

长度约八指，尖端有小孔的探针，用来检查肿胀部位是否化脓。状如乳头的空针，长度约三指，应用于男性者粗五指尖，应用于女性者粗六指尖，此器械用来检查痔疮。

1．供探测骨折用的器具，长约15 cm，粗细一致。

2．探测体内的异物，如金属碎片或子弹等。这种器械有好几种：一种长30 cm，细长圆柱形，一端呈圆球状；一种一端状如荞麦，三棱形，另一端略弯向一侧；还有一种头部如蛇头状，弯向一侧。

3．探测害病部位病变是否已经成熟的器械，这是一种20 cm的方形器械，中空，一端尖，上有一针鼻大小的小孔，如果病变（如脓肿）业已成熟，则脓液就集中在器械的尖端。

4．检查痔疮器械，呈长方形，状如瓶子，其一端如奶头瓶状，长7.5 cm，尖端长1.3 cm。在奶头状的一端有一可容大拇指通过的小洞，靠近此尖端的两侧，每侧各有一小洞，豌豆大小；器械的另一端是开口的，供检查者观察。如果发现肛门内有痔疮，可从管中套入顶端有小孔的另一管子，使痔核正好套入孔中，再用剪子把痔核剪去，伤口可用融化的酥油混上血药敷涂止血。

二、各种手术钳

有的像狮子嘴，有的似乌鸦嘴，长度约十八指，连结处钉有坚固的钉子。柄部铁钩处带有一个环，此器械用来检查、取出深入骨头的异物。

长度约八指、状如鸥嘴，特别细小，此器械用来检查、取出筋肉内的异物。

空心管长约十二指呈坚固的管状，此器械用来检查、取出伤口较深处的异物。

镊子用来取出脉、筋及骨头的碎片等。

1．一种短而宽的器械，其一端状如狮子头。

2．一种长形的器械，其一端长达10 cm，状如鹤嘴。

3．一种长形器械，状如乌鸦嘴。

以上3种都是45 cm长，其把柄是八角形的、粗如手指头，其中一种外形如钩，另一种其状如环。这些器械用来取出骨痈肿的异物。

4．一种长形器械，一端状如鸭嘴，长20 cm，用于取出肌肉、皮肤下的异物，如子弹等。

5．一种细长形器械，长约30 cm，是空心的，可套入线状器以取出脓包内、疮疡内的脓液等。

三、放血用的各种器械

切开肌肉放血用的刺针，形如麻雀的羽毛，长约六指，用于剖刺肌肉间隙的血脉。

刀尖极尖锐的靠背刀，在脏器和细微穴道部位放血。

斧形手术刀，在靠近骨上的脉道处放血。

状如剃头刀的手术器械，在肿张部位处刮擦。

状如镰刀，长约八指的器械，用于舌部的切割。

膛口刀用于切除头部疮疡。

1．一种15 cm长，状如麻雀羽毛的器械，其一端极尖锐，用于皮肤下静脉放血之用。

2．外形与上面一种一样，但两端均尖锐，用于动脉上放血。

3．一种 15 cm 长的器械，一端是圆形的把，另一端则状如斧子，用于靠近骨骼附近静脉放血治疗。

4．同上的一种器械，一端有圆形的把，另一端状如镰刀，用于从舌头静脉上放血之用。

四、穿刺用的器械

一般长约六指，状如蛙头，尖端有侧壁孔，用于穿刺量圆穴、排放心包积液、肝脓肿。

中空管状探针，形似竹尖笔，用于穿刺腹水。

针尖似鸟嘴者，用于穿刺胸部脓肿，尖端形状如青稞粒者，用于穿刺脊椎的痞瘤；蛙头探针用于穿刺肺、心、小肠、大肠、肾等处的疾病最为适合。

铜针，其尖端状如荞麦，用于刮别眼翳。长约一卡，形如牛舌的探针，用于口腔穿刺，形似矛尖的探针，用于穿刺四肢的脓肿。

1．一种有圆形把的器械，全部中心是空的，一端如蛙头状，中间有一小洞，用于去除心脏及其他内脏的积液。

2．外形与上面一种基本相似，但其一端如钢笔，用于除去体内积液。

3．一种中心空、状如鸟嘴的、弯曲的器械，用于测定体内是否有积液。

4．一种有圆把的器械，其一端状如大麦粒，但没有孔洞，是用于去除骨骼中的肿物的。

5．一端状如蛙头而且较尖锐的器械，用于从肺及肝等器官中去除肿物的器具。

五、各种小件器械

双锋锛、犊唇刀，形状如小锄嘴，长度约六指，有手柄的器械，这些都是铜铁合金所制，用于检查头部骨折的器械。锯齿形，宽一指，齿细密，长度约十指的手术锯，用于割除残余骨渣。

锋利的剪刀，用于剪断疮伤的筋脉。

长度约五指，管状锯齿型的骨钻，用于钻骨。

长度约十指的接唇刀，刀尖弯曲，用于切除耳、鼻、喉部的疹疱。

子宫刀，长约一卡，尖端呈钩状，用来钩取死胎。

蛇头针，用来取出结石。

粗细如中等麦秆，坚而韧，中空呈管状，长度约十二指的探针，用于尿闭症的穿刺。尖端弯曲，长约十指的探针，用于烧灼虫齿。长度约十指，根部的小孔约五指，尖端裂口，用于鼻孔熏烟。管状，长度约十指，小孔呈坡形，用于喉部喷药，烧灼小舌。

根部呈管状，其中部能容纳大拇指，顶端管中能容纳一个豆子，长度约八指，腰间装有轮子，此物称注射器，用于肛门塞入栓剂或灌肠，比它小的用于洗疮伤。

用牛角制成的吸器，高约五指，宽约三指，尖端有孔能容纳一粒芥菜籽，用于吸出黄水。

火罐，其腰围十八指，长约十二指，口圆形约四指，用于拔除外部的痞瘤。

铜制的似初二、初三夜新月形状的剃刀，用于剃光头发。

长度约十指的小斧，用于切除硬核大疮、疔疮，烧灼肿胀。

尖端细而弯曲的肌肉缝合针，用于缝合皮肉。此外，应按照病情，运用外治器械。

1．一种状如锯子，具有无数齿尖，长 25 cm、宽 5 cm 的器械，用来锯切骨骼之用。

2．一种状如剪刀，用于切断疮疡中的纤维或脉管之用。

3．一种长约 2 拃的钩状器械，用于从子宫中取出死胎。

4．长约 2 拃、状如直立而起的蛇头顶的器械，用于从膀胱中取出结石。

5．一种只有麦秆粗细、中心空的器械，长约 30 cm，可以从膀胱中导出尿液，治疗尿潴留。

6．一种状如喇叭的器械，其一端可容大拇指通过，粗细从此端逐渐向另一端变细，其顶端有一小孔，可供钢笔粗细的器具套入，以便把药液送入肛门。

7．一种碗状的铜制器具，直径约 10 cm，用于从身体某一部位去除脓血。

第二节　放血疗法

放血疗法是藏医治疗中一种颇具特色的治疗技术，是按照身体部位的不同，采用大小不同的特殊的放血刀，在患者身体的特殊放血部位进行，具有较好的疗效。这种疗法现今仍在藏医的治疗中普遍应用，尤其是在农牧区。

放血有较严格的适应证，需要严格选择。这些适应证包括：热性病症，如扩散热、骚乱热、瘟病、疮疡、丹毒，还有黄水病或血分、赤巴转化症，均可以应用。在年龄和身体方面有一定的限制，凡不满 12 岁的儿童、70 岁以上的老人、孕妇及产后都不能做放血治疗。身体虚弱、精气亏虚、浮肿、胃火衰微、呕吐、泄泻的患者，也可以说，凡是由于隆、培根失调造成的患者，均不能做放血治疗。再者，患者血液中病血与好血尚未分清者，瘟热病与一般热病初期，藏医认为热尚不成熟者，或热病属于正气亏损以及空虚热等，虽然表现有象，都不宜做放血治疗。另外，对于人体的要害部位以及较险要的部位，也都不宜做放血治疗。

放血的时机可分为早期、中期和后期三个阶段。

(1) 早期放血是指在疾病初起时进行的。这些疾病包括热症亢盛、骚乱热，热势来得凶猛，以及鼻疽、子宫出血不停者。

(2) 中期放血是指一些疾病已过了初期，恶寒停止，此时血脉很旺盛或感觉发麻的。

(3) 后期放血是指像那种饮食不当而发生慢性余热，或有病的血散布脉道里的。

放血的时候，掌握其时机是很关键的。例如，过早放血，会引起热症过于播散，反而加重病症；但如果错过了时机，过迟放血，则病邪进入脉道，会引起化脓，甚至腐烂。

藏医学认为，放血时体内的病血应该与好血分清，这样，放出病血，留下好血，疾病才能治好。如果病血和好血未分清就放血，非但病治不好，还易增添新病。因此分清好血、病血是放血疗法的关键。那么，如何鉴别这两种血呢？可以从口腔、鼻腔和肛门三个部位的血加以鉴别，如果血是鲜红的，则是好血，否则是病血，如果见不到病血和好血混杂的迹象，表明放血时机成熟。未达到放血时机而需放血的病症，应该服用汤药把它们分开。

一、工具

金属刀具原料要坚固，由精工巧匠经过多次锤炼后制成管状针及弯尖星月状、斧状等锐利的刀具。长约六指，其锐利程度能剃断毛发为最佳。医生须随身携带，便于应用。

二、诊断

主要诊断是对患者能不能进行针刺放血施治。适合不适合针刺放血，需要看时间。可以用针刺放血施治的疾病是扩散症、紊乱症、疫疠、炎症、创伤、痛风、内脏脓疡、湿疹、黄水病、麻风等，都可以用针刺放血施治。凡是患者体质虚弱、孕妇、产后浮肿、营养不良的贫血、胃功能衰弱、培根与隆型疾病等，都不能针刺放血施治。但是血脉不清、疫疠未成型、虚热症、炎症、体质虚弱等，虽然属于热性疾病，也不能针刺放血施治。虽然属于培根与隆型疾病，但与血和赤巴并发者，可以针刺放血施治。脉道近旁有脉结与命脉者，不可针刺放血施治。

疾病的时间分为初期、中期、后期三个阶段。凡是体腔出血危及五腑，流血过多而不止者，可以在疾病的初期及时放血施治。疾病中期疼痛，无恶寒现象，身体沉重麻木者，可以放血施治。否则，先饮汤剂药物分清好血与病血后再针刺放血施治。赤巴、病血坠入脉穴，由于饮食之故，余热尚存者，可以在疾病后期针刺放血施治。

针刺放血施治的时间要适当，早了，会诱发隆型疾病，热疾随之扩散；晚了，会使疾病扩散至血脉而不易根除；热势大了，五脏和脉道会腐烂化脓。

三、放血法

针刺放血的方法，分准备阶段、正式针刺放血及针刺放血后的处理 3 个步骤。

（一）准备阶段

分急、缓两种情况。

1．所谓缓者，是疾病未成型的，先使其成型，内服汤剂药物，将病血与好血分清，然后再针刺放血施治。否则放血施治时，会使好血流出，病血反而留在体内，诱发隆型疾病，余热不能根除。

2．所谓急者，是针刺放血前不服汤剂药物，只要晒太阳或烤火取暖，沐浴，做好必要的准备。

（二）正式针刺放血

包括放血前的结扎、确定放血部位、放出血液的颜色、放血量、辅助治疗等内容。

1．结扎部位　结扎部位视放血穴位而定。在额上脉、枕骨脉、囟门等处放血时，在眉际当用细绳结扎后，再用小木棍扭紧。在两处细顶穴放血时，在腋窝结扎。在头盖骨的血管放血时，用细绳在颈项缠绕后从背部拉紧。在舌脉放血时，用绫罗缠裹竹片压紧舌面。在臂脉放血时，在腋窝下用细绳结扎。在阿索穴、六首穴、肘面脉、短翅穴、纯遒穴等处放血时，从喉头向下量三指处结扎。在前翅脉、细脉、背脉、六合、手指间脉放血时，在手腕处结扎。在大脉放血时，在膝内侧一指处结扎。在膝弯脉、马笼头、胫尾脉、靴子系带处结扎。踝脉、胫面、马镫、绕胫、行脉等处放血时，必须在踝上处结扎。在管状脉放血时，须用木棍扭紧结扎绳。

结扎时皮肤不能发皱，要均匀结扎。如果不结扎就刺不准，扭挫了针刺不出血，肌肉麻木。脉道扩张才能刺出血来。结扎后的脉道须用手指揉搓，刺时用手指将脉道按定，稍微向下用力按捺，使脉位不容易移动。一般在结扎处的三指以下刺破放血。

视其具体情况，运用旁刺、顶刺、重刺、点刺等放血法。大脉管处放血用顶刺法，细脉用切断法，险要脉位处用重刺法，出气比出血更可观，伤口须大一点，否则容易发生肿胀，血气出不畅，最好脉口与皮肤切口要对准。

骨脉放血时，可用斧状刀具切割，为使脉位不变移须迅速横刺。阴穴、会门左右向上三指处放血后，要火灸。囟会穴须在发际向上四指处刺破。面颊动脉须在发际之间刺破。小端穴须在颌骨向下四指处刺破。短翅穴、玉乔穴从肘突向上四指处放血。胫尾穴从足踵向上六指处放血。

刺破后不能即刻放松结扎绳，这样会使不出血。但是头部、颈项、踝脉三处刺破后不需放松结扎绳。其他部位血放完时，可逐渐放松结扎绳。

2．放血部位　颈项强直时，在枕骨脉放血。培根与赤巴型的头痛、饮酒后头痛、前额刺痛、囟会沉重、眼睛不张者，从囟会穴、金枪脉、银枪脉放血。目赤、角膜溃疡在眼脉刺血。鼻腔疾病在鼻尖穴刺血。耳病在耳脉穴刺血。心热、剧渴、说话困难者，在舌脉穴刺血。牙齿疾病、眼病、鼻腔疾病等，均在后髻脉穴刺血。牙齿疾病在齿脉、细顶脉、臂脉刺血。心热肺咳、呼吸不畅、喑哑等，在喉部中间的喉窍脉刺血。脑微生物病、体腔出血危及脏器、紊乱症蔓延、肺病扩散、牙齿疾病、肿痞、瘰疬等，在细顶脉穴刺血。背部刺痛、肺热、头痛等，在臂脉穴刺血。肺、心、膈膜、胸背交互疼痛，气短，在六首穴和露顶穴刺血。心、肺、横膈膜、胸前后疼痛，在脏腑总脉穴刺血。心肺血亢，在心肺总脉刺血。目黄、身体无力沉重、食欲缺乏，在胆脉夏仁、陈布二细脉穴刺血。肝、脾、横膈膜扩散症与紊乱症、刺痛、热性痞瘤等，在短翅脉穴刺血。喑哑、肺痨久咳，在肘面脉穴刺血。背部、胃、肝、横膈膜及两肋疼痛时，在肝、肺总脉穴刺血。血、赤巴疾病，在肝、胆总脉穴刺血。胃与肝的血病在背脉、六合脉刺血。肠道和腹部外伤、睾丸肿胀、痔疮、子宫疾病、下身沉重等，在髂脉刺血。后背强直、颈部后仰、腰髋疼痛、月经淋漓等，在腘脉刺血。伤及脾、疾病扩散、黄水病、皮肤瘙痒、胆病、水肿等，在马笼头穴刺血。肾病扩散、伤及腰部、两腿拖曳、行动不便、小腿疼痛、髋关节疼痛、内脏脓疡、崩漏等，在胫尾穴刺血。下身外伤引起崩漏、脏腑绞痛、小便闭塞等，在踝脉穴刺血。小肠盛血、头病坠入心脏、长期不愈的心脏病等，在小肠俞刺血。足心足背肿胀灼热、黄水病等，在静面脉、马镫脉穴刺血。

总之，上身的疾病在细顶脉、肘面脉放血施治。下身的疾病在踝脉、胫尾脉穴刺血施治。身体中部的疾病在腑脉、短翅脉穴刺血。上背部疾病在肘面脉、六首脉穴刺血。乳房、肝、胸部疾病在腑脉、短翅脉穴刺血。心热症须在腑脉、舌脉、喉窍脉穴刺血。肺热证须在六首脉、肘面脉、桡上脉穴刺血。心肺疾病在细顶脉、肺总脉穴刺血。热性肝病在短翅脉、肘面脉穴刺血。热性脾病在马笼头脉、环指背侧脉穴刺血。肾热在胫尾脉、阳物两侧穴刺血。肠道疾病在踝脉穴刺血。坠入盆腔者在胫尾穴刺血。肌热症在肺肝脉穴刺血。热性骨病在肾脉穴刺血。皮肤热与黄水症在肝胆脉穴刺血。剧痛者在肺脉穴刺血。神志模糊者在短翅脉穴刺血。食欲缺乏者在培根与赤巴脉穴刺血。但是也可以视其病情在临近脉道穴放血施治。热症病情严重者，在细顶脉由上向下刺血。病势小者，在细脉由下向上刺血。病势严重者，亦可在细脉多次放血；在细顶脉等大脉刺血效果更佳。否则，不懂得放血部位，会使下身的血液上行，致使体质虚弱，上身血液下行，导致胃阳衰败。

3．放出血液的鉴别　放出的血液色黄而稀，犹如马鸡背部的颜色一样，泡沫呈现白色，有黏液者，为病血。病血放出后，可止痛、除病。如果放出的血液出现紫黑色有血丝者，须饮汤药后再针刺放血；似如胆汁者，滋补身体后，再针刺放血。血色红而稠者，非病血，不必再放血。隆型疾病的血色紫而流粗、泡沫呈现红色。赤巴型疾病的血色黄而稀，有臭味。培根型疾病的血色红而发白、浓滑。血色朱红犹如茜草汁者，是好血，不可针刺放血。

4．放血量　疾病被驱逐，好血一出现时，即刻停止针刺放血。为停止脏痛血痛，即便是好血，也要针刺放血施治。体质虚弱者，不可多用针刺放血；特别患隆型疾病者，即便是病血，也不能针刺放血。血多、血机紊乱引起的疼痛，体腔积血，四肢红肿，血压低者除外。其他疾病要多次针刺，少量放血。血液的泡沫呈现出红色、表面凝结者，要立即停止针刺放血。体质虚弱，放出之血如水似脓者，可停止针刺放血，若继续针刺放血，则使身体虚弱，不易治愈疾病，反而会诱发水肿病。

5．辅助治疗　包括针刺放血不出、没有病血、流血不止、伤口肿胀、昏厥、诱发隆型疾病六个方面。

（1）放血不出：其原因是身体受寒冷，器械太钝，饮食过饱，恐惧紧张，放血时突然来客人，伤口过小，皮肤与血管伤口错位，结扎后立即放血，或放血后立即解开结扎绳等，以上这些都是导致放血不出的原因。只要稍加注意，血一定放出。

（2）没有病血：如果大血管放不出病血，可另换血管放血，即可放出病血。患者发热放不出血时，服药将血引至皮肤。

（3）流血不止：在放血的部位用凉水止血，或者水浸渍毡片后包扎伤口。

（4）伤口肿胀：药用食盐、酥油、狗毛（煅灰）配伍外敷，如果不能治愈时，用药面团罨敷。

（5）血晕：用药熏，喷冰水施治。严重者，内服鲜血以补其虚。

（6）放血诱发了隆型疾病：按摩、吃红糖、饮红糖酒与骨汤，抑制隆的势头。

（三）针刺放血后的处理

放血后用手指揉搓伤口，冷石罨敷，妥善包扎，注意活动。放出病血后，禁忌饮酒。

四、弊端

血量放少了，疾病不能解除，反而潜伏，导致肝脏痞瘤、溃疡、麻风、瘰疬、内脏胀疡、胸部和四肢产生黄水病。放血量过大则耗损精气，诱发隆型疾病、胃阳火灭，容易产生寒性痞瘤、浮肿、水肿等疾病。对不应该针刺放血的疾病，若采用了针刺放血施治，则伤了肌肉，损了筋络，危及身体的要害部位，或者切断了动脉，造成患者死亡。对此需加警惕！

五、功效

针刺放血可以清除脉病、病血，止痛，消肿，防止腐烂，培育新肌，根除脓水，愈合创伤，根除零星疾病的病气，使肥胖者消瘦，使消瘦者肥胖。因此，根除疾病，最好是采用针刺放血疗法。

第三节 火灸疗法

火灸疗法在藏医诸疗法中，具有悠久的历史。吐蕃时期曾用火灸疗法来治疗热性病，包括“赤巴”病、瘟疫病，只是后来才逐渐把它限制在主要治疗寒性病症上。在现代藏医疗法中，火灸疗法一般已不用于热性病，而多数用于治疗胃火衰微、消化不良、浮肿、水肿、痞块、头部及四肢的黄水病、核痉痹病、疔疮、虚热症、神经错乱、疯病、癔症、健忘和热性病的恢复期。凡是由“培根”病、“隆”病转化而成的寒性疾病，用火灸疗法的效果较好。

藏医学认为，有一些病症是火灸疗法的禁忌证，包括血分病、“赤巴”病、各种孔窍感觉器官病，还有会阴部有一部位名“能脉”处，不能施灸，否则易造成不孕症，男性则阳痿不举。

藏医施灸的材料主要是艾叶。一般在秋季择吉日采集艾叶待干后，用棍将它打碎，再把它揉成团。艾绒团的大小随施灸部位的不同而有所差别，一般多做成上尖下宽的圆锥体，以便点燃。如果施灸的部位是在四肢较大的关节部位，则艾炷做成拇指一样大即可；如用来灸头部或四肢部，则将艾炷做小如小指节；在躯体施灸时，一般把艾绒做成羊粪大小即可。此外，还有做成豌豆大小或诃子般大小的。当然，也可以做成艾绒条或艾绒卷施灸的，成人与儿童的艾绒团大小也应有所区别。

一、艾条的制作

在秋季择吉日采集艾叶，揉成圆锥状。用于关节者，大小如拇指；用于头部和四肢者，大小如小指尖；用于脉窍者，大小如羊粪粒或制成条形；用于瘰疬或痞瘤者，大小如诃子；用于儿童胃部者，大小如豌豆。

二、适应证

凡是消化不良、胃阳衰败、浮肿、水肿、痞瘤、寒性胆病、头部和四肢的黄水症、瘰疬、炭疽、虚热症、神经错乱、健忘症、脉病、热病的后期等，皆可用火灸法施治。总之，凡是培根与隆型的寒性病、脉病、黄水病等，皆可以火灸施治。

三、禁忌证

所有的热性胆病、血病、五官疾病、男女生育脉道疾病等，皆禁忌火灸施治。

四、灸穴

包括患病的穴位与医生所指定的穴位两类。患病的穴位按之则疼痛而且舒适，按后肌肉恢复原状，脉象数，疾病在何处即在该处火灸。医生选定的穴位是五脏六腑的穴位，简述如下。

（一）背部穴位

第一节脊椎是隆穴，火灸主治疯癫、痴呆、颤抖等疾病。

第二节脊椎是赤巴穴，火灸主治赤巴型的寒性疾病。

第三节脊椎是培根穴，火灸主治隆型寒性疾病，肺、心、头部以及上半身等处的培根、赤巴激增。

第四节脊椎是母肺穴。

第五节脊椎是子肺穴，火灸主治隆与培根坠入于肺。

第六节脊椎是心包穴。

第七节脊椎是心窍，火灸主治疯癫、心悸、昏厥、培根与隆的合并症。

第八节脊椎是膈膜穴。

第九节脊椎是肝窍，火灸主治嗳气、呕吐、肝区和膈膜疼痛、受寒疼痛、肝脏痞瘤、培根与隆犯肝。

第十节脊椎是胆穴，火灸主治消化不良、目黄、胆疮瘤、胃阳衰败。

第十一节脊椎是脾穴，火灸主治腹胀、肠鸣。

第十二节脊椎是胃俞，火灸主治胃功能衰弱、心口疼痛、胃腑痞瘤。

第十三节脊椎是精府穴，火灸主治遗精、血

漏、子宫痞瘤、心神不安、隆型寒症。

第十四节脊椎是肾穴，火灸主治肾寒。

第十五节脊椎是脏腑总穴，火灸主治隆型寒症。

第十六节脊椎是大肠俞，火灸主治肠鸣、痞瘤。

第十七节脊椎是小肠穴，火灸主治小肠痞瘤、隆型寒性腹泻。

第十八节脊椎是膀胱穴，火灸主治膀胱结石、尿频、尿闭。

第十九节脊椎是精液穴，火灸主治洞泄蔓延。

第二十节脊椎是下行隆窍，火灸主治矢气不通、便秘。

（二）胸腹部穴位

天突穴是心包脉与心脉交叉的穴位，火灸主治心脏疾病、呃逆、喉头梗阻。

黑白际穴是在两乳正中对直的心窝处，火灸主治心悸、郁闷。

从鸠尾端向下量一寸是心窝穴，由此向下量一寸的三穴是痞瘤穴，由此再向下量一寸的三穴是随火窍穴，火灸主治脘瘤、胃阳衰弱，隆型寒症。

肚脐左右各量一寸是大肠穴，由此左右再各量一寸是大肠里穴，火灸主治大肠痞瘤、肠鸣、腹泻。

从肚脐向下量一寸的三穴是小肠上穴，由此向下量一寸的三穴是小肠下穴，火灸主治隆型寒性肠病和寒泻。由此再向下量一寸的三穴是膀胱穴，火灸主治寒性尿频和尿闭。

（三）头部和四肢的穴位

火灸会门、百会、囟门聚合处，主治由隆引起的头晕、昏厥。火灸后颈漩毛窝穴，主治疯狂、多语、突然昏倒。火灸下颏前梢处，主治隆型疫疠、呆滞不语。火灸外踝骨向上四指处的筋脉之间，主治生殖器疾病和喉症不语症。火灸手腕四指处的韧筋之间主治瘟疫引起的多哭症。火灸内踝对直上方的韧筋间，主治阳痿、遗精。火灸大腿外侧手中指所到之皱纹处，主治两腿拖曳、行走困难。火灸下颌褶皱处取穴，主治妇女产后阴肿。火灸大踇趾生毛穴，主治颈项弨直、睾丸肿胀、疯癫、痴呆。火灸脚跟正中，主治眼干涩、昏厥。火灸太极穴，主治急性胃肠炎。火灸天突穴，主治受惊、呃逆、呕吐。火灸环指左右指尖，主治口唇疾病。火灸环指尖，主治牙病。火灸左右肩头鼻孔气所至处，主治鼻衄。

五、火灸法

火灸有深灸、灸 1 次、一般灸、微灸 4 种方法。瘰疬和痞瘤，需灸 20 次以上。培根型的黄水病、心隆病，需灸 15 次。隆型疾病、虫病，需灸 5 ～ 7 次。儿童患病用微灸 1 次。产后、腹泻、脉断等，火灸 3 次，余过度者有危险，切莫多灸。

艾绒点燃后，务须均匀燃烧，不要摆弄艾灰。如果中途熄灭时，用针头扦子将艾灰除去，一个艾炷燃烧 2/3 后，再燃另一只，保持热力不断，其底部周围产生小泡，而无疼痛。前灸后痛，后灸前痛；欲呕吐者，说明灸透了。

六、灸后处理

火灸后，要用手指揉穴位，让患者活动一下。当晚禁忌饮水，饮水会息灭胃阳。进食后，不能火灸施治。

七、功效

火灸可防护脉逸散，通畅筋脉，防止隆型疾病扩散，镇痛，治消化不良，化痞瘤，治旧伤，除腐肉，消肿，护脏腑要隘，干涸黄水。其他治术穷尽时，还可采用火灸施治。

第四节 罨敷疗法

罨敷疗法是藏医治疗学中较为特殊的一种疗法，它是通过外敷药物或者根据病情选择敷料来治疗体内疾病的方法，这种疗法简便易行，一般在民间可以自己施行。

一、适应证与禁忌证

凡是培根、隆型消化不良、脏腑绞痛、黄水病、血病引起的疼痛等，都能用罨敷法施治。

凡是浮肿、肝病发黄、时疫、麻风、水肿、肥胖症、痘疹等，都禁忌采用罨敷疗法。

二、方法

有冷罨敷与热罨敷两种。

（一）冷罨敷

扩散症、紊乱症、热症刺痛等，用星光照射过的冷水拍击，或者装入皮囊冷敷。疫疠紊乱、热症溃散、陈热症等用星光照射的水沾击施治。眼外伤肿胀者，冷水装入皮囊罨敷。肉毒症引起的喑哑疼痛，药用船形乌头、雪水配伍，装入皮囊罨敷。肠痧，药用船形乌头、山矾叶、水配伍罨敷。血胆热绞痛，用水底的冷石罨敷。热性病痛用水底的冷石或冷铁罨敷，或者用凉性药加乳酪冷敷。鼻衄用冷水拍击或者稀泥冷敷。隆型牙痛肿胀，用稀泥冷敷。脚心和踇趾疼痛，用宽筋藤、牛粪配伍，冷敷施治。

（二）热罨敷

消化不良、脏腑绞痛，都可用热罨敷。受伤瘀血者，用热石罨敷。肝血受寒，可用炒墙藓热敷。肾寒疼痛和尿闭症，用干酒糟热敷。产后腹痛、尾脊骨疼痛、腰痛者，用酒拌东向鼠洞口的土热罨敷。木布症脏腑绞痛，将卷丝苣苔、亚大黄叶、山矾叶等用水浸泡过后煎煮，热罨敷，此方也能医治中毒症和胃瘀血。未消化的寒性痞瘤，用鸽粪热罨敷。寒性族病用热土块瓦片罨熨。虫病用独活根和叶热敷。蛲虫病用牛尾蒿、马粪热敷。寒性脱肛用油陶热熨。隆型刺痛症用油毡包裹热石罨熨。腰肾受寒用猞猁毛、狼毛熏熨。肠胃受寒用手掌按摩搓揉。关节黄水症用石子沾热酒罨熨，或用干酒糟、墙藓热敷。寒性尿闭症用油渣、鸽粪热敷。虚热风疼痛用酒沾陈骨熏熨。四肢黄水症用酒和羊粪煮热罨敷施治。

三、功效

对急性疼痛用热罨敷，疗效显著。

第五节 药浴疗法

药浴疗法是藏医各种疗法中较特殊的一种疗法，其适应证包括：四肢僵直或拘挛、跛行、妇女杂病、肌肉软组织和关节中黄水病、关节炎所致的关节僵直、驼背、佝偻等病。

药浴法的禁忌证包括：瘟疫症、各种发热病、浮肿、身体虚弱、年老体衰、饮食不进、眼睛病症、胸腹部内脏病症、睾丸病等。

药浴大体上有水浴和缚浴两种。水浴是最常见的，种类也不少，一种就是利用天然的温泉水来药浴。常用的药浴用的温泉水为硫黄温泉、寒水石温泉、矾石温泉、岩精温泉和石灰石温泉五种。由于温泉中含有各种矿物质，对某些病症有治疗效果，例如对因风湿引起的关节炎和软组织疼痛、痛疮、关节僵直、腰背活动不灵等，都有一定的疗效。

一、适应证与禁忌证

凡是四肢强直、瘰疬、疔疮、新旧疮伤、肿胀、驼背、骨内黄水病、一切隆型疾病等，都可以用药水浸浴疗法施治。

凡是瘟疫、紊乱症、浮肿、食欲缺乏、眼病、面部疾病、脚心和踇趾、手心等疼痛、睾丸疾病，心脏疾病、腹部疾病等，都不能用药水浸浴疗法施治。

二、药水浸浴的方法

有药水浸浴疗法和缚浴2种。水浴法一般通用矿泉热水，主治疾病扩散、中毒症、陈旧热病扩散、瘰疬、陈旧疮伤、内脏脓疡、脉病、肢体僵硬强直、驼背、身体消瘦等。如果不能治愈者药用大籽蒿、小叶杜鹃花、藏麻黄、圆柏枝、水柏枝配伍，熏浴施治。陈旧生锈人骨熏浴，能医治僵直症、隆型疾病扩散疼痛。大籽蒿、天然碱、酒糟配伍，药浴，主治陈旧疮伤、四肢强直。

缚浴分寒、热2种。用各种谷物罨敷包扎，主治头部创伤、脉病蔓延。秦艽、蝙牛粪、乳酪配伍，罨敷包扎，主治肿胀。各种花配伍，罨敷包扎，主治脉病扩散。大籽蒿、小叶杜鹃花、藏麻黄、圆柏枝、水柏枝，或者用酒加獐粪煮热，罨敷包扎，主治白脉病和脑卒中（中风）、肾脉疾病扩散。大籽蒿、羌活、藏麻黄、甘松等用童便煎煮后，罨敷包扎，主治脉病蔓延、肿胀、僵硬强直。药用丛菔、红景天配伍，罨敷包扎，主治浊热症扩散。山羊粪、麝香、童便配伍，罨敷包扎，主治麻风毒症。宝塔石灰、深一肘以下的土，用童便煎煮，罨敷包扎，主治珠宝中毒。干酒糟、鼠粪用酒煮热罨敷包扎，主治寒性疾病、四肢肿胀、化脓。取出受伤留在体内的弹丸时，药用山羊粪、鼠粪、童便配伍，罨敷包扎。毛萼多花乌头、刺参、黄帚橐吾、狼粪、醪糟煎煮后，罨敷包扎，主治疔疮、寒性痞瘤。马、野驴、骡等的胃中余草，罨敷包扎，主治四肢黄水病、浮肿、肿胀。酒煎煮岩粪，罨敷包扎，主治淋巴腺炎。刺参、绢毛菊、毛茛、大籽蒿、迷果芹子、酒糟、鼠粪、干姜、荜茇煎煮后，罨敷包扎主治石瘤。出土人骨与喜马拉雅紫茉莉配伍，罨敷包扎，主治骨关节痛风。各种心脏配伍，罨敷包扎，主治神经错乱、心悸、疯癫、昏倒。取地表一尺以下的土，加童便煮热，罨敷，主治瘟疫引起的腿脚疼痛、骨痛。酒煎煮各种骨，罨敷，主治关节刺痛。酒煮油渣，主治隆型肿胀。

三、功效

药水浸浴，可治湿毒、黄水病、消渴病、发炎红肿等病，疗效显著。

第六节　搽涂疗法

藏医学认为，搽涂疗法对于身体具有补养的作用，它的适应证范围比较广。包括皮肤粗糙、出血后引起身体虚弱、精血亏损、体力虚衰、年老体弱、思虑过度、视力衰减、精神不畅、劳累过度、夜寐不安等。同样，搽涂疗法也有其禁忌证，包括积食不化、皮肤病、大腿僵直、因服用珍宝药而中毒、胃火衰微，还有水肿、培根病等。搽涂疗法一般与按摩疗法结合施行，要先搽抹后，再施以按摩或摩擦治疗。常用的搽抹药一般是油脂类，其次则是软膏类。

一、适应证与禁忌证

凡是皮肤粗糙、出血、精血枯竭、身体虚弱、年老、精神不愉快、视物模糊、失眠、劳累过度、所有的隆型疾病等，都可以采用搽涂疗法施治。

凡是皮肤病、痘疹、消化不良、大腿强直、宝石毒、胃气衰败、水肿、培根型疾病等，都禁忌搽涂疗法施治。

二、搽涂方法

（一）各种油脂搽涂

在会门穴、手心、足心、第六脊椎、第七脊椎等处，搽涂酥油后揉干，再用青稞面擦干净，主治心隆症、疱疹等。搽涂植物油，主治失眠、隆型疾病。面部搽涂，能使记忆力增强。疯癫、昏迷症用陈酥油搽涂。黄水病引起的皮肤发痒，用马和驴的脂肪搽涂。肾病、遗精用水獭或雪蛙的脂肪在腰部搽涂。虱虮多者，用鹿的脂肪搽涂。被狗咬伤，用狗的脂肪搽涂。牛皮癣用猪的脂肪、硫黄配伍，搽涂。痘疹用山羊脂肪、紫草茸配伍，搽涂。陈旧的黄水疮，药用檀香、酥油配伍，搽涂。视物模糊用鹫鸟的脂肪、猪的脂肪，或者药用牦牛乳酥油、藏茴香配伍，在足心搽涂。隆型疾病患者骨疼痛，药用干姜、植物油配伍，搽涂。失眠，药用麝香、白酥油配伍，周身搽涂。

（二）各种搽涂药膏

硫黄、白狼毒、人中黄、狗粪、藏菖蒲、焦角、童便，煎膏外敷，主治炭疽、疔疮。硫黄、食盐、酒曲、烟絮、陈酥油配伍，外敷，主治黄水疮。鼠粪、金矿石、人乳配伍，外敷，主治化脓、无脓液的肿胀，镇痛。棘豆（煅灰存性）、马奶、驴奶配伍，主治陈旧疮伤、流脓、瘰疬。上述方剂加芝麻粉、酪浆煎煮配伍，主治脚心、拇趾疼痛。藏菖蒲、黄葵子、诃子、毛诃子、余甘子、宽筋藤、黄牛粪、泥皮配伍，主治热性肿胀。烟絮、姜黄、小檗、广木香、止泻果、酪浆配伍，主治黄水疮、皮肤病。白芥子、藏菖蒲、光明盐、山矾叶配伍，主治雀斑、痘疮。水柏枝、诃子、童便配伍，主治中毒、四肢肿胀。檀香、秦艽、兔耳草、雪水配伍，主治血病疼痛、湿疹、丹毒。余甘子、毛瓣绿绒蒿、新鲜酥油配伍，搽涂全身，主治多汗、瘟疫、热病外散。烟絮、川木香、亚大黄、瑞香狼毒（煅灰）、食盐、酒曲、桶酥配伍，主治皮肤发痒。上方加乌梢蛇皮（煅灰）、猪脂肪配伍，外敷，主治白癜风；上方加杂毛蓝钟花、草玉梅、乳酪配伍，主治皮肤瘙痒。

三、搽涂功效

搽涂施治，能恢复器官的功能，延年益寿。

第七节　穿刺疗法

在《四部医典》中，专有一章论述穿刺疗法，尽管现代藏医已很少用传统穿刺疗法，但对于过去曾经有过的各种穿刺疗法，我们及下一代还是应该有所认识和了解，以便传承保护。

一、适应证与禁忌证

凡是隆型疾病、培根寒性消化不良、痞瘤、水肿、肌肉肿胀麻木、血病、黄水病关节积水、药物医治无效的其他疾病等，皆可用手术穿刺施治。隆型疾病有头隆症、心隆症、肺隆症、肝隆症、脾隆症、胃隆症、肾隆症、肠隆症、隆坠入脊椎致病等，皆可穿刺施治。药物医治无效的心隆症、疯癫疾病、黄水症、培根型的疾病、培根受寒、胃阳息灭、胸痞铁垢、头部培根激增、脏腑与关节培根充斥等，皆可手术穿刺施治。消化不良、糟粕停留在本位、痰分黏液扩散者，也可以穿刺施治。心、肺、肝、脾、肾、胃、大肠、胆、小肠、膀胱、子宫的11种脉瘤和由培根与隆引起的寒性痞瘤，都可采用穿刺施治。血和赤巴引起的热性痞瘤，医治无效的陈旧热疾，也可穿刺施治。水肿、寒性积水、头部培根充斥、体腔培根与隆充斥、心肺及胃瘀气、肌肉黄水、周身黄水症、化脓等，都可穿刺施治。

老年人、幼儿、不听从医生嘱咐者、肝痞瘤、脾痞瘤、腑有余热、血胆引起的一切热性疾病病危者等，都禁忌穿刺施治。

二、器械

巧匠精工制作的青稞头针，用于医治心、肺、关节、子脏等疾病。蛙头刀用于剔除肝、脾、大小肠的疾病。弯刀用于医治四肢的疾病。矛头针用于挑除四肢脓液。一卡长的尖锋扦子，用于医治胃病。扁嘴扦子用于头部穿刺。空心蛙头扦子穿刺心脏积水。戴胜鸟嘴扦子，用于开启胸部的脓窍，引出脓液。笔尖针用于穿刺水肿和排气。荞麦头铜针用于剔除眼翳。诸器械头身皆细，尾部略粗，细而坚硬，全长六指。

三、穴位

手术施治的部位有4种，脏腑的部位、脉道要害处、总穴与具体穴道。手术前要知道五脏六腑和脉道的要害部位，知道总穴和具体穴位。如果不知道五脏六腑的部位病，取何穴位手术施治，则不能清楚，脉道要害部位不明确，都会影响手术施治。因此记清内脏部位和脉道要害，十分重要。

穴位分手术穴和余穴、穿刺穴。排除脓液黄水的穴道，在胸腔疾病一章里已经讲清；灸穴在火灸一章里已经讲过。穿刺穴分总穴位和具体穴位两种。总穴位有宽和很宽、狭窄与很狭窄等区别。宽穴和很宽的穴道，手术施治容易；狭窄的穴道，需要细心施治；否则，容易发生生命危险。

具体穴位：心脏有11腧穴，从乳房量一寸为心脏的上部是心与心包之穴，主治心隆病。由乳房背部量一寸是心包疯癫穴，主治隆和黄水侵入心包。向下量一寸是心尖穴，穿刺心脏积水。胸外量一寸至心脏的侧边，是黄水、培根、隆萦绕的穴位。由此向黑白际量一寸，是心肺穴，主治隆型寒症；第七节脊椎的三穴，主治同上。第六节脊椎心包络三穴左侧是飞檐穴、中间是除病穴、从乌鸦眼穴向后量一寸是肋部上的大分位和小分位穴，再加空嗓穴和天突穴等主治心、肺、肝俞胸部瘀气、心脏变异、胸部胀满、呼吸短促等。肺共有22腧穴，即肩胛骨区与肋骨区肺有3个穴位，腋下肋部有6个症窍，3个中分穴位，肺区有6个症窍、肋部左右有4个穴位，子肺区有8个症窍、肺背部的穴位脊椎第四节与脊椎第五节的三穴，是隆、培根疾病入侵的穴位。脊椎第八节是膈膜穴，穿刺时主治吐酸水、肝胃寒症。肝、脾有8腧穴，从乳房向下量二寸是膈膜际，其下是肋部3个间隙，右边第一间隙是肝胃之间的症窍，中间是脾尖症窍，最后是脾下症窍，左边是脾症窍，中间主治肝病，下面治脾瘤，右面治脾肿。背部脊椎第九节与脊椎第十一节的三穴，是隆、培根寒穴。肾有21腧穴，脊椎第十四节及左右量一寸是肾黑脉窍，由此再量一寸是肾种穴，再由此量一寸是肾脂俞，从椎尾至黑色大肌量一指是髋骨眼，从肾种穴下量十六指处再向四周量一寸，其间共5穴，大腿外侧是黄水穴，诸穴位主治肾寒性隆病。肾脂穴与肾种穴部位，容易患肾痞瘤。疾病与穴位对应时，可穿刺施治。胃有9个腧穴，两个翻转穴，脊椎第十二节和12个穴，由心窝向下量一寸，从此点再向左右各一寸处的平行三穴是胃脘俞，由此向下量一寸处的平行三穴是胃症俞，由此向下量一寸处的平行三穴是随火穴，胃左右各二寸处是禁针穴。肝扩大时胃禁忌穿刺。为了与痞瘤区别开，穿刺时，须注意手下的感觉。脊椎第十三节、第十五节是子宫俞穴，因寒痞瘤不易受孕时，穿刺施治有益。肚脐左右各一寸处是大肠俞穴，寒性培根与隆侵入大肠时，在此穴施治有益。由此左右各量一寸是大肠症窍；再加脊椎第十六节穴，共为大肠5个穴位。脐下一寸处的三穴是小肠上穴，由此向下量一寸处的三穴是小肠下穴，再加脊椎第十七节穴，共为小肠7穴。小腹下部从髋骨眼量一寸处为下躯之分腧穴，连同脊椎第十八节穴，治睾丸肿胀、寒性尿频、尿闭等有效。四肢和12个大关节积黄水，因关节筋络间也有穴道，施治时触及骨者，须小心施治。

四、分类

穿刺分冷穿刺与热穿刺2种。

热穿刺有3种情况：即单一热刺、火灸加热刺、热刺加火灸。将刀针加热后进行穿刺，主治瘰疬、疔疮、瘿疣化脓症；火灸后穿刺，有怀疑时，可认清脓穴位后再进行穿刺；刀针加热穿刺后再火灸，主治瘰疬、疔疮、陈旧疮症、痞瘤等。

冷穿刺有3种情况：即单一冷刺、冷刺加火灸、冷刺加冷罨。刀针冷刺，主治水肿、气喘、眼翳；穿刺后灸，主治化脓症、关节积水；冷穿刺后，水浸石子冷罨，主治肌肉麻木、热性肿胀、头部积水、热性痞瘤、余热积于心脉。一般火灸1次即可穿刺，然后再火灸施治。

五、穿刺的姿势

患者两腿盘起，两手置于膝盖上，端坐在垫褥上，医生在一名助手协助下前后进行穿刺施治。胃穿刺可在饭后进行，用膝盖顶住患者的背部，扳起颈项在空嗓穿刺；两臂伸展，背靠柱子，在心区穴窍穿刺施治；站立后在髋骨穿刺；两腿伸直时，在膝部的六环穴穿刺。以上是在疾病不严重而穴位又清楚的情况下的施治法。何种疾病在何种部位穿刺，需向良医求教。

六、穿刺的方法

分为总方法与具体的方法两种。

总方法是右手在刺针尖一分处稳持，左手的手指指明穴位，然后端正地刺破皮肤，逐渐深刺。内透骨肉，须注意五脏的感觉，注意患者的外部表情。持针之手，要像猫头鹰发现了食物、乌鸦发现敌人一样地感觉敏锐。另外，穿刺时，还须将皮肤提起。具体的方法有直刺、横旋、上刺、下刺、转动、十字形、外翻、阳转不伤阴、阴转不伤阳等多种。头部、脊椎、下身穴位等须直刺。针尖刺入后左右旋转，对肝、脾、肾等有益。在空嗓、心肺穴、胃脘穴针刺时，针尖须向下刺。在随火窍针刺时，针尖向上寻找脓液。针尖向四方旋转，便于寻找胃痞瘤及脓液。针尖向外翻，对胃蝙牛眼穴、大腿下方有益。胸部穿刺，必须注意不要伤及脏腑；结合眼病、心脏积水、肝痞瘤、肾肿、化脓等疾病，在要害部位穿刺。

七、穿刺的手感

穿刺的手感分总的手感和具体的手感两种。

总的手感是皮肤硬刺，肌肉柔软进针快，触及骨头时有阻碍感须在骨间刺入，肋骨部位找好后再刺，贯穿内部针尖进入要快速。患者的面部表情和呻吟，象征着针已刺到适合的部位。未达部位时，可以再刺，狭窄处滞针时，患者能够忍耐时，继续进针，患者不能忍耐时，该处则无法进针。

具体的手感，针刺近于五脏时，神志紊乱、身体颤抖、眼睛倒翻、针身颤动。穿刺心包积水时，针刺有受阻之感者，已经触及心包膜，应该沾冷水使患者暂时闭气，再进针一指量。触及心包时，刺针颤抖；触及肺叶时，患者鼻孔张开，微有咳嗽；触及肝、脾时，欲呕吐，流口涎；触及肾时，肾脏疼痛，肾脉欲裂。脏器进针，五脏收缩，犹如毒蛇进了鸟窝，肝、脾、肾三者无此现象。腑器进针，如风卷帘，缓进腑器被推开，速刺则入腑器。穿刺胃时，先要穿透外侧肌肉，肌肉与胃部中间只有一指间隙，其后触及胃部感觉较硬，此时肝有翻搅感。既有内透，针达宽处，要快速进针。触及肠道时，有拍抚之感，呕吐，发热。触及痞瘤时，有坚硬刺痛之感，初期周界多疮疥，陈旧后形成痞瘤，有脓液、水肿、气旋等。头部及四肢关节眼，针刺量与手感同肌肉穿刺，内穿四指触及病处时，刺针颤动，四肢翻转。

八、死兆

有触及疾病的死兆、触及要害的死兆、诱发零星隆症等。前两者在讲授穿刺手感时，已经讲过了。特别是触及脉道要害，麻木疼痛，必须禁忌。诱发零星隆症时，患者打呵欠、吐逆、颤抖、惊恐。

九、辅助治疗

医生对寒热疾病施治失误，热病热刺，在2～3日内患者就有反应，疾病加重。寒病冷刺立即会出现反应，诱发零星隆症，须立即用抑制隆的药物外敷、熏疗施治，进食骨汤、红糖酒，按摩隆窍。穿刺流血、凝聚要用熏烤。水痞瘤穿刺扩散，致使腑器肿胀，以热性药物施治，参看前述有关章节。一般要结合冷罨施治，危及五脏六腑的要害时，按创伤施治。

十、功效

能抑制隆，增强胃阳、破痞瘤、助消化、散积消聚、消散肿胀、排除脓液、干涸黄水与水肿等。

总之，如果不知道穿刺的适应证是哪些，外治手术就无法施治。不知道穿刺的禁忌证是哪些，产生不良反应时，便无法施治。针具度量不合适、穿刺姿势不当，无法获得针刺的效果。不知道穿刺的穴位，遇到孔道阻塞，便无法排除。不懂得穿刺的分类，对疾病容易误诊。不懂得穿刺的方法，窍道阻塞，危及要害时，无法排除。不懂得穿刺的针法，无法对症，也无法回避要害处。不知针刺的手法，一旦失误庸医无法制敌。不懂得穿刺的死兆，便无法正确地监视病情。不懂得辅助治疗，对患者来说，医生犹如催命鬼。不懂得穿刺的功效，便无法正确运用穿刺方法。与此相反，上法全知，便是良医。

第二十二章

藏医常见病学

第一节 心血管、神经性常见病症及用药

隆是诱发一切疾病的主要病因，它既是一切疾病的前导，也是一切疾病的集结，遍布周身，本性凶暴，毒害本系，扰乱旁系，许多疾病的激化都是它所引起。平时在藏医临床常见症状中，隆病范畴的表现占很大的比例。

隆含动而不稳的意思，它是轻、糙、寒、细、硬、动六种性能的总称，在正常生理情况下，它有主呼吸、血液循环、肢体活动、五官感觉、大小便排泄、分解食物、输送饮食精微、维持人体生理活动的功能等，一旦受到内外致病因素的影响，可变成导致疾病的病因，又可变为病理现象。因此，在临床由不同原因引起的心脑血管及神经性疾病的诸多表现是属于隆的症状范畴。

隆相当于中医的“气”“风”，但其作用和含义更广泛。从生理上讲，它的功能是主呼吸、肢体活动、感觉思维、循环、排泄，是推动人体正常生理活动的动力。从病理上讲，由于内外因素的影响，使“隆”的平衡失调，而产生各种疾病。疾病部位不同，分为头隆、心隆、肺隆、胃隆、小肠隆、大肠隆、肾隆、骨隆等疾病；与其他疾病并发，产生赤隆、培隆、血隆等多种合并症。

常用方剂有十四味肉豆蔻剂、安神熏香散剂、八味阿魏剂、二十五味阿魏剂、安神剂、十一味维命剂、二十味肉豆蔻剂、二十五味维命剂、十五味沉香剂、三十五味沉香剂、霍麦点穴剂等。

一、查隆病（高血压）

查隆病系“恰布欺隆”的功能失调，使血管内之血液循环受到阻碍或血液内在因素的改变而发生的疾病。“查”即血，系指本。“隆”即气，系指标。“查隆”是一种血与气混合失调所致疾病。

“隆”的性质不稳定，变化无常，由于“隆”所在的部位和功能不同，“隆”又可分为五种，其中“恰布欺隆”位于心脏，主管血液系统，如果“恰布欺隆”的功能失调，血液循环将受到阻碍，因而引起血和血液动力学的改变，发生“查隆”病。“查隆”病中气与血之间关系很密切。嗜酒、长时期活动量不足，高脂肪、高蛋白饮食过多亦是“查隆”病的病因。

常见症状有：头痛、眩晕、眼花、胸背胀痛、失眠，口干、肢体麻木、脉象洪数，尿红黄色、舌红、苔黄腻，年龄50岁以上发病率高达65%，严重者突然晕倒，发生瘫痪等。

常用方剂：二十五味余甘子剂、二十四味沉香剂、郭查剂、三十五味沉香剂、二十味沉香剂、八味防风剂等。

（一）心源性高血压

常用方剂：二十五味珍珠剂、七十味珍珠剂、二十五味余甘子剂、余甘子汤散剂、六味余甘子汤散剂、六味檀香心疼散剂、八味牦牛血剂、十一味甘露剂、常松八味沉香剂、二十味沉香剂、二十五味珊瑚剂、八味马钱子剂等。

（二）肾源性高血压

常用方剂：二十五味珍珠剂、七十味珍珠剂、十味普安散剂、二十八味槟榔剂、十味诃子剂、二十四味诃子剂、十一味甘露剂、古由地桑剂、郭查剂等。

（三）高血脂、高血黏度

常用方剂：五味锦鸡儿汤剂、二十五味余甘子剂、余甘子汤散剂、三果汤散剂、十味热血汤散剂、四味藏木香汤散剂、六味能消剂、十八味余甘子剂、玉妥红汤散剂、血骚普清散剂等。

二、白脉病（中风）

藏医解剖学把人体的脉络分为白脉和黑脉。白脉指：神经系统，包括大脑、小脑、延脑、脊髓及多种神经。白脉病是指：神经的障碍或病理损害，症状一般为口眼歪斜，四肢麻木、偏废不用、拘挛僵直、角弓反张、瘫痪，偏瘫，意识不清，头部震颤，失语謇言等各种症状。

由剧烈活动，瘟疫和热毒等侵入脉道，遭受外伤，隆紊乱失调侵入脉道等原因而致病。常见

症状分为寒、热两种；若以患病时间分析，又分为新、旧两类，具体疾病分患病部位与构成身体的4种的疾病两种。所谓患病部位，是指头部、胸部和四肢。身体本身的疾病，又分为隆、赤巴、培根与合并症等4种。头部与胸部患病，症状是口眼歪斜，头昏，记忆力衰退，不能端坐，失眠，呕吐，喑哑，五官功能紊乱，发痒，怕听到怒吼声，四肢残废，多语，颤抖不停，半边身体麻木，肿胀，大小便失禁，或者尿闭，便秘，发热如火焚，或发冷似寒石，身体弯曲如弓，或强直如角、僵硬如木，出现若干奇怪的症状，四肢残废，麻木无知觉，有浮动感，身体消瘦，肌肉僵硬似尸体。创伤型者，附近左右上下皆肿胀，伤口发炎形成赤巴热，因为隆与培根之故，形成寒性，隆型者颤料，打呵欠，口渴，神志不清。赤巴型者，症状是发热疼痛。培根型者，症状是低温、浮动、肿胀。合并症，症状是完全具备上述诸症状。严重者会死亡；病势中等者成残废，但经过医治可以康复；轻症长期低热者，可以治愈。

常用方剂：十一味斑蝥剂、十三味斑蝥剂、三十七味斑蝥剂、二十五味珊瑚剂、白脉外用软膏剂、二十五味珍珠剂、七十味珍珠剂、四味甘草汤散剂、萨热十三味鹏鸟剂、如意珍宝剂、桑琼剂、二十味沉香剂、十八味杜鹃剂、二十四味沉香剂等。

（一）脑溢血引起的瘫痪

常用方剂：八味红花剂、二十五味珊瑚剂、五味马钱子汤散剂、桑琼剂、八味红花卡擦剂、二十四味沉香剂、七十味珍珠剂、十味血热汤散剂、玉妥红汤散剂、萨热喜尊剂、十八味降香剂、三十五味沉香剂等。

（二）脑血栓引起的瘫痪

常用方剂：五味锦鸡儿汤散剂、三果汤剂、十八味烈香杜鹃剂、二十味沉香剂、二十五味珍珠剂、七十味珍珠剂、三十一味沉香散熏剂、替门庆莫剂、如意珍宝剂、二十五味余甘子剂、三十七味斑蝥剂等。

（三）脑萎缩病

常用方剂：十一味甘露剂、二十五味珍珠剂、七十味珍珠剂、替门庆莫剂、阿嘎旧顿剂、二十五味维命剂、日嘎白东剂等。

（四）脑供血不足

常用方剂：八味阿魏剂、二十五味珍珠剂、十一味甘露剂、七十味珍珠剂、日嘎白东剂等。

三、杰塞病（癔病、癫痫）

藏医“三大因素”中“隆”的五大分类中，具有维持生命的“索增隆”位于脑部，主管脑神经，“索增隆”的功能失调与“杰塞”病的发作有一定关系。

常见症状有心悸，头晕，出汗，腹胀，体力衰弱，骨痛，流鼻涕，流口涎，口吐白沫，发病时跌倒，咬牙，手舞足蹈，神志昏沉。隆型症状是四肢颤抖，僵硬。赤巴型症状是面容呈现黄色，口渴，饥饿时发病。培根型症状是关节僵硬，特别是口涎多。毒癔症症状不明显，神志紊乱。鬼魅癔病症状是言行变化无常，难以捉摸。

常发作的类型有以下几种。

（一）大发作

突然发出大声喊叫，随之意识丧失，全身抽搐，皮肤紫红，口吐白沫，大小便失禁，咬破舌部，瞳孔散大，对光反射消失，发作持续几分钟后进入深睡，常多见于青年人。

（二）小发作

短暂的意识丧失，一般不超过1分钟，患者有突然的瞪目直视，呆立或呆坐不动，面色苍白，无表情，手中握物坠落或突然倒地又很快苏醒。多发生于儿童。

（三）局限性发作

常表现为一侧面部或某一肢体出现抽搐，多见于继发性“杰塞”病。

（四）持续状态

为连续不断的抽搐发作，间隔时间短，意识不能恢复，如不积极治疗抢救，可窒息或衰竭死亡。脉象沉弱。小便及舌苔无特殊变化。

常用方剂：二十五味珊瑚剂、八味沉香加五鹏剂、二十五味珍珠剂、三十七味斑蝥剂、七十味珍珠剂、熏烟剂、若干外治疗法等。

四、心脏病

由于心情忧郁，饮食失调，易怒等原因所致。心脏病分心悸、心绞痛、心热、心脏积水、心闷、心脏虫病、心怒症7种疾病。

（1）心悸：症状是头痛、健忘、神志错乱、无故生气，有时自言自语，有时答非所问，对不顺耳的语言，容易生怒或产生恐惧，常唉声叹气，气短，失眠，心慌等。

（2）心绞痛：分隆型心绞痛与血型心绞痛两种。隆型心绞痛的症状是头昏，上半身疼痛，气短，眼脉突起，口干舌燥。血型心绞痛的症状是舌干，有如针刺的疼痛感，瞪目，嗔怒。

（3）心热症：分热扩散和热潴留两种。热扩散的症状是沉迷，神志不清，眼现红色，上半身刺痛，鼻唇干燥，胸部前后好似火烧。热潴留于心脏的症状是热腐，心脏剧痛如刀割，舌燥萎缩。

（4）心脏积水：症状是多语，心前区有颤抖感，失眠，心脏有被击感，呵欠，喜欢听唱歌，易怒。

（5）心闷：症状是健忘，思虑多，食欲缺乏，嗜睡，心前区有石头堵塞感。

（6）心脏虫病：症状是眼睛发黑，嗜睡，心悸发闷，心前区有拉锯感。

（7）心怒症：症状是脉象虚，发热，寡言语，易怒，瞪目怒视，甚至打人，偏头痛，口眼歪斜等。

常用方剂：八味防风剂、十一味甘露剂、常松八味沉香剂、十味肉豆蔻剂、三味豆蔻汤散剂、仲泽八味沉香剂、八味沉香剂、阿杰琼嫩剂等。

（一）心动过速

常用方剂：八味防风剂、八味牦牛血剂、仲泽八味沉香剂、十五味沉香剂等。

（二）心动过缓

常用方剂：八味沉香剂、安神剂、二十五味维命剂、十一味维命剂、常松八味沉香剂、三十五味沉香剂、三味甘露剂、二十五味木棉花剂等。

（三）心肌缺血

常用方剂：八味沉香剂、安神剂、八味牦牛血剂等。

第二节　消化系统常见病症及用药

一、胃肠疾病

胃病分胃热与胃寒两类。胃热又分为扩散症、紊乱症、胃毒症、胃疫疠、胃化脓、胆溢症、肝溢血7种。肝溢血又分凝结与不凝结2种。胃寒又分为隆型胃病、食积、铁锈痞、胃阳衰败、胃结石、胃痞瘤、胃水肿、胃寄生虫、胃疖疮9种。胃病寒热共计16种。上述又概括为隆、培根、赤巴、血以及胃毒症、反胃、胃萎缩、胃缓痛8种。

1．隆型胃病　症状是胃部膨胀、呃逆、有疼痛感、空呕，或者肠鸣、腹泻。培根型胃病，症状是呃逆，食物不消化，凉性食物难消化，进食后出冷汗又疼痛，贪食，呕吐黏液，或者是食物未消化而泄泻。赤巴型胃病，症状是腹泻或呕吐。血型胃病，症状是遇寒、热皆疼痛。胃毒症，症状是饮食不消化，食欲缺乏，吞咽疼痛，胸部发热、疼痛，呕吐热水，窜肌后腹脉暴胀，进食即吐。反胃症，症状是腹胀，腹阵痛。胃萎缩，症状是多呃逆，营养油腻不消化，呕吐泡沫，饮酒后感觉稍安适。胃缓痛，症状是疼痛无定时。

2．小肠病　分肠洞泄、肠扭缠、肠臌胀、肠梗阻、肠刺痛5种。

肠洞泄系隆侵入肠道，症状是肠痛，有时肠鸣、泻水。肠扭缠系隆侵入肠道引起扭结，症状是矢气不通，在肠道内盘旋，肠道阵痛。肠臌胀系肠内培根充斥，里急后重，欲解不得，有时疼痛，下泻脓血。肠梗阻系血热与赤巴热并入肠道，便秘、绞痛，大便恶臭如鹿粪。肠刺痛，症状是腹痛、下泻。

3．大肠疾病　分寒胀、寒臌、热泻、消渴、热气症5种。

寒胀，症状是肠鸣，饱食后肚脐附近疼痛，足入水后腹泻灰色泡沫，有时大便干燥、便秘。寒臌，症状是腹胀，里急后重，欲解不得，有时腹泻灰色食物残渣。热泻，症状是口干、口渴、腹胀、发汗，便秘。消渴，症状是肠鸣，食物皆痛，体弱无力，口渴，腰痛。热气症，症状是脊椎僵硬、疼痛，腰部活动不灵。

常用方剂：十五味黑药剂、九味渣驯剂、十三味石榴剂、五味黄连剂、六味能消剂、喜斯尔剂、十九味阿渣剂、喜琼剂、能消大黄剂、加味白药剂、嘎如剂、玉琼剂、儒喜剂、杰阿剂、儒琼剂、四味光明盐汤剂等。

（一）萎缩性胃炎

常用方剂：杰阿剂、五味石榴剂、十五味黑药剂、三味甘露剂、仁青常觉、四味石榴剂、喜塞尔剂、坐珠达西、六味木香剂、五味金色剂、能安均宁剂、二十五味大汤剂等。

（二）慢性胃炎

常用方剂：石榴健胃剂、九味渣驯剂、渣琼剂、五味金色剂、五味黄连剂、仁青芒觉、仁青常觉、大月晶、七味寒水石剂等。

（三）糜烂性胃炎及胃溃疡

常用方剂：大月晶、二十五味大汤剂、六味木香剂、二十一味寒水石剂、智托洁白丸、仁青常觉、仁青芒觉、坐珠达西、十五味黑药剂、十七味塞水石剂等。

（四）胃肠占位性病变

常用方剂：仁青常觉、仁青芒觉、大月晶、十五味黑药剂、加味白药剂、六味木香剂等。

（五）便秘

常用方剂：六味能消剂、喜琼剂、能消大黄剂、大黄散剂等。

（六）腹泻

常用方剂：九味渣驯剂、十三味石榴剂、五味黄连剂、十九味阿渣剂、玉琼剂、杰阿剂、儒琼剂、二十五味大汤剂、仁青芒觉等。

二、肝胆疾病

肝病分肝脏肿大、慢性肝病、肝脏毒攻、肝脏失水、肝阳耗损、肝水肿、肝血溢肺胃、肝病背僵、肝痛风症、肝病干喘症、肝下白色横膈膜症、肝上黑色横膈膜症、肝脉扩散症、隆型肝病、肝虚、肝湿寒、肝浮肿症、肝寒肿等18种。

1．肝脏肿大　症状是肝脏与左右浮肋肿胀、疼痛，身体和囟门沉重，上半身刺痛，口吃，坐着有下坠感，肌肉现出黄色，腰部不适，膝弯筋脉卷缩。

2．慢性肝病　症状是无疼痛感，失眠，懒惰，身体沉重，食欲缺乏，贫血，身体消瘦。

3．肝脏毒攻　症状是双目赤红，面青，肋部疼痛，胃腹胀满，肝脏肿胀，饮食不消化，进食时则疼痛，大便干燥，足背浮肿，面颊、手掌、足心呈黄色；后期肝脏腐烂，痰似烟汁。

4．肝脏失水　症状是腹胀，按压上半身时感觉舒适，脊椎僵硬，肝脏浮动，呵欠不出，胃与肝有空虚感，温暖时则头痛。

5．肝阳耗损　症状是脚冷，上半身刺痛，眼睛不睁，胸满，肩头疼痛，颈脉僵硬，进食后稍觉安适。

6．肝水肿　症状是肝血侵入腰部、活动时剧痛，肝血侵入足部者足部麻木发热、腰部疼痛、筋痛。

7．肝血溢肺胃　分为肝血溢肺与肝血溢胃两种。肝血溢肺的症状是胸部胀满，眼呈红色，肝下部痛，咳血，有时出脓血。肝血溢胃的症状是有捆束感，刺痛，不能俯仰，嗳气，疲劳。

8．肝病背僵　症状是手足僵硬，关节疼痛，不能俯仰，上半身刺痛，颈部后仰。

9．肝痛风症　症状是周身有被打的疼痛感，脚跛，活动时疼不能忍受，弯腰行走。

10．肝病干喘症　症状是身体发痒，颤抖，身体右侧沉重，逢人避让，口渴。

11．肝下白色横膈膜症　症状是心窝左右疼痛，嗜睡，口干，肋际刺痛。

12．肝上黑色横膈膜症　症状是命脉不舒适，胸部胀满，心窝绞痛。

13．肝脉扩散症　症状是上半身刺痛，肋间疼痛，胸部胀满，胃与肝皆不舒适，细顶脉僵硬，咳嗽，肝脏浮悬，面部呈紫色，鼻喘，进食任何饮食皆有害。

14．隆型肝病　症状是打呵欠后流眼泪，胃与肝有混同感，疼痛浮悬，白昼与夜晚疼痛，寒冷时喷气。

15．肝虚　症状是进食后肝脏疼痛，吐口水，打呵欠。

16．肝湿寒　症状是膝部胀满发痒，胸部胀满，干咳，仰俯困难。

17．肝浮肿症　症状是身体肿胀，面部浮肿，舌唇皆灰色，头昏，眉发部皆发痒，鼻腔溃疡。

18．肝寒肿　症状是内寒，面部浮肿。

常用方剂：七味红花殊胜剂、十三味红花剂、给古琼纳剂、十七味红花君臣剂、九味牛黄剂、苦尔蒂剂、给蒂剂、秘诀清凉剂、七味铁屑剂、二十五味松石剂、二十五味绿绒蒿剂、仁青常觉等。

（一）甲型肝炎

常用方剂：十五味绿绒蒿剂、塞尔蒂剂、喜塞尔剂、八味獐牙菜剂、三味蔷薇剂、二十五味松石剂、五味金色剂、秘诀灵散剂、十味黑冰片剂、十一味金色剂、仁青常觉、坐珠达西等。

（二）乙型肝炎

常用方剂：二十五味绿绒蒿剂、七味铁屑剂、给古琼纳剂、九味牛黄剂、二十五味松石剂、仁青常觉、仁青芒觉等。

（三）胆囊炎、胆囊结石

常用方剂：喜蒂剂、喜塞尔剂、八味獐牙菜剂、五鹏剂、十一味金色剂、塞尔蒂剂、五味金色剂、二十五味松石剂、十味黑冰片剂、仁青常觉等。

三、培根木布病

（一）病因与病缘

培根、血液、赤巴、隆4种疾病并发时，称为综合征，其症状难于诊察，也难于医治，它的病缘有寒、热两种。

（1）热缘传经蔓延乱血侵入肝脏。或者因过量进食辛酸的饮食，血液激增、肝肿大，不能变化成精微，从肝脏侵入胃腑，与培根混合。血液与培根共同腐化，顺路侵入小肠，呈现出烟汁色，流入大肠与隆相伴，称为木布下坠。

（2）寒缘是由于饮食不消化，或者进食不合胃腑的饮食，在胃腑不能消化，胃黏液激增、淤积，麦娘姆隆与赤巴觉久的功能衰退，精华与糟粕不能分离，侵入肝脏的部位又不能转化成精气，反而恶血充斥，肝脏增大，又侵入胃腑后不能消化致使培根性激增，木布的症状犹如狐狸一样地潜伏下来，称为本布瘀积。

（二）患病部位

木布症患病部位有本系部位与旁系部位两种。

（1）本系部位有胃、肝、大肠，小肠四处。在胃发病时，症状犹如培根。在肝发病时，症状与血病相似。在小肠发病时，症状如赤巴病的症状。在大肠发病时，症状与隆病相似。

（2）木布扩散到旁系者，有内外两种。外部的，传入肌肉，扩散至皮肤时，似地祇作祟。散于脉道时，似毒症。著于关节时，似痛风。内部的，是命脉、肝脏血液。命脉好似州城，关节犹如护城的堡垒。木布向上侵入头部则头痛。侵入肺则成肺病。瘀积心脏则酿成心隆病。侵入脾脏为脾病。侵入肾脏为肾病。

（三）发病时间

木布的病期分三个阶段。疾病初期称为热期；中期有热亦有寒，称为寒热交织期；末期大寒无热，称为寒期。初期木布热气极甚，血胆激增，此时如有寒象也是潜伏在本位；中期血和赤巴均热，培根和隆属寒，热力均衡，寒热冲突自然交织；末期血和赤巴的热力耗尽，培根和隆的寒力激增，乃转为寒症。

（四）疾病种类及症状

木布疾病的种类及症状有蔓延、扩散、迁延、瘀积四类。蔓延，疾病分为向外蔓延与向里蔓延2种；扩散，分为穿孔与未穿孔2种；迁延，又有潜伏与不潜伏2种；瘀积，亦分为新与旧2种。

木布疾病的诊断方法分为观察总病象与具体病象2种，观察总病象又要从诊脉、验尿、观察表面病象、从利害方面观察等四个方面着手。诊脉时，一般脉象洪大、关脉濡；如果因寒而发病，一般脉象细而弱，尿色红紫、油腻、浓稠、有沉淀物。胃、肝疼痛，背脊也痛，身体沉重，小腿无力支撑，脊椎骨疼痛；食欲缺乏，口内有腥臭味、烧心、欲吐不能，有时候胸热、头痛，眼眶疼痛，汗凉后腹绞痛，大便色紫，干燥如肉丸子。饱时痛，饥也痛，暖时痛，冷也痛；无故也发生病痛。不予医治反而自趋安宁。

一般在春秋两季发病，分为三个阶段。此病初期呕吐热水与酸水；中期疾病已经成型，呕吐物色黄如茜草汁；末期病情已经发展，呕吐腐血如烟汁。当年新刈的谷物与炒麦、腐酸的面食、陈酥油、植物油、山羊肉、牦牛肉、腐烂的鱼肉、甜酒、大蒜、未发酵的酪等油腻沉重的饮食，过热过冷的食物等，对此病均有害无益。山羊肉、黄羊肉、鲜牛肉、陈谷、豌豆、黄牛、山羊、牦牛乳中提取的乳酪、酪浆，鱼肉、猪肉等性轻而粗，温凉适宜的饮食，对此病有益，应予食用。结合具体患病部位、患病时间、疾病种类，观察病象部位有肝、胃、大肠、小肠等四处。胃患病时，症状是呕吐，进食后疼痛，消化不良。新旧酒及死牲畜的肉对疾病有害。特别在温暖、潮湿、寒冷时容易发病。肝患病时，症状是胸膈与背部疼痛，关节抽搐，按摩后使感觉舒适。烤火、晒太阳、温暖、营养及酸腐饮食，对本病有害，同时肝脏肿大、硬化。小肠患病时，症状是小肠疼痛无定处，眼睛与尿色皆黄。大肠患病时，症状是肠鸣，夜晚或进食酸味饮食后肠鸣特别厉害，矢气甚臭，居住地方宜暖不宜寒，寒则有害。

从发病时间观察病象：首先是热期，脉象紧，尿色紫，臭气大，舌苔干燥，舌体强直，口苦，食欲缺乏，身体沉重，嗜睡，面色油腻，眼睛发红，胸与背部交替疼痛，头与眼骨皆疼痛，头顶囟门部沉重感，烤火、晒太阳时疼痛特别加剧。进食酸味饮食及用力过猛，必然要诱发疾病。这是木布症的热期。寒热交织，阻挡了麦娘姆隆的去路，于是麦娘姆隆侵入脏腑的所有脉道，气血左右冲突，相互交织无定时的剧痛，诱发了脏腑的绞痛；白天稍安，夜晚疼痛，饥饿与热罨敷时觉得比较舒适。肌肉消瘦，皮肤干燥，诸脉扩张。温凉的饮食与药物全然无效，这是木布紊乱失调症，较难治疗，一般结果是死亡。后期，身体寒冷，体力衰弱，饮食不消化，呃逆，呕吐，饱后感觉疼痛，也有腹泻、肠鸣，水与薄酒皆有害。

1．蔓延　木布病蔓延后，症状是头与眼骨皆痛，全身肉紧不适，身体沉重，懈怠，体力减弱，胸与背部两肋刺痛，按压脊后区域觉舒适，脊肉颤抖，吐痰常带鲜血，腰肾与腿缝、关节、腓肠肌皆疼痛，痛处转移无定处，痛时常有恶心呕吐。特别是疾病蔓延至头部，症状是头顶沉重，眼骨疼痛，鼻衄不止。疾病蔓延至心脏时，症状是患者癫狂、心悸、心情抑郁，经常失眠，饮酒后疼痛难忍，上半身僵直。温暖、营养、火灸等医治皆无效。疾病蔓延至肺时，症状是背部沉重又发热，脊椎疼痛，咯血或常吐血痰，针刺放血与药物治疗无效；温暖及营养施治，反而疾病加剧。疾病蔓延至脾时，症状是身体左侧刺痛，温暖时剧痛，平时易怒，面呈紫色。木布疾病蔓延至肾时，症状是腰部酸痛，腿足沉重，大腿缝与肾脉抽搐，尿色发红。木布疾病蔓延至精腑时，男、女生殖器中常流脓血不止。木布疾病蔓延至肌肉与皮肤时，症状是周身发热、疼痛。木布疾病蔓延至脉道时，症状是脉道胀，肤色黑而肿胀麻木。木布疾病蔓延至关节时，症状是关节肿大，屈伸困难，营养治疗反而有害，疼痛如痛风。木布疾病蔓延至椎盘时，关节疼痛，脊里抽搐，按压时感觉舒适。蔓延的症状各不相同。总之，需知胃和肝的疾病常相关连，轮流作痛或胃、肝部先有疼痛，以后如果发生其他疾病，前症则不出现。

2．扩散　分为穿孔与未穿孔两种。未穿孔的木布病状是血热扩展，在初期疾病热期容易出现，如果再发展为血液腐败，便容易形成穿孔。木布病扩散至未消化的部位时，呕吐物似烟汁；扩散消化的部位时，大便泻紫血；中期木布病扩散至消化与未消化的部位，两者都要穿孔。向上行或向下行，任何去路的穿孔，都有脉管堵塞、脉管未堵塞，疾病性质变化3种情况。脉管堵塞，精血无损时，只有病血和病毒，此时感觉无疼痛，身体爽，食欲正常；脉管未堵塞，多次吐泻之后，黑血似烟汁不尽，身体无宁日，食欲缺乏，一般此病难治。疾病性质变化时，通常精血已经耗尽，尿液呈红色，泡沫大，脉象虚，心肺不适，气壅塞，身体颤抖，舌、唇、指甲等皆失色泽，面容呈黄色，颈脉抖动，手背与脚背颤抖，大渴欲饮，心间贪凉饮，出现这种症状，一般是死兆。

3．迁延　木布病迁延后，分为潜伏与不潜伏两种。不潜伏的症状与治法与总症状相同。由于寒蔽之故，腑热潜伏，症状是脉象细而沉，尿呈绿色，身体沉重，懈惰，食欲缺乏，胸膈与背部疼痛，呃逆，口臭，呕吐后感觉舒适。汗凉饮酪与酪浆后，脏腑发作绞痛，饮食起居温暖时感觉轻松。积食不化，大便干燥。

4．瘀积　木布瘀积，此系痞瘤症，一般患病部位在肝、脾、胃、大肠、小肠等处。症状是瘀积坚实，刺痛，痛时按之有跳动感，患病部位发热，体力衰竭，食欲缺乏，脉象细速，尿呈红色。初期瘀积成痞瘤，症状繁杂犹如肝病，久之溃烂反而易治。木布瘀积滴漏者，脸面与脚背浮肿，腹部膨大，腹脉明显。

木布滴漏成热水，这是绝症，无法治疗，皆因痞瘤已经溃烂，残余热水积而成淖；虽然干涸疗法施治而不涸，只因滴漏止不住。

内科一般疾病，皆由木布病因诱发，庸医不摸底，固执认为是毒症。有的认为是热症，有的认为是寒症，也有认为是地祇作祟。因此，对于木布症，坚持查明症状，最为要紧。

木布病常用方剂：智托洁白剂、八味西红花止血剂、二十五味大汤剂、董如久吉剂、三味甘露剂、五味甘露剂、十七味寒水石剂、二十一味寒水石剂、十五味木香剂、六味木香剂、大月晶剂、仁青常觉、仁青芒觉、坐珠达西等。

（一）木布早期（热性）

常用方剂：西色剂、木布玉杰剂、六味寒水石剂、二十五味大汤剂等。

（二）中期（寒热交争）

常用方剂：大月晶剂、智托洁白剂、觉孔剂、十七味寒水石剂、二十五味大汤剂等。

（三）晚期（寒性）

常用方剂：五味石榴剂、二十五味汤剂、九味渣驯剂、仁青芒觉、坐珠达西等。

第三节　呼吸系统常见病症及用药

一、肺病

肺病分气管炎、肺浮肿、肺热、肺溢水、肺痈、肺痨、肺扩张、肺蜂窝穿孔 8 种。

1．隆型气管炎　症状是长期咳嗽，痰不易咯出，夜晚与早晨病情比较严重。

2．肺浮肿　症状是咳嗽多，眼皮与足背浮肿。

3．肺热　有热塞与热痛两种。热塞的症状是脉、尿皆呈现热象，胸背发胀，痰有咸味，多泡沫，带血色，秋季病情严重，劳累和温性营养物危害较大。热痛的症状是夜晚卧床，辗转不适，气息雍塞，痰色红黄，有时咳嗽时剧痛。

4．肺溢水　症状是乏水浸入肺腑，上半身发胀，头痛，眼现黄色，食欲缺乏，咳嗽多，气息雍塞，肌瘦，无汗，说话气短，后期痰似腐肉。

5．肺痈　症状是咳嗽多，痰色青绿，气息雍塞，胸背胀满，痰吐出时稍觉舒适。

6．肺痨　症状是身体消瘦，体力衰弱，不能活动，痰鸣犹如猫鼾，饮食与药物治疗效果不明显。

7．肺扩张　症状是眼睛赤红，舌、唇、面颊皆紫，声嘶，上半身发胀，气喘，痰色红。

8．肺蜂窝穿孔　症状是痰液带脓，恶臭，或者痰色青，泡沫里有像鱼眼一样的脓点。

总之，肺是培根的依附之处，夏季舒适，冬季发病，白昼舒适，夜晚加重。

常用方剂：回生甘露剂、十味龙胆花剂、十五味龙胆花剂、二十五味肺病剂、四十三味桑肽乐剂、八味檀香剂、二十五味狐肺剂、六味丁香剂、清肺止咳剂、七味螃蟹甲剂、肺热普清剂、苈察剂、七味葡萄剂、苈琼剂、给赞剂、二十五味赛如剂、十五味邦察剂、四味辣根菜汤剂、二十五味竺黄剂等。

二、慢性支气管炎、慢性支气管哮喘

常用方剂：十味龙胆花剂、十五味龙胆花剂、六味丁香剂、七味葡萄剂、四味高山辣根菜汤剂、十五味邦察剂、苈察剂、苈琼剂、七味螃蟹甲剂等。

三、慢性咽喉炎

常用方剂：九味青鹏剂、十二味邦察剂、蒡琼剂、七味螃蟹甲剂、催渣汤剂等。

四、鼻炎

常用方剂：多吉然降剂、苦尔琼剂、汪鬼吸鼻剂、十二味邦察剂、十三味红花剂、十一味色尔朵剂等。

五、肺部占位性病变

常用方剂：仁青常觉、二十五味肺病剂、二十五味竺黄剂、二十五味桑肽乐剂、二十五味赛如剂、五鹏剂、十五味沉香剂等。

第四节　泌尿系统常见病症及用药

一、肾病

肾病分隆型肾病、肾痨症、肾下坠、肾热、肾疾蔓延后、肾痛风、肾病引起的佝偻病 7 种。

1．隆型肾病　症状是腰部持续疼痛，不知病缘的耳重变聋。

2．肾痨症　症状是下淋，腰部转动时疼痛，跛足、髋骨与腰部皆痛，小便闭塞，遗精，脊椎肌肉抽搐、疼痛。

3．肾下坠　症状是肾腰皆痛，皮肤发痒，不论行走或坐着，手背与脚背皆肿胀。

4．肾热　症状是饮酒、行走或坐着皆疼痛，尿道口发炎，筋骨肌肉间疼痛无定处。

5．肾疾蔓延后　分为溃散、扩散，下坠 3 种。溃散至上半身者，脖筋与面颊皆痛，颈部僵硬，行走弯曲。扩散至身体中部者，腰部转动时终痛，髋骨际疼痛。血管变粗，咳嗽，麻木，关节松弛，行走时腰部弯曲。疾病坠于下体者，脚跛，麻木，大腿、小腿、膝盖关节皆疼痛。

6．肾痛风　症状是腰部以下疼痛，咳嗽，身体麻木时髋关节疼痛，脊椎与后颈僵硬，上半夜病痛严重，下半夜觉安适，饮酒和进食温性营养物后身体发热。

7．肾病引起的佝偻症　症状是骨节外突，佝偻行走。

常用方剂：八味小檗皮剂、檗鹏剂、二十八味槟榔剂、如意槟榔剂、巴桑母酥油剂、十三味达吉剂、十八味诃子利尿剂、茜草剂、尼琼剂、十三味蜀葵剂、二十四味诃子剂、三味蒺蓂子剂、十六味马蔺子剂、通淋丹剂、十味手参剂、七味兔耳草剂、苏琼剂、十味豆蔻剂、石榴日轮剂、萨热大鹏剂、八味金礞石剂、十味诃子剂、十八味诃子剂、十七味沉香剂、阿纠琼嫩剂、十九味阿渣剂等。

二、慢性肾炎

常用方剂：萨热鹏剂、十味诃子剂、二十四味诃子剂、五鹏剂、十三味蜀葵剂、十八味诃子剂等。

三、肾虚、溢精

常用方剂：石榴日轮剂、二十八味槟榔剂、十三味达吉剂、巴桑母酥油剂、十六味马蔺子剂、石榴普安剂、苦优逮桑剂等。

四、糖尿病

常用方剂：石榴日轮剂、十味豆蔻剂、十味诃子剂、十八味诃子利尿剂、十三味蜀葵剂、二十四味诃子剂等。

第五节　免疫系统常见病症及用药

一、痛风病

由于血液紊乱、食行失当、白昼失眠、坐地图逸、劳累损伤等，致使气血紊乱。初期，在脚趾、手肘部出现病痛，一经迁延，则蔓延至遍身疼痛。

分为隆型痛风、赤巴型痛风、血型痛风、培根型痛风 4 种。

初期大腿和腰部关节疼痛、发痒，活动迟钝，麻木无知觉，沉重。一再发病，日益加重形成痛风。疾病初期，患病部位的皮肤红肿、热痛；其后变硬，剧痛，多伸懒腰。此时辨证易清楚，比较容易治疗，见效也快。后期，成为慢性疾病，扩散至筋脉、关节，特别是肿胀、变硬，难以忍受。肛门与关节有折裂感，发展到行走困难时，疾病不易治疗。特别是隆型痛风，症状是颤闪疼痛、肿胀，有青紫斑点。赤巴型痛风，症状是发热、红肿，按触时不可忍受。血型痛风，症状是皮呈棕色、糜烂。培根型痛风，症状是发痒、沉重、无知觉。

常用方剂：五味清热汤剂、十八味欧曲珍宝剂、十八味党参剂、二十五味儿茶剂、痹汤散（尺汤）剂等。

二、关节风湿病

关节风湿病分肢节风湿病、骨风湿病、脉络风湿病、筋风湿病、寒性关节风湿病、黑风湿病 6 种。

总症状是身体长期发冷，皮肤与肌肉有麻木感，面部油腻，头部及髋骨与腰部皆疼痛，身体无力懒惰，多汗，关节骨肉有灼热感，筋络僵硬，活动时特别疼痛，呻吟，小便呈赤色，脉象沉细而数。

1．肢节风湿病　系培根与赤巴成分过大而致病。症状是肌肉肿胀呈黑色，四肢麻木，心肺不宁，鼻衄，骨肉有分离感。

2．骨风湿病　系隆的成分过大，症状是剧渴，骨头发热，身体消瘦，诸关节分离疼痛不能活动，动口时牙齿撞击声不绝。

3．脉络风湿病　系血的成分过大，症状是肤失色泽，心肺不宁，后颈肌肉有撕裂感，诸脉粗而疼痛。

4．筋风湿病　症状是筋络僵硬萎缩。

5．寒性关节风湿病　系黄水症致病，寒性成分大。

6．黑风湿病　系黄水症致病，热性成分大。

常用方剂：二十五味驴血剂、十八味党参剂、风湿止痛剂、十八味欧曲剂、十八味欧曲珍宝剂、十味乳香剂、十八味乳香剂、十五味乳鹏剂、二十三味儿茶剂、二十五味儿茶剂、五味甘露药浴剂、大方药浴剂、青鹏外用剂等。

（一）风湿性关节炎

常用方剂：五味清热汤剂、石榴健胃剂、二十三味儿茶剂、二十五味儿茶剂、二十五味驴血剂、十五味乳鹏剂、十八味欧曲珍宝剂、十八味欧曲剂、十八味党参剂、仁青常觉等。

（二）类风湿关节炎

常用方剂：五味清热汤剂、二十五味儿茶剂、十五味乳鹏剂、十八味欧曲珍宝剂、十八味欧曲剂、十八味党参剂等。

（三）风湿性心脏病

常用方剂：五味清热汤剂、八味防风剂、三十五味沉香剂、安神剂、二十五味驴血剂、二十三味儿茶剂、二十五味儿茶剂等。

三、黄水病

黄水，即饮食精华由胆汁红酸的作用转化为血液，血液中的废物积聚于胆，胆汁的精华则变为黄水，遍及肌肉、骨骼与脏腑内外，特别是居于肉色之间和关节腔内。其量恰巧是自己的四捧。

按疾病种类与发病部位分述。疾病种类又分黑、白两种，白者，系培根与隆并发，属于寒性。黑者，系血与赤巴并发，属于热性。发病部位有皮肤、肌肉、经脉、骨骼、脏腑等。

总的症状是皮肤发痒，出现斑块。有时浑身肿胀，肌肉呈青色、粗糙，出现疱疹，触及麦芒、麦糠皮等异物时，便引起发痒，头发与眉毛脱落。

其中白黄水病，脉象、尿呈现寒象；天阴下雨、潮湿、寒冷时容易发病。身体温暖，进食营养物以后，病情缓和。黑黄水病，脉象、尿呈现热象；烤火、晒太阳、饮酒、秋季容易发病。黄水病扩散至皮下，症状是特别发痒，出现小黄疱疹，搔时则流黄水，皮肤粗糙、呈青色、僵硬生疮。黄水病扩散至肌肉，症状是小腿生黄水疮，肌肉肿胀、颤抖。黄水病游窜到脉道，症状是诸脉麻木、紊乱，发热、腐烂，寒冷、发痒，脉道里有如虫爬动的感觉。黄水降于骨，症状是骨头与关节疼痛，伸屈与行走困难，关节肿胀、发痒，生黄水疮。黄水降于脏器，黄水进入心，症状是神志恍惚，上半身肿胀，心情不舒畅，恐惧、易怒，胸部出现小黄疱疹与白癜，舌面经常生口疮。黄水降于肺，症状是咳嗽多，眼睛与脚背肿胀，胸背疼痛，声音嘶哑，鼻唇皆干。黄水降于肝，症状是经常流泪，身体沉重，鼻衄，肝、胃疼痛。黄水降于脾，症状是腹胀、肠鸣，小便经常出现病态。黄水降于肾，症状是腰部与髋部以及大腿皆疼痛，下半身沉重，双足麻木，脉象数。黄水坠于腑，症状是眼睛发干并呈黄色，有时尿闭，有时泻出物呈黄紫色。

常用方剂：十八味党参剂、十八味欧曲剂、十八味欧曲珍宝剂、五味甘露药浴剂、大方药浴剂、皮康散外用剂、十味乳香剂、十八味乳香剂、十五味乳鹏剂、青鹏膏外用剂、秀拉外用剂、二十三味儿茶剂、二十五味儿茶剂、仁青常觉等。

第六节　妇科常见病症及用药

妇女身体，独具乳房、子宫、月经等特征。身体之元气是精血，13 岁左右月经开始来潮。受精坐胎后才能形成人身。乳汁输入乳房，滋养婴儿成长。由于饮食、起居失调等原故，产生了 5 种子宫疾病，16 种脉病，9 种痞瘤病，2 种虫病，妇科的主要疾病共 32 种，一般妇科病 8 种，总计 40 种。

一、妇科病症综述

分血潮与隆潮两种，其病因皆由月经而产生，初期称为血潮，后期陈旧以后与隆型疾病并发称为隆潮。血潮的总症状是腰部以下骨蒸、潮热、疼痛，下身灼热，背部及横膈膜皆疼痛，诸脉热弦，身上生疱疹，月经滴漏，积聚或积血化脓。隆潮的症状是骨蒸，烦躁，头晕，头骨发凉，全身发冷，下身肌肉疼痛，肉跳，肿胀，麻木，眼花，疯癫，迷痴，健忘，阴道口与小腹紧缩，白带多，月经紊乱，淋漓不止。

二、妇科病症详述

血潮有肺血潮、心血充斥、肝血满溢、胆血潮、脾血旺盛、肾血过盛、小肠血潮、乳汁过盛、乳房血肿、血潮身重 10 种。隆潮症有头部隆紊乱、骨隆紊乱、心脏隆紊乱、肾脏隆紊乱、胃隆紊乱、肠道隆紊乱 6 种。上述诸症，皆因月经、黄水、隆紊乱蔓延所致的脉病，统称为 16 种脉病。此外，还有痞瘤、疮疱、血痞瘤、肌肉痞瘤、淋巴痞瘤、胃腑痞瘤、脉痞瘤、精液痞瘤、白带 9 种疾病，上述诸症，皆因月经、黄水、隆滞聚所致，统称为 9 种痞瘤症。另外还有子宫奇痒，奇痒黄水症 2 种，系子宫寄生虫致病。

肺血潮，症状是多咳嗽，上半身刺痛，肺尖挺起，四肢麻木，面部肿胀。心血充斥症，症状是上半身刺痛，小腹灼热痛如刀割。肝血满溢，症状是现红色和黄色，肝部疼痛，头痛。脾血旺盛，症状是小腹部刺痛，胃鸣嘈杂，脾脏疼痛。胆血潮，症状是体质衰弱，口干舌燥，咳嗽，皮肤呈黄色。肾血过盛，症状是阴部发痒，阴户疼痛，腰部以下骨蒸、潮热、疼痛。小肠血潮，症状是肠道刺痛或阵痛。乳汁过盛，症状是月经似水滴，心烦意乱，尿道口疼痛，呕吐。乳房血肿，症状是乳房肿胀，刺痛。血潮身重，症状是身体沉重，不愿行动，肠道胀满，寒冷，关节及尾椎骨麻木。

心脏隆紊乱，症状是神志不清，头晕，耳鸣，疯癫，晕倒。肾脏隆紊乱，症状是腰椎关节松弛，疼痛，身体受冷则疼痛，腰部以下拖曳。胃隆紊乱，症状是胃痉挛，阵痛，饮食不消化，冷食后加重。小肠隆紊乱，症状是肠道有紧束感，月经来潮。

子宫痞瘤及疮疱，症状是小肠肿胀，月经似黄水。血痞瘤，症状是肿硬，小腹阵痛。肌肉痞瘤，症状是麻木，肾腰有撕裂的疼痛惑感，胃部胀满，饮食不消化，尾椎支撑困难，小便禁闭。淋巴痞瘤，症状是滴紫血，浑身困倦无力，尿闭，阵痛，下体难以支撑。胃腑痞瘤，症状是身体消瘦，下肢拖曳，半边身体沉重，气喘，心情烦躁，痞瘤呈黑色，关节肿胀，身体麻木，会形成麻风病。脉痞瘤，症状是肌肉、骨骼酸痛。精液痞瘤，症状是肌肉、骨骼有撕裂样疼痛。血痞瘤，症状是小便频数，腹部肿胀，肠鸣。诸症皆肿硬坚实，犹如受孕一样，有时疼痛流黄水。子宫奇痒系胎生滴虫，导致热疼，因热而战栗，尾椎阴户发痒，乳房增大，心情烦躁，失眠，喜动，喜欢男人，身体消瘦，阴部恶臭。严重时，由于无丈夫同房，瘙痒尤甚，以至于借手淫来缓解，子宫肿胀，流黄水，肿胀坚硬疼痛，阴部瘙痒。

三、妇科一般病症

妇科一般疾症有妊娠反应、难产、胎位不正、胎盘不下、子宫脱垂、产后失血、产后瘀血阵痛、产后毒攻8种。

从开始受精怀孕到能分辨男女性别，这段时间喜怒哀乐无常，此种情况便是妊娠反应，症状是懒惰，易怒，眼泪多，食欲缺乏，喜欢酸凉饮食，恶心，好似生病。

难产分生接、死接两种。所谓生接是怀了私生子不愿意让其出生，要堕胎。胎位不正，首尾倒置，卷腰抱颈，臂部先出等难产者。产后毒攻，系进食了陈肉、陈酥油、白天睡眠、劳累等原故，赤巴热激增，脉象细而数，身体无力，剧渴，上半身疼痛，痰涎血红。

四、常用方剂

二十六味通经剂、三味紫草剂、三味羚牛角剂、六味羚牛角剂、十四味羚牛角剂、六味麝香剂、五味藏洁阴剂、十九味沙棘剂、六味加木窄剂、二十五味排石剂、八味安宁剂、普在赞旦久杰、二十五味竹皮剂、十一味能消剂、二十五味鬼臼剂等。

第七节　儿科常见病症及用药

儿科常见病症分先天性的病症与急性病症两类。所谓先天性的病症，是怀孕期间母亲的疾病遗传给胎儿。急性病症又分粗、细、精微3种。所谓粗病，又分胸病、肺病、肝病、腹泻、呕吐、瘟疫、脐病、结石8种病症。所谓细病，是指头部肿大、咽喉梗阻、胆病、脾病、肠道病、胃病、吃土病和奶病（腐乳病）8种。所谓精微，是指眼病、耳病、口腔病、淋巴病、命脉病、肌肉病（厦病）、疳疮（虫病）、头疽（臀病）8种疾病。

一、儿科病症综述

经常哭闹，手按痛处时哭闹更为厉害，眼睛不睁，面色呈黑色，食欲缺乏，不爱玩耍，呼吸困难，声音低微，呻吟，指甲尖削下陷。

二、儿科病症详述

（一）粗病

1．胸部疾病　分缓、急，寒、热两类。

（1）急性胸疾是热性，胸部及上半身肿胀，身体发热，不思乳汁，哭闹厉害，头部与上半身后仰，脉象涩滞，囟门软，眼珠倒翻，口干舌燥，舌苔厚，脚不能触地或不能站立，僵硬拖曳。此种病若与肺病合并时，会出现咳嗽。若与胃病合并时，眼现黄色、恶心。

（2）缓慢的胸疾是寒性，呼吸顺畅，呵欠多，不闭口，后颈与上半身僵硬。

2．肺疾病　分热痛、热隐、风邪3种。

（1）肺热痛的症状是脉象紧大而沉，气短，咳嗽，胸闷，胸部疼痛，痰液雍塞难于吐出。

（2）肺热隐的症状是咳嗽厉害，身体发热，脉洪囟跳，连续咳嗽，胸部发颤，手抓母亲，身体出汗，呻吟，呕吐。

（3）肺风邪的症状是肺病陈久，具有隆型族病的症状，咳嗽厉害，痰不雍塞，眼睛与嘴唇肿胀，舌与牙龈皆发白。

3．肝病症　分寒、热两种。

（1）急性肝病是热性，肝尖细且跳动，脉象数，尿液呈现热象，喘气，胃寒而虚，身体发热，愿伸腰打呵欠而不遂愿，嘴唇与牙龈上有黑色污物，眼呈红色，鼻孔发干，舌苔黄色，声音如山羊羔嚎叫，耳脉黑且粗。

（2）慢性肝病是寒性，脉象迟，尿液呈现寒象，手下垂，口空嚼、体温低，肝尖不颤动，搔面颊，夜晚吃奶，哭闹时声音细微、嘶哑，肤色发青，肝尖薄长。

总之，不论寒热，眼现蓝色，眼珠向上翻转，手心与足心皆呈黄色，身体沉重，喘气，阵痛，呻吟，上午病情轻而夜晚病情重，肝脐压胃而致腹泻，呕吐。

4．腹泻　分热泻与寒泻两种。

热泻的症状是气短，脉象洪，面部油腻，发热，神志不清，泻出物呈赤黄色，或烟汁色。

寒泻的症状是器官功能锐利，脉象迟，泻出物呈乳汁色，或似糌粑的灰白色，肠鸣，泻时带声响。

5．呕吐症　分寒、热两种。

（1）热性呕吐的症状是呕血或胆汁。

（2）寒性呕吐的症状是进食不消化、易呕吐，饮酪浆呕吐酪浆，进食糌粑呕吐糌粑。

6．瘟疫症　症状是发热似火，脉象数，出汗、汗毛倒伏、口渴欲饮、喜用手指抚摸口鼻。

7．脐部疾病　分脐凸、脐肿、脐硬、脐脓4种。

（1）脐凸的症状是肚脐突出，足蜷不伸，具有寒性症状，哭声不连贯，有间息感。

（2）脐肿的症状是肿胀凸起，呈现紫色，按摸时疼痛难忍。

（3）脐硬的症状是僵硬疼痛，呈现紫色。

（4）脐脓的症状是脐带脱落处化脓，肚脐脓穿，肠道外露。

8．结石症　分深部结石与中部结石两种。深部结石又分游动结石与固定结石两种。中部结石是结石堵塞尿道，小便不通，生殖器似水皮囊。游动结石是结石堵塞在狭窄处，小便从缝隙中缓慢地流出。固定结石比较坚实地堵塞在尿道口。深部结石是结石在较深的部位堵塞而且疼痛。总之，无论哪种结石，小便不利，慢慢地滴漏，剧烈疼痛，紧握双拳，手抓而啼，头部颤抖，牙关紧咬，膀胱肿大。

（二）细病

头部肿大，症状是小儿的顶盖骨缝发炎疼痛，犹如化脓般的肿胀。咽喉梗阻，症状是声音嘶哑，口涎多。脾脏疾病的症状是内脏沉重，阵痛，喂奶时微微发汗。胆囊疾病，症状是耳朵背部的肌肉呈现出黄色，面部脉络明显，舌苔灰色，指甲黑而长，不愿进食。胃病，症状是体力衰弱，身上积垢，消化不良，胃功能衰弱。肠道疾病，症状是腹鸣，腹胀，喘气。吃土病，症状是胃腑胀满，大便不通。奶病，吃了有病母亲的奶引起疾病，分隆、赤巴、培根3种类型。隆型疾病的症状是小便表面飘浮乳汁状泡沫，胃腑胀满，呕吐，大小便不利。赤巴型疾病的症状是皮肤呈现黄色，味酸，发热。培根型疾病的症状是小便沉淀，不消化。

（三）精微

1．眼睛疾病　分肿痛与糜烂两种。症状是眼呈红色，疼痛，流泪。

2．耳病　分母体隆与扩散症两种。母体隆的症状是耳流脓液。扩散症的症状是耳脉肿胀。

3．口腔疾病　分啖食疹与魔疹两种。啖食疹的症状是无痛生丘疹。魔疹的症状是白色丘疹，发热，淋巴肿胀，手足僵屈不灵活。

4．命脉疾病　症状是流黄水，眼呈灰色，皮肤发黄，身体消瘦。

5．疳疮病　症状是腹阵痛，身体蜷曲，声音犹如狗吠。

6．肌肉疾病　症状是咬嚼舌头、吮吸手指，经常腹泻，泻出物犹如黄蘑菇。

7．有头疽的症状是臀部脉道肿胀化脓。

三、儿科危重症鉴别诊断

手心足心发白，耳朵干枯贴于头部，鼻腔干燥结鼻痂，眼睛失神下陷，喜向后看望，不能微笑，舌燥而短，牙齿生垢，胃硬如石，进食即吐，气短，咽喉梗塞，腹泻如水，回吐乳汁，头有裂缝，皮肤肿胀，色黄如金，胃积水，肝下坠至脐等，皆是危重病症。反而眼与舌等功能未消失，呼吸顺畅，脉象迟，手心、足心发红，进食乳汁及饮食，指甲红润等，皆有生机，应抓紧医治。

四、常用方剂

四味石榴剂、五味石榴剂、八味主药剂、六味白药剂、三臣剂、肺热普清剂、七味葡萄剂、六味丁香剂、八味檀香剂、八味竹黄剂、四味恩扎汤剂、七味熊胆剂、五味黄连剂、九味闸驯剂、五味色朵剂、八味帝达剂、十味黑冰片剂、六味能消剂、六味木香剂等。

第四篇

藏 药 学

第二十三章

藏药基础理论学

第一节　藏药学简史

藏医药学是世界医学宝库中一颗璀璨的明珠。在漫长的社会发展过程中，世世代代生活在雪域高原的藏族人民在与自然和各种疾病进行斗争中，积累了大量预防保健和治疗疾病的经验，形成了独具特色的藏医药文化学科体系，并涌现出了许多藏医药学贤圣，这极大地丰富了藏医药理论体系、实践经验乃至世界医学大宝库。藏药学的形成和发展历史，大体可分为萌芽、奠基、发展、争鸣、繁荣、振兴六个时期。

一、萌芽时期

自远古至公元前几个世纪里，藏族人民就已经认识到植物、动物、矿物的有些部分可以解除身体的病痛。根据史料记载，在远古时代，最初的医生是拉仓巴，最早的疾病是消化不良，最原始的药是开水。当时以饮用开水来治疗消化不良疾病。同时"有毒就有药"的疑点问答之说，掌握了许多植物、动物、矿物具有预防保健和治疗疾病的作用。公元 3 世纪，第 28 代吐蕃王拉托托日年赞，接见天竺行医者，并将其留在西藏，后者对藏医药的传承和发展起到了很大的作用。公元 4 世纪，由于生产力的提高，西藏的农牧业生产得到了较大的发展，逐步形成了从牛奶中提取酥油和青稞酿酒的技术。于是，人们就慢慢懂得了用酒糟治疗外伤、用酥油止血、用新杀动物胃中糜物热敷消肿的道理。这一时期是原始藏药和藏医医疗经验积累的阶段。

二、奠基时期

此时期为公元 4 ~ 7 世纪。

这一时期藏医对疾病有了更深刻的认识和了解。公元 629 年，藏王松赞干布统一了青藏高原，建立了强盛的吐蕃王朝，创立统一的藏语言文字，这些为藏医药文化的发展奠定了基础。同时，藏王松赞干布邀请各国医师，翻译和借鉴医学著作，通过收留外来行医者在藏区行医和传播医学知识等途径，极大地促进了藏医药学的形成和发展。当时藏医对麻风等传染性疾病不仅有了深刻的认识和了解，而且对相关疾病的治疗手段也有了很大的发展。

三、发展时期

此时期为公元 7 ~ 13 世纪。

公元 7 ~ 8 世纪，藏王赤松德赞在位期间大力扶持藏医药学的发展，出现了"四方名医""远方九太医"等名家，其中宇妥 · 宁玛元丹贡布的名声最响，成就最大。宇妥 · 宁玛元丹贡布经过几十年的努力，撰写了《四部医典》这部举世闻名的藏医药典籍，同时他还编写了《实践明灯》和《经验明了》等 30 多部藏医药学论著，从而使藏医有了较完整的理论基础。

公元 11 世纪，为了躲避本教与外来佛教斗争引发的灭佛活动，《四部医典》著成后即被秘藏，在古格王朝重新弘扬佛法后，这本藏医药学经典被扎巴旺西所发掘，终得重见天日。

公元 12 世纪，宇妥 · 宁玛元丹贡布的后裔宇妥 · 萨玛元丹贡布在补充和完善的基础上，参考和吸收了外来医学精华，对《四部医典》进行了全面的校注和修订，使其更加完善、规范。

公元 13 世纪，宇妥 · 布姆森和松敦 · 益西松等对《四部医典》的继承和发展做了大量卓有成效的工作。

四、争鸣时期

此时期为公元 14 ~ 18 世纪。藏医药界出现了南北两派，在不断的争议交集中各派保持了自己的特长，并丰富和发展了藏医药理论和实践。当时北方学派以强巴 · 郎杰扎桑为代表。针对藏区西部和北部的地理环境、气候、生活方式等特点，研究出许多独特的医治方法，创新药剂法，撰写了《医典注释》等著作。他在药物鉴别方面也有独到之处。南方学派以宿卡 · 年姆尼多吉为代表，他根据藏区南方的湿热气候以及生活方式导致疾病的特点，擅长使用清解药物治疗温热病，方剂药味使用较少，精于草药的鉴别与应用。他撰写了《千万舍利》《草药鉴别》《医仙妙想》等著作。

五、繁荣时期

此时期为公元 17 ～ 20 世纪。当时五世达赖喇嘛阿旺·罗桑嘉措（1617—1682）非常重视藏医药事业的发展，他相继在哲蚌寺、布达拉宫、拉萨尼唐地方创办了藏医药学校，在达木曼让巴、强俄巴那索达杰、尼唐冲千洛桑嘉措为首的导师教授下，培养了大量藏医药学继承人，并下令摄政王第司·桑吉嘉措为代表的藏医药学家，重新整理藏医药文献。当时第司·桑吉嘉措不仅在拉萨布达拉宫对面药王山上创办了药王山医学利众院，而且相继培养了很多德高望重的名师，并主持绘制了 80 幅《四部医典》曼唐，堪称藏医稀世珍宝。同时他还撰写了《四部医典注释蓝琉璃》，成为《四部医典》最完整、最系统、最标准的注释著作。

18 世纪初，帝玛·丹增彭措不顾艰辛在西藏和内地之间奔波，又去往印度等地学习，终于撰写成《晶珠本草》一书。这成为举世公认的藏药本草学巨著。该书对 915 种基本药物进行分类，对 2294 种药物的性味、功效以及异名等作出了详细的阐述，成为迄今最完整的藏药学本草学专著。1916 年（藏历火龙年），在坎绕罗布大师的具体负责下，拉萨创办了以药王山医学利众院为基础的医校合一的藏医星算学院“门孜康”，促使藏医药学人才及各项事业繁荣发展。当时，藏医药学不仅在西藏地区得到了空前的发展，而且在当时西康、安多、内蒙古等地也得到了发展。

六、振兴时期

自 1951 年西藏和平解放以后，在党和国家的大力支持下，藏医药事业有了跨越式的发展。1959 年西藏民主改革后，“门孜康”和药王山医学利众院合并为拉萨市藏医院；1964 年西藏自治区藏医院藏药厂成立；1979 年强巴院长从初中特招 20 名优秀学生，选派 2 名主要老师，在西藏自治区藏医院培养了 20 名为期 4 年制的藏医中专毕业生，后全部留在藏医院工作。1980 年拉萨市藏医院改名为西藏自治区藏医院；1983 年西藏自治区藏医学校创办，同时招收了第一批藏医中专生；1985 年西藏大学开设了藏医本科班；1989 年西藏藏医学院成立；1999 年招收了第一批民族医学（藏医学）硕士；2004 年招收了第一批民族医学（藏医学）博士（与北京中医药大学联合培养）。此时期藏医药的文化传承以及高端人才的培养得到了前所未有的发展。

藏医药形成早期，因藏医侧重于实践的特点和其所处发展阶段的原因，藏医和藏药学是相互融合而不可分割的。藏药学是藏医学理论体系中的一个重要组成部分。随着藏医学的发展、进步以及各学派的形成，藏医与藏药学逐步有了各自的专著，各学派的不同认识和观点也促使了这一结果的形成。

藏药学是在藏医理论的指导下，研究藏药的基本理论及各种藏药材的来源、形态、采制、性能、功效、炮制、配伍及临床应用等知识的一门学科。藏药与藏民族的世代历史、文化背景和所处的区域自然环境紧密相连。因此，藏药使用方面主要具有以下特点：

（1）历史悠久，理论独特，实践经验非常丰富。

（2）藏药材品种繁多，选材具有独特优势，生长环境有先天优势，分类方式极具特色。

（3）炮制加工独特，且具有规范的炮制工艺和流程。

（4）动物、植物、矿物药材品种及数量较大。

（5）藏药配伍独特，药材品种齐全，品规丰富。

第二节　藏药学基础理论

一、五源学说

五源学说是藏族古代朴素的唯物认识论和方法论。五源是构成世界的基本物质，是世界产生的五大源泉，即土、水、火、风（气）、空，是人体和一切生物形成的根源。是器世（外界物质世界）和情世（人和一切生物）产生的五大根源。有时只说土、水、火、风，称为四源。藏医认为土、水、火、风共同构成了世界的基础物质。空是物质的存在、增长和运动的空间。利用土、水、火、风和物质存在、增长和运动的空间等五源相互滋生、演变、发展的关系，进行抽象推演、释译、归类，从而解释事物的结构和运动形式，这是一种具有系统的逻辑思维方式，是藏医药学理论体系的纲要。

二、五源是构（形）成人体的基本物质

先天源于父母精血及神志意识。由无三邪侵染之精血及神志意识，由五大本源所构成的胚胎发育阶段；由五源构成的母体营养得以增生，出生后便由五源构成的母乳及食物得以生长。

三、五源是构（形）成药物的基本物质

土为药物生长的依靠和根本；水为药物生长所必需并使其潮湿；火为药物生长之热能；风是药物活动和运行的动力；空为药物生长发育所必需之空间。而药物的六味，即甘、酸、苦、辛、咸、涩，也来自这五源的不同结合。五源缺一不可，否则药物就无法生长发育。同时认为药物的性、味、效亦源于五源。

四、藏药的六味及其来源

六味即（以滋养、强健身体的力量大小而依次排为）：甘、酸、咸、苦、辛、涩。前者效能大，后者效能小。五源之中，土与水偏盛而产生“甘味”。火与土偏盛而产生“酸味”。水与火偏盛则产生“咸味”。水与风偏盛则产生“苦味”。火与风偏盛则产生“辛味”。土与风偏盛则产生“涩味”。这就是五源之中，两个大种成分的不同配合，随之产生了药物的基本六种味道（药味不明显的药材，通过效能来确定它的味道）。

五、五源对药物性能的决定作用

1.“土性”偏强的药物　具有重、稳、钝、柔、润、干之性能，具有强筋骨、增生体力、滋补强壮之效，可治隆病。

2.“水性”偏强的药物　具有寒、凉、润、稀、钝、软、柔之性能，具有七大物质聚和、增生肌肉之效，可治赤巴病。

3.“火性”偏强的药物　具有促进七大物质基础成熟，助消化、促吸收、增生体热、荣润肤色作用，可治培根病。

4.“风性”偏强的药物　具有轻、飘、寒、糙、燥、干之性能，主要作用是能使身体坚实、精气通行、扩展，主治“培根”“赤巴”病。

5.“空性”偏强的药物　具有四性的通性，其功效通行全身无阻，舒胸宽腹，遍及肢体，适用于一切疾病。

同时这一理论还把药材的颜色和五源联系起来，认为黄色、淡黄色为土；白色者为水；红色者为火；绿色者为气；蓝色者为空。火、风性为主的具有上行性质的药物，主要用于催吐药。土、水性为主的具有下行性质的药物，主要用于泻药。五源相合生成万物，地上无物不是药。如若所生所见不入药，也能找到具有疗效的稀少珍贵的药物，所见均能采集、炮制、配伍入药，如草乌等毒性比较强的药物经过加工炮制，相互配伍也成良药，故地上无物不为药。《四部医典》后续部曰：众生身体由四源形成，疾病由四源引发，药物性能由四源决定，身病药与四源息息相关。

六、味的概念、分类及特性

舌对药物的感觉叫味。甘味的主要特性有：在口中有甜味，而能长时间地停留，能引起食欲；酸味会使牙酸痒，口水外流；咸味接触舌头有火烧感，会聚集口水；苦味能使口臭消失，引起反胃；辛味能使口舌烧灼感，流眼泪；涩味感觉粘于舌、粘腭，有粗糙的感觉。

七、药物按六味分类法

1. 甘味药物类　如甘草、葡萄、红花、竹黄、腊肠果、黄精、天门冬、当归、白糖、蔗糖、蜂蜜、肉类、酥油等。凡药物之味与这些味相同者，都属于甘味药。

2. 酸味药物类　如石榴、沙棘果、木瓜、余甘子、柏子、盐麸果、乳酪、酪浆、酒曲，以及

具有酸味的其他药物。

3．咸味药物类　如光明盐、硇砂、大青盐、角盐、紫硇砂、杂布如查、火硝、哇擦、碘盐、松盐、芒硝、土碱等。凡药物之味与这些药味相同者，都属于咸味药物。

4．苦味药物类　如山豆根、獐牙菜、榜嘎、兔耳草、波棱瓜、止泻木、麝香、苦胆、小檗、巴夏嘎、渣驯、秦艽花、矮紫堇等。凡药物之味与这些药味相同者，都属于苦味药。

5．辛味药物类　如胡椒、干姜、荜茇、鲜姜、阿魏、草玉梅、毛茛、天南星、葱、独蒜等。凡药物之味与这些药味相同者，均属辛味药物。

6．涩味药物类　檀香、诃子、毛诃子、毛瓣绿绒蒿、岩白菜、莎木面、水柏枝、青杠木、西河柳等。凡药物之味与这些药味相同者，均属于涩味药物。

7．混合味药物类　如冰片、亚大黄、青稞酒等属于混合型药味的药物，这类药物可以如此类推。

八、六味的功效

六味当中具有甘、酸、咸、辛味的药物能医治隆病，具有苦、甘、涩味的药物能医治赤巴病，具有辛、酸、咸味的药物能医治培根病。特别是甘味药物适宜身体的需要，能增长元气和体力，对老人、小孩有补益作用；治疗消瘦、气管炎、肺病有特效。还能使身体的肌肉丰满，愈合疮伤、焕发容颜，使五官灵敏、延年益寿；治疗中毒症、隆病、赤巴病都有效用。但是甘味药物运用过量时，则会诱发培根病、肥胖症、消化能力下降、遗尿症、甲状腺肿大等疾病。酸味药物能生胃阳，增长消化能力，能使油脂糜烂稀释，还能顺气。但是用量过多，则会产生血液病、赤巴病，使肌肉松弛、目力昏花、头晕、水肿、臌胀，发生丹毒、疥癣、皮疹、口渴等疾病。咸味药物能使身体坚实，有疏通作用，能治闭塞梗阻症，用以罨熨时则产生胃阳，有健胃作用。但是应用过量时，则会产生头发脱落，头发变白，面部皱纹增多、体力减弱，也能诱发麻风、丹毒、血液病、赤巴病等许多疾病。苦味药物能开胃、驱虫、止渴、解毒，也能医治麻风、晕眩、瘟疫、赤巴病等疾病。有收敛作用，能使溃烂、脂肪、骨髓、大小便等变为干燥，使心智敏锐，能治乳房炎症、喑哑等病。服用过量时，则会诱发体力减弱、隆病、培根病等。辛味药物能治下颌病、喉蛾、麻风、水肿等病，也能愈合疮伤、增强胃阳、开胃助消化、去腐生肌、下泻、疏通脉管等。服用过量时，则会损耗精液和体力，发生抽搐、颤抖、眩晕、腰背疼痛等。涩味药物能医治血病、赤巴病、脂肪增多症，去腐生肌、愈合伤口，使皮肤滋润光泽。若服用过量时，则产生胃液瘀积、便秘、腹胀、心脏病、消瘦、肛门梗阻等症。

总之，甘味药物虽然能医治隆病、赤巴病，但是除了陈青稞、干燥地方产的动物肉以外，一般能诱发培根病。可是，野牛肉、鱼肉、绵羊肉、蜂蜜等有补益作用。酸味药物虽然能医治培根病，诱发赤巴病，但是余甘子能医治血病、赤巴病、热症。咸味药物虽然能医治隆病、培根病，但是除了黑盐、光明盐以外，服用过量时，也能引起赤巴病，特别过量时，会诱发培根病。苦味药物虽然能医治赤巴病，服用过量时，也能引起培根病和隆病，但是大托叶云实、宽筋藤都能医治培根病和隆病。辛味药物虽然能医治隆病和培根病，但是除了独蒜和荜茇外，也能引起赤巴病；特别用量过大时，由于其性轻而粗，也能诱发隆病。涩味药物能医治赤巴病，但是除了诃子、毛诃子外，一般对培根和隆有害。

第二十四章

藏药动物、植物、矿物学

第一节 药物代谢性能

药物代谢性能是指药物及食物、饮料服用后，最初在胃部与三大消化火（即“嚼碎培根”“平侄隆”“消化赤巴”依次消化）相遇并消化后，甘味和咸味消化后变为甘味；酸味消化后仍为酸味；苦、辛、涩味消化后成为苦味。消化后的每一种药味，能医治两种疾病。即消化后甘味主治“隆和赤巴”病，消化后酸味主治“培根和隆”病，消化后苦味主治“培根和赤巴”病。最终消化后的变化情况是：随着食物的进一步分解、过滤和三大消化火的分布情况而出现不同于前者的消化后味，例如：甘味消化后最终不仅变为甘味，而且有可能变为酸、咸、苦、辣、辛、涩等任何一种味道。同样、酸、咸、苦、辣、辛、涩味最终消化后不仅变为甘味，而且有可能变为酸、咸、苦、辣、辛、涩等任何一种味道。因此，最终消化后味的变化是千姿百态的，同样，它们的功效及最终的治疗效果也错综复杂，深浅不一。

第二节 药物的功效

关于药物的功效，可分为味性和本性两个部分。现在按总的功效和各个具体功效分述如下。总的功效：按味性、威力、效能三方面叙述。

药物的味性分为重、润、凉、钝、轻、糙、热、锐八性。重、钝两者能医治隆病和赤巴病；轻、糙、热、锐能医治培根病；轻、糙、凉三者能诱发隆病；热、锐、润三者能诱发赤巴病；重、润、凉、钝四者能诱发培根病。总而言之，藏药的八性主要针对的对象为“三大因素”的治疗。

威力是指一切药物效用的精华部分产生的特别功能。由于日月的威力，雪山和宾陀山具有卓越的寒热效能，热的效能医治寒症，寒的效能医治热症。药物属性分寒（凉）药物和热（温）药物；疾病的本质分热性（赤巴病、血病）和寒性（隆病、培根病）；因此，威力主要针对的对象为寒热疾病。

效能有柔、重、热、润、稳、寒、钝、凉、软、稀、干、温、轻、锐、糙、动、燥 17 种；它有医治三因害的 20 种特性，因此又称为功效。它们大都是从药物六味产生的，药味又是由土、水、火、风、空五源决定的。重、润的性质是由此而产生的。咸、涩、甘三味依次增重，同样，咸、酸、甘三味依次变润。涩、苦、甘三味依次变凉。苦、涩、甘三味依次变钝。酸、辛、苦三味依次变轻而糙。辛、酸、咸三味依次变温而锐。药味没有任何改变时，都具有各自的效力。药味虽然相同，但由于各自性能依赖于五源的成分有大有小，这时药力就发生了变化。如果药味不同时，后者的功效就大，如果一切相同时，药味便起了作用。按照药味而没有产生危害，这是药物被消化后的变化起了作用。与药味相反时，则是功能起了作用。因此，配方制剂时，则要把药味起作用的药物加在一起，功效起作用的药物加在一起，消化后变化作用的药物加在一起。总而言之，藏药十七效能对“隆”“赤巴”“培根”的 20 种特性具有治疗的作用。

药物的本质性能分为生地性、同味性、气味性、对治性、同类性、色形性、缘生性和祈愿性共 8 类。

1．药物的生地性 藏药学把药物的寒性和热性又称为药物二力，药物二力的大小要受到该药物生源地的影响，称为药物的生地性。雪山和高山的阴凉之地等具有月亮性质的地方，非常寒冷。生长在该地的凉性药物是药生适地，具有月亮之力，质佳；反之，效力很差。山坡等的向阳面或山沟温暖之地，具有太阳性质，非常温暖。生长在该地的热性药物是药生适地，具有太阳之力，质佳；反之，效力很差。

2．药物的同味性 指药物的本质性能与药味相对应。如石榴等。

3．药物的气味性　指药物的功效与其浓烈的气味相关，气味浓烈则其药效最佳而可入药，如果气味消散则已失去药效，如白檀、藏红花、阿魏、麝香等。

4．药物的对治性　指药物的来源等方面与所治疾病的治疗作用间具有相关性，如孔雀肉和胆、翎能解毒；猪鼻能治疗疮、炭疽；水獭肉脂能治鱼刺卡喉；水绵和水生动物胆治火伤；麝香解蛇毒；驱邪之物可除邪等。

5．药物的同类性　指同属某一类的事物相互间具有治疗作用，如额骨治头痛；蛇眼治眼疾；狼舌治舌肿；狗胃治胃火衰减的胃培根病；绵羊甲状腺治活动瘿瘤；野牛心、鹦鹉心、野兔心治心绞痛；狐狸肺、燕肺和吃奶的山羊羔肺治肺病等。

6．药物的色形性　指与药物的形态相似的对其具有治疗作用，如四肖夏（广枣、榼藤子、刀豆、木腰子）分别治心、肝、肾、脾病。同色性如紫檀、紫草、陈砂、锦鸡儿、苏木等红色药物治血病；小梁等黄色药物利胆。

7．药物的缘生性　卵性药物治瘿疣病和牙龈病；向东鼠洞口的土治小肠宿疾；野兔脑和经血治赤痢；头破的三角骨治头破等。

8．药物的祈愿性　指由有法力的人或佛祖经祈愿而产生该药的药物功效，如昔日佛、高僧和仙人等为众生祈愿而成的腹中宝、马蔺能解毒；烈香杜鹃和佛手参是滋补良药。

第三节　植物药的采集和加工

植物药的采集加工应具备适地采集、适时采集、干燥拣选、分清新旧、去毒方法、调伏增效、适当配方 7 要素。

一、适地采集

是指草药等生长的地方要干净。按生长在雪山或岩石山等寒冷凉爽或阴面的药物有月光之力、生长在热带温暖或阳面的药物有日光之力的原理，根据自己的需要适地采集；生长在平原湿润、茅草丛生、没有犁过之处女地的药物，色艳味鲜者，性味最佳；没有被虫蛀咬、被火烧焦、被大自然伤损，没有被阳光（晒干）、阴影（树影遮挡等）、水（洪灾等）所害，适地稳固生长，根大而深，药物性味最好。应避开不干净的、不吉利的、会影响药物性能的地方，根据自己的需要找合适地方进行采药。

二、适时采集

是指采集药物时，根据所需的药材部位的有效成分分布的时间性，选择药用部位生长良好或有效成分较高、较集中时采集，特别是在采集植物药时很讲究适时采集药物。根、枝、茎属于茎类，在秋季汁液内敛时采集为好；主治骨类疾病、脉管类疾病、肌肉类疾病；如当归、黄精等根类药物和宽筋藤等树枝类药物，以及沉香、檀香等树杆类药物。叶、汁、芽属于叶类，雨季叶茂时采集为好；主治腑、髓、软骨、精液的疾病；如鸭嘴花等叶类药和狼毒等有汁液药物及角茴香等芽苗用药等。花、果、蕊属于果类，秋天果熟时采集为好；主治眼等五官、五脏、头的疾病；如蔷薇花等花类药、石榴及芫荽等果籽类等。外皮、韧皮、树脂属于皮类，春季萌芽时采集为好；主治皮肤、韧带、四肢疾病；如秦皮、苦参等皮类药、小檗皮等韧皮类药及乳香等树脂类药物。泻药在茎枝汁液干后功效下行时采集为好；如白狼毒及大狼毒等在 10 ~ 11 月采药；催吐药在草木萌芽功效上行时采集为好；如无患子、刺参等在 4 ~ 5 月采药。

三、干燥拣选

是指及时干燥，需绿打，不要自行干燥。绿打是草药采集后，待微蔫，不致药汁外流而用木棒略锤打或用手略微揉按，使其不失药效而气味更浓。凉药要晾干、风干，不要被风吹坏变质；热药要烘干、晒干，不要被火烤焦，不要被阳光晒坏，不要被烟熏坏，不要染上别的气味。不同药味的药应分开干燥（储藏时）。拣选是除去杂草、泥土，保持干净。

四、分清新旧

是指为了保持药物本身的性能功效，确保其取得最好的临床治疗效果，要及时更换新旧药物。如超过保存时限而失去药物功效即为旧药。草药超过1年即到下一年采集的时间，药材质量会变坏。木、果类旧而未衰败时功效也大。

五、去毒方法（炮制）

是指在采集药物时，为了使药物的性味温和，消除其毒副作用，使之更容易消化吸收，增高疗效等优点，对药材的某些部位进行切除等初步处理的方法。根类毒在外皮，茎木类的毒是内心部分（髓部），枝类的毒在枝节，叶类的毒在叶柄，花类的毒在花被，果实类的毒在果核，外皮的毒在黑污，树内心药毒在韧皮，汁液、核仁、脂三者无毒（但大戟、白狼毒的汁液有毒）。

六、调伏增效

是指通过各种配伍方法配伍药物而起到增强效果或减小不利作用的一种用药方法。配伍同类药物增效方法，如消赤巴热药方中加用熊胆增强效果；配伍对治药物增效方法，如治疗肝病的药物中加用红花增强效果；配伍对所用药物的不利作用具有治疗或预防作用的药物，减小不利影响，增强效果，如在清肝胆热的药物二十五味大汤散中配伍荜茇，可防治对胃的不利作用等。

七、适当配方

是指药物的配物方法有三种，根据实际选择最适宜的配伍方法进行配方。

（1）根据药味的功能配方。

（2）根据药物的代谢性能化味配方。

（3）根据本性配方。

第四节 药物的分类

藏医学把药物总体上分为动物、植物、矿物三大类。其中《四部医典》内把药物分成8类：珍宝类、石药类、土药类、树木类、精华类、旱生草类、湿生草类、动物类。《晶珠本草》把药物分13类：珍宝类、石类、土粪、汁液精华类、树类、敦布（湿生草）类、旱生草类、盐碱类、动物类、作物类、水类、火类、膏汁类。

其中矿物和珍宝类药物又分可熔性和不可熔性两种。可熔性是指源于自然界的金属物质经过直接或间接的火化可以熔解，并经过严格的炮制工艺程序后方可入药的药物，一般都为源于自然界的金属类物质。不可熔性是指源于自然界非金属物质经过直接或间接火化后不可熔性的物体，后经严格的炮制工艺程序后方可入药的珍宝类药物，一般都为源于自然的非金属类物质。

木类药物分为根、梢、干、枝、树脂、皮、茎、叶、花、果10种。精华类药物分为草类所生者、树木所生者、动物所生者3种。湿生草类药分为根、蒂、叶、花、果5类。

动物类药分为角、骨、肉、血、胆、脂肪、脑、皮、爪、毛、尿、粪便、全身13类。

按照医治疾病的作用分为医治热性病的药物、医治赤巴病的药物、医治血病的药物、医治瘟疫的药物、解毒药物、医治肺病的药物、医治隆病和热性培根合并症的药物、医治热性培根病的药物、医治隆病的药物、医治寒性培根病的药物、医治黄水症的药物、医治虫病的药物、医治腹泻的药物、医治尿病的药物、催吐药物、下泻药物等17类。

第五节 药物的功效及代表性药物

一、药物的功效

（一）珍宝药类

黄金，功效是延年益寿，使老人身体坚实，能解珠宝毒。

白银，能使黄水、脓血干涸。

铜，能使脓血干涸、清肝热、清肺热。

铁，能解肝中毒，治眼病、消散浮肿。

璁玉，能解毒、清肝热。

珍珠，能解毒、治脑漏。

珍珠母，作用与珍珠的作用相同。

海螺，能干枯脓液、息骨热。

珊瑚，能清肝热、清脉热、解毒热。

青金石，能解毒、治麻风。

（二）石药类

黛赭石，分为雄黛赭石、雌黛赭石两种，功效是医治黄水症、保护骨脂、愈合骨折、预防脑病。

钟乳石、白赭石、紫赭石，功效与黛赭石相同。

高山风化硬石膏（雪化石），功能是消肝热。

磁石，功效是拔出体内所中的箭镞，能医治脑病、骨病、脉道疾病。

绿玉髓，功能是愈合骨折、医治脂肪疣、去腐生肌。

蛇菊石，功效是清骨热。

猪头石，功能是医治黄水疮、骨损伤。

石燕，功效是去腐生肌。

金石和银石，功能是干黄水。

密陀僧、金陀僧、玄精石，功效是滋补骨髓、生骨色。

自然铜，功效是养脑、医治黄水症。

辰砂，功能是保护脉道与骨脂。

赤石脂，功效是养护大脑、去腐生肌。

黄丹，功效是医治腐烂。

泉华，功效是能治骨折。

石中黄，功效是治脉症。

白锡，功效是生新肌。

雄黄、雌黄，功效是医治脂肪疣、止腐烂。

煤精，功效是助消化、治脉症。

珠角石、阳起石和马起石，均能医治韧带损伤。

花蕊石，对治疗疮面、生肌收口有效。

朱砂，功效是使疮口生肌愈合，清肺热、清肝火、清脉热。

孔雀石、赤石脂和红赭石，功效是医眼病、治骨折、治黄水。

寒水石，功效是止腹泻、医治培根病。

石灰，功效是医治胃部培根凝结病。

滑石，功效是峻泻脉病，对尿结石也有疗效。

妇女膀胱结石，功效是医治男性尿结石。

（三）土药类

金礞石，功效是医治肾脏疾病及尿闭病。

禹粮土，功效是清脉热、滋养五脏、治疗疮伤、干枯脓血、治疗烫伤。

火硝，功效是化结石、医治痞瘤。

玄明粉，功效是增加胃阳、治疗痞瘤。

碱花，功效是去腐、消化糌粑。

硫黄，功效是收敛脓血。

黑矾、黄矾，功效是去腐生肌、医治痞瘤。

胆矾，功效是医治痈疽、治疗痞瘤、消除眼中云翳。

石花，功效是解毒、清热。

岩精，功效是医治一切热症，特别对清胃火、清肝火、清肾火等，疗效显著。

（四）精华药类

冰片，功效是解热，对长期发热不退的瘟疾有效。

白檀香，功效是清肺火、治心热。

红檀香，功效是清血热。

沉香，功效是清心火。

牛黄，功效是治瘟疫、解毒、清肝火，治腑热。

竹黄，功效是医治各种肺病、治疗疮伤引起的发热。

红花，功效是医治肝病、收敛脉口。

白豆蔻，功效是医治肾脏病、治疗一切寒病。

肉豆蔻，功效是祛除隆病、治疗心脏病。

丁香，功效是医治命脉病、寒性隆病。

草果，功效是医治脾病、胃病和寒病。

麝香，功效是解毒，医治虫病、肝炎、肾炎。

熊胆，功效是去腐生肌、收敛脉道。

毛瓣绿绒蒿，功效是治肺热、清肝火。

（五）树木类药物、旱生草类药物、盐碱类药物

木棉花、使君子和辛夷，功效是治肺热、清肝火、清心热。

香旱芹，功效是清肺火。

斯拉那保，功效是医治寒性肝病。

蛇床子，功效是医治寒性胃病。

大麻子，功效是医治皮肤病、治疗黄水症。

草决明子，功效同蛇床子。

波棱瓜子，功效是清六腑之火、医治赤巴病。

丝瓜子，功效是将赤巴向上引吐。

止泻果，功效是医治赤巴病、清热退热。

葡萄，治肺病、清热。

芫荽，功效是医治胃部培根热。

沙棘，功效是挖除肺瘤、活血、医治培根病。

藏木瓜，功效是医治培根病、清热。

石榴，功效是医治一切胃病，生胃阳、治疗寒性培根病。

白胡椒，功效是医治寒性培根病。

荜茇，功效是医治所有的寒性疾病。

高良姜，功效是升胃阳、助消化，医治培根病及隆病。

干姜，功效是医治培根病及隆病，活血。

小米辣，功效是升胃阳、治水肿、医治痔疮及虫病，除麻风。

桂皮，功效是医治胃病、肝病、寒性隆病。

大托叶云实，功效是升胃阳。

阿魏，功效是驱虫，医治寒性疾病、心隆病。

酸藤果，功效是驱虫、升胃阳。

紫铆，功效是驱虫。

肉托果，功效是杀虫、治骨折、医瘟病。

乳香，功效是下泻和干枯黄水。

穆库尔没药，功效是治疗疮、消炎。

松香，功效是滋养软骨、医治关节间的黄水。

硇砂，功效是解毒、杀虫、峻泻脉病，医治喉蛾、鼻息肉、利尿。

光明盐，功效是医治培根、隆病，消化不良、寒性疾病。

黑盐，功效与光明盐的功能相同，此外，对眼病有疗效。

紫硇砂和杂布如查盐，功效是升胃阳，治腹胀、呃逆、胃寒，医治培根病和隆病。

角盐和灰盐，功效是医治六腑的寒性疾病。

硼硝，功效是活血、使疮伤结痂。

硼砂，功效是使疮伤生肌愈合、活血、峻泻。

碘盐，功效是医治甲状腺肿大。

诃子，除咸味外，还具备酸、苦、辛、涩、甘五味，其功效是滋养身体，升胃阳、助消化，能医治隆、赤巴、培根诱发的疾病。其品质分为尊胜、无畏、甘露、增盛、干瘦 5 种。尊胜类像葫芦的尾巴，能医治隆、赤巴、培根所聚集的疾病，特别是能产生吉祥如意的作用；无畏诃子具有 5 个棱，对治疗眼病疗效显著；甘露诃子肉厚，能使消瘦者肌肉丰满；增盛诃子呈扁圆瓶状，对治疗疮伤是上品；干瘦诃子肉较少，有褶纹，能医治小儿的赤巴病。

毛诃子，功效是医治培根病、赤巴病和黄水症。

余甘子，功效是医治培根病、赤巴病、血病。

广酸枣、刀豆和榼藤子，功效是清除心、肾、脾等脏的热病。

芒果核、蒲桃、大托叶云实能医治肾脏疾病。

大红枣，功效是医治褐色培根病、黄色培根病、胃病等。

藏木香，功效是医治隆病、血病、清热等。

总状青木香，功效是医治热性的培根病。

川木香，功效是医治隆病、血病、腹胀、肺病、喉蛾、鼻息肉等。

姜黄，功效是解毒、愈合骨折、消炎。

藏菖蒲，功效是医治消化不良、升胃阳、喉蛾、疔疮等。

石斛，功效是止呕吐、医治热性培根病。

钩藤，有白、褐两种，功效清热解毒。

商陆，分为黄、白两种及野陆等，功效是清热解毒。

白乌头，功效是治瘟病、清热解毒、清胆热。

红乌头和黄乌头，功效是解肉毒、解药物中毒。

甘草，功效是医治肺病和脉病。

宽筋藤和悬钩木，功效是医治热性隆病。

紫悬钩木，功效与悬钩木相同，能医治瘟疫。

獐牙菜，功效是医治赤巴的各种热病。

哇夏嘎，功效是医治所有的血热病。

穆坪马兜铃，功效是医治肺热、肝热、腑热。

大株红景天，功能是医治瘟病、肺热、脉热。

秦皮，功效是愈合骨折、医治骨热。

油松，功效是医治培根病、隆病、寒性黄水症。

小檗和蔷薇，功效是敛毒，医治黄水症。

西藏猫乳木，功效是医治血病和干枯黄水症。

娑罗子，功效是催吐。

巴豆、蓖麻、漆树干脂，功效是峻泻。

腊肠果，功效是治肝病、缓泻。

葫芦子、五味子、莎木面和没食子等，功效是医治一切腹泻症。

（六）旱生草药类

兔耳草，功效是降血压，医治紊乱症，医治五脏热病。

翼首草，功效是治瘟病、解毒、医治久热症。

矮紫堇，功效是止血，治溃疡、多血症，清脉热。

秦艽，功效是清腑热，医治赤巴病。

黑齿虎耳草，功效是清肝热、清胆热。

甘青青兰，功效是治胃热、清肝热。

川西獐牙菜和花锚，功效是医治赤巴热病。

无茎芥和丛菔，功效是清肺热。

金腰子，功效是峻泻 4 种赤巴病。

乌奴龙胆，功效是解毒、治热泻。

黄毛翠雀花，功效是解毒、医治瘟疫。

绢毛菊，功效是医治头部外伤、解热毒。

假楼斗菜，功效是坠死胎、去弹丸。

独行菜，功效是干涸胸部黄水症、治头部骨折、保护骨脂。

独一味，功效是保护骨髓，医治黄水症。

棱砂贝母，功效是医治头部骨折、解热毒。

棘豆，功能是医治疮伤、消炎、解毒。

龙胆，功效是医治喉炎、解热毒。

接骨木，功效是收敛伤口、解热毒。

棱子芹、见肿消、番木鳖，均有解毒作用。

鞑新菊，功效是医治头部伤、干涸黄水症。

多刺绿绒蒿，功效是医治骨折、增生骨脂。

川西绿绒蒿，功效与多刺绿绒蒿的功能相同。

菟丝草，功效是清肺热、清肝热、清脉热、解热毒。

奥氏马先蒿，功效是敛毒，特别是解肉毒。

黄花马先蒿和水葫芦苗，功效有收敛作用。

蔷薇花，功效是医治赤巴，抑制隆病。

花苜蓿，功效是医治疮伤，治疗肺病。

垂果蒜芥，功效是解肉毒、治紊乱症。

石砾唐松草，功效是解肺热。

沙蒿，功效是医治喉炎、治肺病。

舟瓣芹，功效是清心热、解毒。

蔷薇果，功效是解热毒、清肝热。

刺柏，功效是治肾热、医疗疮。

黑小檗花果，功效是止腹泻。

莨菪子及天仙子，功效是医治虫病。

陕甘瑞香果实，功效与莨菪子、天仙子相同。

马蔺子，功效是医治腹绞痛、杀虫。

大叶三七，功效是敛毒、消炎、杀虫。

阿哇，功效是医治胸腹部外伤及眼病。

夏至草，功效是去眼中的云翳。

角茴香，功效是治瘟病、解热毒。

天南星，功效是杀虫、除骨刺。

杉叶藻，功效是清肺热、清肝热、清脉热。

草莓苗，功效是化脓、医治黄水症。

毛蓝雪花，功效是医治月经疾病。

胡芦巴苗，功效是医治肺脓肿、止腹泻。

辐冠党参、螃蟹甲，功效是医治胸热、感冒。

玄参，功效是医治天花引起的发热。

山苦荬，功效是医治疮伤、脉道疾病。

卷丝苣苔，功效是解毒、止热泻。

瓦韦，功效是医治疮伤、干枯脓液、保护骨脂。

草木樨及甘松，功效是医治久热、解热毒。

黄连，功效是利水、清瘟热。

迭裂黄堇，功效是愈合疮伤、接脉、医治肠绞痛。

蕨叶藁本，功效是消炎、散疔疖。

紫菀，功效是解毒、治瘟病。

大籽蒿，功效是止血、消除四肢肿胀。

亚大黄，功效是医治黄水症、肾性水肿。

苍耳子，功效是医治瘟疫、解毒、清肾热。

暗绿紫堇，功效是医治瘟疫。

禾叶风毛菊，功效是医治赤巴病。

贯众及水柏枝，功效是解药物毒、解肉毒。

多脉茵芋及紫草茸、茜草，功效是医治肺热、肾热、治扩散热症。

冬葵，功效是医治尿闭症、止渴、止泻。

华北景天，功效是愈合创伤。

双花堇菜，功效是医治肛门梗阻。

短叶锦鸡儿根，功效是医治肌肉发热、治脉热。

鬼箭锦鸡儿，功效是活血、清血热。

忍冬果，功效是医治心热、妇科疾病。

黄芪，功效是治肾性水肿、消浮肿。

萼果香薷，功效是去腐生肌、医治毒虫咬伤。

藏麻黄，功效是止血、清肝热。

菥萁，功效是清肺热、清肾热。

船瓣灰绿紫堇，功效是解毒、消除四肢肿胀。

路旁菊，功效是医治瘟疫、解毒、清脉热。

猪殃殃，功效是治胆病、眼黄症。

叉分蓼，功效是医治肠道和六腑的热症。

酸模，功效是医治伤口热。

肉果草，功效是补肺、医治肺脓疡。

高山葶苈，功效是医治肉毒。

密花角蒿，功效是医治耳病、消腹胀。

砂生槐，功效是催吐胆汁。

黑穗粉菌，功能是增胃热。

溪岸银莲花，功效是去腐肉、增胃热、治黄水症。

毛茛及铁线莲，两者的功效与溪岸银莲花相同。

小叶杜鹃，功效是医治培根病的寒热往来症。

藏茴香，功效是清除隆引起的热病、解毒、治眼病。

平车前和大车前以及翠雀，功效是止腹泻。

荠菜，功能是止各种呕吐。

佛手参，功效是强身体、补精液。

黄帚橐吾，功效是催吐赤巴病。

刺参，功能是催吐培根病。

白狼毒和大狼毒，功效是峻泻一切寒热疾病。

杂毛蓝钟花，功效是医治黄水症。

高山大戟，功效是峻泻赤巴病。

大黄，功效是解热毒、清腑热、峻泻培根病。

穗序大黄，功效是消炎，使疮伤结痂。

瑞香狼毒，功效是医治疥疮、消炎。

西藏棱子芹，功效是医治黄水症、腰部寒性病。

天冬和黄精，功效是益寿延年、医治黄水症。

喜马拉雅紫茉莉，功效是医治下半身寒性疾病，治黄水症。

蒺藜，功效是医治便淋症、痛风、肾脏疾病。

（七）动物类药

1．角类药

犀角（现多以水牛角代之），功效是干枯胸腹的脓血、黄水。

狍角及鹿角，功效与犀角的功效相同。

藏羚羊角及黄羊角，功效是止腹泻。

羚羊角及种绵羊角，功效是催产。

野牦牛角，功效是增强胃阳、治痞瘤。

盘羊角，功效是医治瘟疫病。

2．骨类药

出土人头骨，功效是干涸黄水。

生锈人骨（煅烧）灰，功效是医治久热症。

出土人的髋骨，功效是医治疗疮、炭疽病。

龙骨，功效是去腐肉、愈合伤口。

贝齿，功效是止血、干枯脓液。

被雷电殛毙的动物骨骼和肠痧死人头盖骨，功效是医治肠道疾病。

猪骨，功效是医治溃疡病。

绵羊骨，功效是医治隆病。

黄牛的髌骨，功效是医治尿闭症。

松鸡骨，功效是止血。

猴骨，功效是催产。

田螺，功效是治虫病、肾性水肿。

奇蹄类动物的骨骼，能干涸黄水。

3．肉类药

蛇肉，功效是活血化瘀、治眼病。

秃鹫肉，功效是增热，治甲状腺肿大。

孔雀肉，功效是治赤巴病、解毒。

羌活鱼肉，功效是医治腰、肾等寒性病。

水獭的肝，功效是医治尿闭症。

旱獭的肝，功效是医治骨裂症。

山羊肝，功效是医治眼病，疗效显著，可称佳品。

各种动物的心、肺、肝、脾、肾等脏器，都相应地医治脏器病。

狼胃，增强胃阳、助消化。

狼舌，功效是医治舌肿胀。

猪舌，功效是医治骨刺。

狗舌，功效是愈合各种疮伤。

驴舌，功效是止腹泻。

种羊睾丸，功效是补阳。

狗的睾丸，功效是下胎盘。

狐狸及燕子的肺，功效是医治肺穿孔。

马鸡肉，功效是止呕吐。

麻雀肉，功效消化青稞糌粑。

石龙子肉，功效是增生精液。

黄鸭肉，功效是医治小腿抽筋和疔疮。

4．血类药

鹿血，功效是治虫病、子宫出血。

山羊血，功效是医治梅毒、天花。

野牦牛血及藏羚羊血，功效是止腹泻。

猪血，功效是解毒，收敛溃疡。

驴血，功效是医治风湿症、关节间积的黄水。

鸡冠血，功效是滋补肌肉、保护软骨。

胎血，功效是堵脉口、生新肌。

5．胆类药

一切动物胆类，能堵脉口、去腐生肌、解毒、治眼病。

6．脂肪类药

蛇的脂肪，功效是去箭镞。

鹿的脂肪，功效是解毒、治虫病。

猪的脂肪，功效是敛毒、医治皮肤黄水病。

7．脑类药

山羊脑，功效是医治筋络损伤。

羊脑，功效是治头晕、脑震荡。

鹿脑，止腹泻。

野兔脑，功效是治肠绞痛。

8．皮类药

蛇蜕，功效是医治白癜风、牛皮癣。

水牛皮和黄牛皮，功效是医治天花。

老鼠皮，功效是排脓。

9．爪类药

鲮鲤（穿山甲）爪，功效是清骨热。

驴蹄，功效是医治尿闭症。

马蹄，功效是治痞瘤。

马距，功效是医治小腿抽筋。

10．毛类药

孔雀翎，功效是解毒、治肺脓肿。

水鹭翎，功效是医治尿闭症。

猫头鹰的翎毛，功效是医治肾性水肿。

鼯鼠毛，功效是医治子宫疾病。

岩羊毛，功效是解毒。

种山羊阴囊毛，功效是医治疔疮炭疽病。

11．尿类药

人尿，功效是医治虫病、消炎、防止瘟疫病。

母黄牛尿，功效是医治黄水症、久热症。

12．粪便类药

鹫粪，功效是增热，医治痞瘤、肿胀。

猪粪，功效是医治未消化症、消炎，治瘟病、胆囊痞瘤等。

人中黄，功效是医治胆囊痞瘤、解毒、消炎等。

马粪，功效是医治虫病、赤巴病、隆病，止呕吐。

野兔粪，功效是峻泻肾性水肿。

狗粪、狼粪和雪鸡粪，功效是消痞肿。

鸟粪及老鼠粪，功效是排脓。

鸽子粪，功效是使肿胀化脓。

13．全身类药

斑蝥，功效是峻泻脉病。

螃蟹、龙虱，功效是医治尿闭症。

蜣螂以及蟅虫，功效是医治急性肠胃炎。

粉蝶蛹，功效是医治血液外溢。

蜗牛，功效是医治脑漏。

水老鼠、河乌肉，功效是解毒。

沙蜥蜴，功效是治虫病、解毒。

14．药引

红糖，治疗寒性隆病时为药引。白糖，治疗热性血病及赤巴病时为药引。

蜂蜜，治疗黄水症及培根病时为药引。

二、代表性药物

（一）珍宝类药物

金

【来源】为自然元素类矿物自然金的煅制物。

【原矿物】自然金（Native Gold）

自然金呈金黄色块状、颗粒状及其他不规则状的集合体，在砂矿床中常可见到发育很大的自然金块。在原生金矿中则为很细小的微粒分散在矿石中，明金较少见。产于西藏那曲、阿里、昌都等地；分布于青海、甘肃、四川等省区。

【性味】味淡，性凉，消化后味苦。

【功效】延年益寿，解毒，绝育。

【主治】体虚、各种珍宝中毒，增强“坐台”“常觉”等贵重药的疗效，也是珍宝药不可缺少的毒八金属之一。

银

【来源】为自然元素类矿物自然银的煅制物。

【原矿物】自然银（Native Silver）

自然银呈银白色，表面常呈棕、黑、灰色的细粒集合体，有的呈树枝状或骸晶状。自然银分布较广，但数量很少，主要产在银矿床的氧化带中，在热液矿床中也有产出。自然银常与其他银矿物、方铅矿、黝铜矿、黄铁矿等硫化矿物，以及方解石、石英、重晶石等矿物共生。

【性味】味涩，消化后味苦，性平。

【功效】祛腐燥湿，干黄水，敛脓血。

【主治】黄水、胸腔脓血、伤口腐烂、痞瘤、关节炎、水肿。

红铜

【来源】为天然矿物自然铜的煅制物。

【原矿物】自然铜（Native Copper）

自然铜呈铜红色的不规则粒状、结核状的集合体，有时呈树枝状，具金属光泽，有延展性，相对密度 8.5 ~ 8.9，硬度 2.5 ~ 3。

【性味】味甘，性凉。

【功效】燥肺脓，消腹水，愈骨折，清肝胆之热。

【主治】疡疮、肺脓肿、肺热症、骨折、水肿症等。

铁

【来源】自然铁的铁灰，铁砂、铁汁、铁垢、铁焦等。

【原矿物】自然铁（Native Iron）

自然铁是呈铁灰色或铜灰色之粒状、片状、海绵状或乳滴状集合体，具金属光泽，有强磁性。可延展。

自然铁较为少见，在富含碳的沉积物或煤层中可找到很纯的自然铁；此外在喷出岩被还原的沉积物中，在橄榄岩的蛇纹石化产物中也可产生自然铁。

【性味】铁味微酸，消化后味微酸。

【功效】利肝明目，清热。

【主治】麻风病、疮口脓血、黄水及水肿。

（二）动物类药物

珍珠

【来源】本品为珍珠贝科动物合浦珠丹贝 *Pteria martensii*（Dunker）、蚌科动物三角帆蚌 *Hyriopsis cumingii*（Lea）、褶纹冠蚌 *Cristaria plicata*（Leach）等贝类动物珍珠囊中形成的无核珍珠。

【性味】味涩，消化后味苦，性凉、重、糙。

【功效】安神定惊，明目消翳，解毒生肌。

【主治】脑震荡、头伤、白脉病、翳障、四肢麻木及中毒症。

海螺

【来源】为骨螺科皱红螺 *Rapana bezoar*（Linnaeus）和栉棘骨螺 *Murex pecten*（Lightfoot）的壳。

【性味】味辛，消化后味苦，性凉、锐。

【功效】清热，软坚，干脓。

【主治】痈肿、中耳炎、骨热、眼病。

珊瑚

【来源】为红珊瑚科动物红珊瑚 *Corallium rubrum*（Linnaeus）的石灰质骨骼。

【性味】味涩，性寒、平。

【功效】清经络热，肝热，解诸毒。

【主治】脑病、肝病、各种发热、中毒。

牛黄

【来源】牛科动物牛（如牦牛 *Bos grunnieus* Linnaeus、犏牛、黄牛 *Bos taurus domesticus* Gmelin 等）的干燥胆囊或胆管结石，称为天然牛黄。由牛胆汁或猪胆汁经提取加工而制成的，称为人工牛黄。

【性味】味苦、甘，性凉。

【功效】清热解毒，镇惊。

【主治】流行性热症、高热神昏谵语、狂躁、小儿惊风抽搐、热性水肿。

麝香

【来源】为鹿科动物林麝 *Moschus berezovskii* Flerov、马麝 *Moschus sifanicus* Przewalski 或原麝 *Moschus moschiferus* Linnaeus 成熟雄体脐部香囊中的干燥分泌物。

【性味】辛，温，归心、脾经。

【功效】开窍醒神，活血通经，止痛，催产。

熊胆

【来源】为熊科动物黑熊 *Selenarctos thibetanus* G.Cuvier 或棕熊 *Ursus arctos* L. 的干燥胆囊，可做药用。

主产于云南、黑龙江、吉林。此外，贵州、四川、青海、西藏、新疆、甘肃、湖北、湖南、陕西、福建等地亦产。以云南所产的“云胆”品质最优；黑龙江、吉林所产的“东胆”产量最大。

【性味】苦、寒。

【功效】清热解毒，止痉，明目，杀虫。防腐，愈疮。

狍角

【来源】鹿科动物雄狍子的角。

【原动物】狍子 *Capreolus pygargus*（Lin-uaeus），又称矮鹿、东方狍、西伯利亚狍、野羊，狍子体长 0.95 ~ 1.35 m，尾很短（仅 2 ~ 3 cm）。雄性有角，角小分三叉。冬毛长、棕褐色，夏毛短、栗红色。

【功效】温暖脾胃、强心润肺、利湿、干胸腔脓血和胸腔黄水、壮阳。

鹿角

【来源】鹿科动物马鹿 *Cervus elaphus* Linnaeus 或梅花鹿 *Cervus nippon* Temminck 和各种雄鹿已骨化的角或锯茸后翌年春季脱落的角基。

【性味】咸、温。

【功效】补肾助阳、活血散瘀消肿、干胸腔脓血和胸腔黄水。

藏羚羊角

【来源】牛科藏羚属动物藏羚羊 *Pantholops hodgsonii* 的角。

【原动物】又称藏羚、长角羊。为国家一级保护动物，列入《世界自然保护联盟濒危物种红色名录》。背部呈淡棕褐色，颈下、胸、腹部和四肢内侧为浅褐色或灰白色。形体健壮，头形宽长，吻部粗壮。鼻部宽阔略隆起，尾短，四肢强健而匀称；全身除脸颊、四肢下部以及尾外，其余各处皮毛丰厚绒密，通体淡褐色。成年雄性藏羚羊脸部呈黑色，角长而直，乌黑发亮；腿上有黑色标记。雌性藏羚羊没有角。藏羚羊的底绒非常柔软。成年雌性藏羚羊体长 135 cm，身高约 75 cm、体重 25 ~ 30 kg。雄性身高 80 ~ 85 cm、体重 35 ~ 40 kg。

【功效】藏羚羊角可以止泻。

藏原羚角

【来源】牛科原羚属动物藏原羚 *Procapara picticaudata* 的角。

【原动物】又叫原羚、小羚羊、西藏黄羊和西藏原羚等。为国家二级保护动物。藏原羚体长不超过 1 m，体重不超过 20 kg，体格矫健，四肢纤细，蹄狭窄，行动敏捷。吻部短宽，前额高突，眼大而圆，耳短小，尾短，雄性有一对较细小的角，雌体无角。

【功效】藏原羚角能清热解毒、平肝息风，清肝明目，镇静安神，醒脑开窍，还可以止泻。

鬣羚角

【来源】牛科鬣羚属动物鬣羚 *Capricornis sumatraensis* 的角。

【原动物】也叫明鬃羊天马、岩驴、牧羊，它的角像鹿不是鹿、蹄像牛不是牛、头像羊不是羊、尾像驴不是驴，人们据此将其与驯鹿、驼鹿和麋鹿一起称为“四不像”。因其最早在印度尼西亚的苏门答腊被发现的，因此又叫苏门羚。为国家二级保护动物。外形似羊，略比斑羚大，雄性和雌性之间的大小差别不显著。体长为 140 ~ 190 cm，体重 50 ~ 100 kg，肩高 86 ~ 94 cm，尾长 9 ~ 16 cm，两只耳朵特别狭长，似驴，可达 19 ~ 21 cm，端部较尖，雌雄均有一对短而尖的黑角，短而光滑，介于两耳之间，距离较远，形状较为简单，两角自额骨的后部长出后，平行而稍呈弧形往后伸展，角的横切面呈圆形，末端较尖，角的表面具有环状的棱及不规则的纵行沟纹，角尖处较为光滑，长度为 20 ~ 26 cm，粗 13 ~ 16 cm。自角基至颈背有长十几厘米的灰白色鬣毛，甚为明显。颈背有鬃毛，吻鼻部黑色，吻端裸露，唇的周围有髭毛，有明显的球囊状眶下腺，其开口处有一撮丛毛。

【性味】咸，凉。

【功效】清热解毒、平肝息风、镇静安神，还可以催生利产，治妇女病。

绵羊角

【来源】为牛科动物绵羊 *Ovisaries* Linnaeus 的角。

【原动物】绵羊是常见的饲养动物，身体丰满，体毛绵密。头短。雄性有螺旋状的大角，雌性没有角或仅有细小的角。

【性味】涩，咸，温。

【功效】公绵羊角滋补强壮，清热明目，催生利产，治子宫瘀血。

野牦牛角

【来源】为牛科动物野牦牛 *Bos mutus* 的角。

【原动物】野牦牛又叫野牛，藏名音译亚归。是家牦牛的野生同类，典型的高寒动物，性极耐寒。青藏高原特有牛种，为国家一级保护动物。分布于新疆南部、青海、西藏、甘肃西北部和四川西部等地。栖息于海拔 3000 ～ 6000 m 的高山草甸地带，人迹罕至的高山、山间盆地、高寒草原、高寒荒漠草原等各种环境中。

【性味】酸，咸，凉。

【功效】清热解毒，凉血息风，还可以提升胃温，破除痞瘤。

盘羊角

【来源】牛科动物盘羊 *Ovis ammon* Linndeus 的角。

【原动物】又称大角羊、羱羊、盘角子。国家二级保护动物。盘羊躯体粗壮，体长 150 ～ 180 cm，肩高 50 ～ 70 cm，体重 110 kg 左右，体色一般为褐灰色或污灰色。雄羊体长可达 1.89 m，雌羊体长可达 1.59 m，肩高等于或低于臀高。头大颈粗，尾短小。四肢粗短，蹄的前面特别陡直，适于攀爬于岩石间。有眶下腺及蹄腺。乳头 1 对，位于鼠鼷部。通体被毛粗而短，唯颈部披毛较长。主要分布于亚洲中部广阔地区。属濒临灭绝的珍稀保护动物。

【性味】苦，辛，凉。

【功效】清营凉血，有解热功效，治温病时疫，烤热气熏治寒虫。

野驴

【来源】为马科动物野驴 *Equushemionus* 的肉、油脂、骨等。产于我国的有西藏野驴和蒙古野驴，为国家一级保护动物。

【性味】味甘，性温。

【功效】

（1）肉治寒性隆病。

（2）油脂外用治皮肤瘙痒、皮癣等皮肤病。

（3）骨干黄水，治黄水病。

（4）睾丸煎煮在驴奶中能滋补、壮阳，治肾病。

【采收加工】肉，鲜用或晾干；油脂，熬制；睾丸，新鲜或晾干，在同类动物奶中煮食；骨，晾干，捣碎。

银环蛇

【来源】为蝮蛇科动物银环蛇的幼蛇干制成的全体及成蛇的肉。

【原动物】银环蛇 *Bungarus multicinctus* Blyth。

【性味】味甘、咸，性温，有毒。

【功效】祛风湿，活络，定惊搐。

【主治】治风湿瘫痪、小儿惊风抽搐、破伤风、疥癣、梅毒及眼伤等症。

螃蟹

【来源】螃蟹的干燥全体。

【原动物】螃蟹 *Potamiscus yunnanensis* Kemp。

【性味】味甘、咸，性寒。

【功效】清热，散瘀，消肿解毒，舒筋活血，通经，补肾，利尿。

【主治】治筋肉扭转、肾脏病（肾寒、肾虚）、腹水、小便不利等。

斑蝥

【来源】为芫青科昆虫南方大斑蝥 *Mylabris phalerata* Pall. 或黄黑小斑蝥 *M. cichorii* L. 的干燥全虫。

【性味】味苦、辛，性寒，有毒。

【功效】攻毒蚀疮，破血散结。

【主治】可泻脉、利尿、消除各种脉病；外用治疮疽、牛皮癣、白斑病；内服治积食；排肠胃受损而发生的脓血块。

蜥蜴肉

【来源】本品为鬣蜥科动物喜山鬣蜥 *Agama*

himalayana（Steindacher）的干燥全体，藏药名藏巴。

【性味】味辛、咸，性温。

【功效】滋补壮阳。

【主治】用于肾寒病，阳痿，遗精等症。

鹫粪

【来源】本品为鹰科猛禽胡兀鹫 *Gypaetus barbatus* 和秃鹫 *Aegypius monachus* 的粪所烧成的炭。二者分别为国家一级、二级保护动物。

【性味】味辛，性温

【功效】温胃和中，消食，散积，熟脓。

【主治】胃寒，消化不良，痞瘤病，疡疮疖痈（白药丸）。

(三)木本植物类药物

冰片

【来源】为龙脑香科植物龙脑香的树脂，经蒸馏冷却而得的结晶。

【原植物】龙脑香 *Dryobalanops aromatica* Gaertn. f. 主产于东南亚地区，在我国广东、广西、云南等地有引种。

【性味】味苦、辛，性凉。

【功效】开窍醒神，消炎，退热止痛；外用可防腐止痒。

【主治】高热热盛、神昏和陈旧性热症。

白檀香

【来源】为檀香科植物檀香的茎与粗枝。

【原植物】檀香 *Santalum album* L. 在我国云南、广东、海南、台湾等地有引种。

【性味】味涩、苦，消化后味苦，性清凉，钝、轻、糙。

【功效】理气调中，清热，降气血，消炎，滋补。

【主治】肺热、心热及心肺紊乱热症与虚热。外用治皮肉热症及肢节肿胀。

紫檀香

【来源】为豆科植物紫檀的心材。

【原植物】紫檀 *Pterocarpus indicus* Willd. 分布于福建、台湾、云南南部、广东、广西等地。

【性味】味涩、微苦，性凉。

【功效】清血热，行气。

【主治】血热、血瘀、高血压、多血症。

白沉香

【来源】为木樨科植物的白花洋丁香的根及茎枝。

【原植物】白花洋丁香 *Syringa vulgaris* L. f. alba（Weston）Voss. 分布于我国西藏的波密、察隅、昌都，南方部分地区也有栽培。

【性味】味苦、微辛，性凉。

【功效】清心热，通脉。

【主治】心脏病、轻型精神病、神经衰弱、失眠等症。

西红花

【来源】鸢尾科植物番红花的干燥花柱头，习称藏红花。

【原植物】番红花（*Crocus sativusl* L.）原产欧洲南部及中亚地区。现我国浙江省武义县、上海崇明岛等多地已有引种栽培，西藏亦栽培成功。

【性味】味甘，性凉。

【功效】活血化瘀，凉血解毒，解郁安神，清肝明目，补血，止血。

【主治】各类肝病、血虚、月经不调、各种原因引起的出血症、神经衰弱、心脑血管疾病，还能机体免疫力、抑制肿瘤细胞生长。

红花

【来源】为菊科植物红花的花冠。

【原植物】红花 *Carthamus tinctorius* L. 别名草红花。分布于西藏、青海、甘肃、四川、云南、河南等地。

【性味】味甘、辛微苦，性凉、效重。

【功效】清热，活血祛瘀，滋补。

【主治】肺炎、肝炎、血热、痈肿、跌打损伤及妇科病等。

肉豆蔻

【来源】为肉豆蔻科植物肉豆蔻的成熟种仁。

【原植物】肉豆蔻 *Myristica fragrans* Houtt. 分布于我国广东、云南省的西双版纳。

【性味】味辛、甘，消化后味苦，性温，效重、润。

【功效】消“隆”，温中行气，涩肠止泻，消食。

【主治】各种心脏病、“隆”病，下泻不止、脘腹胀痛、食少呕吐。

丁香

【来源】为桃金娘科植物丁香的花蕾。

【原植物】丁香 *Syzygium aromaticum*（L.）Merr. et Perry（*Eugenia caryophyllata* Thunb.）主产于云南西双版纳、广东南部、海南省等地区。

【性味】味辛、苦，性温。

【功效】祛风寒，温中降逆，温肾助阳，消食，镇痛。

【主治】寒性隆病、寒症、脉病、胃病、食欲缺乏、脾病、心痛、呼吸困难、阳痿等症。

草果

【来源】为姜科植物草果的成熟果实。

【原植物】草果 *Amomum tsao-ko* Crevost et Lemarie 分布于云南、广西、贵州等地。

【性味】味辛，性温。

【功效】温补脾胃，燥湿，助消化。

【主治】培根病、胃寒、消化不良、食积胀满、吐泻、痰饮。

孜然芹

【来源】为伞形科植物孜然芹 *Cuminum cyminum* L.、小茴香 *Foeniculum vulgare* Mill. 等的干燥果实。

【性味】味辛、甘，性微寒，无毒。

【功效】祛寒止痛，理气和胃，提升胃火，消食。

【主治】培根病、肺热症、胃寒腹胀、消化不良。

波棱瓜

【来源】本品为葫芦科植物波棱瓜的干燥种子。

【性味】味微苦，性寒。

【功效】清热解毒（清腑热），去火降热，助消化（治疗赤巴病的良药）

止泻木子

【来源】为夹竹桃科植物止泻木的种子。

【原植物】止泻木 *Holarrhena antidysenterica* Wall. ex A.DC. 生于海拔 3800 m 以下的山地疏林或密林水沟边等，分布于我国西藏梅朵县、措那、察隅、密林及其他大部分省区。

【性味】味苦、微涩，性凉。

【功效】清热解毒，清血热，止泻。

【主治】“赤巴”病、肝病、血热症、热性腹泻、食物中毒等症。

沙棘果

【来源】本品为胡颓子科植物中国沙棘、西藏沙棘等多种同属植物的干燥果实。分为三种。均有刺。大者为纳木达尔（树高 5 ~ 10 m），中者为巴尔达尔（树高 0.6 ~ 5 m），小者为萨达尔（高 0.1 ~ 0.4 m）

【性味】味酸，性温（消化后性凉）。

【功效】补肺，清热止咳，活血化瘀，愈溃疡，助消化。

木瓜

【来源】为蔷薇科植物皱皮木瓜、毛叶木瓜、西藏木瓜的果实。

【原植物】

1．皱皮木瓜 *Chaenomeles speciosa*（Sweet）Nakai 又名贴梗木瓜

2．毛叶木瓜 *Chaenomeles cathayensis*（Hemsl.）Schneid.

3．西藏木瓜 *Chaenomeles thibetica* 分布于西藏山南门玉、波密、达布、林芝。四川、甘肃等地也有分布。

【性味】味酸、甘，消化后味酸，性温。

【功效】舒筋活络，化湿，调节“培根”，健胃，助消化。

【主治】风湿痹痛、筋脉拘挛、“培根”偏盛引起的胃病、各种溃疡病、陈旧性胆病、消化不良等症。水剂滴耳对耳病有特效。

石榴子

【来源】为石榴科植物石榴的种子。

【原植物】石榴 *Punica granatum* L. 生于田边或住宅附近土质较肥沃处。分布于西藏的阿里和珞隅、门隅、芒康等地。

【性味】味酸、甘；消化后味酸，性温、润。

【功效】助消化，温胃肾。

【主治】胃寒引起的食欲缺乏，消化不良，以及肾腰疼痛。

荜茇

【来源】为胡椒科植物荜茇未成熟的果穗。

【原植物】荜茇 *Piper longum* L. 生长于海拔1100 m以下的疏林下、林缘草地、竹林屋边。分布于云南、广东、广西等地。

【性味】味辛，消化后味苦，性温、糙而尖。

【功效】温中散寒，下气消食。

【主治】寒性隆病、培根病、胃寒、呕吐、泄泻、肾寒、阳痿等各种寒症。

肉桂

【来源】本品为樟科植物肉桂 *Cinnamomus cassia* Presl 的干燥树皮。采自粗枝条或幼树干者称为宫桂。

【性味】味甘、辛、热，性轻。

【功效】补火助阳，温经通脉，祛胃寒，生胃火，助消化，开胃，止寒泻，解毒，排痰。

【主治】胃病、肝病、寒性隆病、淋病及肺痈。

阿魏

【来源】为伞形科植物新疆阿魏的树脂。

【原植物】新疆阿魏 *Ferula sinkiangensis* K.M. Shen 生于林中，河谷地带砾石的黏质土壤和石质干山坡上。分布于西藏波密、泽日、墨脱、洛隆，新疆等地也有分布。

【性味】味苦、辛，消化后味苦，性温，效润、重。

【功效】祛风除湿，杀虫，化食，生“赤巴”，止痛。

【主治】寒症、虫病、消化不良、胃腹胀痛、“培根”及“宁龙”病等症。并可防治麻疹。

紫铆子

【来源】为豆科植物紫铆的种子。

【原植物】紫铆 *Butea monosperma*（Lam.K.）O.Ktze. 生于海拔1300 m以上的亚热地带；产于云南南部。

【性味】味苦、甘，性凉。

【功效】驱虫，敛黄水，止痒。

【主治】各种寄生虫病、黄水病、皮肤瘙痒等症。

安息香

【来源】为安息香科植物白花树的干燥树脂。

【原植物】白花树 *Styrax tonkinensis*（Pierre）Craib ex Hart. 生于海拔100 ~ 2000 m的山坡或山谷疏林或林缘。分布于云南、贵州、广西、广东、湖南、福建等地。

【性味】味苦、涩，消化后味苦，性凉，效钝。

【功效】开窍清神行气，活血，止痛，清热解毒。

【主治】中风痰厥、皮肤炭疽、新旧肝病及各种炎症。

诃子

【来源】为使君子科植物诃子的成熟果实。

【原植物】诃子 *Terminalia chebula* Retz. 生长于海拔800 ~ 1800 m的疏林中。分布于云南西部和西南部，广东、广西也有栽培。

【性味】味苦、酸、涩，性平。

【功效】滋补养身，升胃火，助消化，舒心，涩肠，敛肺，利咽，明目。

【主治】“隆”“赤巴”“培根”诱发的疾病。

毛诃子

【来源】为使君子科植物毗黎勒的果实。

【原植物】毗黎勒 *Terminalia bellirica*（Gaertn.）Roxb. 生于海拔540 ~ 1350 m的山坡向阳地方及疏林中。为进口药材，我国云南南部有产。

【性味】味涩，消化后味苦，性凉，效轻、钝、干。

【功效】清热解毒，收敛养血，调和诸药。

【主治】“培根”、“赤巴”、黄水、“隆”等病，特治恶性黄水。

余甘子

【来源】为大戟科植物余甘子的干燥果实。

【原植物】余甘子 *Phyllanthus emblica* L. 生于海拔1500 m左右的低山疏林下和山坡向阳处。分布于四川、云南、贵州、福建、广东、广西等地。

【性味】味甘、酸、涩，性凉。

【功效】清热凉血，生津止咳，消食健胃。

【主治】肝病、胆病、消化不良、燥热伤肺、咳嗽咽痛、口干烦渴、眼病，及“培根”、“赤巴”等病。

广酸枣

【来源】为漆树科植物南酸枣的成熟果实。

【原植物】南酸枣 *Choerospondias axillaris*(Roxb.) Burtt et Hill 生于海拔约 1100 m 的低山疏林中或林缘。分布于西藏、云南、贵州、湖北、湖南、浙江、福建、广东、广西。

【性味】味甘、酸，性平。

【功效】行气活血，清热，养心，安神。

【主治】心热症、胸痹心痛、心悸气短，心神不安、神经衰弱、失眠健忘。

芒果核

【来源】为漆树科植物芒果的种子。

【原植物】芒果 *Mangifera indica* L. 多为栽培，分布于云南、福建、台湾、广东、海南、广西。

【性味】味甘、酸，性温。

【功效】滋阴、补肾。

【主治】肾虚。

蒲桃

【来源】为桃金娘科植物海南蒲桃的果实。

【原植物】海南蒲桃 *Syzygium cumini*（L.）*Skeels* 生于海拔 1800 m 以下平地或山地、次生林等热带地区。分布于云南、福建、海南、广东、广西。

【性味】味甘、酸，性温。

【功效】温肾祛寒。

【主治】肾病及“三邪”病、淋浊等症。

大托叶云实

【来源】为豆科植物刺果苏木的成熟种子。

【原植物】刺果苏木 *Caesalpinia crista* L. 生于山谷林中、草地。分布于我国西南、华南及台湾等地。

【性味】味辛、涩、苦，消化后味苦；性温。

【功效】补肾，温胃。

【主治】肾虚、胃寒等症。

土木香

【来源】为菊科植物土木香的根。

【原植物】土木香 *Inula helenium* L. 野生于新疆天山及阿尔泰山。在西藏、青海、四川、甘肃、陕西、河北、湖北等地区常有栽培。

【性味】味甘、辛，消化后味甘。

【功效】健脾和胃，调气解郁，止痛。

【主治】风血交抗、背痛、“木布”病，使潜伏疫热表现在外。

川木香

【来源】为菊科植物川木香的根。

【原植物】川木香 *Vladimiria souliei* (Franch.) Ling 生于海拔 3500 ~ 4200 m 的阳坡草地、山顶草地及灌丛中。分布于西藏盐井、芒康、昌都、江达、米林等地，四川、云南也有分布。

【性味】味辛、苦，性温。

【功效】健胃，行气、调中、驱风，止痛，生肌脂。

【主治】食欲缺乏、食积不化、胃溃疡、脘腹胀满、风湿疼痛、胁痛、体瘦、“培根”热症等。

广木香

【来源】为菊科植物广木香的根。

【原植物】广木香（*Aucklandia lappa* Decne.）栽于海拔 2500 ~ 4000 m 山地或丘陵。原产印度、缅甸。我国西藏、云南、广西、四川等地区均有栽培。

【性味】味辛、苦，消化后味苦，性温。

【功效】温胃，行气，止痛，破痞结，生肌。

【主治】胃胀痛、“降病”、血病、白喉、肺病、“培根”聚滞、热泻、疮口不敛等。

石菖蒲

【来源】为天南星科植物石菖蒲的根茎。

【原植物】石菖蒲 *Acorus gramineus* Schott. 生于海拔 1800 m 以下水旁湿地。分布于西藏南部、甘肃、云南及江南各地。各地常有栽培。

【性味】味辛、苦，消化后味甘，性温。

【功效】健胃消食，开窍豁痰，醒神益智。

【主治】胸腹胀闷、消化不良、小儿发育不全、精神分裂症、癫痫、神志昏乱。

藏菖蒲

【来源】为天南星科植物菖蒲的根茎。

【原植物】菖蒲 *Acorus calamus* L. 生于海拔 2600 ～ 3600 m 以下的沼泽湿地。分布于西藏的拉萨、林芝、波密等各地，其他各省区也有分布。

【性味】味辛、苦，消化后味苦，性温，轻而糙。

【功效】温胃，消食，消炎止痛。

【主治】消化不良、食物积滞、白喉、炭疽等症。

石斛

【来源】为兰科植物金钗石斛、铁皮石斛、马鞭石斛、鼓槌石斛、流苏石斛、环草石斛、黄草石斛及同属多种植物的茎。

【原植物】金钗石斛 *Dendrobiun nobile* Lindl. 铁皮石斛 *Dendrobium candidum* Wall. ex Lindl. 等石斛，生长在长江流域及以南各地深山峡谷的岩壁上或大森林的大树上。目前野生石斛已极难见到，在浙江、安徽、云南、湖南、广西等地已有大面积人工种植铁皮石斛，加工时扭成螺旋状或弹簧状，称为“铁皮枫斗”。

【性味】味甘，性凉。

【功效】盖胃生津，滋阴除热，明目、强腰膝、止吐。

【主治】消化不良、热病伤阴、口干烦渴、肺燥咳嗽、病后虚热、“培根”病引起的发热、痔疮，以及视力减退，腰膝软弱。

商陆

【来源】为商陆科植物商陆的根。

【原植物】商陆 *Phytolacca acinosa* Roxb. 主产于河南、安徽、湖北等地。

【性味】味苦，性寒，有毒。

【功能主治】泻下利水，消肿散结，清热解毒。

【主治】水肿胀满、大便秘结、小便不利、食物中毒及热性疾病、梅毒引起的疼痛症。

船盔乌头

【来源】为毛茛科植物唐古特乌头和船盔乌头的全草及块根。

【原植物】

1．船盔乌头 *Aconitum naviculare*（Bruhl.）Stapf，生长于海拔 3200 ～ 5000 m 的高山碎石带、高山草坡。分布于西藏南部。

2．唐古特乌头 *Aconitum tanguticum*（Maxim.）Stapf，生长于海拔 3200 ～ 4800 m 的高山草甸、高山碎石带。分布于西藏、青海、四川、云南、陕西秦岭、甘肃等地。

【性味】味苦，性凉，有毒。

【功效】清热解毒，生肌收敛，燥湿。

【主治】瘟疫发热、肝胆热症、血症、胃热、疮疡、食物中毒、蛇蝎咬伤以及黄水病等症。

美丽乌头

【来源】毛茛科植物美丽乌头的根。

【原植物】美丽乌头 *Aconitum pulchellum* Hand.-Mazz. 生长于海拔 3500 ～ 4500 m 的高山草坡或灌丛中，分布于西藏东南部、云南西北部、四川西南部等地。

【性味】味苦，性凉、钝，有毒。

【功效】清热解毒。

【主治】食肉中毒、药物中毒等各种中毒症，虚热劳损引起的热症，胆热、喉病。

甘草

【来源】为豆科植物甘草的根及根茎。

【原植物】甘草 *G1ycyrrhiza uralensis* Fisch．生长于海拔 800 ～ 2800 m 的沙质土壤上。分布于青海省的格尔木、甘肃、新疆、内蒙古、山西等地。

【性味】味甘，消化后味甘，性凉、柔、平。

【功效】补脾益气，清热止咳，祛痰，解渴，缓和药性。

【主治】肺病、气管炎、脉病、呕吐等。

宽筋藤

【来源】为防己科植物中华青牛胆的茎与枝。

【原植物】中华青牛胆 *Tinospora sinensis*（Lour.）Merr. 生长于海拔 900 m 的山坡、树林。分布于西藏的墨脱、波密，广东、海南、广西、云南等地。

【性味】味甘、苦、涩，消化后味甘。性润、凉。

【功效】清热，祛风。

【主治】风热不合症，“隆”“赤巴”“培根”三者聚合所致热症。对虚热及治痛风病有良效。

悬钩木

【来源】为蔷薇科植物多腺悬钩子的茎枝及成

熟果实。

【原植物】多腺悬钩子 *Rubus phoenicolasius* Maxim. 分布于西藏林芝、米林、波密、察隅、亚东。青海、甘肃等地也有分布。

【性味】味甘、微辛，性温。

【功效】清热解毒。

【主治】“隆”热二合症、时疫感冒、时疫热症及咳嗽等。

印度獐牙菜

【来源】为龙胆科植物印度獐牙菜的全草。

【原植物】印度獐牙菜 *Swertia chirayita* Buch. Ham. 生长于海拔 1000 ~ 2500 m 的山地。分布于喜马拉雅温带地区（从克什米尔至不丹）。主产于印度、尼泊尔、不丹。多从尼泊尔由民间带进我国西藏。

【性味】味苦，性凉，效糙。

【功效】清肝利胆，退诸热。

【主治】肝热、胆热及血热症。

鸭嘴花

【来源】为爵床科植物鸭嘴花的树干及树枝。

【原植物】鸭嘴花 *Adhatoda vasica* Nees 生长于热带地区及山岭林荫下。分布于西藏波密、墨脱县、山南浪县等地。我国南部各省区也有分布。

【性味】味苦、涩，消化后味苦，性凉、钝、燥。

【功效】清热凉血，消炎止痛。

【主治】血热、肝热、胆热、多血症。

岩白菜

【来源】为虎耳草科植物岩白菜的根及根茎。

【原植物】岩白菜 *Bergeria purpurascens*（Hook. f. et Thoms.）Engl. 生长于海拔 3800 ~ 4000 m 之林下、灌木丛、亚高山草甸或石隙中；分布于西藏东部、四川西南部、云南西北部。

【性味】味辛、涩，性寒。

【功效】清热解毒，消肿。

【主治】瘟病、肺热、中毒及四肢肿胀等症。

秦皮

【来源】为木犀科植物苦枥白蜡树、白蜡树、尖叶白蜡树或宿柱白蜡树的枝皮或干皮。

【原植物】苦枥白蜡树 *Fraxinus rhynchophylla* Hance 生长于山坡、山沟和丛林中；分布于西藏波密、梅朵、浪县等，四川、贵州、云南等省区也有。

【性味】味涩、苦，性凉。

【功效】清热燥湿，解毒明目，愈合骨折，消炎止痒。

【主治】骨折引起的烧痛、骨质增生、骨髓炎、骨结核，以及热痢、泄泻、赤白带下、目赤肿痛等。

油松

【来源】为松科植物油松的茎、枝及树脂。

【原植物】油松 *Pinus tabulaeformis* Carr. 生长于海拔 3200 m 以下的山地半阴坡较干燥地方。分布于西藏林芝、米林、波密、错那、察隅，青海、四川等地。

【性味】味甘、消化后味甘，性热，效干。

【功效】祛风湿，舒筋络，干黄水。

【主治】“培隆”引起的疾病、筋骨疼痛、肾腰痛、关节积黄水、黄水疮、消化系统疾病。

小檗

【来源】小檗科刺红珠植物的根、茎的中皮层。

【原植物】刺红珠 *Berberis dictyophylla* Franch. 生长于海拔 2500 ~ 3500 m 的山地灌木丛中。分布于西藏东北部、四川西部、云南西北部。

【性味】味苦、涩，性凉。

【功效】解毒，收敛黄水，消炎。

【主治】食物中毒、痢疾、结膜炎，以及黄水病和皮肤病。

糖茶藨

【来源】为虎耳草科植糖茶藨子及蔷薇科植物扁刺蔷薇的茎内皮和果实。

【原植物】

1．糖茶藨 *Ribes himalense* Royle ex Decne 生长于海拔 1300 ~ 3800 m 的山坡灌木丛，沟谷中或林下和林缘。分布于西藏、青海、四川、云南、甘肃、陕西等地。

2．扁刺蔷薇 *Rosa sweginzowii* Koehne 生长于海拔 1600 ~ 3500 m 的阴坡沟谷、灌木丛或路边及林下；产于西藏、青海、四川、云南、甘肃、陕西、湖北。

【性味】果实味甘，性寒。内皮味苦，性寒。

【功效】解毒，退热，敛黄水。

【主治】中毒性发热、肝热症、肾病、关节积黄水等症。

西藏猫乳

【来源】为鼠李科植物西藏猫乳的干燥树干及枝条。

【原植物】西藏猫乳 *Rhamnella gilgitica* Mansfeld et Melch. 生长于海拔 2600 ~ 2900 m 的亚热带地区，分布于西藏察隅、芒康等地。云南、四川等省区也有分布。

【性味】味微苦，性凉。

【功效】凉血，敛干黄水，消肿。

【主治】风湿性关节炎、麻风病、高山多血症。熬膏外用能消肿，治疮毒。

无患子

【来源】为无患子科植物无患子的种子。

【原植物】无患子 *Sapindus mukorossi* Gaertn. 多生长于温暖、土壤疏松而稍湿润的疏林中。分布于台湾、湖北西部及长江以南各省区。

【性味】味甘、辛，消化后味甘，性温，效柔。

【功效】催吐，益精。主治培根病。

蓖麻子

【来源】为大戟科植物蓖麻的种子。

【原植物】蓖麻 *Ricinus communis* L. 生长于海拔 1000 m 之山坡及沟边。分布于西藏波密、错那、墨脱等地。全国各地也广有栽培，少有野生者。

【性味】味甘、辛，消化后味甘，性重而凉、锐。

【功效】润肠通便，催吐，泻毒火。

【主治】消化不良、中毒症、“隆”“赤巴”“培根”失调引起的综合征。

漆

【来源】为漆树科植物漆树的树脂经加工后的干燥品。

【原植物】漆树 *Toxicodendron vernicifluum*（Stokes）F.A.Barkl. 生长于向阳避风山坡。分布于西藏波密及甘肃、四川等大部分地区。

【性味】味涩、甘，消化后味苦，性凉，具毒。

【功效】生肌敛疮，托里排脓，干黄水。

【主治】久治不愈的糜烂性疮、陈旧性的热性黄水病、妇科病等。

腊肠果

【来源】为豆科植物腊肠树的干燥成熟果实。

【原植物】腊肠树 *Cassia fistula* L. 生长于海拔 1500 m 以下林边或山坡。分布于广西、广东、云南。

【性味】味甘，性凉。

【功效】清肝热，攻下，解毒，消肿。

【主治】新旧肝热、便秘、四肢肿胀、紫色“培根”及树类中毒症。

青杠

【来源】为壳斗科植物高山栎的果实和树脂。

【原植物】高山栎 *Quercus semicarpifolia* Smith 生长于海拔 3800 m 以下的山坡树林中。分布于西藏地区的波密、林芝、米林等地。

【性味】味涩，性平。

【功效】清热解毒，收敛止泻。

【主治】寒热夹杂的泻痢，肠炎。

（四）草本植物类药物

胡黄连

【来源】为玄参科植物西藏胡黄连的根茎。

【原植物】西藏胡黄连 *Picrorhiza scrophu-lariiflora* Pennell 生长于海拔 3600 ~ 4400 m 的高山草地及石堆中。分布于西藏、青海、云南等地。

【性味】味苦、涩，消化后味苦；性凉、糙。

【功效】清热燥湿，解毒消炎。

【主治】“培根木布病”、陈旧性疫病以及高血压、脉热、肝热、肺热、肠热、小儿热泻等症。

翼首草

【来源】本品为川续断科植物匙叶翼首花、裂叶翼首花的全草。

【原植物】

1. 匙叶翼首花 *Pterocephalus hookeri*（C.B. Clarke）Höeck 生长于海拔 3200 ~ 5700 m 的向阳山坡、草甸、林间。分布于西藏各地、青海、四川西部和北部、云南西北部。

2．裂叶翼首花 *Pterocephalus bretschneideri*（Batal.）Pretz. 生长于海拔 3000 m 左右的山坡草地和林下、林间草坡。分布于西藏东部、四川西部及西南部、云南北部和西北部等地。

【性味】味苦，性寒，有小毒。

【功效】解毒，清热止痢，祛风除痹。

【主治】瘟毒、新陈热病、垢甲病、痹症、痢疾、关节炎。

矮紫堇

【来源】为罂粟科植物尼泊尔黄堇的全草。

【原植物】尼泊尔黄堇 *Corydalis hendersonii* Hemsl. 生长于河滩沙砾地及草甸，流石坡，分布于西藏大部分地区，青海、新疆等省区也有。

【性味】味苦，消化后味苦，性凉。

【功效】凉血，清热消炎，止泻。

【主治】高山多血症、“木布”综合征、脉管炎、肠炎、五脏热症。

大叶秦艽

【来源】本品为龙胆科植物秦艽和达乌里秦艽的花、全草或根。

【原植物】

1．秦艽 *Gentiana macrophylla* Pall. 生长于海拔 400 ~ 2500 m 的河滩、路旁、水沟边、山坡草地、草甸、林下及林缘。分布于西藏大部分地区及西北、东北、华北等省区。

2．达乌里秦艽 *Gentiana dahurica* Fisch. 生长于海拔 870 ~ 4500 m 的河滩、湖边沙地、多石山坡及干草原。分布于我国西北、华北、东北等地区。

【性味】味苦，性凉。

【功效】清热，消炎，干黄水。

【主治】喉蛾、荨麻疹、四肢关节肿胀、黄水郁热、皮肤病。

伞梗虎耳草

【来源】为虎耳草科植物篦齿虎耳草的全草。

【原植物】篦齿虎耳草 *Saxifraga umbellulata* Hook.f.et，Thoms.var. *pectinata*（Marq et Airy Shaw）J.T.Pan 生长于海拔 3000 ~ 4100 m 的林下、灌木丛和岩壁石隙；产于西藏东部。

【性味】味苦，性寒，效锐。

【功效】清肝胆之热，排脓敛疮。

【主治】肝热、胆囊热、时疫感冒发热及疮热等。

唐古特青兰

【来源】为唇形科植物唐古特青兰的带根全草。

【原植物】唐古特青兰（甘青青兰）*Dracocephalum tanguticum* Maxim. 生长于海拔 1900 ~ 4600 m 的阳坡、干燥谷地、田边及林缘。产于西藏、青海、四川西部、甘肃西南部。

【性味】味甘、苦、辛，性寒。

【功效】清胆胃之热，利湿，化痰止咳，止血，燥黄水。

【主治】胃热、胃酸过多、神疲、头晕、关节炎及疖疮，亦可用于黄疸型肝炎、气管炎。

川西獐牙菜

【来源】为龙胆科植物川西獐牙菜的全草。

【原植物】川西獐牙菜 *Swertia mussotii* Franch. 生长于海拔 1900 ~ 3800 m 的河滩草地、山坡草地、灌木丛中、林下及水边。分布于西藏、青海、四川等地。

【性味】味苦，微甘；消化后味苦，性凉、柔。

【功效】清热解毒，清肝利胆。

【主治】疫热症、头痛、骨热、胆热。

扁蕾

【来源】为龙胆科植物扁蕾的全草。

【原植物】扁蕾 *Gentianopsis barbata*（Froel.）Ma 生长于海拔 2200 ~ 4500 m 的水沟边、河滩、草甸或林间。分布于西藏拉萨、日喀则、山南、林芝等地。

【性味】味苦，性凉。

【功效】清热，利胆，益骨。

【主治】胆热、肝热、骨热、创伤引起的热症、时疫热、血病，及“赤巴”引起的头痛等症。

花锚

【来源】为龙胆科植物椭圆叶花锚的地上部分。

【原植物】椭圆叶花锚 *Halenia elliptica* D.Don 生长于海拔 2600 ~ 4600 m 的河滩、山坡草地、灌丛中及林缘。分布于西藏各地，青海、四川、云南、贵州、甘肃、陕西、新疆、内蒙古、山西、辽宁、湖北、湖南也有分布。

【性味】味苦，消化后味苦，性凉。

【功效】泻肝胆实火。

【主治】肝热、胆热、时疫感冒、头痛、头晕。

红景天

【来源】为景天科植物大花红景天、唐古特红景天的根及根茎。

【原植物】

1．大花红景天 *Rhodiola crenulata*（Hook. f. et Thoms.）H.Ohba。生长于海拔 2800 ～ 5600 m 的山坡草地、灌丛石缝中。分布于西藏林芝、亚东、帕里、当雄，四川西部、云南西北部也有分布。

2．唐古特红景天 *Rhodiola algida*（Ledeb）Fisch. et Mey. var. *tangutica*（Maxim.）S.H.Fu。生长于海拔 2000 ～ 4700 m 的高山石缝中或近水处。产于宁夏、甘肃、青海、四川等地。

【性味】味甘、苦、涩，性微寒。

【功效】活血消肿，清肺止咳，解热止痛，益气安神；现代研究发现，还有抗缺氧、抗疲劳、活血化瘀和增强免疫力的作用。

【主治】水土不服所致恶心、呕吐、嘴唇和手心等发紫、全身无力、胸闷难于透气、体虚无力、失眠多梦。还用于肺热、肺痨等症。近年来多用于预防和治疗高原反应。

高山辣根菜

【来源】为十字花科植物单花荠的带根全草。

【原植物】单花荠 *Pegaeophyton scapiflorum*（Hook. f. et Thoms.）Marq.et Shaw 又名无茎荠。生长于海拔 3750 ～ 5500 m 的高山草地及高山碎石带。分布于西藏大部分地区。青海、四川、云南等地也有分布。

【性味】味苦，微甘，涩而微辣，消化后味甘，性凉而润。

【功效】清热养肺，止咳，退热，滋补元气。

【主治】肺热及肺病引起的咳嗽、咯血，背部疼痛、发热，混乱热症。

宽果丛菔

【来源】为十字花科植物宽果丛菔的带根全草。

【原植物】宽果丛菔 *Solms-Laubachia eurycarpa*（Maxim.）Botsch. 生长于海拔 4200 ～ 5100 m 的高山碎石带。分布于西藏大部分地区，青海等地也有分布。

【性味】味甘、苦，消化后味甘，性凉而糙。

【功效】清肺止咳，消炎，止血，愈创。

【主治】肺炎、气管炎、刀伤。

金腰草

【来源】为虎耳草科植物裸茎金腰子的全草。

【原植物】裸茎金腰子 *Chrysosplenium nudicaule* Bunge 生长于海拔 2500 ～ 4800 m 之林下、高山草甸石隙。分布于西藏东部、青海、云南西北部、甘肃、新疆等地。

【性味】味极苦，性凉，效糙、干。

【功效】清热利胆。

【主治】胆热症、发热、头痛、胆囊炎、胆结石、肝炎。

乌奴龙胆

【来源】为龙胆科植物乌奴龙胆的全草。

【原植物】乌奴龙胆 *Gentiana urnula* H. Smith 生长于海拔 3900 ～ 5700 m 的高山砾石带、高山草甸及石山坡。分布于西藏大部分地区，青海、甘肃也有分布。

【性味】味苦，性凉。

【功效】清热，解毒，止泻。

【主治】中毒性发热、流行性感冒、胃肠溃疡、热性腹泻。

囊距翠雀

【来源】为毛茛科植物囊距翠雀花的地上部分。

【原植物】囊距翠雀花 *Delphinium brunonianum* Royle 生长于海拔 4500 ～ 6000 m 的草坡或多石砾山坡中。分布于西藏南部。

【性味】味苦，性寒。

【功效】凉血解毒，祛风止痒。

【主治】时疫感冒、各种时疫诸病、胆病；外用治疥癣、皮疹、皮肤瘙痒、蛇虫咬伤等症。

假耧斗菜

【来源】为毛茛科假耧斗菜的地上部分。

【原植物】假耧斗菜 *Paraquilegia microphylla*（Royle）Drumm. et Hutch. 生长于海拔 2700 ～ 4700 m 的高山草甸及高山碎石隙。分布于西藏各地、青海、甘肃、云南、四川等地。

【性味】味苦，消化后味苦，性凉，糙。

【功效】镇痛，催产。

【主治】难产、胎死不出、胎衣不下，以及跌打损伤。

独行菜

【来源】为十字花科植物葶苈的带根全草（幼苗）。

【原植物】葶苈 *Lepidium apetalum* Willd. 生长于海拔4750 m以下的村边、田边、荒地、路边、山坡、河滩地。分布于西藏各地，青海、四川、甘肃等地也有分布。

【性味】味涩、辛，性平。

【功效】清热利湿，活血止血。

【主治】内脏瘀血及黄水病、骨症、"巴母病"、水肿及各种出血。

独一味

【来源】为唇形科植物独一味的全草。

【原植物】独一味 *Lamiophlomis rotata*（Benth.）Kudo 生长于海拔2700 ～ 4500 m的高山草地。分布于西藏大部分地区及甘肃、青海、四川、云南西北部等省区。

【性味】味微甘而苦，消化后味苦，性轻、糙而凉。

【功效】清热解毒，消炎止痛，补髓接骨。

【主治】各种原因引起的炎症、骨关节疼痛、跌打损伤引起的创伤及骨折、急腹症、瘟疫。

川贝母

【来源】为百合科植物棱砂贝母和川贝母的鳞茎。

【原植物】

1．棱砂贝母 *Fritillaria delavayi* Franch. 生长于海拔3900 ～ 5000 m的砾石带或流砂地上。分布于西藏亚东、拉萨、南木林、加查、察隅、昌都和丁青等地。青海、四川、云南等地也有分布。

2．川贝母 *Fritillaria cirrhosa* D.Don. 生长于海拔3200 ～ 4200 m的林中、灌木丛下，草地、河滩、山谷等地。分布于西藏东南部、青海、四川、云南、甘肃等地。

【性味】味甘、苦，性微寒。

【功效】清热润肺，消炎，化痰止咳。

【主治】头颅骨折、中毒、外伤、肺热咳嗽、干咳少痰、咳痰带血。

棘豆

【来源】本品为豆科植物镰形棘豆和轮叶棘豆的全草。

【原植物】

1．镰形棘豆 *Oxytropis falcata* Bunge 生长于海拔2700 ～ 4300 m的河滩、山坡及灌丛草甸。分布于西藏各地，青海、四川、甘肃等地也有分布。

2．小叶棘豆 *Oxytropis microphylla*（Pall.）DC. 生长于海拔4000 ～ 5000 m的山坡、草地、砾石地、河滩、田边。分布于西藏、青海、甘肃等地。

【性味】味苦而甘，消化后味苦，性凉，有毒。

【功效】清热解毒，生肌愈疮，涩脉止血。

【主治】瘟疫、咽喉肿痛、大小便秘结症，外敷治疮疖肿痛。

高山龙胆

【来源】为龙胆科植物岷县龙胆的花。

【原植物】岷县龙胆 *Gentiana purdomii* Marq. 生长于海拔1200 ～ 5300 m的高山草甸和流石滩。分布于西藏、青海南部、甘肃、四川。

【性味】味苦，性寒。

【功效】清湿热，泻肝胆实火，镇咳，利喉，健胃。

【主治】感冒发热、目赤咽痛、肺热咳嗽、胃热、脑痧、尿道炎、阴痒及阴部湿疹等。

双花千里光

【来源】为菊科植物双花千里光的全草。

【原植物】双花千里光 *Senecio dianthus* Franch. 生长于海拔3000 ～ 3900 m的山坡、灌木丛、林缘、河滩。分布于西藏林芝、波密、米林、山南等地。四川、云南等省区也有分布。

【性味】苦，寒。

【功效】清热止痛，祛风止痒，解毒疗疮。

【主治】伤口发炎、肿胀疼痛、皮炎、跌打损伤。

紫茎棱子芹

【来源】伞形科植物紫茎棱子芹的干燥全草。本品分为上品及次品两种。产自南方和尼泊尔的为上品，产自西藏的为次品。

【性味】味苦，性凉、燥。

【功效】清热解毒。治疗中毒症、疠热病。

马钱子

【来源】为马钱科植物马钱的种子。又称番木鳖。

【原植物】马钱 *Strychnos nux-vomica* L. 生长于热带地区，分布于我国云南、广东、海南等地。

【性味】味苦，性寒，效糙，有毒。

【功效】通络散结，消肿止痛，解毒。

【主治】血“隆”上亢、中毒症风湿痹痛、拘挛麻木、痈疽、跌打损伤肿痛。

蔷薇花

【来源】为蔷薇科植物绢毛蔷薇、峨嵋蔷薇的花瓣和果实。分布于西藏、青海、四川、云南、贵州、甘肃、宁夏、陕西、山西、河南、湖北。

【性味】花果均味甘，消化后味苦，性寒，效重、柔。

【功效】降气清胆，活血调经。

【主治】“隆”病、“赤巴”病，肺热咳嗽、吐血、月经不调、脉管瘀痛、赤巴带下、乳痛等。

花苜蓿

【来源】为豆科植物花苜蓿的全草。分布于西藏各地，青海、四川、甘肃等省区也有。

【性味】味甘、涩，消化后味甘。性凉、干而轻。

【功效】清热解毒，益肾愈疮。

【主治】痘疹、肺病、肾病。

山柳叶糖芥

【来源】为十字花科山柳菊叶糖芥的种子。分布于西藏各地及新疆等地。

【性味】味涩而甘，消化后味苦，性凉、糙。

【功效】清热，镇咳，解毒。

【主治】混乱热症、肺病、肉食中毒、血热。

垫型蒿

【来源】本品为菊科植物垫型蒿的叶和新生茎枝。分布于西藏拉萨、甘肃西部、青海西部等地。

【性味】味苦，性凉。

【功效】清肺止咳，消肿，利肾，破痞瘤。

【主治】肺炎、疮疖。

猪毛蒿

【来源】为菊科植物猪毛蒿的带根全草。分布于西藏大部分地区及青海等地。

【性味】味辛、苦、消化后味苦，性凉、糙而钝。

【功效】清热解毒，消肿。

【主治】喉炎、肺热、热病引起的肿胀。

环根芹

【来源】为伞形科植物环根芹、南竹叶环根芹的根。分布于西藏各地、云南和四川。

【性味】味甘、辛，性温。

【功效】清心热，解毒。

【主治】“培根”和“隆”的合并症。西藏地区用此药治妇女“隆察布”病。

当归

【来源】为伞形科植物当归的根。产于西藏大部分地区、四川、云南、贵州、甘肃、陕西、湖北；多栽培，稀野生。

【性味】味甘、辛，性温。

【功效】补血，活血，调经，清心热，解毒止痛，润肠。

【主治】“培根”和“隆”的合并症。西藏地区用此药治妇女“隆察”病。

刺柏

【来源】为柏科植物刺柏的带叶嫩枝和果实。分布于西藏、青海、云南、四川、甘肃等地。

【性味】味苦、涩，性凉。

【功效】清热，补肾。

【主治】肾热症、遗尿、积水、疔毒、炭疽等症。

天仙子

【来源】为茄科植物莨菪成熟的种子。分布于西藏昌都、波密、米林、林芝等地。

【性味】味苦、辛，消化后味苦，性润、温而钝。

【功效】解痉止痛，消炎，驱虫。

【主治】虫牙，脏腑、头部等处寄生虫引起的绞痛，支气管炎，外伤及创伤引起的肿块。

马蔺子

【来源】为鸢尾科植物马蔺的种子。分布于西藏各地及青海、云南、四川等地。

【性味】味辛，消化后味甘，性平。

【功效】解毒，驱虫。

【主治】各类虫病与肠绞痛，其花利于眼病。

迟熟萝蒂

【来源】为百合科植物洼瓣花的全草。分布于西藏各地、甘肃、青海、四川等地。

【性味】味甜、微苦，消化后味苦，性凉。

【功效】清热明目，引黄水，愈创，接骨折。

【主治】跌打损伤、各种眼病、体虚。

长嘴老鹳草

【来源】为牻牛儿苗科植物长嘴老鹳草的带根全草。分布于西藏大部分地区。甘肃、青海、四川等大部分省区也有分布。

【性味】味甘、苦，消化后味甘，性凉而润。

【功效】收敛，消炎，止痛。

【主治】结膜炎、虹膜炎、角膜云翳及肉瘤等眼病。

角茴香

【来源】为罂粟科植物节裂角茴香的全草。分布于西藏大部地区、青海、甘肃、云南等省区。

【性味】味苦，性寒，有毒。

【功效】清热解毒，消炎，镇痛。

【主治】流行性感冒、瘟疫症、“赤巴”热症、目赤肿痛、肺热咳嗽、关节疼痛、咽喉肿痛、食物中毒。

天南星

【来源】为天南星科植物天南星 *Arisaema consanguineum* Schott. 或异叶天南星、黄苞南星的块茎、花及果实。分布于西藏各地、四川西南部、云南西北部。

【性味】味辛，消化后味苦，性轻、糙而锐、温；有毒。

【功效】燥湿化痰，祛风止痉，驱虫，消肿散结，解毒，祛腐肉。

【主治】蛲虫、蛔虫、骨质增生、骨肿瘤、中毒症，以及顽痰咳嗽、风痰眩晕、中风痰壅、口眼㖞斜、半身不遂、癫痫、破伤风。

杉叶藻

【来源】为杉叶藻科植物杉叶藻全草。分布于西藏各地、青海、云南。西北、华北、东北等地区也有分布。

【性味】味甘，消化后味甘，性凉，效柔、钝。

【功效】清热，舒肝利肺。

【主治】肺痨咳嗽、痨热骨蒸、肝痛、心痛。

草莓

【来源】为蔷薇科植物东方草莓及同属多种植物的全草。

【性味】味甘、苦，消化后味甘，性凉、效动、钝。

【功效】引吐肺痰，托引胸腔脓血。

【主治】血热性化脓症、肺瘀血、黄水病及脓疡。

小角柱花

【来源】为蓝雪科植物小蓝雪花的全草。分布于西藏各地，四川、云南、甘肃等地也有分布。

【性味】味涩、苦，消化后味苦，性凉，效轻。

【功效】止血，调经。

【主治】月经过多、鼻衄等。

胡芦巴

【来源】为豆科植物胡芦巴 *Trigonella foenum-graecum* L. 的成熟种子。分布于西藏的隆子、贡嘎、日喀则等地。新疆、甘肃、陕西、河北等省区也有分布。

【性味】味苦，性温，效重、润。

【功效】温中燥湿。

【主治】“隆”病、肺脓肿、腹泻，以及肾阳不足之寒湿之症。

鸡蛋参

【来源】为桔梗科植物鸡蛋参的根和花。

【性味】味甘，性平。

【功效】根：能补脾益胃，增强嗅觉。

【主治】感冒、胸痛、食欲缺乏。花：治肝热。

螃蟹甲

【来源】为唇形科植物螃蟹甲的块根。分布于西藏大部分地区及四川等地。

【性味】味甘、涩，消化后味甘，性润、软、凉。

【功效】散寒，润喉。

【主治】感冒、时疫症、气管炎、肺痨等病。

齿叶玄参

【来源】为玄参科植物齿叶玄参的全草。分布于西藏林芝、山南、亚东等地，青海等地也有分布。

【性味】味辛、苦，性凉。

【功效】清热解毒。

【主治】麻疹等高热瘟疫症及中毒。

卷丝苦苣苔

【来源】为苦苣苔科植物卷丝苦苣苔、石花的全草及花。分布于西藏各地，青海、四川、云南也有分布。

【性味】味苦、甘，性凉。

【功效】清热解毒，愈疮，补肾。

【主治】热性腹泻、阳痿早泄、月经失调、白带过多、肉食中毒、乌头中毒、肾病及疖疮等症。

网眼瓦韦

【来源】为水龙骨科植物网眼瓦韦的全草。分布于西藏的吉隆、聂拉木、定结、错那等地，青海、云南、甘肃、河北也有分布。

【性味】味苦，性凉。

【功效】清热解毒，干脓愈疮，接骨。

【主治】脓疮、胸腹疾病、烧伤、湿热腰痛、外伤、骨伤等症。

甘松

【来源】为败酱科植物甘松 *Nardostachys Chinensis* Batal. 或宽叶甘松 *N.jatamanse* DC. 的干燥带根全草。分布于西藏各地，青海、四川、云南、甘肃等省区也有分布。

【性味】味辛、甘，消化后味苦，性温而糙。

【功效】理气止痛，开郁醒脾。

【主治】脾胃气滞，胸闷腹胀、食欲缺乏，以及瘟疫症、久热症。

黄连

【来源】本品为毛茛科植物黄连 *Coptis Chinensis* Franch.、三角叶黄连或云连的根茎。分布于西藏门隅、珞隅、昌都等地，四川、云南、贵州、陕西、湖北等地均有栽培。

【性味】味苦，消化后味亦苦，性寒、糙。

【功效】清热燥湿，泻炎解毒，排脓愈疮。

【主治】一切热症、眼病、喉病、痢疾、肠炎、肠风症、便血、黄水疮、脓疮、疔毒、痈肿。

多茎獐牙菜

【来源】为龙胆科植物多茎獐牙菜的根。分布于西藏错那、扎日、察隅、墨脱，云南亦有分布。

【性味】味苦、辛、涩，消化后味苦，性凉。

【功效】清热，解毒，接脉，止血，生肌。

【主治】瘟疫、黄疸、腹痛、肠痧疫疠、腑热、疮疥、跌打外伤。

黄秦艽

【来源】为龙胆科植物黄秦艽的全草。分布于西藏米林、朗县、亚东及云南、四川等地。

【性味】味苦，性凉。

【功效】清热解毒，愈疮。

【主治】腑热症、瘟疫、喉蛾、疔毒、中毒症、疮伤等症。

藏紫菀

【来源】为菊科植物缘毛紫菀的花。分布于西藏大部分地区及云南、四川、甘肃等地。

【性味】味苦，性寒。

【功效】清热解毒，镇咳祛痰。

【主治】瘟疫病、中毒症、支气管炎、咳嗽气喘、咳吐脓血。

大籽蒿

【来源】为菊科植物大籽蒿的全草。

【性味】微甘、苦，性寒。

【功效】止血，消肿，清热。

【主治】各种疾病引起的出血、四肢关节肿胀、痈疖、外伤。

高山大黄

【来源】为蓼科植物高山大黄、西伯利亚蓼的根茎。分布于西藏林芝、亚东等地。

【性味】味酸、苦，消化后味酸，性温。

【功效】消肾型水肿，下引黄水，治“培根”病。

全萼龙胆

【来源】为龙胆科全萼龙胆的全草。

【原植物】全萼龙胆 *Gentiana lhassica* Burk. 生长于海拔 4500 ～ 4900 m 的山坡草地、高山草甸上。分布于西藏的工布江达、朗县、加查、隆子、泽当、拉萨，青海等地也有分布。

【性味】味苦、甘、消化后味苦，性凉。

【功效】清热解毒。

【主治】瘟疫发盛热、伤口发炎、胆热。

山苦荬

【来源】为菊科山苦荬的全草。

【原植物】山苦荬 *Ixeris chinensis*（Thunb.）Nakai 生长于海拔 2200 ～ 4000 m 的农田边、山坡、水沟边、荒地及柏树林下。分布于西藏大部分地区，青海、甘肃等地也有分布。

【性味】味苦，消化后味苦，性凉。

【功效】清热利胆。

【主治】“赤巴”热、肝热、胆热、脉病。

骨碎补

【来源】为水龙骨科植物槲蕨、鳞毛蕨科多鳞鳞毛蕨和拉萨高山耳蕨等的根茎。产于中南、西南各省区。

【原植物】

1．槲蕨 *Drynaria fortunei*（Kunge）J. Smith。

2．多鳞鳞毛蕨 *Dryopteris barbigera*（Moore.）O.Kuntze。

3．拉萨高山耳蕨 *Polystichum lhasaense* Ching。

【性味】味苦、涩，消化后味甘，性温、糙。

【功效】补肾壮骨，活血止血，续伤止痛。

【主治】肾虚腰痛、下肢痿弱、耳聋耳鸣、久泻久痢、跌扑闪挫、筋骨损伤，以及食肉中毒与配制中毒症。

密鳞刺叶耳蕨

【来源】为鳞毛蕨科植物密鳞耳蕨的根茎。

【原植物】密鳞耳蕨 *Polystichum squarrosum*（D.Don）Fée 生长于海拔 1900 ～ 2100 m 的河谷杂木林下或岩石上。分布于西藏林芝、米林、错那、亚东、波密、拉萨，四川、贵州、云南、陕西、甘肃、浙江、湖北、湖南等地也有分布。

【性味】味苦，性凉。

【功效】清热解毒。

【主治】食物中毒、药物中毒等症。

水柏枝

【来源】为柽柳科植物三春水柏枝的嫩枝或中皮及叶、花。

【原植物】三春水柏枝 *Myricaria paniculata* P.Y.Zhang et Y.J.Zhang [*Myricaria germanica auct. non*（L.）Desv.] 生长于海滩、河岸、水塘边冲积等处。分布于西藏拉萨、山南、林芝、昌都等地。

【性味】味涩、苦，消化后味苦，性凉、钝、重。

【功效】清热解毒，止咳，干黄水。

【主治】黄水病、血热、伤口热、未熟热、咳嗽、各种药物中毒、食物中毒、梅毒等症。

山矾

【来源】为山矾科植物白檀的叶。

【原植物】白檀 *Symplocos paniculata*（Thunb.）Miq. 生长于海拔 2000 ～ 3000 m 的密林中。分布于西藏波密、扎日、察隅及华北、东北、华东。

【性味】味苦，消化后味苦，性平。

【功效】清热，消炎。

【主治】肺热症、肾热症、瘟热症、扩散伤热症、腰肌劳损、口腔炎。

茜草

【来源】为茜草科植物茜草和心叶茜草的根及全草。

【原植物】

1．茜草 *Rubia cordifolia.* L.

2．心叶茜草 *Rubia manjift* Roxb. ex Fleming 生长于海拔 1300 ～ 3600 m 的松栎林、河谷灌丛、沟边湿地或农田中。分布于西藏、青海、云南、四川等地。

【性味】味苦、涩，性寒。

【功效】清热解毒，凉血止血，活血化瘀。

【主治】根：血热所致的各种出血证，如吐血、衄血、便血、血崩、外伤出血、尿血（炒碳用）、月经不调、闭经腹痛、瘀血肿痛、跌打损伤、赤痢。

全草：肺炎、肾炎、阴道滴虫。

冬葵子

【来源】为锦葵科植物冬葵的带宿存花萼的果实。

【原植物】冬葵 *Malva verticillata* L. 生长于平原旷野、村边、路旁、荒地；分布于我国各省区。

【性味】味甘、涩，性凉。

【功效】利尿通淋，清热消肿，止渴润肠，下乳。

【主治】尿闭、淋病、水肿、口渴、肾热、膀胱热、乳汁不行。

双花堇菜

【来源】为堇菜科植物双花堇菜和圆叶小堇菜的全草。

【原植物】双花堇菜 *Viola biflora* L. 生长于海拔 2500 ~ 4400 m 的高山草原、草坡及林下。分布于西藏、青海、甘肃及云南等地。

【性味】味甘、涩，性平。

【功效】益疮，止血，接骨，愈合脉管。

【主治】骨折、创伤。

锦鸡儿

【来源】为豆科植物鬼箭锦鸡儿的红色木质部心材。

【原植物】鬼箭锦鸡儿 *Caragana jubata*（Pall.）Poir. 生长于海拔 3000 ~ 4700 m 的阴坡、半阴坡。分布于西藏、青海、四川、甘肃、宁夏、新疆、内蒙古、河北、山西、辽宁等省区。

【性味】味涩，性凉。

【功效】活血散瘀，凉血，降压。

【主治】多血症、血热症、高血压、月经不调。

忍冬果

【来源】为忍冬科植物越橘叶忍冬及小叶忍冬的果实。

【原植物】

1. 越橘叶忍冬 *Lonicera myrtillus* Hook. f. et Thoms.。

2. 小叶忍冬 *Lonicera microphylla* Willd. ex Roem. et Schult. 生长于干旱山坡和河谷疏林下。分布于西藏、青海、四川、甘肃、宁夏、新疆、内蒙古。

【性味】味微甘，性温。

【功效】清心热、调经血。

【主治】心脏病、月经不调、停经等。

甘肃棘豆

【来源】为豆科植物甘肃棘豆和黄花棘豆的全草。

【原植物】

1. 甘肃棘豆 *Oxytropis kansuensis* Bunge。

2. 黄花棘豆 *Oxytropis ochrocephala* Bunge 生长于海拔 3000 ~ 5100 m 的山坡草地、沼泽草地、干河谷阶地、山坡砾石草地。分布于西藏大部分地区及甘肃、青海、四川西部。

【性味】味甘、微涩，性温。

【功效】利水退肿。

【主治】肾性水肿、营养性水肿、浮肿、脾病、肺热症、肠痧疫疠、妇科病等。

密花香薷

【来源】唇形科植物密花香薷的地上部分。

【原植物】密花香薷 *Elsholtzia densa* Benth. 生长于海拔 2700 ~ 4500 m 的山坡草地、灌木丛中、河边沙地及高山流石坡。分布于西藏、四川、云南、甘肃、青海、河北、山西、陕西、新疆等省区。

【性味】味辛、涩，消化后味苦，性糙，湿而轻。

【功效】清热化湿，解表，利尿消肿，驱虫。

【主治】“培根”病、寄生虫引起的牙痛、胃肠绞痛；外用治皮肤瘙痒等。

毛穗香薷

【来源】为唇形科香薷属植物毛穗香薷，密花香薷的地上部分。

【原植物】

1. 毛穗香薷 *Elsholtzia eriostachya*（Benth.）Benth.。

2．密花香薷 *Elsholtzia densa* Benth. 生长于海拔 4100 m 以下的林缘、河边、荒地及田间。分布于西藏各地及青海、云南、甘肃、四川、陕西、山西、河北、新疆等地。

【性味】味辛、涩、苦，性平。

【功效】消炎，止血，止痒。

【主治】寄生虫引起肠、胃、胎宫、肛门等部位发炎，疼痛，发痒。

麻黄

【来源】为麻黄科植物藏麻黄、中麻黄或木贼麻黄的草质茎及根。

【原植物】

1．藏麻黄 *Ephedra saxatilis* Royle ex Florin。

2．中麻黄 *Ephedra intermedia* Schrenk ex C.A. Mey。

3．木贼麻黄 *Ephedra equisetina* Bunge。

生长于多沙地带、沙漠或干燥山地。分布于西藏各地，青海、甘肃等地也有分布。

【性味】味辛、苦、涩，消化后味苦，性温、糙而轻。

【功效】清热解毒，发汗解表，止咳平喘，利尿消肿，止血。

【主治】风寒感冒、胸闷喘咳，肝热、“赤巴”热、脾热等热症引起的疾病，水肿，血管破裂引起的出血症。还可以散结消瘤。麻黄灰粉外用可止血。

菥蓂子

【来源】为十字花科植物菥蓂的成熟种子。

【原植物】菥蓂 *Thlaspi arvense* L. 生长于海拔 4000 m 以下的田边、村宅附近、沟边及山谷草地。分布于西藏各地，青海、甘肃、云南等地也有分布。

【性味】味辛，性平。

【功效】清肾热、肺热、健胃、燥黄水。

【主治】肾热、淋浊、肝病、肺热、咳嗽、消化不良、呕吐等症。

臭蒿

【来源】为菊科植物臭蒿的地上部分。

【原植物】臭蒿 *Artemisia hedinil* Ostenf. et Pauls. 生长于海拔 3000 ~ 4800 m 的荒地、河滩、村庄、田边、湖边及林缘等处；分布于西藏、青海、四川、云南、甘肃、新疆等地区。

【性味】味苦、辛，消化后味苦，性微寒。

【功效】清热凉血，退黄，消炎。

【主治】“赤巴”病、急性黄疸性肝炎、胆囊炎。

叉分蓼

【来源】为蓼科植物叉分蓼及叉枝蓼的根。

【原植物】

1．叉分蓼 *Polygonum divaricatum* L.。

2．叉枝蓼 *Polygonum tortuosum D.Don.* 生长于海拔 3800 ~ 4900 m 的山坡草地、河滩砂砾地及阴暗潮湿林下和沟边。分布于西藏各地。

【性味】味苦、酸、涩，消化后味苦。

【功效】清热止泻。

【主治】胃炎，大、小肠积热，热泻腹痛，肺热音哑，产后肾腰痛及腹痛。

尼泊尔酸模

【来源】为蓼科植物尼泊尔酸模的根。

【原植物】尼泊尔酸模 *Rumex nepalensis* Spreng. 生长于海拔 3700 m 以下的山谷湿地、农田、村庄、路旁。分布于西藏各地，青海、四川、云南、贵州、甘肃、陕西、湖北、湖南、江西等地也有分布。

【性味】味甘、苦，消化后味甘，性凉，效柔、软。

【功效】清热，消肿。

【主治】喉蛾、肺热、肝热。

蚓果芥

【来源】为十字花科植物蚓果芥的全草。

【原植物】蚓果芥 *Torularia humilis*（C.A.Mey.）O.E. Schulz 生长于海拔 5000 m 以下的河滩，荒地、山坡草地、灌木丛中。分布于西藏各地及青海、甘肃、陕西、河北、内蒙古、新疆等地。

【性味】味辛、苦，性温。

【功效】解毒，健胃。

【主治】食物中毒、腹痛、消化不良。

角蒿

【来源】为紫葳科植物密生波罗花的花、种子和根。

【原植物】密生波罗花 *Incarvillea compacta* Maxim. 生长于海拔 2500 ~ 5000 m 的山坡、砾石滩或林下。分布于西藏拉萨、那曲、当雄、日喀则、亚东，青海、甘肃等地也有分布。

【性味】花：味甘，性凉而重。

根及种子味苦，消化后味苦，性温、稀而软。

【功效】种子：补虚聪耳，消炎止痛。主治耳流脓、耳聋。

根及花：补虚，消食通便。

【主治】身虚、头晕、胸闷、腹胀、便秘。

砂生槐子

【来源】为豆科植物砂生槐的种子。

【原植物】砂生槐 *Sophora moorcroftiana*（Benth.）Baker 生长于海拔 2800 ~ 4400 m 的山坡灌丛中、河砂质地、干旱山坡和山丘上。在雅鲁藏布江河谷常成大片群落；分布于西藏的波密、林芝、米林、扎囊、拉萨、仁布、日喀则、拉孜等地。

【性味】味苦，性凉。

【功效】解毒，上引胆病。

【主治】白喉病、黄疸型肝炎、化脓性扁桃体炎、虫病。

青稞黑粉菌

【来源】为禾本科植物青稞果穗感染了黑粉菌科真菌麦散黑粉菌，所产生的孢子粉。

【原植物】麦散黑粉菌 *Ustilago nuda*（Jens.）Rostr. 生长于青稞或小麦、大麦穗上。我国各省区均有分布。

【性味】味苦，性温。

【功效】温胃，开胃口，止血。

【主治】消化不良症、烧伤、子宫出血、胃寒疼痛及腹胀等。

草玉梅

【来源】为毛茛科植物草玉梅的果实。

【原植物】草玉梅 *Anemone rivularis* Buch. -Ham. ex DC. 生长于海拔 1750 ~ 4200 m 的林缘、河滩、溪边、湖畔及高山草甸和阴坡碎石中。分布于西藏南部及东部、青海东南部、四川、云南、贵州、甘肃西南部、湖北西南部、广西西部等地。

【性味】味辛、苦，性温。

【功效】去腐，提升胃温，引流黄水。

【主治】消化不良、胃虫引起的刺痛、寒性痞瘤、关节积黄水、蛇毒。

高原毛茛

【来源】为毛茛科植物高原毛茛的叶和花。

【原植物】高原毛茛 *Ranunculus tanguticus* Maxim. Ovcz. 生长于海拔 3000 ~ 4600 m 的沼泽草甸和水边湿地。分布于西藏、青海、云南西北部、甘肃等地。

【性味】味辛，消化后味辛，性温、轻、干、润。

【功效】提升胃温，消瘤，引黄水。

【主治】胃寒、痞瘤、脓疮、喉蛾、水肿。

藏木通

【来源】本品为毛茛科植物绣球藤的带叶及花果的二年生枝条。

【原植物】绣球藤 *Clematis montana* Buch.-Ham. ex DC. 生长于海拔 1200 ~ 3800 m 的林中或灌木丛中。分布于西藏、云南、四川、甘肃、宁夏、陕西、江西、湖北等地。

【性味】味辛、甘，性温。

【功效】祛寒，健胃消积，止泻利痰，排脓散痈，消痞瘤，除疮排脓。

【主治】胃肿胀、消化不良、呕吐、肠痈、痞瘤。

烈香杜鹃

【原植物】烈香杜鹃 *Rhododendron anthopogonoides* Maxim. 生长于海拔 3000 ~ 3500 m 的高山灌丛带。分布于西藏、青海、四川等省区。

【性味】味甘、涩，性平。

【功效】清热消炎，补肾。

【主治】喘症、浮肿、身体虚弱及水土不适、消化不良、胃下垂、胃扩张。外用治疮疠。

平车前

【来源】为车前科植物平车前的干燥带根全草。

【原植物】平车前 *Plantago depressa* Willd. 生长于田园地边、路旁、沟旁等荒地；分布于全国各省区。

【性味】味甘而涩，消化后味甘，性寒。

【功效】清热解毒，利尿，止泻，止血，滋阴益肾，清肝明目，清肺化痰，引黄水，愈伤口。

【主治】寒、热性腹泻、水肿、少尿、痈疮毒、出血症目赤肿痛。

大车前

【来源】为车前科植物大车前的地上部分。

【原植物】大车前 *Plantago major* L. 生长于路旁、沟边、田边潮湿地或湿草地。分布于西藏各地、青海、四川、云南及华东等地。

【性味】味甘、涩，消化后味甘，效轻，性寒。

【功效】与平车前相似。

【主治】与平车前相同。

蓝翠雀花

【来源】为毛茛科植物蓝翠雀花的地上部分。

【原植物】蓝翠雀花 *Delphinium caeruleum* Jacq. ex Camb. 生长于海拔 2100 ~ 4200 m 的树下、林缘及高山草原等处。分布于西藏、青海、四川西部、甘肃等地。

【性味】味苦，性凉。

【功效】清热，止泻痢，愈疮。

【主治】肝胆热病、肠热腹泻、痢疾、黄水、疖肿。

荠菜

【来源】为十字花科植物荠菜的全草。

【原植物】荠菜 *Capsella bursa-pastoris*（Linn.）Medic. 生长于海拔 4500 m 以下的田边、村庄附近、沟边、河边滩地。分布于西藏拉萨、山南、日喀则等地。荠菜作为一种可食用的野菜，全国各地均有种植。

【性味】味甘、微辛，性平，微凉。

【功效】止吐，止血，清热，利尿，消肿，平肝，明目，通脉络。

【主治】呕吐、肺热咳血、尿频、淋证、吐血、衄血、便血、产后子宫出血、月经过多、肾水肿、脉病、痢疾、目赤肿痛等症。

手掌参

【来源】本品为兰科植物手参的块茎。

【原植物】手参 *Gymnadenia conopsea*（L.）R. Br. 生长于海拔 1300 ~ 3600 m 的山坡林下或草地上。分布于西藏东部、青海东部、四川西部。

【性味】味甘、微苦，性温。

【功效】补肾益虚，补肺理气生精润肺。

【主治】久病体虚、肺病、中毒等。

黄帚橐吾

【来源】为菊科植物黄帚橐吾的根茎。

【原植物】黄帚橐吾 *Ligularia virgaurea*（Maxim.）Mattf. 生长于海拔 2700 ~ 4400 m 的沼泽边缘、滩地及水沟边；分布于西藏、青海、四川、云南、甘肃。

【性味】味甘、苦，消化后味甘，性温，效柔。

【功效】清瘟热，敛黄水，祛风，解毒，愈疮。

【主治】“培根”“赤巴”病及疮疖等。

刺参

【来源】为川续断科植物青海刺参幼嫩的全草。

【原植物】青海刺参 *Morina kokonorica* Hao 生长于海拔 3400 ~ 4900 m 的山坡草地、灌木丛或河谷砾石等地。分布于西藏大部分地区，青海、甘肃、四川等地也有分布。

【性味】味甘、涩，消化后味甘，性微温。

【功效】催吐，健胃。

【主治】“培根”之消化不良、胃病、疖疮、创伤化脓、痞瘤等。

飞廉

【来源】为菊科植物丝毛飞廉的带根幼苗。

【原植物】丝毛飞廉 *Carduus crispus* L. 生长于海拔 2000 ~ 4000 m 的山野荒地，田边等潮湿处。分布于全国各地。

【性味】味甘、涩，消化后味甘，性温。

【功效】健胃，催吐，消肿。

【主治】消化不良，“培根”病、化脓性创伤、疖疮、痞瘤。

喜马拉雅大戟

【来源】为大戟科植物喜马拉雅大戟的根。

【原植物】喜马拉雅大戟 *Euphorbia himalayensis* Boiss. 生长于海拔 3100 ~ 4200 m 的路旁、山坡灌木丛中。分布于西藏米林、林芝、聂拉木等地。

【性味】味甘、消化后味甘，性温而糙、锐。

【功效】催吐，下泻，止痛，生肌。

【主治】消化不良引起的胃病，大小便不通、伤口腐烂。

疣果大戟

【来源】为大戟科植物疣果大戟的块根。

【原植物】疣果大戟 *Euphorbia micractina* Boiss. 生长于海拔 3800 ～ 5000 m 的沙地。分布于西藏各地、青海东南部、四川西北部。

【性味】味苦，性温。

【功效】消炎止痛，利尿，下泻，驱肠虫。

【主治】疮、皮癣、皮肤炭疽、畜癞病、下泻寒、热两性引起的肠道疾病及肠虫病。

蓝钟花

【来源】为桔梗科植物的光萼蓝钟花与美丽蓝钟花的全草。

【原植物】

1．光萼蓝钟花 *Cyananthus leiocalyx*（Franch.）Cowan.。

2．美丽蓝钟花 *Cyananthus formosus* Diels. 生长于海拔 2800 ～ 4100 m 的山坡草地、林间沙石地。分布于云南西北部、四川西南部。

【性味】味甘、辛，消化后味甘；性温，有轻度毒性。

【功效】敛黄水，缓泻。

【主治】胆病、黄水病、下引诸病。

高山大戟

【来源】为大戟科植物高山大戟的块根。

【原植物】高山大戟 *Euphorbia stracheyi* Boiss. 生长于海拔 3500 ～ 5400 m 的高山草甸中或沟谷中。分布于西藏、青海、云南等地。

【性味】味甘，性平，有毒。

【功效】缓泻，解毒。

【主治】胆病，肠胃积滞等症。

大黄

【来源】为蓼科植物掌叶大黄、唐古特大黄或药用大黄的根。

【原植物】

1．掌叶大黄 *Rheum palmatum* L.。

2．唐古特大黄 *Rheum palmatum* L.var. *tanguticum* Maxim.ex Regel。

3．药用大黄 *Rheum officinale* Baill。

生长于山地、林缘半荫湿地，野生或栽培。分布于西藏、云南、青海、甘肃、贵州、四川、陕西和湖北等地。

【性味】味酸、苦，消化后味酸，性寒。

【功效】泻热通肠，凉血解毒，活血化瘀，泻下攻积。

【主治】中毒性发热、目赤、咽痛、牙龈肿痛、脏腑热、湿热黄疸、食物不化、腹胀、便秘、经闭、肝病、胃病等。

亚大黄

【来源】为蓼科植物歧穗大黄的根及根茎。

【原植物】歧穗大黄 *Rheum scaberrimum* Lingelsh. 生长于海拔 3900 ～ 5000 m 的高山流水滩及河滩砂砾地。产于西藏、青海等地。

【性味】味酸而苦，消化后味酸。

【功效】清热解毒。

【主治】消化不良、“培根”病、腹胀、伤口不愈。

瑞香狼毒

【来源】为瑞香科植物瑞香狼毒的根。

【原植物】瑞香狼毒 *Stellera chamaejasme* L. 生长于海拔 1700 ～ 4600 m 的草坡、路边。分布于西藏、青海、甘肃、四川等地。

【性味】味苦、辛，消化后味苦。性轻、糙、温。

【功效】清热解毒，消肿，泻火，止溃疡，祛腐生肌。

【主治】内脏痞瘤、瘟疫等。外用治顽癣、溃疡、跌打损伤。

西藏凹乳芹

【来源】为伞形科植物西藏凹乳芹的根。

【原植物】西藏凹乳芹 *Vicatia thibetica de Borss.* 生长于海拔 4200 ～ 4700 m 的河滩灌木丛、田边及高山碎石带。分布于西藏、青海、甘肃、四川等地。

【性味】味甘、辛、苦，性热。

【功效】健胃，祛寒，干黄水。

【主治】消化不良、肾病、腰痛、身虚、“隆”病、黄水病等。

天门冬

【来源】 为百合科植物天门冬的块根。

【原植物】 天门冬 *Asparagus cochinchinensis* (Lour.) Merr. 生长于海拔 2400 ~ 3000 m 的山坡草丛、路旁、河滩、田边等处。分布于西藏拉萨、山南、昌都、吉隆及西北、长江流域等地。

【性味】 味甘、苦、涩、辛，性寒。

【功效】 滋阴润燥，清隐热、旧热。

【主治】“隆”病、寒性黄水、剑突病、燥咳痰黏、阴虚发热、咽干、消渴、便秘等。亦可健身、补肾、补胃。

黄精

【来源】 百合科植物黄精以及同属若干种植物的根茎。

【原植物】 黄精 *Polygonatum sibiricum* Delar. ex Redoute 生长于海拔 2300 ~ 4200 m 的田野、山坡、林区、灌丛中及河谷、溪边上。分布于西藏、青海、四川、云南、甘肃、内蒙古、河南、河北、山东、山西等地。

【性味】 味甘、涩、苦，消化后味甘。性轻、温而平。

【功效】 滋补强身，延年益寿，益肾补精，补脾益气，滋阴润肺。

【主治】 寒热引起的水肿、精髓内亏、腰酸腿软、衰弱无力、食欲缺乏、消渴、虚劳咳嗽。

喜马拉雅紫茉莉

【来源】 为紫茉莉科植物喜马拉雅紫茉莉的根。

【原植物】 喜马拉雅紫茉莉 *Mirabilis himalaica* (Edgew.) Heim. 生长于海拔 2900 ~ 3300 m 的山坡草丛中；产于西藏东部及喜马拉雅山区，四川、云南也有分布。

【性味】 味甘、辛，性温。

【功效】 温肾，生肌，利尿，排石，干黄水。

【主治】 胃寒、肾寒、下身寒、阳痿、浮肿、膀胱结石、腰痛、关节痛、黄水病。

蒺藜

【来源】 为蒺藜科植物蒺藜的成熟果实。

【原植物】 蒺藜 *Tribulus terrestris* L. 多生长于荒丘、田边，常为田间杂草。分布于西藏各地区的沙地，新疆、青海及东北、华北也有分布。

【性味】 味苦、辛，性平。

【功效】 平肝解郁，疏散风热，明目止痒，利水祛湿。

【主治】 肾热、尿闭、营养不良性水肿、风湿性关节炎、淋浊，以及为痛、眩晕、胸胁胀满、风疹瘙痒、目赤多泪等。

石花

【来源】 为石蕊科植物白石花的叶状体入药。按颜色分有多种，面朝北生长而长在阴面者最佳。

【性味】 味甘，性凉。

【功效】 清热（陈旧热），止泻，止呕，解毒。

【主治】 泄泻、呕吐、皮肤病等，特别是眼疾及食欲缺乏以红色石花效果最佳，毒热症红色或黄色石花效果为佳。

（五）矿石类药物

硇砂

【来源】 为卤化物类矿物硇砂的晶体。白硇砂主要成分为氯化铵。

【原矿物】 硇砂（Sal-ammoniac）产于藏北、内地以及蒙古、印度、尼泊尔等地。

【性味】 味咸、辛，性温。

【功效】 消积软坚，破瘀去翳，泻脉利尿，排脓去腐。

【主治】 虫病绞痛，肉积症瘕，疔疮，痈肿，眼中胬肉，翳障。

光明盐

【来源】 本品为卤化物类石盐族矿物石盐的结晶。

【原矿物】 光明盐（Sallucidum）是一种大型立方晶体的石盐，无色透明，或稍带青白色，玻璃光泽，打碎后仍为方形，亦有深色而具黑点的。主产西藏安多、青海等地。

【性味】 味咸，性热。

【功效】 除寒健胃，驱风。

【主治】 寒性“培根”与“隆”的合并症、胃寒引起的消化不良。

紫硇砂

【来源】为卤化物类石盐族矿物紫硇砂（石盐）。

【原矿物】紫硇砂（Halitum Violaceoum）主要成分为氯化钠，多呈立方形晶体，有棱角或凹凸不平，亦有呈粒状集合体者；表面暗红色或紫红色，具玻璃光泽，质重，性脆，味咸，重结晶均呈立方体石盐。

紫硇砂多产在内陆盐湖中，是湖水蒸发结晶的产物，也可出现在干涸盐湖的沉积层中。分布于我国西藏、青海，印度、尼泊尔等地也有分布。但是红色的石盐并不多见。

【性味】味辛、咸，性温，效润。

【功效】温胃通便，消胀。

【主治】“培根”和“隆”的合并症、腹胀、肠鸣、食积、便秘等。

硼砂

【来源】为硼酸盐类硼砂族矿物硼砂。

【原矿物】硼砂（Borax）属单斜晶系。单晶体呈板块或短柱状，集合体呈不整齐的块状、粒状或土状，白色或微带淡灰色、浅绿色。条痕白色。具玻璃样光泽，土状者暗淡，解离良好。硬度 2 ~ 2.5，性极脆。易溶于水，微带甜味。燃烧时膨胀，易溶成透明的玻璃状体。主产于西藏黑河和阿里地区。青海柴达木盆地及阿拉善西山盐湖等地亦产。

【性味】味咸，微酸，消化后味甘，性热、锐。

【功效】消炎防腐，活血化瘀。

【主治】各种疮疡、瘀血不化，及溃疡、脓肿等症。

棕色代赭石

【来源】为氧化物类矿物代赭石（赤铁矿的矿石）。

【原矿物】代赭石（Haematitum）为三方晶系菱面或板状晶体，铁黑、暗红棕色或钢灰色，硬度 5.5 ~ 6.5，相对密度 5 ~ 5.3。分布于西藏那曲各县及阿里、日喀则、山南等地，山西、山东、河北、河南等地的矿床和岩石中也有出产。

【性味】味涩，消化后味苦，性寒。

【功效】平肝潜阳，降逆，止血，排黄水，干脓愈疮，接骨。

【主治】跌打损伤引起的骨伤、骨折、脑外伤，以及头痛、眩晕、心悸、呕吐、气喘、吐血、衄血、崩漏等。

白色代赭石

【来源】为氧化物类矿物白色代赭石。

【原矿物】白色代赭石为白色石块、略厚，状同棕色代赭石。

【性味】味涩，消化后味苦性寒。

【功效】白色代赭石和白长石、紫长石功效与主治同棕色代赭石。

针铁矿

【来源】为一种碱式氧化亚铁的矿石。

【原矿物】针铁矿（Goethitum）为斜方晶系，晶体呈针状、柱状；通常见集合体呈肾状、钟乳状、针状、纤维状等。淡黄色、淡红色、淡褐色、深褐色，条痕褐色，半金属光泽，硬度 5 ~ 5.5，相对密度 4 ~ 4.5。主产于西藏的日喀则、阿里、山南、那曲、墨竹工卡等地。

【性味】味苦，性凉。

【功效】补骨，补脑，明目。

【主治】骨折、骨髓炎、脑外伤、视力减退、白内障、黄水病等症。

磁石

【来源】本品为氧化物类矿物尖晶石族磁铁矿。

【原矿物】磁铁矿（Magnetitum）分布很广，在变质型和接触交代型的铁矿床中，最主要的造矿矿物。在各类火成岩和变质岩中常作为副矿物出现。产自西藏的那曲、林周县、南木林县等地，河北、山东、辽宁、江苏等省也有出产。

【性味】味辛、咸，性凉、锐、润。

【功效】潜阳安神，聪耳明目，纳气平喘，益骨，能拔出箭头。

【主治】烦躁不宁、心悸、失眠、头晕、头痛、癫痫、耳鸣、耳聋、目昏、肾虚作喘，以及脑骨伤，脉病，祛除弹片入肉。

黄铁矿

【来源】为硫化物类矿物天然黄铁矿矿石。

【原矿物】黄铁矿（Pyrite）呈亮黄白色的粒状晶体，以立方体居多，也有较少的为五角十二面体。具明显的金属光泽，相对密度 4.9 ~ 5.2，硬度 6 ~ 6.5。

【性味】味涩，性微温。

【功效】补脑，排引黄水，益肝。

【主治】脑部损伤、黄水病、肝胆炎症。

朱砂

【来源】为硫化物类矿物辰砂族朱砂。

【原矿物】朱砂（Cinnabaris）为六方晶系，呈大小不一块片状、颗粒状或粉末状，鲜红色或暗红色，有光泽。质重而脆，板片状的易破碎，粉末状的有闪烁的光泽。无臭、无味。主要产于西藏的洛扎县、林芝加新乡，藏北部分地区及云南、贵州、四川、湖南等地。

【性味】味甘、涩，消化后味甘，性寒，有毒。

【功效】镇心安神，清热解毒，舒筋。

【主治】心悸、失眠、胸中烦热、癫痫、疮疡肿毒、口疮、喉痹、视物昏花、小儿惊风、以及筋络病、骨松质缺血、骨折、骨结核等。

雄黄

【来源】为含砷的硫化物类结晶矿物雄黄。

【原矿物】雄黄（Realgar）主含二硫化二砷，呈红色至橙黄色之板状或柱状集合体，有的呈疏松土块状。常具松脂光泽至油脂光泽，相对密度 3.56，硬度 1.5 ~ 2。产于西藏藏北及昌都等地，云南、四川、湖南、贵州等地亦有分布。

【性味】味苦、辛，消化后味甘，性温，有毒。

【功效】燥湿，杀虫，消炎，止糜烂。

【主治】疮疡、化脓性伤口、丹毒、淋巴肿胀、疥癣、白喉、虫毒蛇伤、寄生虫病、哮喘、疟疾、惊痫等。

雌黄

【来源】为硫化物类矿物雌黄的矿石。

【原矿物】雌黄（Orpimentum）多产在低温热液矿脉中，常与雄黄共生，或为其变化的产物。其他共生矿物有辉锑、自然砷、方解石、重晶石、石膏等。产于西藏的昌都、那曲、阿里等地区。分布于贵州、云南、四川等地。

【性味】味苦、辛，性温，有毒。

【功效】燥湿，敛疮。

【主治】恶疮、喉蛾、热疖、瘟疫、糜烂性淋巴腺炎等。

石棉

【来源】为硅酸盐类矿物石棉。

【原矿物】石棉（Asbestos）是易分裂为柔软和富有弹性之纤维丝的某些硅酸盐矿物的统称。分布于西藏那曲、定日、阿里那巷，及甘肃、云南德钦县、四川石棉县等地。

【性味】味涩，性温。

【功效】壮筋骨，舒筋活络。

【主治】筋骨及韧带、肌腱等损伤引起的四肢僵缩症。

寒水石

【来源】为硫酸盐类矿物寒水石。

【原矿物】寒水石（Calcitum）为芒硝（Mirabilite）的天然晶体，呈大小不等的块状，白色或淡黄白色，表面玻璃光泽，半透明，质较硬，断面呈不平条状长方形。品种多样，总的分五种：雌、雄、阴阳、子、女，产于山西、河北等地。

【性味】寒水石总的味咸、辛，消化后味苦性大寒；其猛制寒水石，味涩、微辛，消化后味苦；奶制寒水石，味涩、微甘，消化后味亦苦。

【功效】清热泻火，滋补，健胃，止泻，消肿。

【主治】温热病、热盛烦渴、风热火眼、咽喉肿痛、口疮、丹毒，以及消化不良引起的各类胃病及胃溃疡、痞瘤、浮肿、腹泻、外伤等

渣驯

【来源】岩石熔化浆。

【性味】味甘、苦，性凉。

【功效】清热，消炎。

【主治】胃热、肠热、肝热、肾热，及“木布”、眼病等。

禹粮土

【来源】为高岭石、氧化铁、绢云母等组成的红棕色黏土岩石。

【原矿物】禹粮土（Limoniterra）为大小不一的不规则块状或粉末，红棕色。块状者质脆，断面略平坦，显层次，粘舌，手捻成粉，染指。味淡，嚼之粘牙，微有砂粒感。产于海边及圣地的石洞边上；分布于西藏的杂日、康玛、那曲、昌都

等地。

【性味】味甘、涩，性凉。

【功效】清脉络热邪，敛脓生肌，消肿止痛。

【主治】脉热、脏伤、黄水病、脓血。尤其对烫伤及烧伤疗效更佳。

火硝

【来源】为硝酸盐类硝石族矿物。

【原矿物】火硝（Nitrum）属斜方晶系。天然品为皮壳状、束丝状、针状及毛发状的集合体。人工制成者呈假立方系之柱状结晶，与文石的形状颇相似。浅灰、白色或无色。条纹白色，微透明，玻璃光泽，性脆。硬度2，相对密度2.1～2.2，置空气中不变化。无臭气，味苦且凉。以白色、无色透明的结晶或白色结晶状粉末、干燥无杂质者为佳。主产于西藏、青海、贵州、山东等地。

【性味】味咸，消化后味甘，性温。

【功效】消石，破瘤，驱虫。

【主治】不消化症、石痞瘤、血瘤、虫病等。

芒硝

【来源】为硫酸盐类矿物芒硝族的芒硝经精制加工而成的结晶体。

【原矿物】芒硝（Mirabititum）主含硫酸钠。为单斜晶系，晶体为短柱状，通常成致密粒状、被膜状，无色透明，但常带浊白、浅黄、淡蓝、淡绿等色，条痕为白色，玻璃样光泽，断口贝壳状，硬度1.5～2，相对密度1.5，质脆。形成于含钠离子和硫酸根离子饱和溶液的内陆盐湖中。分布于西藏日喀则、定日县及山南等地，河北、河南、山东、安徽、江苏等省的碱土地区亦有出产。

【性味】味咸、苦，性寒。

【功效】泻下，清热，助消化，软坚消瘤。

【主治】实热积滞、消化不良、腹胀、便秘、痞瘤、疮疡、痈肿、目赤、口疮、咽痛、闭经等症。

碱花

【来源】碱花为硫酸盐类苏打石水碱族矿物天然碱。在咸水湖边生成，纯净者为湖相化学沉积产物。

【性味】味甘、咸，性平，微毒。

【功效】用于胃病、消化不良、疮疡。

硫黄

【来源】为自然元素类矿物自然硫；主要含硫物质或含硫矿物炼制升华的结晶体。

【原矿物】自然硫（Sulphur）为黄色、橙黄色、淡黄绿色之隐晶状集合体，常呈块状出现。自然硫多具脂肪光泽，相对密度2～2.1，硬度1.5～2.5。极易燃烧，燃烧时发蓝色火焰。自然硫是分布较广的矿物，常产生在石膏层及硫化矿床氧化带中，在火山升华物中及矿泉附近也可产出。

本品是一种热液成因的产物，与黄铁矿共生，可称黄铁矿石英脉。其主要成分为铁、硫和二氧化硅。随着含量的变化，其化学成分也变化不定。产于西藏羊八井温泉附近的土中、察容温泉、拉旺孜等地，青海、甘肃、山西、山东、河南等地也有分布。

【性味】味酸，消化后味苦，性温，有毒。

【功效】排脓血，燥黄水，解毒，杀虫，治疗疮，壮阳通便。

【主治】疖痈疡疮及皮肤疱疹、麻风病、疥癣、恶疮、湿疹、皮肤瘙痒以及阳痿遗精、尿频、腰膝冷痛、寒喘、大便冷秘等。

绿矾（皂矾）

【来源】为硫酸盐类矿物水绿矾的矿石或化学合成品。

【原矿物】水绿矾（*Melanteritum*）单斜晶系，晶体短柱状，但不多见。通常为毛发状、纤维状、钟乳状、雪化状及土状等。颜色为各种不同之绿色，条痕白色，光泽呈玻璃状，透明至微透明，断口呈贝壳状。硬度2，相对密度1.8～1.9，质脆。常产于氧化带以下富含黄铁矿半分解矿石的裂隙中，分布于西藏大部分地区、甘肃、新疆、陕西、山东、湖南等地。

【性味】味酸、咸，性凉。

【功效】解毒燥湿，消积杀虫，止血补血，愈疮，祛瘤。

【主治】疮毒疹癣、伤口腐肉、胃痞瘤、黄肿胀满、钩虫病、血虚萎黄、肠风便血，疳积久痢、牙龈及口腔病。也用于染发。

胆矾

【来源】为铜的含水硫酸盐类矿物，或硫化铜矿氧化分解形成，或为人工制成的含水硫酸铜。

【原矿物】胆矾（Chalcanthite）呈天蓝色、蓝色微带绿色的短柱状或薄板状晶体，有的呈块状、粒状、肾状或钟乳状集合体。常具玻璃光泽，相对密度 2.1 ~ 2.3，硬度 2.5。多产在含铜硫化物矿床的氧化带中。常与诸多矾类及石膏等共生。分布于青藏高原及云南等地。

【性味】味酸、辛、咸，消化后味苦，性寒，有毒。

【功效】催吐，杀虫，解毒，去翳障，破瘤，蚀疮去腐。

【主治】风痰壅塞、喉痹、癫痫、食物中毒、翳障、牙疳、口疮。

第六节　药物的配方

藏药在用药方面带有浓厚的地域色彩，在海拔 3000 ~ 5000 m 一带的高山、裸岩、灌木里生长着为数众多的珍贵藏药材，如冬虫夏草、红景天、翼首草等，这些生长在高寒缺氧地带的雪域藏药材不仅纯净无污染，更由于生存环境恶劣、紫外线光照时间长等因素，在这种特殊环境下生长、生存，因而具有独特、超长、持久的生命力，由于特殊的地质原因，使藏药产生神奇的疗效，藏成药是将各种不同成分的药材，在藏医学理论指导下科学组方，用特殊的加工工艺精制精炼、凝聚成剂。

藏药的剂型较多，根据不同的治疗要求制成相应的制剂形式，其加工制作工艺是藏族人民在长期的医疗实践中的经验总结，许多传统加工制作工艺具有科学的内涵，藏医药学最重要的经典著作《四部医典》中所列的传统藏药剂型，调理的药剂有五类或七类，计有汤、散、丸、膏、药油五类，再加药酒与药膏等共计十类，与传统的中药剂型有一定的区别。

一、药味的配伍组合

药味的配合组合是将各种不同成分的药物，根据藏医药学理论的六味、三化味进行科学的配合组合，藏医学可以将六味相互组合成 57 种味，加上 6 个单味，把药味组合成了 63 种味来进行配伍和治疗疾病。

1．6 种单味药　单味药是指药味没有相互配合的药味，即甘、酸、咸、苦、辛、涩 6 种味。

2．15 种双味药　双味药是指两种药味相互组合的药味，共有 15 种。以甘味为主的双味药共有 5 组，以酸味为主的双味药共有 4 组，以咸味为主的双味药共有 3 组，以苦味为主的双味药共有 2 组，以辛味为主的双味药共有 1 组。

3．20 种三味药　三味药是指三种药味相互组合的药味，共有 20 种。以甘味为主的三味药共有 10 组，以酸味为主的三味药共有 6 组，以咸味为主的三味药共有 3 组，以苦味为主的三味药共有 1 组。

4．15 种四味药　四味药是指四种药味相互组合的药味，共有 15 种。以甘味为主的四味药共有 10 组，以酸味为主的四味药共有 4 组，以咸味为主的四味药共有 1 组。

5．6 种五味药　五味药是指五种药味相互组合的药味，共有 6 种。以甘味为主的五味药共有 5 组，以酸味为主的五味药共有 1 组。

6．6 味药配伍　只有 1 种。即甘、酸、咸、苦、辛、涩的一种配伍。

汇总情况如下：二味配伍和四味配伍各 15 种；三味配伍共 20 种；五味配伍共 6 种；六味配伍 1 种；这样药味配伍 57 种，单味 6 种共 63 种。它是对治疗 74 种盈衰进行配伍。要依据这些对治法进行恰当的配伍。

二、药物同效配伍

同效配伍分平消配伍和清利配伍两种，平消方剂共有五类或七类。汤剂、散剂、丸剂、糊剂、药油剂五类，再加药酒剂、膏剂，共为七类。清利药剂有缓泻剂、峻泻剂、催吐剂、鼻泻剂、浣肠剂，依次治疗隆、赤巴、培根、并发头部疾病、三因混合疾病。同效配伍治疗 404 种疾病，因此这些对治方要相应地恰当配伍。

三、藏药的配伍原理

藏药在临床上应用往往是复方，单味药甚少，少则 3 ~ 4 味，多则 140 多味，藏医组方时不仅考究君、臣、佐、使的配伍，而且要考虑五脏六腑间的亲密关系，因此，原则上要把药味起作用的药物加在一起，全面考虑；把功效起作用的药物加在一起；消化后变化作用的药物加在一起的原则进行配伍组方。

第二十五章

藏药炮制学

藏医药是我国传统医药的瑰宝，在藏医理论指导下的藏药炮制技术，更是独特的增效减毒“绝招”，它不仅用于藏药汤剂，也是生产藏成药的技术基础。藏药炮制是我国传统的制药技术之一，具有悠久的历史，丰富的经验是藏医用药特点所在。早在公元前3世纪，第一代藏王聂赤赞普时期，贤者杰普赤西的《治毒坚固聚》中就记载了藏药“马宝”的去毒方法，根据颜色将“马宝”分为4种，制定了不同的去毒方法。从这里我们不难看出，藏药的加工炮制技术已有了较高的水平。千百年来藏医药贤者将许多藏药炮制的宝贵经验总结出来，以言传口授的形式，世代相传留存世间。直至公元18世纪，帝玛尔·丹增彭措大师的《实用制药选集普照日轮》问世后对药材的加工炮制方法进行了详细的文字描述。从那时至21世纪的今天在先辈智慧的护持下，藏药炮制技术日新月异，蓬勃发展，一派欣欣向荣的景象。

藏药涵盖植物、动物、矿物等药物来源。尤其在矿物质的药用选择上是其他医药所无法媲美的。因为对于每种矿物、植物药的确定、选择和应用，藏医需要对其药用性质进行彻底地研究和了解，只有明确性质，实践证明之后才应用于临床治疗疾病。如果研究不透彻，有可能就会造成药物中毒和不良反应大的后果，所以对于藏医在药物领域的神奇，不仅要看它在药物种类和数量上超过了其他医学很多，而更重要的是看它对每个种类的药物进行针对性研究的工艺和精湛技术。藏药中任何原药材在入药之前需要进行合理的炮制加工，完成一系列严密的炮制程序和复杂工艺后方能安全入药。

众所周之，藏药毒副作用小，不良反应少的良好印象就是依靠这种严谨精湛的炮制技术所取得的。例如在当代矿物研究领域始终无法攻略的“毒中之王”——水银，藏医早在两千多年前已经开始炮制入药了。作为珍宝药的主要药味，千百年来藏族民众祖祖辈辈受其利益，把水银作为万病之克星应用至今。在漫漫几千年的临床实践中，藏族人民亲证了“剧毒”水银精致炮制后的特殊疗效。

第一节 藏药炮制的起源与发展

一、藏药炮制的起源

藏药炮制开始的确切年代很难断定，一般来说，藏药炮制是随着藏药的应用发展而产生的，有了藏药就有了藏药炮制。其起源可追溯到遥远的古代。人类为了生活和生存，必须进行劳动生产，必须猎取食物，必须与自然灾害作斗争，因此经常会受到创伤，也会经常受到野兽虫蛇的咬伤。后来人们发现，将某些植物敷在伤口处，或将某些矿物的粉末撒在伤口处，可用来止血止痛，这是人们的本能。这种本能，不仅人有，动物也有，例如20种愈伤药原是动物为止血止痛而找到的，后来人们发现动物以这些药物愈伤后才使用。有时误食了某些有毒的植物或动物肉，往往会出现食物不消化，引起呕吐、腹疼、泄泻、昏迷、癫狂、死亡，有时吃了某些植物或动物肉自己觉得病痛减轻或消失，天长日久，日积月累，这种感性知识积累成经验，这些经验便成了最初的药物知识。随着经验的积累，药物知识也不断增多和加深。通过将这些天然药物进行定向采集，除去杂质，清洗干净，晒干保存，用时劈成碎块，或者砸磨成粉末，这些皆是最初的简单加工。自从人类学会使用火后，不仅用火防寒取暖，更重要的是烧、烤、煮食物。食物的加工烹制使生食变熟食，并且从饮用凉水变为饮用开水，对人体的健康有极大的促进作用。例如藏医中的胃寒未消化证，饮开水后症状缓解或消失。藏药炮制的源头就在于饮食从生变熟，早期的药物炮制主要是用火加工炮制，从而逐渐形成了藏药炮制的雏形，也可以说由饮用凉水改为饮用开水为藏药炮制的初始。

二、藏药炮制的萌芽阶段

藏药炮制在青藏高原的发展，有许多不同的说法。其中有些说法是大多数学者认可的，即在本教时期开始发展，佛教传入后有了新的发展。在佛教未传入雪域高原的漫长年代，西藏的原始宗教本教早已盛行。那时藏族地区虽无普遍通行的文字，但藏医药文化随着社会的发展而继续发展着。医疗知识和药物炮制技术知识往往是“口耳相传，代代接替”，保存在民间，发展在民间。那时的雪域先民们，尤其是老年一代已掌握了一些防病治病和药物炮制以及用药等方面知识，懂得“调节饮食治病，融酥治伤止血，酒糟敷疗疮伤”等。“融酥”和“酒糟”的出现，充分证明了藏药的炮制进入了一个新的发展阶段。既然有酒种则必然有酒，酒的传入和应用对人们的生活和医药发展有重大的意义。酒可以饮用祛寒祛风，外用搽涂可以消肿，尤其用来炮制药物，极大地丰富和拓宽了药物炮制的内容。

三、雨后春笋般出现的藏药炮制法

吐蕃第三十三王松赞干布于公元629年统一了雪域高原，建立了强盛的吐蕃王朝，政治局面稳定，促进了经济、文化的发展。土弥桑布札改创了藏文，文化典籍才能用藏文记载下来。松赞干布和文成公主联姻，赤松德赞和金城公主联姻，密切了汉藏民族的关系，加强了文化交流，汉族医药医术和天文历算传入西藏。随着佛教传入雪域高原和佛经的翻译，天竺医药佛医典籍也随之传入。尤其是松赞干布和赤松德赞邀请四方的名医在吐蕃行医济世，传授医药之术。这一时期，雪域高原的藏医药学，在注重发展自己医药的同时，广泛吸收四周各民族的医药医术，荟萃其精华，一时间雪域高原的藏医药学长足发展起来。当然，四方的医生也将药物炮制技术带进吐蕃，促进了藏药炮制的发展，藏药炮制技术提高极大，如雨后春笋般地生长着。索南坚赞著的《吐蕃王统世系明鉴》中记载：文成公主带有“治四百零四种病的图方百种、诊断法五种、医疗器械六种、（医学）论著四种。”吐蕃王朝时期，有了通行雪域高原的藏文，藏药的炮制方法散载于翻译的医药典籍和医家们撰著的医药典籍中，一个显著的特点是结合方剂详细讲述方剂中所需药物的炮制方法。《月王药诊》记载了一些药物的炮制方法。第五十三章硫黄配法中记载：“土药硫黄再配伍，喜马拉雅紫茉莉，配制药糊治脉病、精腑病和黄水病；配伍三倍水和乳，再配酥油一十两，制成药糊治合病。”第五十四章岩精滋补配法中记载：“岩精配制方法是，土少轻者质最佳，土多质重品位差，先在水中搓揉洗，倾取清液泼去泥，熬膏收存入药用。”第六十五章胆病治法中记载：“诸药研磨成细粉，鹿或马驴脂调涂。”第八十章药糊剂中记载：“囫囵诃子一百颗，牛奶浸泡一昼夜，黄牛尿中泡三天，结血蒿灰水中泡，再用麦酒泡三天，然后滤取麦酒液，调入红花、天竺黄、丁香、草果、白豆蔻、木棉花和红檀香、藏马兜铃和肉桂、沿沟草和诃子粉，再加蜂蜜丙普服，治疗肺病和浮肿、肾性水肿膀胱病。”所说的药糊、水中搓洗、熬膏、研磨成细粉、牛奶浸泡、黄牛尿泡、灰水浸泡、麦酒浸泡、滤取汁液等，都是藏药炮制方法。8世纪中叶，白若杂纳编译了藏医药史上的第一部本草《妙音本草》，希瓦措（贤达格卡）编译了《度母本草》，宇妥·元丹贡布撰写了《宇妥本草》，这三部本草在《蓝琉璃》中被称之为“藏药图鉴”。在这些本草中也有一些藏药炮制的记载。《妙音本草》的棱砂贝母这味药中记载：“秃顶加蛋黄乳酪、再加硼砂和面粉，制成糊剂敷头疮，治疗秃顶不复发。”《度母本草》的马蔺这味药中记载：“根子捣细配蜂蜜，涂敷颜面消雀斑；三种马蔺烧成灰，配熊脂猪脂肾脂，涂敷白发变黑发”；瑞香狼毒这味药中记载：“根子捣碎配酥油，酒中煎煮取汁液，丝箩绸布过滤后，装入膀胱灌肠器，灌肠清除胃寒隆，培根滞聚和虫病，泻药滞聚皆引出”；佛手参这味药中记载：“根茎研粉酒奶煮，能够治疗肾寒病，能与妇女行房欢，增大金刚宝之力，精种分泌分外旺，明心壮阳滋补药”；莨菪这味药中记载：“叶片捣泥敷伤口，任何创伤不肿胀，人和牲畜皆可用”。所说的糊剂、捣细、烧成灰、捣碎、酒中煎煮、过滤、研粉、奶煮、捣泥等，都是藏药的炮制方法。

松赞干布和赤德松赞执政时期，藏医药文化蓬勃发展，吐蕃医药人才辈出，造就出伟大的藏医药学家宇妥·宁玛元丹贡布（729—853年），他撰写的医学巨著《四部医典》中对一些药物的炮制也有一些记载。第二十四章天花疫病治法章中记载：“对于脓肿如牛颈的天花，药用犀牛皮、黄牛颈部的皮烤黄、豆面煅灰制剂，与总治法的药方交替使用，令其干涸。”第三十章耳病治法章中记载：“耳流脓，搽涂药物后，用棉花球擦拭，或者油疗后泻耳，药用川木香、萝卜、斑蝥、硇砂、鲜姜研细用绸布滤汁，再加菜子油文火微温，早起将药汁滴入耳中，用狗毛、面团、新布堵塞，刺激耳道向外泻出疾病。此法能治耳朵流脓和耳朵阻塞。或者，药用硇砂、藏菖蒲、丝瓜子、大蒜、川木香，等分配伍，研成细粉，羊毛包裹，大蒜水中浸泡后，挤取汁液滴耳。”第三十三章瘿疣治法章中记载：“药酒，各种动物喉结、干姜、鱼肉、六良药[①]、肉桂、碘盐、川木香、毛瓣绿绒蒿等配伍，水煎，加酒曲发酵后，按照饮料服用。”这些方剂中，出现的烤黄、煅灰、滤汁、文火微温、研成细粉、大蒜水浸泡、挤取汁液、加酒曲发酵等，皆是藏药炮制方法。《四部医典》中关于藏药炮制最突出的一点是将各种方剂的加工炮制作了概括的综述。例如，《后续》的第四章散剂章中记载，散剂的配制法是“一般药物用量相等，主药之量需加大。角类药物砂烫至酥脆。坚硬的角类药物，须事先磨碎，才能入方剂。带有油脂性的药物，最后入方剂。为了提高药效，散剂用药必须研细如粉。”第九章膏剂章中记载，“膏剂的熬法：首先将药物洗净，砸碎，用水熬煮，过滤后，放入干净的陶器内，不断搅拌，煎煮至糊状，放在石头上晾干，搓成块状，即成。不要将陶器边的焦煳混入器内。”第十一章珍宝剂章中记载，“治疗热性疾病的配方：将金、银、铜、铁，锤打成蜂翅般的薄片，切成碎块，放入坚固的器皿中，注入水银，加硼砂、硫黄，严密封闭容器，用火煅至粉状。”这里所说的砂烫至酥脆、磨碎、研细如粉、洗净、砸碎、熬煮、过滤、搅拌、晾干、不要将焦煳混入、锤打成薄片、切成碎块、火煅至粉状等，皆为藏药的炮制方法。总之，吐蕃王朝时期，藏医药蓬勃发展，当然藏药的加工炮制就大有发展，进入一个新的阶段。

宇妥·元丹贡布的《医学四续》问世以来，藏医药学的著作多以解释《医学四续》为主。公元15世纪时，藏医药学出现了绛宿两学派的争鸣。绛巴派的代表人物为绛巴囊杰札桑，两派对药物的识别不同，对药物炮制方法也就有些差别。两派医学家的争鸣，对藏医药的发展是有益的。公元18世纪时，帝玛尔·丹增彭措（1672—1727年）撰著了《实用制药程式选集普照日轮》《医药异名释要》等，对藏药的识别和加工炮制起了重大作用。特别是《实用制药程式选集普照日轮》，总结了世世代代藏药加工炮制的经验，精选了各种藏药的炮制方法，对藏药炮制的设施、药物、规范、标准、操作要求、注意事项等皆有明确的要求，堪称为第一部藏药炮制专著。

四、近现代藏药炮制的发展情况

1951年，西藏和平解放以后，在党和国家民族政策的光辉照耀下，实行民族区域自治，人民翻身当家做主。藏医药界的老学者们，为藏医药的发展，更好地为人民的健康服务，做出了很大的贡献。1986年前后，班智达措如堪钦次朗大师的《精通医疗精华》和《大炼洗的实践》等成为藏药炮制学的精华，单一密传也不再保密，公开传授，发扬光大。还有众多的藏医药学家和藏医，通过辛勤的工作，贡献不小。尤其改革开放以来，藏医药有了长足的发展，藏药的加工炮制也出现了欣欣向荣的景象，也在朝着现代化的方向探索前进。所有藏族人居住的地区皆建立了藏医院，加工炮制依然继承了传统的方法。先后建立了西藏藏医学院、青海藏医学院、甘南藏医学校等大专院校，培养了大批藏医人才。各地先后建立了藏医研究所等科研机构。这些单位除了研究传统的藏医药外，藏药的加工炮制仍然继承了传统的方法，同时也在摸索现代的加工炮制技术。近年来由于藏医药的火热，原来不搞藏医药研究的人员，也以西医的思维方式和研究方法研究藏药。现代的鉴别技术、药物分析、药理实验、制剂技术等，对藏药的研发和现代化是非常需要的，只可惜没有与传统的藏医药自身的规律有机地结合起来。近些年来，各地建起了规模大小不同的藏药厂。工厂化的藏药生产需要大量的藏药材，这些藏药材几乎全从市场采购。在经济利益的驱动下，对藏药材的竭泽而渔、掠夺性地乱采乱挖，破坏了环境，贻患无穷，有些藏药材已很难采到。有些藏药材没有长到应采的时间，有些非时采挖，有些非地采挖，原药材的质量不合格，无论怎样加工炮制也疗效甚微，甚至根本谈不上炮制。大部分藏药厂有人才、有技术，按传统的藏药炮制方法加现代化的技术组织生产，产品质量可靠。但也有一部分藏药厂缺乏人才和技术，并不能按藏药的传统方式加工炮制，生产一些不合格的产品，既耽误了患者的治疗、又败坏了藏药的声誉。因此，只有加强藏药的加工炮制，生产出疗效好的藏药才是最好的出路。

[①] 六良药：天竺黄、红花、丁香、肉豆蔻、小豆蔻、草果。

第二节　藏药炮制的概念

藏药必须经过炮制之后才能入药，是藏医用药的特点之一。藏药炮制是根据藏医药理论，依照辨证施治用药的需要和药物自身性质，以及调剂、制剂的不同要求，所采取的一项制药技术。藏药炮制学是专门研究藏药炮制理论、工艺、规格标准、历史沿革及其发展方向的学科。藏药炮制学可谓是既古老又新兴的学科。藏药炮制是依据藏医理论制备藏药饮片的一门独特的传统制药技术。绝大部分藏药材不能生用，必须经过炮制后才能运用于临床。对药材进行炮制，一是为了除去杂质和非药用部分；二是消除或降低药物的毒性、烈性或不良反应；三是改变药物的性能，使之适合临床需要；四是便于制剂和贮藏。藏药炮制技术使藏药材的利用效率大大提高。

一、藏药炮制概述

藏药炮制工艺包括净制、切制和炮炙三大工序，不同规格的饮片要求不同的炮制工艺，有的饮片要经过蒸、炒、煅等高温处理，有的饮片还需要加入特殊的辅料如酒、醋、盐、奶、药汁等后再经高温处理，最终使各规格饮片达到规定的纯净度、厚薄度和安全有效性的质量标准。

藏药炮制方法是指根据藏医药理论，依照辨证施治用药的需要和药物自身性质，以及调剂、制剂的不同需求，所采取的一项制药技术。藏药炮制方法最早始载于《四部医典》，其中《后续》中主要记载了寒水石、朱砂、光明盐、金、银、铁、铜等矿物药及所有植物药的炮制加工。17 世纪时，藏药炮制理论逐渐演变成一门新的学科，代表性著作有帝玛尔·丹增彭措的《实用制药选集普照日轮》，此书记载了金诃子、马钱子、诃子、大狼毒等 30 多种植物药的炮制加工及植物药储存、管理等方法，并记载贵重矿物金、银、铜、铁、寒水石、硫黄、石灰等所有矿物药的炮制方法及孔雀肉、犀牛角、海螺、贝壳等动物药的炮制技艺，是古藏药炮制理论著作中炮制方法最齐全的炮制学专著。藏药炮制方法的理论基础是藏医药学，炮制原则是运用藏药六味、八能及十七种功效的配伍理论，选择炮制方法和辅料，依据寒者热之、热者寒之，虚则补之、实则泻之，恢复人体三大基因平衡的基本治则，达到缓和或转变药材性能之目的。

二、藏药炮制目的

常用藏药炮制总的目的是为了保证藏药临床应用安全有效。但藏药成分复杂、疗效多样，因此藏药炮制的目的也是多方面的。现今常用藏药进行炮制的目的主要有以下几种。

1．降低或消除药物的毒性及不良反应　乌头是藏药中常用的消炎药，但乌头含乌头碱而临床应用不安全，因此藏药炮制中对乌头进行炒煎和加诃子的方法来降低乌头碱的毒性。

2．改变和缓和药性　有些常用藏药性味偏盛而临床应用时带来不必要的不良反应，因此藏药炮制中运用相反为制的药物来制约药性。如冰片入药时，制约粗性而加竹黄。石榴入药时，制约热性而加藏红花。

3．增强药物疗效和便于制剂　常用藏药材中，矿物药占 20% 左右。这些矿物药含杂质而纯度不高，并且药材为块状物而不能制剂，因此藏药炮制运用打碎、洗净和煅烧的方法来解决以上现象。

4．洁净药物、利于贮藏保管　常用藏药材中，植物药最多。这些植物药在采收、仓储、运输过程中常混有泥沙、杂质或夹有霉败品，因此必须经过严格的分离和洗刷，烘干或晾干，使其达到所规定的洁净度，以保证用药的卫生和剂量的准确。

5．矫味矫臭，利于服用　某些常用藏药如硫黄、雄黄、雌黄都有特殊的不良气味而患者难于接受。为了便于服用，常加白草和菖蒲等一起煮沸而矫臭矫味。

6．结合临床，扩大疗效　不同的炮制方法扩大了药物的临床应用范围，更利于适应藏医临床辨证施治的需要。如大狼毒依据疾病的性质，炮制方法有 7 种：大狼毒牛奶里煮沸治培根病，酒里煮治痞瘤，酒里煮加肉治瘟病，童尿里煮治毒和喉蛾、疔毒，净水里煮治痛风和关节炎、黄水病，山羊肉汤里煮治中毒和胃肠虫病，诃子汤里煮治赤巴病和血病等。

第三节　藏药炮制法

藏药的加工炮制是根据临床治疗、配制药剂的需要，对药物进行各种加工处理的技术。加工炮制的目的是为降低药物毒性，消除不良反应，改变或缓和某些药物的性效，增强某些药物的功效，提高临床治疗效果，以及便于配制药剂，便于贮存保管等。藏药的加工炮制颇具特色，有些药物的加工炮制非常独特。藏药加工炮制，分为一般炮制方法、单药材具体炮制方法和多种药材混合的特殊炮制方法等类。藏药常用的炮制方法有：绿打、揉搓、拣、筛、簸、刮、洗、漂洗、泡、去核、去毛、去翅、劈、切、砸、碾、捣、干磨、湿研、熬膏、炙、煮洗、蒸、单炒、砂炒、炒粮焖、面埋、酒炒、发酵、闷煅、明煅、草皮炸、烤黑、烤黄、燎黄、淬、取油等。

一、绿打、揉搓

有些药物经不住捶打或容易断碎，待微蔫后用手揉搓。《晶珠本草》中记载："可将手洗干净，略微揉搓，使其绿液外渗。如若不绿打或揉搓，让其自行干燥，就如同枯草，失其气味和功效。任何时候都要保持药物干净卫生，不要让口涎和手垢混入药内，这点尤其重要。"保持药物干净，非常重要，如若不干不净，上品之药也会变得污秽。

二、挑拣法

挑拣是主要由人工除去药物杂质的一种方法。是挑选除去药材中的杂物及非药用部分以便于进一步加工。例如矿物药寒水石，要除去石表的土垢和混杂的其他石类，选用纯净的寒水石；树木类药物檀香，要除去皮层部分，只用单一的木质；花要除去花被、花梗；果实只用净果。

三、筛选法

筛选是将药物放入筛子中晃动旋筛，分出粗细，根据药物和杂质的体积大小不同，选用不同规格的筛，以筛去药物的沙石、杂质，使其洁净；这一方法，在药物加工炮制中作用很大，用的最多。例如，盐和石类药物，在锅中炒前，要分出粗细；草类药物等混有土沙和尘垢，水和风皆难分开时，可用筛法除去；药粉中，掉入药帚的短毛，很难拣取出来时，宜用筛箩筛除。

四、簸

簸是将药物放入簸箕内，上下扇簸，簸去质较轻的非药用部分和杂质，以及干瘪的劣品。例如，作物类药物青稞，要簸去壳、芒、秸、叶，只用纯净而饱满的青稞籽粒；胡麻，要簸去壳、叶，只用干净的籽粒。

五、刮

刮是用刮刀刮去或用锉刀锉去非入药的药物外表粗皮毛刺。例如，树皮类药材去除其栓皮，根及根茎类药材去除其根皮，果实、种子类药材去除果皮或种皮等。去皮壳的作用及目的主要有便于切片、使用量准确、分开药用部位、除去非药用部位。植物药小檗，要刮去外皮和刺，剥取中皮入药；悬钩木刮去外皮和刺，只取木质部入药；宽筋藤也要刮去外皮才入药。

六、去核法

有些果实类藏药材，常用果肉而不用核，其中有的核属于非药用部分。如诃子和毛诃子的去核方法。

七、淘洗法

用大量的清水、胡麻油、青稞酒等洗去附在药材表面的泥沙或杂质。如铁粉的氧化物由胡麻油去除，乌梢蛇用青稞酒淘洗等。

八、洗净法

是用清水将药材表面的泥土、灰尘、霉斑或其他不洁之物洗去。是藏药中最常用的炮制方法，是所有藏药材去除杂质的方法。

九、切制法

是将常用藏药材沉香、檀香、西藏猫乳木等乔木类药材及锦鸡儿等亚灌木类药材的根茎切成小片的炮制加工法。

十、打碎法

大部分矿物类药物为块状物，入药时不能使用，需先打碎成小块状，再进行洗净、加工。如磁石、针铁矿、寒水石等。

十一、研粉法

是所有常用藏药材的加工炮制方法。常用藏药材在制剂前，都要进行研成粉末，并且很多藏成药的制剂过程中都需要研粉法。

十二、清炒法

是净选或切制后的药物，置预热适度的炒制容器内，连续加热，并不断翻动或搅拌，不加辅料而使之达到规定程度的炮制方法。如海金沙、火硝、寒水石等。

十三、砂炒法

是净选或切制后的药物与热砂共同拌炒的方法。砂作为中间传热体，由于质地坚硬，传热较快，与药材接触面积较大，所以用砂炒药物可使其受热均匀。如刀豆、大托叶云实、蒺藜、犀角等。

十四、明煅法

净选或切制后的药物，直接放入无烟炉火中或炭火中，煅烧至一定程度的炮制方法。多适用于矿物药。藏药中常用此方法炮制贝壳、海螺、寒水石、鹿角等，如图 25-1 所示。

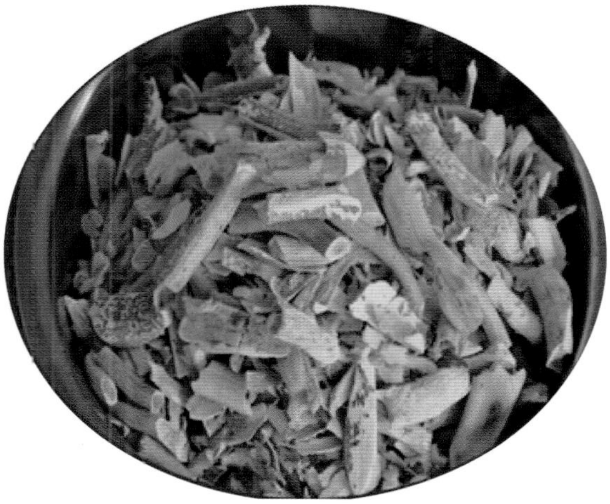

图 25-1　鹿角明煅

十五、炒黄法

净选或切制后的药物，用文火或中火炒至药物表面呈黄色的炮制方法。控制火力和掌握火候是炒黄的关键因素。如水牛角、豪猪针毛、孔雀尾翎等。

十六、闷煅法

是药物在高温缺氧条件下煅烧成炭的方法（图 25-2），又称密闭煅、扣锅煅、暗煅。适用于寒水石、黑冰片及贵重金属金、银、铁、铜、青铜、响铜等常用藏药材。闷煅的适用范围主要是质地坚硬、炒炭难于操作者，及某些藏成药在制备过程需要综合制炭的药物。

十七、发酵法

是净制处理后的药物，在一定条件下，借助

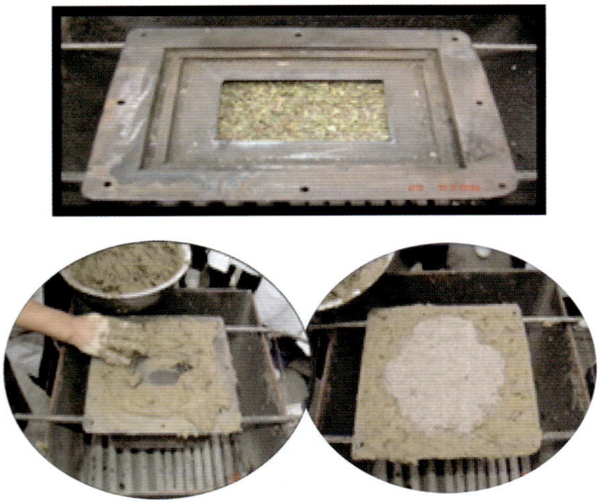

图 25-2 烈香杜鹃闷煅

于微生物和酶的作用，使药物产生新疗效的炮制方法。发酵主要利用微生物生命活动中酶的生物化学反应，来制取微生物菌体本身或直接代谢产物、次级代谢产物，而使药物产生新的疗效，因此发酵过程中必须一次完成而不能中断。如五味甘露散。

十八、浸膏法

藏药炮制理论认为，所有的草本植物都要进行浸膏，因为浸膏增加草本的有效成分，并方便贮藏、运输等。现今常用藏药中进行浸膏的药物主要有渣驯膏、甘草、沙棘等，如图 25-3 所示。

十九、水煮法

是净选后的药物与适量清水同煮的炮制方法。主要目的是消除或降低药物的毒副作用，并改变药性，增强疗效。如黄精、大狼毒、天门冬等。

二十、煮净法

净选后的药物与清水同煮后洗净，并反复多次。此方法主要适用于水银洗炼及贵重金属的炮制加工（图 25-4）。

二十一、烘焙法

是净选或切制后的药物用中火间接加热而充

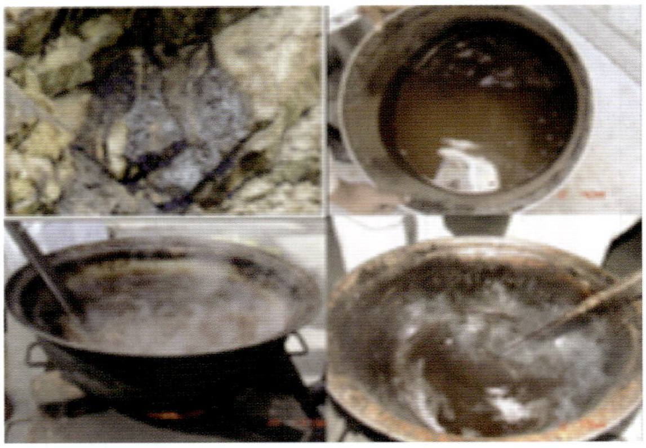

图 25-3 渣驯浸膏

分干燥药物，去除药物中的水分的炮制方法。如侧柏酥油膏、乌粪酥油膏、牛粪酥油膏、树木酥油膏、西藏猫乳木酥油膏等。

二十二、煨法

是净制或切制后的药物用牦牛肉包裹，置于火炭中，并适当翻动至牦牛肉熟为止。此炮制的主要目的是除去药物中部分挥发性及刺激性成分来降低不良反应，增强疗效，缓和药性。如诃子、兔心、羌活鱼等。

总之，常用藏药的炮制方法是多样的，藏药炮制主要是为了保证藏药临床安全有效。常用藏药炮制学是藏民族最具特色的一项制药技术，在继承藏药传统炮制经验的基础上采用现代技术开

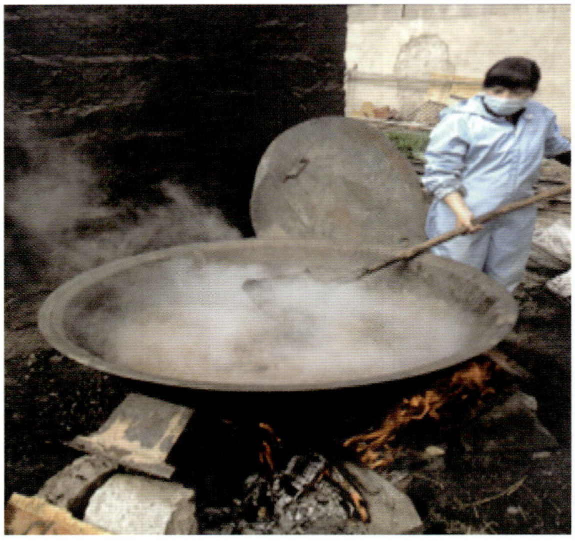

图 25-4 珍宝类药物煮净

展的炮制理论的研究，以及炮制方法、工艺流程的研究等，将有助于提高藏成药研发水平，规范藏药炮制的研发体系，稳定临床疗效。同时对于形成具有自主知识产权的技术和产品，以及藏药可持续发展都将起到积极的推动作用。

第四节　藏药金属药的煅灰

在藏药中，金、银、铜、铁、锡等金属皆可入药，但并不是直接入药，而是通过特殊的炮制工艺，使其发生质的变化，成为有特定的治疗价值的药用有效成分。例如对铁屑的炮制，是将其放置在用植物配制的药液中浸泡 3 ～ 5 天，铁屑即化为黄泥一样的物质，这种物质方可入药。常言道："真金不怕火炼"，但用藏药工艺技术进行炮制后，黄金变为黑色的"金炭"，成为珍宝类藏药方剂不可缺少的一味药。

藏药金属煅灰是藏药炮制中最基本的工艺。是在藏医药学理论的指导下，对金属进行祛毒、去氧化、煅灰等，减少金属的毒性及提高临床疗效的方法。因此大部分重金属药物都要进行煅灰。因此煅灰是藏药炮制中炮制重金属的最好加工方法。此方法炮制的重金属与其他物质发生化学、物理变化，产生质和量的转变，而使重金属的毒性消失，消除对肾循环的致命毒性。但近几年，有些学者在不了解藏药炮制工艺的基础上，以藏药中存在重金属为借口发表文章，对藏医药的发展带来不利影响。

藏药炮制理论中，所有的重金属都要祛毒、去氧化、煅灰三个过程，铁粉煅灰的工艺流程也莫过于此。因此列举铁粉的煅灰工艺流程详细介绍如下。

一、祛毒

将良好的软铁锉成粉末，包在干净的纱布里，用水柏枝提取液煮，然后用 8 岁童尿与碱花混合物，煎煮后用冷水冲洗。8 岁童尿与碱花混合物煎煮几次即得。铁粉中混杂着其余杂质及腐蚀物，碱花在藏药中具有清洁作用，童尿具有杀菌作用，因此铁粉祛毒就用此类方法。

二、去氧化

祛毒后的铁粉与旱獭油、菜籽油、陈酥油等混合后，进行常温加热，此时冒青烟，放入干净水适量煮开后，用热水及冷水交替冲洗即可。这些油脂都是非极性溶剂，铁粉浸泡非极性溶剂后，水分难接触铁粉，铁无法重新生成氧化铁，氧化后铁难于发生化学变化。

三、煅灰

氧化的铁粉与诃子粉、硼砂、硫黄等进行搅拌，捏成团，晒干，装进封闭容器中进行煅灰。此时铁与硫黄在高温条件下发生反应，生成硫化亚铁，硫化亚铁又在诃子的没食子酸作用下变成二价铁离子。但人体中存在的铁大都是以化合物或亚铁形式存在，因此硫化亚铁可能与人体铁有关联。但这个观点只是假设，至今无人验证。

总之，藏药金属的煅灰是藏药炮制中最重要的炮制工艺，是将重金属变成良药的最好途径，如图 25-5、图 25-6。藏医学用自己独特的理论指

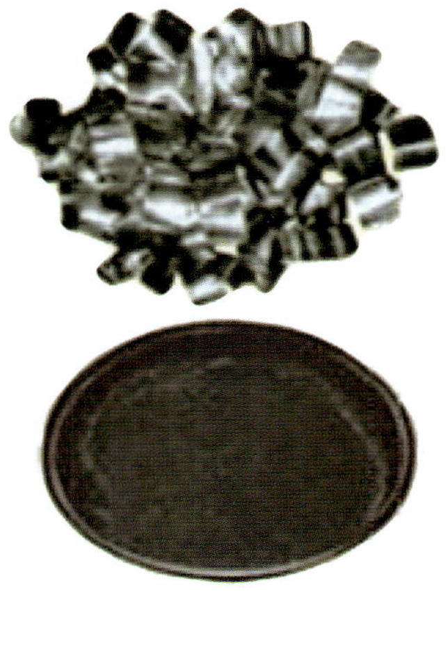

图 25-5　银灰

导下进行。铁属于金属，具有凉、糙、锐等特征，炮制工艺中为了消灭金属凉性，炮制进行煅灰；为了减少糙性，炮制加油脂；为了减少锐性，炮制加硫黄等，如图 25-7、图 25-8 所示。

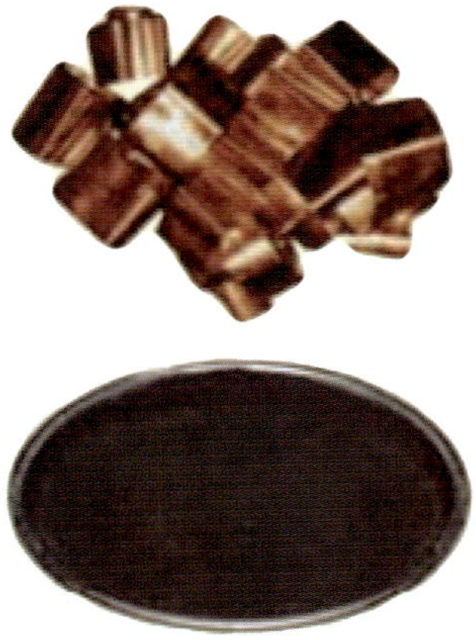

图 25-6 铜灰

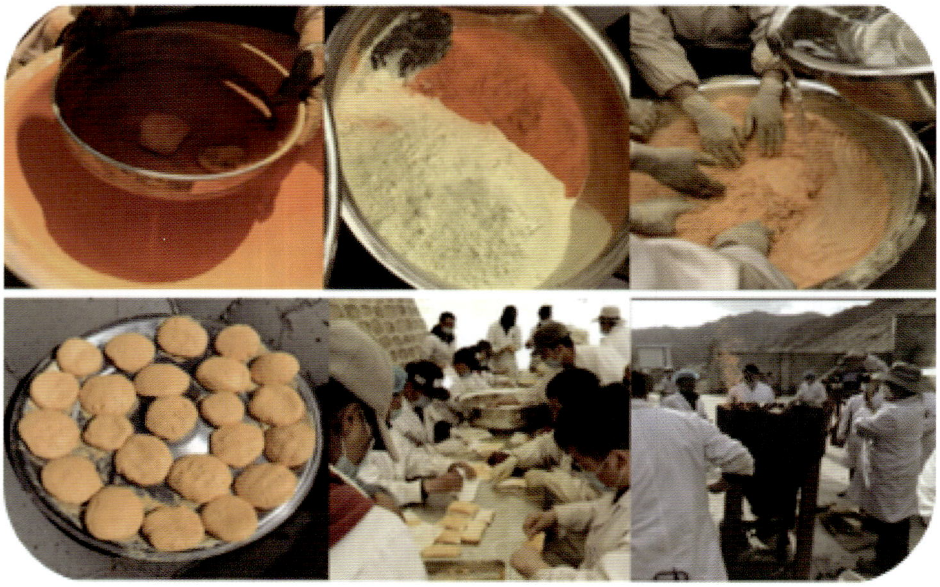

图 25-7 金属煅灰过程

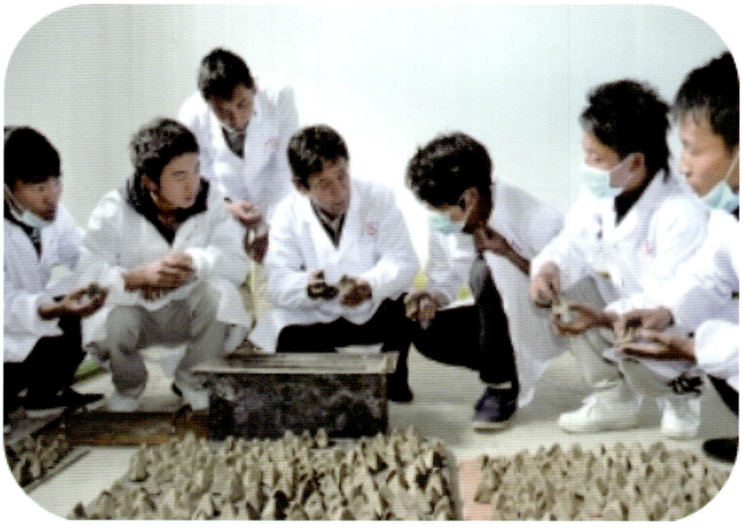

图 25-8 铁粉搅拌、捏团、晒干

第五节　水银洗炼

水银洗炼法或水银加工法，在《四部医典》中被称为“仁青佐智欠姆”。所得药物称为“佐台”，也有译为“坐台”。“佐”是炼制，“台”指灰色的粉末状，意思是煅烧成灰。“佐台”就是水银经过藏医药学特殊的一种炮制方法而形成的一种最终成分。“佐台”被称为藏药中的“宝中宝”，是把具有剧毒的水银与其他金、铁等矿物药、诃子等植物药根据物种相克原理，通过40多天300多道严密、严谨、不间断的特殊加工后，炼制成具有奇特疗效的甘露精华之王。是配制名贵藏成药不可或缺的重要原料。在藏医药的使用中有悠久的历史，经过了近两千年的临床实践验证，应用面广，使用量大，是藏药中的极品，并具有长寿、延缓衰老、治疗金属类中毒等功效。它是藏药珍宝类药品最重要的成分之一，如果珍宝类药品不含“佐台”成分就会失去药用价值。作为藏药材重要的加工方法和藏药实践的惟一精华，千百年来历代藏医药学者都非常重视该技术的实践与传承，并代代相传，使此技术至今得以发扬光大。

一、水银洗炼法的来源

“佐台”加工的实践方法始载于公元8世纪宇妥·宁玛元丹贡布编著的《四部医典》中。关于“佐台”的记载最早出现在公元6世纪的印度。相传南印度婆罗门有一位大师将其炼制成功，并传说他因为长期服用此药而修成正果。后来，在公元13世纪后半叶，西藏大成就者噶玛噶举派黑帽系第二世活佛的弟子邬坚巴·仁钦贝，远涉尼泊尔、印度学成并翻译了600多年前那位印度大师炼制“佐台”的遗著，他历尽艰辛，终于将所有的炼制密法和自己的实践经验传入西藏，并编著了独特的药物炼丹经典《炼佐台论》等著作，开创了藏药“水银炮制法”系统完整的实践操作，为“水银炮制”的普及和弘扬做出了无法估量的贡献。后经贤者噶玛巴·让琼多吉、剑卡·年姆尼多吉、贡珠·云丹嘉措等著名藏医药学家的不断实践和传承，使这一藏医药文化的精粹得以世世相传，继续为人类健康保驾护航。西藏和平解放后，这一传统的集大成者是已故的西藏著名藏医学家措如次朗大师，他在实践基础上撰写了《金属药物的加工与珍宝成药的实践》《水银洗炼法》等著作，使这一技艺在当代得到继承和发扬。2009年，这项工艺已成功入选国家非物质文化遗产。

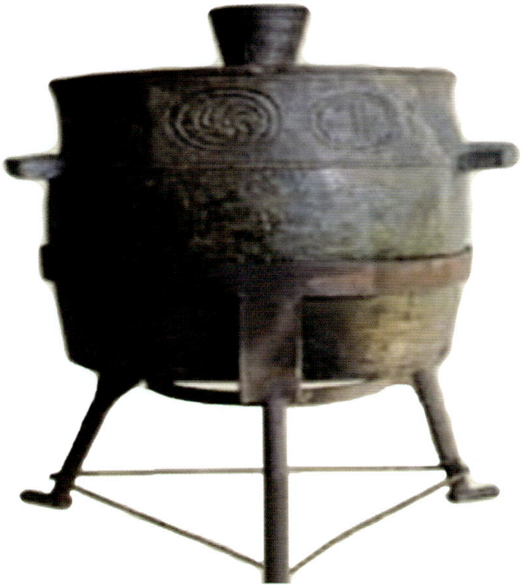

图25-9　水银洗炼石具

二、水银洗炼法简介

（一）搓揉法

把水银和干姜、胡椒等粉末装在山羊或石羊（如岩羊等）皮口袋里长时间搓揉，温度保持在25～40℃。

（二）提炼法

把水银分解后倒在装有菜籽油、硫黄等物的特制石头锅里用温火煮数小时，待水银变成块状物后再砸碎。

（三）洗涤法

用男童的尿、种马的尿、牛尿和青稞酒分期分别先泡后洗，再用清水反复洗涤。

（四）研磨法

将硫黄、石榴汁掺和在水银小颗粒中研磨成干粉。所有这些工序要求在遮光的黑屋里操作。

经过洗炼的水银由白色变成了黑色的微小颗粒，重金属可以轻漂在水上。这时的“水银”即可入药，也可直接口服。

三、功效

众所周知，水银有剧毒，可以在生物体内积累，破坏中枢神经系统。有人提出质疑：“佐台”是由水银炮制而来，因此也具有毒性。对此，专家表示，有关部门曾专门对藏药的重金属问题开展研究。华西医科大学、成都中医药大学等单位对“佐台”长达数年的反复的化学成分测定、药效学研究、毒理学、毒代学研究证明，“佐台”使用是安全的，即使使用到正常量的50倍，对实验动物也无明显的毒性反应。而且对脑溢血、麻风、痛风、黄水病等疑难杂症具有奇特的疗效，对普通人也有强身健体、延年益寿的功效，是配制名贵藏成药不可或缺的重要原料。“佐台”不仅对癌症、脑溢血、麻风病、痞瘤、炭疽、关节炎、黄水病、高血压、心脏病、乙型肝炎以及各种炎症、过敏症、中毒、病毒感染等疑难杂症具有奇特的疗效外。对滋补强身，增强五官功能 ，提高免疫力，养颜、防皱纹、抗衰老等方面具有特殊功效。

第二十六章

藏药方剂学

藏医药学所有之义归结为四纲，所谓的四纲为诊断疾病之法：脉诊、尿诊为纲是其一；确诊后息灭疾病药剂为纲是其二；未能息灭时清泻为纲是其三；病根仍然未除时缓猛外治为纲是其四。本章介绍的是四纲当中确诊后息灭疾病药剂为纲是其二的“方剂学”。

藏药方剂学是藏医药宝库的重要组成部分，是联系藏医药基本理论与临床实践的桥梁，是全国高等藏医药教育的主干课程之一，也是研究藏药方剂配伍规律、功效和临床应用等知识的一门学科。本学科可供藏药专业、藏药营销专业、藏药管理，以及从事藏医理论、临床、医疗、科研等学习、工作和研究的人员学习和借鉴。

第一节 汤 剂

汤剂是通过水将药物的药效成分浸泡或煎熬出来的一种传统制剂方法。汤剂具有易吸收、功效快、制剂简便等特点，在临床上是最常见的一种制剂方法。在《四部医典》中主要介绍了汤剂的制法、寒性汤剂和热性汤剂。

一、汤剂制法

（一）汤剂的制作方法

用水将药物的有效成分浸泡或煎出的剂型，是将配制好的各种药物捣碎至易于熬汤大小，用相等剂量的纯净水浸泡或熬汤。按照其药性区分，可分为寒性汤剂和热性汤剂，其中寒性汤剂制作方法是将配方中各药材浸泡在适量纯净水中制成药汁，提取有效成分服用（身体虚弱、胃温极差者可熬汤冷却服用）；而热性汤剂制作方法是将配制好的药材放于干净的容器并用适量纯净水浸泡一段时间，之后将其用文火煮开，熬至水分剩下1/3即可，提取药汁服用。

（二）汤剂制作时应注意的事项

在浸泡或熬汤时，将药物放于无污垢、无异味、无油污等干净容器，并不得使用容易与药物产生反应、影响药效的容器。

二、寒性汤剂

寒性汤剂即治疗热症或热病所用汤剂的简称，具有治疗热病或热症等共性。包括按发病部位分类、按病种分类和单味药汤类。

（一）按发病部位分类

1．三味陈旧人头盖汤

配伍：出土陈旧人头盖骨、龙骨、獐牙菜。

功效：治疗隆、赤巴、培根、创伤等引发的所有头病。

2．五味铁屑汤

配伍：铁屑、小檗皮（中层皮）、三果。

功效：治疗眼部疾病。

注释：铁屑按照炮制工艺加工完成；三果是诃子、毛诃子和余甘子的简称。

3．二味木香汤

配伍：广木香、诃子。

功效：治疗耳病，具有止痛作用。

4．三味檗皮汤

配伍：小檗皮（中层皮）、青蒿、熊胆。

功效：止鼻血。

5．三味胆矾汤

配伍：胆矾、多脉茴芋叶、诃子。

功效：治疗口腔疾病。主要用于口腔发炎、内部充血等热症引起的口腔疾病。

注释：服用方法是将适当温度的药汤漱口数次，吐弃即可。

6．四味榜嘎汤

配伍：榜嘎、甘草、龙胆花（白）、天竺黄。

功效：治疗喉部干涩、声音嘶哑等喉部热症。

注释：需加冰糖药引。

7．二味“索帕”汤

配伍：“索帕”、芫荽、冰糖。

功效：可治疗热症引起的口腔、喉部、舌头干涩等症。

注释：①“索帕”即藏药术语，是指通过古代藏族传统工艺制成的陶瓷类一种，需未使用的新瓷。②服用方法是将适当温度的药汤漱口数次，吐弃即可。

8．三味檀香汤

配伍：檀香、小豆蔻（去皮）、广酸枣。

功效：治疗心脏热症。

注释：服用时，按汤剂制作方法将其煮沸，稍凉即可服用。

9．四味辣根（高山）菜汤

配伍：高山辣根菜、甘草、紫草茸、岩白菜。

功效：治疗肺热、肺部充血、痰多、咳嗽等肺病热症以及血热病和血热引起的刺痛等症。

10．三味丁香汤

配伍：丁香、波棱瓜、诃子。

功效：治疗脾热及其脾脏疾病引起的肠胃肿胀等症。

11．四味诃子汤

配伍：诃子、紫草茸、多脉茵芋叶、茜草。

功效：治疗肾脏热病及其引起的刺痛，大小肠热症等下腔热症。

12．“恩扎西汤”（又名四味止泻木子汤）

配伍：止泻木子、榜嘎、岩白菜、藏马兜铃。

功效：治疗大小肠热症以及下消化道热症。

13．三味蒺藜汤

配伍：蒺藜、冬葵、螃蟹。

功效：治疗尿堵症。

14．三味喜马拉雅紫茉莉汤

配伍：喜马拉雅紫茉莉、黄精、蒺藜。

功效：治疗子宫炎症、附件炎等妇科炎症。

（二）按病种分类

1．藏药“三果”汤

配伍：三果（诃子、毛诃子、余甘子）。

功效：三果汤作为众多藏药方剂的基础方，在藏医临床上可用于高原疾病的治疗。主要用于清除血热、治疗热症等症；并具有调节血压、化解坏血等功效。

2．四味帝达汤

配伍：印度獐牙菜、兔耳草、余甘子、鸭嘴花。

功效：治疗热病，清除坏血、调节血压等血病。

3．四味诃子汤

配方：诃子、骨碎补、榜嘎、硼砂（前三者粉碎熬汤后添加少量）。

功效：治疗食物中毒等各类中毒症。

4．四味木香汤

配方：土木香、广木香、石斛、鸭嘴花。

功效：治疗溃疡性疾病及溃疡引起的急痛、刺痛、阵痛等疼痛。

5．四味猫乳汤

配方：西藏猫乳、诃子、秦艽、小檗皮（中层皮）。

功效：治疗黄水病热症。

6．三味帝达汤

配方：印度獐牙菜、秦艽、榜嘎。

功效：治疗“赤巴”热症。

7．止吐米汤

配方：洗米水、石斛、蜂蜜。

功效：止吐。

8．五味止泻汤

配方：木橘、青杠脂、达志、小檗花、酸奶汁。

功效：止泻。

9．十味止血汤

配方：小檗（中层皮）、青蒿、紫草茸等五味药材熬汤，另加红花、熊胆、胆汁、藏黑豆花。

功效：对外伤、内伤引起的出血症、消化道出血等均具有止血作用。

（三）单味药汤类

1．诃子单味汤　治疗胃部酸痛、胆汁反胃等症。

2．余甘子单味汤　清除坏血、降低血热。

3．毛诃子单味汤　治疗黄水病，防止关节炎、风湿病。

4．鸭嘴花单味汤　治疗血热疾病，降低血热。

5．芫荽单味汤　治疗渴症。

6．铁屑单味汤　治疗肝病、养眼；涂抹具有治白癜风等皮肤疾病之功效。

7．辣根菜单味汤　治疗肺部发热以及肺病。

8．岩白菜单味汤　治疗肺部发热以及肺病。

9．猫乳单味汤　治疗黄水病，具有干黄水功能。

10．宽筋藤单味汤　对热症含寒不发作者具有熟热作用。

11．渣驯单味汤　治疗痛风病；具有利尿作用（可治尿堵）。

12．秦皮单味汤　治疗骨病，愈合骨折。

13．帝达单味汤　治疗热症。

三、热性汤剂

热性汤剂即治疗寒症或“培根”病为主的所用汤剂的简称，具有易消化、药效快、治疗寒病等共性。

（一）按发病部位与病种分类

1．三味光明盐汤

配方：生姜、光明盐、诃子。

功效：提高胃温、治疗寒病。

2．四味等量汤

配方：三味光明盐汤、荜茇。

功效：治疗消化不良，提高胃温；对药物性消化不良具有显著疗效。

3．三味阿魏汤

配方：干姜、阿魏、紫硇砂（少许）。

功效：治疗“宁隆”病症。

4．五味石榴汤

配方：石榴、荜茇、干姜、炒米、蜂蜜。

功效：治疗寒性上吐、下泻、腹胀、腹痛以及消化性呃逆症。

5．三味杜鹃汤

配方：烈香杜鹃（花）、小豆蔻、干姜。

功效：治疗体力下降、心肝衰竭引起的口舌变白、心慌心颤、肝区疼痛、易疲劳等症。

6．五味肉桂汤

配方：肉桂、紫硇砂、“三热”（肉豆蔻、益智仁、草果）；煮沸后添加少许牛奶。

功效：治疗各类寒症以及寒症引起的下泻腹痛。

7．三味小豆蔻汤

配方：小豆蔻、角茴香、荜茇，在牛奶煮沸。

功效：改善睡眠、治疗失眠症。

8．大蒜降龙汤

配方：干姜四两加入8倍纯净水，按汤剂制法熬至1/3时加入适量鲜奶。

功效：治疗隆病及隆病引起的肢体瘫痪、僵硬等症。

9．二味诃子汤

配方：诃子去核煮沸，加入适量高良姜熬汤，每日凌晨服用。

功效：治疗胆结石、胆囊炎症，以及黄疸引起的眼部发黄等症。

（二）单味药汤类

见表26-1。

表26-1　热性汤剂单味药汤类

序号	名称	功效
1	紫硇砂单味汤	治疗胃寒、胃痛
2	光明盐单味汤	治疗消化不良疾病
3	硇砂单味汤	利尿，疏通尿液
4	石灰单味汤	治疗胃寒、提高胃温
5	姜汤	提高胃温及身体热度，治疗消化不良
6	棘豆单味汤	治疗脾脏寒症以及脾脏寒症引起的腹胀
7	紫茉莉单味汤	治疗腰酸腰痛等下身寒症
8	青稞熬汤	开胃

第二节　散　剂

散剂是将配方中的药材按照理论及实践的磨碎步骤，将药物制成粉末的传统剂型。散剂具有比汤剂药效较大、比丸剂易吸收，以及功效稳定、不易失效等特点。在藏药传统配方中，散剂属最常用的一种剂型。

散剂大致上可分为内服和外用两种，内服主要以温水冲服或通过鼻腔吸入、熏入等；外用则包括外敷散（如外伤、止血、皮肤病等用）和熏洗用散等。在工艺方面，口腔及鼻腔等内服用散剂必须经过细致的加工细碎，反之外用及熏入散剂可略粗于内服散剂，但也不可太粗。

一、散剂制法和服用方法

(一)散剂的制作步骤

1. 配伍原则　散剂作为藏药在临床上比较常见的一种剂型，对配伍中各药材的比例具有明显的主次之分，因此，我们必须按照主次之区分保障正确的配伍原则和可靠的临床实效。其主要配伍原则是：在各大古籍文献里标明配方药材的比重比例的可按照典籍所记载配伍，未明示比例的可按照药物主次之分进行比例分配，其主要药材占配伍的大部分比例，其余次药或辅助性药材按功效适量增减，具有毒性和抑制功能等药材需谨慎增减比例。

2. 磨碎步骤　为达到药材完全磨合并保障药品的疗效、控制药品毒性，凡角类、矿石、有毒等预先炮制煅灰或祛毒，其他药材清理杂物。磨碎时首先将配伍中含有角类药和骨骼药、矿石药、木本茎和茎类等质地较为坚硬的药材先行磨碎，脂肪等油性药物和水质药物等留于后面混合。配伍散剂的细度，直接关系着药效的有效发挥程度，需务必磨细。

3. 药引使用　古方中，按照热症和寒症之区分，为加强药性、服用可口，散剂配伍需加入大量的甜味药引，其中治疗热症配方需加入冰糖，而治疗寒症配方中加入红糖。

(二)散剂的服用方法

除外用及鼻熏、鼻吸药物需按照使用方法直接利用外，凡内服的药物均需用雪山冰水、白开水、温水等作为服药辅助剂使用。其中治疗热病药均用较为冰凉的水服用，治疗寒病药物均用开水或温水服用。若服用者胃温较差、消化功能不良者，热病期也可温水服用，以防凉性较强而降低胃温，出现消化减退等反作用。

(三)服药期间应注意的事项

为防降低药效，在服药期间应禁食腐烂、酸味、未成熟、生冷等不易消化的饮食，防止剧烈运动等不益于病情的活动。

二、寒性散剂

寒性散剂为治疗热症或热病所用散剂的简称，具有治疗热病或热症等共性。按照药物主次或君臣辅佐等之分，寒性散剂可分为君主冰片类散、大臣七味红花散、儿臣八味主药散和平民其他清热散四种。

(一)君主冰片类散

冰片为强凉性药，属凉性药最强，故有凉性药的“大王”之称。冰片分为芒冰片（相当于中药“艾片”）、达斯冰片和西冰片（相当于中药“冰片”）3种，3种均具有清热之功效，但3种寒性稍有区分。相比之下芒冰片较温，对“隆”性热症疗效极佳；达斯冰片性为中性，对各种热病均有疗效；而西冰片为寒性最大，对强热病症颇有疗效。按照上述区分，入药时需按热症强度择选冰片，对症治疗。

1. 冰片君臣散

配伍：冰片、天竺黄，混于冰山水磨粉。

功效：清除强热症。

注释：此方主（君）药为冰片，辅（臣）药为天竺黄。虽冰片单味散具有最强散热之功效，但由于冰片性强凉，对消化系统等造成反作用，故用天竺黄温和，以防在治疗热症时防止反发寒症。

2. 三味君相散

配伍：冰片、天竺黄、檀香。

功效：治疗剧烈运动引起的热症。

3. 三味君相散

配伍：冰片、天竺黄、榜嘎。

功效：治疗传染性热症。

4. 五味冰片君相散

配伍：冰片、天竺黄、檀香、红花、牛黄。

功效：治疗热症，降“隆”。

5. 七味冰片君相散

配伍：冰片、天竺黄、檀香、红花、牛黄、麝香、熊胆。

功效：治疗热症，降“隆”。

6. 七味冰片散

配伍：冰片、檀香、牛黄、天竺黄、红花、兔耳草、印度獐牙菜。

功效：治疗强热症、剧烈运动引起的热症以及热性上身刺痛等症。

7. 九味冰片散

配伍：冰片、檀香、天竺黄、红花、熊胆、印度獐牙菜、岩白菜、兔耳草、紫草茸。

功效：治疗热症及其引起上身刺痛、痰多咳嗽、痰吐灰褐色样等症。

8．十四味冰片散

配伍：冰片、“六良”（即天竺黄、红花、丁香、肉豆蔻、小豆蔻、草果）、檀香、犀牛角（用水牛角代）、绿绒蒿、沉香、麝香、岩白菜、印度獐牙菜。

功效：治疗热病引起的乏力沉闷、神志不清、昏迷哑口等症。

9．二十五味冰片散

配伍：冰片、“六良”（即天竺黄、红花、丁香、肉豆蔻、小豆蔻、草果）、沉香、檀香、紫檀、绿绒蒿、木棉花两种、广木香、茴香、马兜铃、肉桂、螃蟹、石斛、甘松、石花（红）、苜蓿、“三果”（强热症加“三果”、一般热症加“三热”）。

功效：主治脏腑、皮肉、骨脉等全身部位热症和跌打损伤、剧烈运动、传染性热病等各类新旧热病症状，具有治疗关节炎、风湿病、皮肤热症以及腹腔血热化脓等热性症状。

（二）大臣七味红花散

1．清心热七味红花散

配伍：红花、天竺黄、牛黄为主药，配清心热药肉豆蔻、沉香、广酸枣、广木香。

功效：清除心热症。

2．清肺热七味红花散

配伍：红花、天竺黄、牛黄为主药，配清肺热药甘草、广木香、葡萄、濞缀（阿忠）。

功效：清肺热。

3．清肝热七味红花散

配伍：红花、天竺黄、牛黄为主药，配清肝热药绿绒蒿、鸭嘴花或婆婆那、甘青青兰、渣驯。

功效：清肝热。

4．清脾热七味红花散

配伍：红花、天竺黄、牛黄为主药，配清脾热药波棱瓜、丁香、诃子、荜茇。

功效：清脾热。

5．清肾热七味红花散

配伍：红花、天竺黄、牛黄为主药，配清肾热药小豆蔻、渣驯、刺柏、诃子。

功效：清肾热。

6．清胃热七味红花散

配伍：红花、天竺黄、牛黄为主药，配清胃热药熊胆、渣驯、榜嘎、甘青青兰。

功效：清胃热，治胃病。

7．清肠热七味红花散

配伍：红花、天竺黄、牛黄为主药，配清大小肠热症药物止泻木子、榜嘎、岩白菜、马兜铃。

功效：清除大小肠为主的腑器热症。

8．清神经热症七味红花散

配伍：红花、天竺黄、牛黄为主药，配清神经热症药物甘草、岩白菜、矮紫堇、熊胆。

功效：清除神经热症。

9．清骨热七味红花散

配伍：红花、天竺黄、牛黄为主药，配清骨热药秦皮、杉叶藻、赤铁矿、炉甘石。

功效：清除各种原因引起的骨热症。

10．清含“隆”热症七味红花散

配伍：红花、天竺黄、牛黄为主药，配降“隆”药宽筋藤、肉豆蔻、酸灰、没药。

功效：降“隆”清热。

11．清“赤巴”热症七味红花散

配伍：红花、天竺黄、牛黄为主药，配清“赤巴”热症药印度獐牙菜、波棱瓜、止泻木子、榜嘎。

功效：清除纯热症。（即“赤巴”热症）

12．治“培根”热症七味红花散

配伍：红花、天竺黄、牛黄为主药，配治“培根”寒热药物木瓜、石榴、土木香、芫荽（或沙棘果）。

功效：治疗“培根”寒热症，即寒热交接症。具有愈溃疡、治胃酸、提胃温等功效。

13．清血热七味红花散

配伍：红花、天竺黄、牛黄为主药，配清血热药物兔耳草、婆婆那或鸭嘴花、矮紫堇、翼首草。

功效：清血热。

14．清传染性热症七味红花散

配伍：红花、天竺黄、牛黄为主药，配清传染性热症药物蓝花龙胆、波棱瓜、岩白菜、角茴香。

功效：治疗传染性热症。

15．把檀香加入上述14种红花散，便成为“八味红花散”，功能主治如同上述，但药效比七味红花散较为强大，属治疗中度热症。

(三)儿臣八味主药散

八味主药散

配伍：牛黄、檀香、天竺黄、红花、獐牙菜、鸭嘴花、兔耳草、榜嘎。

功效：清除脏腑热症等一切热症；主治肺脏、肝脏热症和血热症、纯热（赤巴）症。

(四)平民其他清热散

1．八味沉香散

配伍：沉香、肉豆蔻、广酸枣、天竺黄、乳香、广木香、诃子、木棉花。

功效：治疗心热、心绞痛及其心脏热症引起的哑口无语，甚至神志昏迷、全身刺痛、肝区疼痛等症。

2．八味檀香散

配伍：檀香、“三凉”（即天竺黄、红花、丁香）、岩白菜、高山辣根菜、葡萄、甘草。

功效：治疗肺热、肺血脓。

把冰片加入八味檀香散，便成为“九味冰片散”，功能主治如同上述，但药效比上述两种组方更加强大，属治疗强度热症。

3．二味沙棘散

配伍：沙棘、广木香。

功效：化脓祛痰。

4．九味牛黄丸

配伍：牛黄、红花、绿绒蒿、藏马兜铃、印度獐牙菜、渣驯、广木香、鸭嘴花或婆婆那、波棱瓜。

功效：治疗肝损伤以及肝淤血、肝炎等肝病；愈溃疡。

5．七味诃子散

配伍：诃子、丁香、波棱瓜、甘松、木棉花、荜茇、草果。

功效：治疗脾脏损伤以及脾热等脾脏热症及脾脏病引起的腹胀、腹部刺痛等症。

6．十味诃子散

配伍：诃子、红花、小豆蔻、渣驯、印度獐牙菜、刀豆、多脉茵芋叶、茜草、紫草茸、刺柏。

功效：治疗肾损伤、尿频等肾脏热症及其引起的腰部酸痛、下肢受阻等肾热疾病。

7．九味渣驯散

配伍：渣驯、麝香、红花、小豆蔻、熊胆、甘青青兰、诃子、岩白菜。

功效：治疗胃部炎症及胃酸胃痛等症。

8．七味熊胆散

配伍：熊胆、波棱瓜、止泻木子、头花蓼、榜嘎、藏马兜铃、矮紫堇。

功效：治疗大小肠损伤及肠胃炎症；止炎症引起的腹泻。

9．六味寒水石散

配伍：寒水石、石榴、小豆蔻、荜茇、土木香、红花。

功效：治疗胃酸、胀痛及溃疡初期泛酸、吐酸等症。

10．寒水石凉配散

配伍：寒水石（凉性秘制）、牛黄、“六良”、绿绒蒿、檀香、紫檀、麝香、波棱瓜、止泻木子、印度獐牙菜、榜嘎、诃子、鸭嘴花、广木香、荜茇。

功效：治疗中毒症及溃疡、热症待熟症、慢性热症等症。

11．六味木香散

配伍：广木香、余甘子、石榴、鸭嘴花、小豆蔻、荜茇。

功效：具有助消、止吐、止痛等功能；用于“培根”寒病及“幕布”病引起的胃部、腹部疼痛、腹胀以及消化性呕吐等症。

12．八味帝达散

配伍：印度獐牙菜、波棱瓜、榜嘎、广木香、岩参、兔耳草、角茴香、小檗皮。

功效：治疗热症及胆囊炎症，具有保肝退黄、治疗巩膜黄染等功能。

13．十味乳香丸

配伍：乳香、草决明、黄葵、广木香、鸭嘴花、“三果”、宽筋藤、渣驯。

功效：治疗关节炎、痛风病局部热痛等“黄水”引起的热症。

14．十三味红花丸

配伍：红花、丁香、牛黄、犀牛角（水牛角代）、朱砂、檀香、麝香、大托叶云实、榜嘎、广木香、“三果”。

功效：治疗肝功能衰竭、中毒症、肾脏损伤、尿频尿痛、腹部热胀；具有治疗“亚麻”疾及“亚麻”病引起的鼻窦炎、鼻塞、感冒症状及皮肤脓包等症。

15．七味红花殊胜散

配伍：红花、天竺黄、绿绒蒿、藏马兜铃、獐牙菜、诃子、麻黄。

功效：具有清热解毒、保肝退黄功能；用于治疗新旧肝病、老伤引起的肝血增盛、肝肿大、巩膜黄染等症。

16．三臣散热散

配伍：天竺黄、红花、牛黄。

功效：治疗小儿热症。

17．四味丁香散

配伍：丁香、天竺黄、红花、檀香。

功效：治疗咽部发炎、干涩等症。

18．六味丁香散

配伍：丁香、天竺黄、甘草、白花龙胆、广木香、诃子。

功效：治疗肺炎、咽炎及咽部干涩、声音干哑等症。

注释：用童尿服用。

19．八味绿绒蒿散

配伍：绿绒蒿、天竺黄、红花、藏马兜铃、沙棘、甘草、葡萄、余甘子。

功效：治疗肝血反胃、胃部酸痛。

20．三花散

配伍：三花即白花秦艽花、翼首草花和白花龙胆花。

功效：治疗皮肤性疫病。

三、热性散剂

热性散剂为具有治疗“培根”寒症作用的散剂。按照药物主次或君臣辅佐之分，热性散剂可分为君主石榴散、大臣杜鹃花散、儿臣温性散和平民其他驱寒散四种。

（一）君主石榴散

石榴属性强温、味酸；石榴散具驱寒、提胃火、消除痞瘤、开胃消食之功能，故称热性药之“君主”。

1．三味石榴散

配方：石榴、肉桂、胡椒。

功效：治疗消化不良、“培根”寒症及声音沙哑、呼吸困难；主治肝病寒症。

2．四味石榴散（1）

配方：石榴、肉桂、胡椒、紫硇砂。

功效：治疗胃胀、胃痛、胃痞瘤，以及寒症引起的肠鸣、呕吐等症。

3．四味石榴散（2）

配方：石榴、肉桂、小豆蔻、荜茇。

功效：健胃温胃，提高食欲。

4．五味石榴散

配方：石榴、肉桂、小豆蔻、荜茇、高良姜。

功效：治疗胃寒、“培根”寒症、胃痞瘤、“宁隆”病和腰酸疼痛等症，具有消食、提高食欲等功能。

5．石榴健胃散

配方：石榴、肉桂、小豆蔻、荜茇、红花。

功效：健胃消食、提高胃温；具促消化功能。主要治疗消化不良、食欲缺乏，以及“培根”寒病引起的腹痛、腹泻。通过加入“佐台”等秘方药，可提高药效，治疗乙型肝炎等症。

6．五味石榴散

配方：石榴、阿魏、干姜、紫硇砂、沙棘。

功效：治疗消化不良、食欲缺乏、肝功能衰竭以及心脏寒症。

7．六味石榴散

配方：石榴、紫硇砂、“三热”、光明盐。

功效：提胃温、助消化，去除胃内嘈杂。

8．八味石榴散

组方：石榴、肉桂、小豆蔻、荜茇四味药为主药（君臣），加入不同病症的辅佐药物形成的组方，可治疗不同病症，如表26-2所示。

表26-2 八味石榴散加入不同辅佐药及功能主治

辅佐药	功能主治
干姜、肉豆蔻、红花、草果	治疗肝胃寒症、心脏病、隆病引起的肿瘤
光明盐、紫硇砂、胡椒、生姜	治疗消化不良
生姜、酸藤果、小米辣、大托叶云实	治疗胃寒、提高胃温
土木香、芫荽、沙棘、木瓜	治疗肠胃溃疡
光明盐、波棱瓜、诃子、熊胆	治疗黄疸性肝炎、助消化
寒水石灰制、光明盐、诃子、秃鹫粪灰制	清除胃痞瘤
贝齿灰、尘土骨灰、鹿角灰、小米辣	干腹水

续表

辅佐药	功能主治
阿魏、紫硇砂、胡椒、生姜	治疗大小肠寒胀、疼痛
甘草、天竺黄、葡萄、香旱芹	治疗肺部寒症
肉豆蔻、阿魏、紫硇砂、干姜	治疗心脏寒症
芒果核、蒲桃、大托叶云实、螃蟹	治疗肾寒、腰酸疼痛
硇砂、冬葵叶、蝎子、胡椒	治疗寒症引起的尿闭、尿堵
阿魏、麝香、天仙子、酸藤果	治疗寒症引起的病虫病
达志、葫芦果、平车前、青杠脂	治疗肠鸣胀痛及未变食物色腹泻

9．八味石榴散组方

石榴和“三热”为主药（君臣），加入不同病症的辅佐药物形成的组方，可治疗不同病症，如表 26-3 所示。

表26-3　八味石榴散组方

辅佐药	功能主治
达志、阿魏、铁线莲、紫硇砂	治疗所有寒症
光明盐、大青盐、紫硇砂、灰盐	治疗胃寒、胃胀
芫荽、土木香、木瓜、宽筋藤	治疗肠胃溃疡初期
光明盐、小豆蔻、蝎子、冬葵叶	治疗肾寒肾虚及尿闭、尿堵
肉桂、小豆蔻、香旱芹、黑种草籽	治疗寒性肺病

10．九味石榴散

配方：石榴和“三热”为主药，外加肉桂、“三良”、蛇床子。

功效：提高胃温，治疗腹泻、腹痛。

11．十味石榴散

配方：石榴和“三热”为主药，外加黑种草籽、铁线莲、小米辣、蛇床子、小豆蔻、紫硇砂。

功效：治疗胃火削减、食欲缺乏、消化不良、腹胀、腹痛、寒性痞瘤等症。

12．石榴散

配方：石榴和“三热”为主药，外加肉豆蔻、草果、紫硇砂、光明盐、肉桂、铁线莲、小米辣、诃子、萝卜籽。

功效：治疗“培隆”寒症及其引起的腹胀、胃肾寒症、产后风等症。

（二）大臣杜鹃花散

1．六味杜鹃花散

配伍：小叶杜鹃、胡椒（白）、肉桂、小豆蔻、生姜、荜茇。

功效：治疗寒症引起的上吐下泻、气喘、气虚及痔疮、痞瘤、水肿、肺病等症。

注释：本方可按照发病部位及病症添加辅佐剂调方。

2．七味杜鹃花散

配伍：小叶杜鹃、肉桂、小豆蔻、草果、香旱芹、荜茇、胡椒（白）。

功效：对呕吐、腹泻、消化不良、胃痞瘤、胃胀、胃痛等症均有效，并可开胃。

3．小叶杜鹃、“三热”为主药的杜鹃花散

以小叶杜鹃、“三热”为主药的不同杜鹃花类散剂组方如表 26-4 所示。

表26-4　以小叶杜鹃“三热”为主药的杜鹃花散组方

组方添加药	配伍名	功能主治
肉桂、小豆蔻、香旱芹、紫硇砂	八味杜鹃驱寒散	治疗“培根”寒症
光明盐、大青盐、紫硇砂、灰盐	八味杜鹃治胃散	治疗胃胀
肉豆蔻、小豆蔻、黑种草籽、草果	八味杜鹃治宁龙散	治疗“宁隆”病
土木香、宽筋藤、光明盐、荜茇	八味杜鹃治胀痛散	治疗上腹腔胀痛
光明盐、蝎子、东葵花、小豆蔻	八味杜鹃肾病散	治疗寒性肾病、尿闭症
肉桂、小豆蔻、黑种草籽、蛇床子	八味杜鹃止泻散	止腹泻
肉豆蔻、小豆蔻、草果、光明盐、碘盐、铁线莲、小米辣	十一味杜鹃散	治疗所有寒症，专治“培根”病

（三）儿臣温性散

又名：“桂马卡”散，即性温如火、驱除寒病。

六味温胃散

又名六味大托叶云实散。本方具如火般性能，能驱寒温胃。可按照发病部位及病症添加辅佐剂调方。

配伍：大托叶云实、生姜、小米辣、酸藤果、诃子、荜茇。

功效：具有助消化开胃、提高胃火功能；治疗消化不良、腹胀、吐气等寒症引起的各类消化道疾病。

（四）平民其他驱寒散

1．七味豆蔻散

配伍：小豆蔻、木棉花（花蕊）、木棉花（花冠）、蛇床子、干姜、茜草、荜茇。

功效：治疗“培根”滞胃、胃脘胀满、黏性痰涎、胃脘不舒、呕吐等症。

2．十味豆蔻散

配伍：小豆蔻、干姜、光明盐、荜茇、麝香、螃蟹、冬葵、“三实果”。

功效：主治肾寒、肾结石和尿闭等肾寒肾虚引起的病症。

3．四味干姜散

配伍：干姜、阿魏、土木香、紫硇砂。

功效：主治肾、腰、胁肋等处疼痛及呼吸急促、呃逆频繁、面部浮肿、肿胀等症。

4．四味木香散

配伍：广木香、土木香、生姜、诃子。

功效：主治“培隆”病，肝胃肿瘤、脾脏病等。

5．四味菖蒲散

配伍：藏菖蒲、广木香、生姜、紫硇砂。

功效：主治消化不良、呃逆频繁、呼吸急促、“培隆”引起的背痛，以及浮肿、痔疮等症。

6．五味阿魏散

配伍：阿魏、藏木香、广木香、诃子、高良姜。

功效：主治心绞痛及心病、脾脏病，胁肋疼痛等症。

7．八味阿魏散

配伍：阿魏、藏菖蒲、生姜、紫硇砂、广木香、藏木香、黑种草籽、诃子。

功效：主治消化减退、胃痞瘤、胃黏垢、胃脘肿胀、胀痛等症，尤能提高胃温、助消化。

8．阿魏驱寒散

配伍：阿魏、水菖蒲、石榴、“五热药”（干姜、荜茇、胡椒、铁线莲、小米辣）、白亮独活果、木瓜、芫荽、芒硝、藏木香、香旱芹、光明盐、蛇床子、诃子、大青盐、紫硇砂、蓝翠雀花。

功效：治疗腹痛、腹胀、食欲缺乏、食物不化、脸面浮肿、呼吸困难、胸背胀痛、咳黏液痰、肝脾肋区刺痛，以及腰肾、四肢肿痛，尿涩、肿瘤、水肿、呕吐等症。

9．七味酸藤果（1）

配伍：酸藤果、阿魏、紫铆子、生姜、麝香、牛尾蒿（灰）、荜茇。

功效：治疗肠胃坏虫病、痔疮等虫病引起的各类症状。

10．八味“达志”散

配伍：“达志”、石榴、肉桂、荜茇、生姜、葫芦、平车前、青杠脂、车前子。

功效：治疗肠胃不适及肠鸣胀痛、呃逆频繁、腹痛、腹泻等。

11．七味“达志”散

配伍：“达志”、莎木面、蓝翠雀花、荜茇、羚羊角、高山螃蟹甲。

功效：具有止泻作用。（按药引引药，可对热性、寒性腹泻均有效。）

12．七味芒硝散

配伍：芒硝、石榴、荜茇、阿魏、生姜、沙棘、光明盐。

功效：主治肛痛及寒症引起的夹矢气泻，止泡沫样或黏液样腹泻。

13．六味甘草散

配伍：甘草、粳米、木瓜、酸藤果、藏茴香、芫荽。

功效：止吐。

14．七味酸藤果（2）

配伍：酸藤果、大蒜（灰制）、紫铆子、黄葵子、麻蔺子果，牛尾蒿（灰）、麝香。

功效：治疗各种虫病，是驱虫、杀虫良药。

注释：给药途径：腹腔虫病——口服；头部虫病——熏鼻；口腔虫病——漱口；肛肠虫病——灌肠；皮肤虫病——外敷、外涂。

15．如火驱寒散

音译名：“摁松米扎”。

配伍：光明盐、蛇床子、铁线莲、荜茇、干姜，酌情配伍，配全药等量的诃子灰剂，以蔗糖作药引应变服用。

功效：药性即热，犹如真火，能驱寒温胃。

第三节　丸　剂

丸剂是将药物细粉或提取物加适宜液体调制成的球形药丸，具有携带方便、剂量准确、药效稳定、不易失效等特点，是较为普遍常用的一种剂型。丸剂虽比汤剂、散剂功效更为缓慢，不易吸收，但比上述两种剂型药效更大，持续性更强。对疑难疾病和陈旧性疾病疗效更佳。按照疾病性质，丸剂包括寒性丸剂和热性丸剂两种。

按照工艺及辅料，丸剂可分为用温水水磨泛丸的水丸和蜂蜜水水磨泛丸的蜜丸、膏剂黏合剂为水磨材料泛丸的浓缩丸，以及药物提取汁或粉末用酥油汁泛丸制成的酥油丸等。

一、丸剂制法和服用方法

(一)制作法

丸剂是经过细磨、水磨、泛丸等工艺完成制作的一种剂型，首先把蜂蜜、膏剂、贵重药等特殊性除外药材细磨成粉，而蜂蜜、膏药等特殊性药材单独细磨，后将按配伍比例将药材混磨细粉，无需辅料或药引者均用纯净水细磨成泥，或需矫味剂和药引配伍以兑水方法单独水磨，并作为泛丸水。两者水磨成泥可制丸时将药物打丸。

以含毒药材为主药材的丸剂大致在小豆（0.1 ~ 0.2 g 不等）样大小，其他丸剂打丸应在熟豇豆样（0.5 ~ 1.0 g 不等）大小。

(二)服用方法

丸剂药大多数为内服药物，但从药物个体大小方法上稍有区分，按照传统服药方法，小丸可直接吞服，大丸嚼碎冲服。现在常见的服药方法是将丸剂药在石器和瓷器等不易产生反应的容器内捣碎，开水冲服。

(三)服药引子

服药时所用药引子，可选择对症的雪水、雨水、矿泉水、温水、开水以及青稞酒等，还可选择药汤引子、蜂蜜水引子、糖水引子、盐水引子等药引。具有便于服用、提高药效、加快药能等作用。

二、寒性丸剂

寒性丸剂又称清热丸剂，具性寒、治热症之功效。而寒性丸剂除治疗中毒及贵重类药外，未提及其他配伍，但可针对病症及病情将汤散剂制丸。

三、热性丸剂

又称驱寒丸剂，分为五味大鹏丸及组方和零星驱寒丸两种。

(一)五味大鹏丸及组方

1．五味大鹏丸

配方：乌头根 0.5 g(大鹏心脏)、麝香 0.3 g(大鹏血)、广木香 1 g（大鹏骨头)、藏菖蒲 0.7 g（大鹏筋)、诃子 4 g（大鹏肉)。

功效：主治胃痉挛、各种虫病、疫病及炎症、喉部阻塞、各种“黄水”病症，以及关节炎、痛风、麻风等。

服用法：黄昏之时按体质及病情酌情内服 3、5、7、9 丸不等剂量。

制作法：五味大鹏丸属毒性较大藏药，需在配伍前经过乌头祛毒工艺外，还需谨慎药物配伍中的各工艺环节，具体制作方法如下。

步骤 1：乌头根祛毒，研细粉（或作饮片)；

步骤 2：乌头根与诃子（去核）配剂，用温水轻慢水磨，约 48 小时；

步骤 3：加广木香细粉继续水磨（或泥磨)，约 24 小时；

步骤 4：加菖蒲根细粉水磨（或泥磨)，约 24 小时；

步骤 5：加入麝香水进行水磨，成泥巴状便于打丸后制丸风干。

2．五味大鹏丸组方

如上所述，大鹏丸对各种疫病、“黄水”症等具有很好的疗效，若加以组方药（“卡嚓儿”药）功效更为广泛，具体组方如表 26-5 所示。

表26-5 五味大鹏丸组方

主药方	组方药（“卡嚓儿”）	功效
五味大鹏丸	肉豆蔻	主治心慌、心悸
	紫硇砂	治胃寒，提胃温、除胃痞
	贝齿（灰）	治化脓瘀血
	小叶杜鹃花	主治浮肿
	鹿角灰	消水肿
	没药	治疫病、除喉阻、消痈疽
	阿魏	治“隆”病寒症
	酸藤果	治虫病

（二）零星驱寒丸

1．三份等量丸

配方：光明盐、大青盐、紫硇砂、卤盐、角盐、木盐、火硝、灰盐、芒硝等盐类为1份；“三热”为1份；“三果”为1份的三份等量配伍。

功效：主治胃痞、子宫痞瘤、血瘤等。

2．三热药丸

配方：“三热”、小豆蔻、诃子、芫荽、花椒、黑种草籽、紫硇砂、湖盐、肉桂、獐牙菜、藏茴香。

功效：主治积食、消化不良、胃痞瘤。

3．杜鹃消化丸

配方：小叶杜鹃、铁线莲、鼠曲草、木棉花（花冠）、木棉花（花蕊）、石斛、官桂（肉桂次品）、芒硝、“三良”药。

功效：主治浮肿。

4．五味红花丸

配方：西红花、土木香、葫芦、酸藤果、鼠曲草。

功效：消浮肿，治黄疸、肝病、寒湿及腹胀。

5．十味杜鹃丸

配方：小叶杜鹃花、铁线莲、胡椒（黑）、干姜、苍耳、石斛、四妙香（即肉桂、小豆蔻、鼠曲草、天竺黄）。

功效：主治肝痞瘤、哮喘、痰多、痔疮、便秘等。

6．五味热药丸

配方：五热（即干姜、荜茇、胡椒、铁线莲、小米辣）。

功效：主治寒症，消痞去瘤。

7．二味石榴丸

配方：石榴、荜茇。

功效：治疗消化不良及呕吐。

第四节 膏 剂

膏剂是指药物研磨成细粉后，根据病情用蜂蜜等矫味辅料剂熬煮成浆糊样的一种剂型，又可称为糊剂。膏剂具有服用简便、味道可口等特点，适用于消化功能不佳、陈旧性疾病、身体虚弱以及老人、未成年人等弱体人群。

一、膏剂制法和服用方法

（一）制作法

根据病情首先将蜂蜜、红糖、酥油和冰糖各自进行加工炮制，蜂蜜需置于温火加工祛毒；红糖溶于水中煮开后过滤去杂；酥油置于温火融化并过滤去杂；冰糖磨碎成细粉即可。之后将配方药按照散剂制法磨成细粉，将蜂蜜、红糖、酥油和冰糖放入，并慢慢搅拌均匀即可。

（二）服用方法

由于膏剂适用于虚弱体质或消化功能较差的患者服用，不宜一次性大量服用，以“少量多次”的原则服用效果显著，并易于吸收。

二、寒性膏剂

即清热膏剂，性寒，治热症。

1．八味铁屑膏

配方：黄葵、诃子、“三凉”药、杉叶藻、甘草、铁屑、冰糖、酥油（牛、羊）。

功效：清肝热、肺热，对陈旧性肝热、肺热疗效极佳。

2．六味帝达膏

配方：印度獐牙菜、波棱瓜、榜嘎、土木香、荜茇、藏马兜铃、蜂蜜。

功效：主治热症肺病或带黄色痰，治酒后吐酸（吐胆汁）以及胆病引起的头疼等症。

3．熊胆膏

配方：红花、熊胆为主的各种动物（除兔子及因中毒、传染而死动物外）胆囊液、木棉花（花冠、花蕊、花衣）、酥油、蜂蜜。

功效：清肝热、肺热，治月经不调、旧伤出血及流鼻血等出血症。

4．四味渣驯膏

配方：渣驯、诃子、鸭嘴花（或婆婆那）、藏红花、蜂蜜。

功效：清肝热、消肝火、治肝脏坏血，并具治疗痛风病之功能。

5．檀香膏

配方：檀香、绿绒蒿、红花、余甘子、冰糖、蜂蜜。

功效：止吐胆汁，清肺热。

6．红药膏

配方：诃子、紫草茸、茜草、紫草（根）、“三凉”药、杉叶藻、甘草、岩白菜、冰糖、酥油、蜂蜜。

功效：清肺热，主治灰褐色样痰多、脓痰、肺脓血等症。

7．七味养眼膏

配方：“三果”、马蒂草（阿瓦草）、铁屑、藏茴香、甘草、酥油、冰糖、蜂蜜。

功效：治疗沙眼、眼部充血、眼部红肿等眼部热性疾病。

8．犀角膏

配方：犀牛角（水牛角代）、熊胆为主各类胆汁。

功效：治肺化脓。

9．紫檀膏

配方：紫檀、小檗皮、诃子。

功效：治黄水热症。

10．三味银珠膏

配方：银珠粉、紫草茸、熊胆。

功效：治疗经常性月经不止、月经失调。

11．五味竹黄膏

配方：天竺黄、红花、丁香、诃子、小豆蔻。

功效：治疗视物模糊、陈旧性热症以及中毒症。

12．四凉药膏

配方：“四凉”药、檀香、紫檀、广木香、蜂蜜、酥油。

功效：治儿童肺热。

13．肝脏膏

配方：除中毒、病死以及兔子外各种未腐烂的健康动物肝、红花、酥油、蜂蜜。

功效：治各类眼部疾病及肝热、肝火等肝脏疾病。

三、热性膏剂

即驱寒膏剂，均性热，除寒症。

1．铁屑膏

配方：“三热”药、“三果”药、小米辣、酸藤果和岩白菜等药材逐级递增药量，外加铁屑、乳香，与蜂蜜调剂。

功效：治疗目黄、浮肿、痔疮等症。

2．十二味光明盐膏

配方：光明盐、麝香、螃蟹、“三热”药、竹皮浆、水底石、冬葵叶、三实药、红糖、酥油。

功效：主治肾寒、肾虚、尿频。

3．四味肉桂膏

配方：肉桂、小豆蔻、荜茇、天竺黄、冰糖、酥油、蜂蜜。

功效：治疗肺寒、痰多等肺部寒症。

4．八味木香膏

配方：土木香、广木香、生姜、三果、岩白菜、荜茇、蜂蜜。

功效：治疗哮喘、肺部寒症。

5．十味石榴膏

配方：石榴、肉桂、小豆蔻、“三热”药、紫硇砂、广木香、小米辣、蒺藜、红糖。

功效：治疗浮肿及妇科寒症、肾病、肾寒、肠胃寒症等症。

第五节　酥油丸剂

酥油丸剂是将配伍药材取汁去杂，在对症的酥油及鲜奶中煎熬成固体制丸的一种剂型，具有强身健体、滋补益精等特点，适用于身体虚弱、营养不良、肾功能下降及老人等人群。

一、酥油丸剂制法和服用方法

（一）制作法

根据病情选择药方、酥油、鲜奶及冰糖、蜂蜜、红糖等辅助材料。制作时首先将对症的药方进行配伍，砸碎至粗粉后倒入干净的容器中加水煎熬，过滤取汁，反复取汁数次，放入另一适当容器以文火煮开并不停搅拌，药汁水分蒸发成浆糊样浓汁时加入预先单独煮熟的对症（热症应加入黄牛、山羊或犏牛鲜奶；寒症需加入牦牛或绵羊奶汁）的奶液，同上文火轻轻煮开并不断搅拌，以防烧焦和粘锅失去药效。煮到浆糊样浓汁时加入已融化过滤的对症酥油进药浆，同样用文火煮开搅拌，直至深入熔酥油和水分蒸发干。水分是否蒸发干的标准为药汁精华与残渣完全分开，用手指搅动不烫手，将酥油液滴放入火中未见“渣渣”的火爆声即可，不得出现超时煮多烧焦或煮少未蒸发等影响药物变质和失效的现象。药物完全形成并可制丸后置于阴凉处稍凉，加入对症的“咔嚓儿”药粉和冰糖、红糖、蜂蜜粉等辅助剂后搅拌均匀，制丸约拇指头样大小即可。

（二）服用方法

每日黎明用开水冲服或单独服用一粒。服药期间避免食用生蔬菜及腐烂、生冷等不易消化和导致下降温火等食物；避免剧烈运动和风寒、潮湿等不易消化药物的起居。若因胃温较差导致药物消化困难，可服用四味等量汤助消化。为达到滋补养身之最大效能，可食用营养价值较高、易消化的食物作为辅助治疗。

二、寒性酥油剂

1．九味帝达酥油丸

配方：印度獐牙菜、兔耳草、鸭嘴花（或婆婆那）、翼首草、秦艽取汁，倒入黄牛或犏牛新鲜奶汁和酥油中，加入红花、木棉花搅拌，加入冰糖、蜂蜜粉辅料。

功效：主治胆病及胆病引起的目黄、浮肿，以及黄水病和皮肤瘙痒、陈旧性热症。

2．七味帝达酥油丸

配方：印度獐牙菜、秦艽、虎耳草、藏马兜铃、“三果”取汁，与融酥油调和。

功效：主治陈旧性肝热、胆热及心脏热症。

3．十三味帝达酥油丸

配方：獐牙菜、苦参、兔耳草、蒲公英、小檗皮、苍耳、秦艽、茴香煎熬取汁，加入头花蓼、岩参（Za Chi）、止泻木子、檀香、荜茇的细粉，倒入酥油精液后加少许蜂蜜粉。

功效：主治白斑、牛皮癣、腹腔癌瘤、会阴瘘管、痔疮、浮肿、渴症、头晕等症。

4．十五味帝达酥油丸

配方：獐牙菜、波棱瓜、鸭嘴花、小檗（根）、渣驯、藏马兜铃、秦艽、茴香、虎耳草、苍耳、止泻木子、石斛、“三果”煎熬取汁，加入酥油汁。

功效：专治陈旧性热症及“黄水”热症。

5．九味明目酥油丸

配方：“三果”取汁加入鲜奶，后加酥油蒸发，再加铁屑、“阿瓦”草、银环蛇（提前加工祛毒）、红花、藏茴香、针铁矿细粉研磨制丸。

功效：治疗眼睛模糊、近视、远视、结膜炎、干沙眼等眼部疾病。

6．九味藏猫乳酥油丸

配方：西藏猫乳、秦艽、“三果”汁加入酥油，添加蜂蜜粉、三个黄水病药（即乳香、草决明和黄葵）、荜茇粉末。

功效：主治麻风病、痛风病、关节炎等“黄水”病引起的病症。

7．七味藏猫乳酥油丸

配方：西藏猫乳、没药、草决明、黄葵子、秦艽、沉香、小檗皮取汁，倒入酥油精液，添加蜂蜜粉。

功效：治疗黄水过剩流入关节、神经系统和皮肤引起的各种病症及痛风、关节炎、麻风病等症。

8．“志刚玛”酥油丸

配方：诃子肉（预先泡入青稞酒）和“三凉”药、肉桂、甘草、生姜、木棉花花蕊、木棉花萼、岩白菜取汁加入酥油精液，添加蜂蜜粉。

功效：主治肺病、隆性骨病、心热病。

9．藏母牛五精酥油丸

配方：黄赤色健康的藏母牛尿液、鲜便、鲜奶、酸奶和鲜酥油煎熬过滤取汁，添加蜂蜜粉制成浆糊样制丸。

功效：治陈旧性肝病及隆性热症、黄水性浮肿等症。

10．广酸枣酥油丸

配方：沉香、檀香、没药、广酸枣、葡萄取汁，倒入酥油汁，添加冰糖。

功效：治疗心脏热症。

11．辣根菜酥油丸

配方：高山辣根菜及诃子取汁，加入酥油，添加天竺黄、甘草、蜂蜜粉。

功效：肝肺部积脓，清肺热。

12．檀香酥油丸

配方：檀香、紫檀、宽筋藤、止泻木子、头花蓼、悬钩木、秦艽、兔耳草、甘松、小檗皮、余甘子、松柏枝等药煎熬取汁，倒入酥油，外加“三凉”药及冰糖粉末。

功效：主治肺热、心热、肝热及热症引起的疯癫、空吐、关节肿痛等症。

13．四红酥油丸

配方：藏草茸和紫草茸、茜草等三红药及诃子取汁，加入酥油精液，外加冰糖粉末。

功效：清肺热，肝肺部化脓淤血。

14．六味红花酥油丸

配方：红花、朱砂、三种木棉花和各类胆液，加入酥油，过滤取汁，添加冰糖及蜂蜜粉末。

功效：治神经衰弱，止各类出血。

三、热性酥油剂

1．三果酥油丸

配方：“三果”药取汁，加入酥油精液及红糖粉末，外加肉豆蔻、紫硇砂、荜茇、小豆蔻、生姜粉“咔嚓儿”药。

功效：具有延年益寿、滋补养身之功效，治眼病、耳病、牙病、头部疾病或神经性疾病、隆病；主治隆性心脏病。

2．五根酥油丸

配方：黄精、天门冬、棱子芹根、喜马拉雅紫茉莉、蒺藜果五味药材取汁，并倒入牦牛鲜酥油汁，外加三盐和宽筋藤、“三良”药、生姜、荜茇，添加红糖粉末制丸。

功效：主治肾寒、肾虚等肾脏寒症引起的各类症状，具有治疗妇科炎症功效。

3．巴桑母酥油丸

配方：三果酥油丸配方＋五根酥油丸配方。

功效：具有滋补养身、延长寿命、养颜等功效，治疗各类寒性疾病。

4．塔吉酥油丸

配方：巴桑母酥油丸配方＋雪蛙肉（提前加工）、绵羊睾丸（提前炮制）后置于文火取汁，加入寒水石粉、生姜、荜茇、宽筋藤、光明盐、小豆蔻、荞蓂等“咔嚓儿”粉，外加红糖。

功效：治疗各种肾病及遗精、阳痿、早泄、性功能障碍等症；具有滋补壮阳、强身健骨、提高性欲等作用。

5．七味大蒜酥油丸

配方：大蒜、诃子、干姜取汁，加入酥油汁，添加光明盐、荜茇、小豆蔻，外加红糖粉末。

功效：主治隆性腰部僵硬及肾虚、肾寒、腰酸无力、睾丸下垂、疝气等症。

6．大蒜酥油丸

配方：大蒜 8 两＋牦牛酥油等量制丸，放置于青稞中发酵增效 12 天。

功效：主治各种隆病，具滋补壮阳、延年益寿之功能。

7．二味紫茉莉酥油丸

配方：喜马拉雅紫茉莉、荜茇根取汁，与酥油汁配剂。

功效：治疗性功能衰竭引起的妇女不孕症。

8．五良药酥油丸

配方：石榴、芫荽、高良姜、小米辣和荜茇五味药材取汁，配入酥油汁，外加红糖。

功效：治疗培隆寒症及其引起的寒性病症；对浮肿、痔疮、脾脏病、呼吸困难有一定疗效；可提高胃温、增强体质；对妇女不孕症疗效显著。

9．蒺藜酥油丸

配方：蒺藜预先泡于青稞酒，加适量清水用文火煎熬，去杂取汁，倒入酥油精液，添加紫硇砂、“三热”药制丸。

功效：治疗肠胃胀痛及肠鸣症、肾寒、肾虚、肾区疼痛等症。

第六节 煅 灰 剂

藏药方剂五大剂型外的煅灰剂、浆剂和药酒剂三种剂型为针对主治隆、赤巴、培根三大基因的剂型类别。其中，煅灰剂为药物通过闷制、煅灰或炭烧等方法制粉煅灰的一种剂型，属热性散剂剂型，具有治疗培根病及培根引起的各类寒症的功效。浆剂为药物煎熬过滤取汁，用火煮成膏样浆糊，属膏剂剂型，具有治疗赤巴病及赤巴引起的各类热症功能。药酒剂为药物取汁或直接泡酒等方法制成，具有相应乙醇（酒精）浓度的一种剂型，属汤剂剂型，具有治疗隆病之功效。

煅灰剂是将需炮制的单个药或配方以传统工艺方法煅制灰剂的一种剂型，包括密封煅灰法和炭烧煅灰法两种。煅灰剂属热性药物，具有治疗“培根”病和“培根合隆”等寒症的共性。

一、煅灰剂配方

首先，煅灰剂根据三大基因所引起的不同病症特性，通用煅灰分为锐利、温和、中性三种煅灰药方。

（一）配伍

1．温和煅灰剂

配方：油松脂、白狼毒、蓖麻、“三果”、“巴扎”青稞黑粉、玄明粉、硇砂、紫硇砂、“杂布如嚓”、肉桂、灰盐、荜茇根、小米辣、“三热”为配料；用牛乳、乳酪、酥油、骨髓搅拌至泥巴样，将配剂晒干密封煅制成灰。

功效：治疗隆型热症综合征。

2．中性煅灰剂

配方：温和煅灰配剂加兔耳草、茜草、多脉茵芋、秦艽四味药材，用家养牛或山上牛乳、乳酪、酥油、骨髓搅拌至泥巴样，将配剂晒干密封煅制成灰。

功效：治疗赤巴型热症综合征。

3．锐利煅灰剂

配方：温和煅灰配剂加野牦牛角粉、草药“三热”、菖蒲、阿魏等药材，用热性动物肉汤、骨汤、青稞酒搅拌至泥巴样，将配剂晒干密封煅制成灰。

功效：治疗单纯性培根寒症。

（二）煅灰制法

上述配剂，用牛奶、酥油、肉汤等调剂搅拌均匀，并稠稀度达到可造型泥巴样，将其打丸晒干，放入未使用过的陶瓷器密封，高火煅制。取其灰末，再晾凉研成极细粉末。

（三）剂型及功效

煅灰成功后，可直接服用或制丸服用，并按病症选择相应的红糖或冰糖作为药引。可消食积、提高胃温，治疗培根型铁锈病、水肿、胃及消化道膨胀、消化不良等症。根据医诀加以辅佐药，可治百病。

二、寒水石煅灰剂

1．寒水石小药剂煅灰方

配方：诃子、硼砂、光明盐、荜茇、榜嘎五种药材等量，两倍的寒水石，硫黄少许（约羊粪样大小）。

煅灰工艺：上述药材磨成粉末，混合后放入容器，用泥巴密封，置于炭火之上烧至无硫黄味即可。

功效：与冰糖配伍，可治疗消化不良及其引起的培根痞瘤、铁锈样痞症、寒性中毒症、培赤病、溃疡等胃部寒性疾病。

2．寒水石中药剂煅灰方

配方：寒水石小药剂配伍上增加“六良”药（即：竹黄、红花、丁香、肉豆蔻、小豆蔻、草果）、硇砂、甘青青兰。

煅灰工艺：同寒水石小药剂煅灰方。

功效：治疗消化不良等胃部寒症中等症状。

3．寒水石大药剂煅灰方

配方："五热"药（即：干姜、荜茇、胡椒、小米辣、铁线莲）、诃子、硇砂、光明盐、灰盐、紫硇砂、硼硝、火硝、食用盐、贝齿、秃鹫喉咙、水獭骨、江鱼骨。

煅灰工艺：同寒水石小药剂煅灰方。

功效：功效极强，具有破寒性痞块功能。

三、盐类煅灰配方

配方：光明盐两捧、黄牛乳酪1升、野牦牛肉一块儿（大拇指样大小）。

煅灰工艺：加水煎煮去水成脆酪状，置于瓷器（藏式陶瓷）内密封，用草皮火煅烧成灰即可。

功效：与沙棘、荜茇、红糖配伍，能治疗消化不良、胃痞瘤、铁锈样痞症等症，具消除血瘤之功能。

四、大蒜煅灰配方

配方：大蒜（干）、多花黄芪、多穗蓼、麻花秦艽四种草药。

煅灰工艺：砸碎至小块，密封煅灰。

功效：治疗传染性隆病。与青稞酒配伍可对熟热症疗效甚佳。

五、珍贵药煅灰法

1．黄金煅灰剂

将黄金敲成蜂翅样薄片后细刮，与硼砂、硫黄、芝麻、野亚麻果配剂，用水磨粉制丸，置入容器炭火煅烧。

2．红铜煅灰剂

将红铜置于炭火反复敲打成片，成蜂翅样薄片后切成指甲样大小片，放入淡青稞酒内去锈，后与硼砂和硫黄搅混。放入容器炭火煅灰。

3．水银煅灰剂

本方法仅作水银提炼法的秘制简介，其方法是将水银放入已备好的沙棘水，在石器中细磨祛毒，按照水银提炼法煅制成灰。

（白银如同黄金敲打成蜂翅样薄片细刮，与硼砂和硫黄配剂煅烧）

4．黑铁煅灰剂

将黑铁磨成粉末并置于石器中细磨后，与硼砂、诃子、硫黄混合成泥，放入容器密封煅灰。

共同功效：上述珍宝药物煅灰剂，均具有治疗麻风病、中毒症，消除胸腔脓血等功效。

六、朱砂粉煅灰法

将朱砂研细后均匀地装入陶器内，后盖对口陶器并用泥巴密封，不得漏气。下容器置于炭火，而上容器上不断灌水，至下容器底部呈现灰白色时断火。待冷却后慢慢卸开上容器，容器内呈水滴样水银珠，将水银收藏待用。下容器口朱砂呈细粉状，将用于治疗各种息肉。

七、骨类煅灰法

又称裸灰法，是将鹿角、海螺、贝齿、颅骨等需直接煅灰的单味骨类药煅灰时，将其直接放入炭火烧灰，火中呈鲜红色且无黑点，冷却后呈纯白色即可。

八、各类药煅灰法同述

又称秘制煅灰法，是将需要煅灰的"三热"药、精致绸缎、毛球莸、大蒜、乌头、黑冰片、各种羽毛等药材，分别放入容器密封后置于炭火中煅灰。

九、寒水石裸灰法

寒水石砸碎至大拇指样大小，直接放于炭火中，并不断加炭烧灰，完全烧灰时显鲜红色并无黑点，冷却后显纯白色。为调性，鲜红色寒水石放入不同调剂，放入青稞酒中性温，放入奶酪性中和，放入清水里稍凉，直接冷却性较温。配药时可按照病情调配。磨成细粉可具有喉部消炎，消息肉、死肌，治疗痞瘤、铁锈样痞症等功能。

第七节 浆 剂

浸膏剂的配方，首先讲巴萨木膏剂的二批放，把草药、汤剂中的凉性药物制成浸膏剂，再加露剂与胆药，能治一切热性疾病。草药浸膏中各种凉性药物和以五灵脂制成浸膏剂，可治疗热性疾病。

1．疮药浸膏剂　是用未经霜打的矮紫堇、石苇、独一味（《晶珠本草》记载：独一味养骨、补髓、止血、接骨、止痛、引流黄水）、翼首草、独行菜制成浸膏剂，可治诸类创伤。用黄精、戟叶石苇、卷丝苣苔、接骨木、独一味、骨追、独行菜、紫堇、绢毛菊、小叶棘豆、雪山贝、金毛蒿、亚大黄、生姜、荜茇、胡椒制成的浸膏剂，加红花、石灰华、各种胆，能治疗骨骼、肌肉、四肢、头部创伤。

2．泻药浸膏剂　是用赤芍、狼毒、黑丑、白丑、大黄、陇蜀杜鹃、蓖麻、皂角制成膏剂，再与尖嘴诃子、黄牛溲浸膏合并制剂，药性温和锐利，对浮肿病有特效。

3．狼毒浸膏剂　狼毒宜在秋季挖根，赤芍少量，与藏黄连、藏香薷煎成膏剂，称为甘露膏；其药服后不使人呕吐，不会引起疾病的收敛和扩散，不论大人或儿童，不分季节寒热，皆可服用。

4．胆浸膏　药用熊胆、猪胆、牦牛胆、旱獭胆、麻黄、红曲、石苇熬膏，加红花，能治鼻衄、肺出血、子宫出血、吐血、便血等失血症。

5．岩精浸膏　药用水浸泡岩精，除去杂质，净虑后熬膏，能清胃热、肝热、肾热，治疗眼病、尿闭症、木布症等。

6．红色黄牛溲浸膏　治疗浮肿、水肿、鼓胀、麻风病、宝石药物中毒、浊热症、黄水症等。

7．沙棘浸膏　药用沙棘果实蒸煮后，将果肉捣烂，去核过滤，收汁熬膏，治疗肺病、培根型血痞块等。

8．柏子仁浸膏　是用柏子仁熬成膏剂，和以红糖，治疗四肢黄水热症。

9．用黄精、玉竹熬成膏剂，加红糖，治疗下腹寒性黄水症、淋浊病。

10．降香熬成膏剂　治疗麻风病。

11．贯众、猪殃殃熬成膏剂，能除胆黄症。

12．黄柏熬成膏剂，治疗眼病。

13．臭当川熬成膏剂，治疗瘰疬。

14．用天南星、马粪、独活熬成膏剂，加蔓荆子、阿魏、小米辣、乌头，可治疥疮和白癜。

浸膏的熬制方法：首先把药物去土洗净、捶碎，熬煮取汁，过滤后，放入干净的陶器内；然后不断搅拌，莫使烧焦，煎煮至糊状带有黑沫；再放在石头上晾干，凉后收卷即成。注意不要把陶器边的焦煳混入容器内，应弃之不用，以免影响药效。

第八节 药 酒 剂

1．蜂蜜药酒　分纯蜜药酒、合蜜药酒和全味蜂蜜药酒、花蜜药酒 4 种。

（1）纯蜜药酒：是用蜂蜜 1 升，水 6 升，混合煎煮过滤；再将滤过的液体煎煮至 2 升时，加水 1 升；蒸汽消散后，用长柄木勺扬酒，有如温奶；再用酒釉一捧，用刀切好，用马尾包扎，下挂寒水石，悬垂在药液中，又加小豆蔻粉 1 包；上物蒸烤 1 日，保温 3 天；待其发酵至有酸味泡沫向外溢时，再加生姜、荜茇、胡椒。每天早晚各服 1 小碗，可治骨热、肾热夹风症、黄水病。

（2）合蜜药酒：可治黄水病，如若疾病夹风，再加红糖。

（3）全味蜂蜜药酒：是上剂加降香，治疗黄水热症。

（4）花蜜药酒：是用各种花卉，尤其是报春花，阴干后贮于瓶内，再加水浸溶取汁，加蜂蜜一捧，烤如热乳后，保温 3 天即可；其药效与蜂蜜药酒同。

2．蔗酒　是把青稞、蒺藜、小麦蒸熟发酵后，在醪糖中加入红糖水。能治疗所有的隆症，尤其对心、肺、肾、骨头等处的严重隆症有特殊的疗效。

3．红糖蔗酒 是在青稞酒中加入红糖，可治隆症。

4．酥油酒 是在酒中加入红糖、酥油、蜂蜜、小茴香、荜茇，趁热发酵3天。可驱风寒，对风邪入脑和眼有较好的疗效。

5．蒺藜酒 是用蒺藜水煎取汁，浇淋青稞和酒糟之上，混合发酵即可。能治疗关节病、肾风症和黄水症，特别是对风入肾经有显著疗效。

6．骨酒 是用绵羊尾骨或两岁的绵羊羔骨捶碎，加入青稞酒醅，用糖水浇淋，发酵即可。能治疗所有的隆症，亦治骨风症。

7．沙参酒 是将沙参浸泡在水里，再用麦酒浇注发酵。治疗肺热夹风症。

8．藏茵陈酒 是将白青稞炒至淡黄色，在醪糟内加藏茵陈、诃子汁，用酒浇淋，主治陈热夹风症；或用秦艽汁浇，治疗热症，效如饮酒。同样，心疾可用肉果、骨酒加入上方治疗；肺病加葡萄和红糖酒；培根症加胡椒和麦酒；膀胱寒症加硇砂；黄水病加降香酒；中毒后身体的虚弱，加接骨木、贯众、水柏枝、翼首草、藏黄连。

另外根据病情，加入对症药末和酒再发酵，能生胃热、镇风祛病。

9．青稞药酒 是用黄精、玉竹、蒺藜、蜀葵籽、炒青稞研为细末，加入酒曲发酵，用酒浇淋搅拌，再加入红糖、干姜、酥油煎煮。可祛风寒，治疗肾腰疼痛、四肢无力、关节肿胀、佝偻、耳聋、寒性尿闭、下半身寒性化脓症。

第九节 珍宝药

经过多次服用汤、散、丸、膏或药油等配方以后，仍然医治无效者，则可服用珍宝药物配方。珍宝药物可以医治隆、培根、赤巴、血等404种疾病。对头部创伤、胸腔创伤、四肢创伤、浮肿、鼓胀、麻风、炭疽、喉症、疫症等疾病，没有不能治愈的。即使无病，服之也能养生。

珍宝方剂可分为热剂和寒剂两种。

1．珍宝热剂 有金、银、铜、铁四种，将它们锤打成蜂翅般的薄片，切成碎块；如果难以捣碎，可放入铸模中，浇上水银，再加硼砂、硫黄，用牛粪灰密封住容器口，上面再用泥糊，用煤灰煅烧成灰。把灰与硫黄、安息香、黄葵、小米辣、藏菖蒲、生姜、荜茇、胡椒、紫堇、降香、子贝壳等研成细末，再加入制水银半钱（约1.56 g）、沙棘一钱（约3 g）搅拌；又用诃子浸酒取汁，加黄牛溲制成膏剂，再与上述诸药配剂制药，大小如豌豆。每日晨服，用酒冲服，按5粒、7粒、9粒依次服用，主治痛风、风痹、瘰疬、败疽、脉病、热痞、鼓胀、寒脓等症。

2．珍宝寒剂 有3种配伍法、9种服食法。服食法包括除锈、出毒、软质、引导、摧枯、开脉口、容器、外部防护、提高功效等。

一、珍宝寒剂的9种服食法

1．除锈 用生姜、荜茇、胡椒和水银诸药，放在獐皮内揉按除锈，再浸入黄牛溲中察拭除去锈液。

2．出毒 是把珍宝药放入寒水石和童便中同煮。

3．软质 是用荜茇、胡椒、寒水石、黑矾、天然碱5种药物，再配用对症的药物一同煎煮。

4．引导 是用火漆、铁线莲与对症的药物，使药物寒热对症。

5．摧枯 是用双倍的水银、沙棘、口涎、牛溲擦涂珍宝，把疹粒除去。

6．开脉口 服用调料花椒。

7．容器 是用煅制过的红铜粉。

8．外护 结合寒热，用酥油外涂。

9．提高药效 用酒送服药丸，进食酒肉，保暖发汗。

不懂得服食的方法，方剂就会变成毒剂。

二、配伍法

配方有单方与复方之分。

1．单方 用硫黄、子贝壳煅灰、诃子、小豆蔻、海金沙（《晶珠本草》）、沙棘与群药等份，加蜂蜜配伍。能干涸黄水病、浮肿，止除脑漏、脉病扩散。

2．用草果、竹黄、丁香、红花、肉豆蔻、小豆蔻、白檀香、紫檀香、诃子、毛诃子、余甘子、乳香、草决明、黄葵、熊胆、广木香制成丸剂。能治疗浊热症、败疽、脉病等。

3．用乌头、诃子、硫黄、麝香、水菖蒲、广木香、安息香、草果、竹黄、丁香、红花、肉豆蔻、小豆蔻、乳香、草决明、黄葵、蜂蜜制成丸剂。可治疗麻风、瘰疬、喉症、炭疽、浮肿、鼓胀、浮肿等病。

4．用草果、竹黄、丁香、红花、肉豆蔻、小豆蔻、麝香、白檀香、犀角（水牛角代）、牛黄、没药、诃子、岩精、川乌、钩藤、熊胆、藏茵陈、山莨菪、藏木香、广木香、小檗皮、白糖制成丸剂。可解毒热。

5．用牛黄、麝香、川乌、竹黄、红花、小豆蔻、广木香、五灵脂、木香、波棱瓜、小云雀、萝卜、蔓菁膏制成丸剂。可解除肉毒症。

6．用竹黄、红花、小豆蔻、白檀香、紫檀香、闹羊花、藏黄连、余甘子制成丸剂。能清紊乱热。

7．用牛黄、川乌、诃子、波棱瓜、竹黄、红花、丁香、藏茵陈制成丸剂。能清疫热。

8．用赭石、长石、炉甘石、寒水石、硼砂、麝香制成丸剂。可除黑痞。

9．用乌头、麝香、安息香、诃子、黑青蛙、水菖蒲制成丸剂。能治败疽。

10．用乌头、狼毒、诃子、广木香、犬牙配伍。可解喉闭症。

11．用地衣、矮紫堇、卷丝苦苣苔、乌奴龙胆、止泻果、熊胆、五灵脂配伍。能治肠痧。

以上方剂，如加入水银，就能医治难以治愈的疾病。

12．用黄金、羚羊角、硇砂、紫草茸、京墨、蛇肉、虎肉、天然碱、犏牛髓脂、骡子髓脂配伍。能治疗绝育症。

13．用水银、硫黄、沙棘、手掌参、蜂蜜制成膏剂，再加黄精、天门冬配伍。可以滋补养身。

14．用犀角（水牛角代）、鹿茸、贝壳粉、矮紫堇、铜灰、鲜酥油配伍。能干涸胸腔脓血。

15．用芒硝、子贝煅灰、生姜、荜茇、胡椒、黄羊角、灰盐、桂皮配伍。可治浮肿病。

16．用乌头、安息香、孔雀胆配伍。内服外敷，能除麻风病。

17．用草决明、降香、黄葵、芸香配伍。能干涸各种黄水病。

18．用子贝煅灰、五灵脂、木藤蓼配伍。可治痛风。

19．用熊胆、安息香、黄葵配伍。内服外敷，可治瘰疬。

20．用郁李、白银煅灰、白矾配伍，能治鼻息肉。

三、服用珍宝药后避免产生不良反应的方法

1．如果昏迷，可用六君药与白糖配伍相解。

2．腹泻时用六君药与红铜配剂。

3．口腔生疮、肠痧、不消化、胃痞块，用六君药煎汤趁热服用，或研成细末用温开水冲服。

4．吐逆时用沙棘、黄牛溲配伍令服。

5．头昏、口眼歪斜、齿龈痛时，可进食酒肉、酥油、大蒜。

6．关节疼痛时，用荜茇、硇砂、光明盐、沙棘煎药令服。

第十节 草药方

在药效上，露剂比草剂好，冰片本身就很有药力，然而在不生长草药的地方是几乎找不到冰片的。草药，可从以下几个方面来讲述。

产地宜洁净，应有人或佛陀光临过，土地吉祥肥沃，有雪山，空气流通，其凉暖适宜于植物的生长，并有日月之光力的照射。

采集的部位包括根、茎、叶、果等。

一、草药的采集时间

1．凡属茎类，能医治骨脉和肌肉的疾病，适宜在秋天汁干时采集。

2．叶子、植物汁液、幼苗三者属于叶，凡属叶类，能医治六腑、骨髓、骨槽等疾病，适宜在开花和雨水旺盛时采集。

3．花朵、果实、植物顶端三类属于实类，凡属实类，能医治眼病、五脏及头部的疾病，适宜在秋季果实成熟的季节采集。

4．外皮、内皮、树脂三者属于皮，凡属皮类，能医治肌肉、韧带和四肢的疾病，适宜在刚发芽的春季采集。

5．泻药须在叶子凋落，药性下行时采集。

6．催吐药适宜在发芽或开花时期采集。

7．特别是在上弦月出时择一吉日，让洁净儿童沐浴后，整理好衣服，容颜，以喜庆的心情诵着咒语，一起结伴外出采药。

二、草药的处理

药有毒性，根、茎、皮处有毒，枝节处也有毒，叶柄也有毒，花朵、果实也有毒，但汁液和茎髓无毒。除去毒性后，药性就变得温和，容易消化。

药物采集后，即可切片或切段，然后把寒性药物阴干或风干；把热性药物晒干或烘干。已经干了的药物，再也不要使其受风吹雨打、火烤暴晒，不要烟熏、不宜雾罩、也不要与其他气味杂染，让其保持自己独特的药性，那就功德无量了。

当年采集的药物，要在当年用完，超过 1 年，药性将损失，药效会大打折扣，所以满了 1 年，药物就要更换。

三、草药的配方

有柔和方、持病柔和、对治柔和三种方法。柔和方，是把性味相同的几种药物配在一起；持病柔和，是根据胃和脏腑的病情，适宜加减药物；对治柔和，是草药会增进体内的隆，使胃火受损，使身体消瘦；因此，为了抑制隆的增盛，可加入红糖；增强胃火可增加石榴与荜茇，滋补身体可增加诃子。倘若药未备，可适当应用膏剂。

配方的三大关键处理应当知晓，寒热药物不要混淆，配伍药物宜药性相合，要懂得如何应用草药治疗热性疾病和寒性疾病。

（一）草药王国里的“君臣子民”

治疗热性疾病的方剂，分一般配方和加味配方两种。一般草药剂中有君王、后妃、太子、大臣、庶民、军官、士兵、乘骑 8 种。

1．君王药用清凉月光下的甘露。

2．后妃药用紫堇、沙参相配。

3．太子药用唐古特青兰。

4．大臣药用糖芥、角茴香。

5．庶民药用藏茵陈、地衣、藏黄连、秦艽。

6．大臣与庶民六味药物可使疾病出现转机。

7．士兵药是各种凉性本草药，根据病情配伍。

8．诸药的乘骑药引是雪水。

（二）未成熟的稳热症

煎煮时把三份煎成两份服用；热盛时，宜用凉水服药；陈旧热症，应该凉饮；虚热症。要趁温令服。

（三）转机草剂七味配伍方法

是以黄连、地衣、紫草、秦艽四味为主药，即以君药为基础，根据病情增加大臣药物，能转病机。

1．主药加全萼龙胆、唐松草、塞北紫堇，能解除疫热。

2．主药加秦皮、独一味、紫草配伍，可治传经热症。

3．主药加沙参、糖芥川乌，能清紊乱热。

4．主药加川乌、卷丝苦苣苔、藏贯众，能解合毒。

5．主药加水柏枝、糖芥、紫花碎米荠，能解肉毒。

6．主药加乌奴龙胆、茜草、川乌，可解热泻。

7．主药加豌豆、玄参、茜草配伍，治疗黑天花。

8．主药加茜草、小叶棘豆、垂头菊，能除喉症、败疸诸症。

9．主药加旋复花、牡丹花、独活，治疫热痛。

10．主药加蒲公英、紫菀、藏木香，治木布症。

11．主药加旋复花、秦皮、绢毛菊，治头部创伤。

12．主药加茜草、黄连、臭当归，治疗四肢黄水病和清热。

13．主药加毛绣球、葶苈子、黄秦艽，能止胸腔脏器出血、筋脉断裂。

14．主药加结血蒿、小叶棘豆、子贝灰配伍，能干涸胸腔脓血、黄水。

15．主药加茜草、西藏紫草、柔软紫菀配伍，能清血热。

16．主药加鹅不食草、川乌、黄柏，能清胆热。

17．主药加茶藨子、黄柏、刺柏子，治疗黄水病。

18．主药加甘肃棘豆、党参、囊距翠雀配伍，能清陈热。

19．主药加高山辣根菜、沙参、龙胆，能清肺热。

20．主药加伞梗虎耳草、甘青青兰、藏麻黄配伍，能清肝热。

21．主药加大小蓟、苍耳子、黄连，能清脾热。

22．主药加刺柏、大小蓟、冬苋菜，能清肠热。

23．主药加蒲公英根、萹蓄、唐古特青兰，能清胃热。

24．主药加萹蓄、川乌、茜草，能清肠热。

25．主药加全萼龙胆、姜黄、黄柏，能解肌热。

26．主药加石苇、贝母、长花马先蒿，可清脉热。

27．主药加秦皮、茶藨子、乌奴龙胆，能清骨热。

汤剂、散剂药物要根据胃火盛衰的情况配方，散剂可加白糖为引送服。

（四）治疗寒性疾病的配方

以杜鹃、藏木通、沙棘、寒水石等为主药。

1．主药加莱菔子、野葱、荜茇，能生胃火。

2．主药加豌豆、酒曲、天然碱，可消化糌粑。

3．主药加毛莨、荨麻籽、野葱配伍，能消化蔬菜。

4．主药加芒硝、鹫粪（煅灰）、银莲花，可破痞块。

5．主药加牛蒡、芒硝、喜马拉雅紫茉莉，可破石痞。

6．主药加皮硝、肉草果、喜马拉雅紫茉莉，可除子宫痞块。

7．主药加黑盐、银莲花、贝灰，能消除浮肿。

8．主药加玉竹、黄精、喜马拉雅紫茉莉，能消除浮肿。

9．主药加猫眼草、茵陈蒿、甘青青兰，能治肺病。

10．主药加茶藨子、唐古特青兰、荜茇，主治肝病。

11．主药加玉竹、蒺藜、喜马拉雅紫茉莉，治肾脏疾病。

12．主药加菥蓂、黄精、刺柏子，能干涸黄水。

13．主药加黄精、天门冬、鹿角，可止寒脓。

以上诸方，均用白糖为引，开水送服。

另外，药用六种根、五种叶、一种花、四种果、三盐、两种灰，以红糖为药引，开水送服，主治各种寒性疾病。

四、药材名称汇集

三果：诃子、毛诃子、余甘子。

三凉：天竺黄、红花、丁香。

三温（三良）：肉豆蔻、小豆蔻、草果。

六良：天竺黄、红花、丁香、肉豆蔻、小豆蔻、草果（即三凉三温的总称）。

三热：干姜、荜茇、胡椒。

草药三热：铁线莲、猫爪草、虎掌草。

五热：干姜、荜茇、胡椒、铁线莲、小米辣。

三盐：硇砂、光明盐、紫硇砂。

黄水三药：乳香、草决明、黄葵子。

利水三药：硇砂、海金沙、螃蟹。

三角：犀角（水牛角代）、狍角、鹿角。

三红：茜草、紫草、紫草茸。

无毒三乌：甘青乌头（白）、毛盔马先蒿（红）、毛茛状金莲花（黄）。

第二十七章

藏药泻治学

雪域高原的藏医药学，从土弥桑布扎[①]改创藏文后有明确的文字记载算起已走过了1300多年的漫长历史道路，若追溯它的远古起源，年代就更加久远。藏医药自产生以来，除了自身的发展外，还吸收汇集了周边地区和国外的其他民族医药的精粹，不断壮大，不断发展，因而说它源远流长。

生活在雪域高原的勤劳、勇敢、智慧的藏族先民们，在长期生活中，在劳动生产中，在与自然界的斗争中，逐渐认识到自然界的一切动物、植物和矿物都有解除人体疾病的作用，从而产生了藏医药学。

藏药泻治法是《四部医典·后续本》的重要内容，共有7章，主要介绍利用泻下、催吐、鼻药、缓泻、灌肠、清泄等方剂，将脏腑病邪排出体外，以达到治病目的。

藏药泻治法包括7个方面内容：

（1）泻治疗法的前提涂抹油脂法。

（2）治疗下消化道疾病和赤巴[②]病的泻下法。

（3）主治上消化道和培根[③]病的催吐法。

（4）主治头颈部疾病的滴鼻疗法。

（5）治疗隆[④]病等脐以下疾病缓泻法。

（6）主治三大基因（隆、赤巴、培根）疾病的灌肠法。

（7）以上疾病的清泻反压法。

1．以上治疗法的特点　见表27-1

表27-1　藏药泻治法的特点

（1）根据主治三大基因分	治隆病的涂抹油脂法和缓泻法。治赤巴病的泻下法。治培根病的催吐法。治三大基因疾病的滴鼻法、缓泻法、清泻反压法等
（2）根据系统疾病分类分	治上消化道催吐法。治下消化道泻下法。治头颈部滴鼻法。主治其他疾病缓泻法、灌肠法、清泻反压法等

2．以上治疗法的治疗过程

（1）前提条件：涂抹油脂法。

（2）不同疾病的治疗方法：如隆病用缓泻法、赤巴病用泻下法、培根病用催吐法。

（3）下压法：不同泻治方法有不同下压法。如泻下后注意饮食起居、补益身体。

总之，藏医泻治法是一门独特、奇迹般的治疗方法。它是以藏药学五行学说和17种效能为基础，结合不同给药途径来排除病邪的一种治疗方法。

第一节　涂抹油脂法

涂抹油脂疗法是食用动、植物油脂或外用涂擦，点滴身体的特定部位，达到治疗疾病、营养滋补、平衡隆、增强体质目的的一种治疗方法。应用于五大泻治[⑤]的前面。《帝玛格西医著选集》记载：“五大泻治前提治法涂抹油脂法是平衡隆的重要关键、没做涂抹油脂法，没法进行五大泻治法。”

涂抹油脂法有六大内容：

（1）施治涂抹油脂法疾病。

（2）不施治疾病。

（3）施治的方法。

（4）施治的效果。

（5）施治副法作用。

（6）抑制不良反应。

一、适用涂抹油脂法的疾病

凡是年老体弱、身体消瘦无力、忧虑过多、营养不良、失血过多、内脏油脂减少、精液枯竭、“隆”性身体、视物模糊不清、应用泻治疗法等均可使用涂抹油脂疗法。

以上这些疾病都是“隆”不平衡造成的，所以

① 出生在拉萨尼木县，是吐蕃赞普松赞干布的大臣，是藏文字创始人。

② 是指“火”或“胆”，使身体产生热量和维持体温，增强胃的功能使食物消化等功能。

③ 是指“水土”，是保持和调节身体水分运动和身体上所有水分。

④ 是指“气”或“风”，是主呼吸、肢体的运动、血液循环、五官的感觉、大小便的排泄等功能。

⑤ 是指泻下法、催吐法、滴鼻疗法、缓泻法、灌肠法。

涂抹油脂疗法是治疗“隆”疾病的一种治疗方法。

二、不适用涂抹油脂法的疾病

不能适用涂抹油脂法的疾病有：脾胃虚寒、消化不良、腹泻、痛风、风湿疾病、重金属中毒、食欲缺乏、“培根”疾病、呕吐、口渴等。

三、施治涂抹油脂方法

施治涂抹油脂方法有两种。

（一）总治疗法

涂抹油脂疗法常用的油脂有白芥子[①]等植物中提取植物油、酥油中提取融酥、牦牛等动物骨骼中提取骨髓油、脂肪熔化制成脂肪油等。使用方法是头浅部疾病和体外疾病用涂擦法，脐以下疾病用缓泻法，体内疾病用口服法、耳病用滴耳法、口腔疾病用漱口法、头内部和鼻病用滴鼻法等，所以根据疾病的不同情况所使用的施治方法也不同。

口服法根据患者的消化吸收能力，用量可逐渐增加，经常进食脂肪性食物的人，须先进食一些粗粝的食物[②]，然后再使用此方法。饮食粗粝，营养不良的人，使用涂抹油脂疗法时，先取一些食盐用开水冲服，帮助消化。所以开水是常用冲服液。

涂抹油脂疗法使用过程中禁忌进食酸腐、生冷的饮食，应该进食性轻，有热性、容易消化的饮食。起居方面禁忌房事、过度运动、忧虑、说话过多、骑乘、睡午觉、下冷水、烟熏等。

（二）具体治疗法

方剂学所用的油脂均是空腹口服二不进食物，泻治学中所用的油脂是融酥，于凌晨口服，并且剂量逐渐增大，到油脂不消化为止。

（1）延年益寿、增强胃火、增强记忆力、使精神焕发者用融酥。

（2）“隆”病、腹部硬着[③]、使身体强壮、淋巴疾病、培根病、微生物导致疾病、肥胖者用植物油。

（3）胃火过大、产妇、劳累过度、体质虚弱、脉道堵塞者用骨髓油。

（4）创伤和烫伤、关节疼痛、腹痛、下腹痛、耳病、头疼者用脂肪油。

融酥适宜在冬季服用；植物油适宜在夏季使用；脂肪油跟骨髓油一样，适宜在春季和白天服用。

儿童、老年人、生活富裕的人、经常吃油脂类人、消化吸收能力弱者、体质衰弱者不能单独使用脂肪性的饮食，应该配合肉汤、炒青稞粥、稀饭、蜂蜜、红糖、融酥等共同服用。使容易消化，易于吸收，能滋补身体。

油脂类饭前食用对身体上部疾病有益，与饭共同进食对身体中部疾病有利，饭后食用对身体下半部疾病有利。

四、施治涂抹油脂法效果

施治涂抹油脂法对身体有很大益处，服后有效者，则“隆”通畅，大便正常，体温恒定，不贪油腻，容光焕发，体质增强，耳聪目明，不易衰老等。

五、施治涂抹油脂法不良反应

如果使用不适量，则出现呕吐、下泻、食欲缺乏等。若春季服用植物油，容易诱发培赤病[④]。冬季服用脂肪油，因身体寒冷不易消化。

六、抑制不良反应的方法

抑制不良反应的方法是：出现饥渴时，应该热敷，使其吐出，或者进食豌豆粉、大麦粉[⑤]、陈酪浆[⑥]、青稞酒等。

---

① 十字花科植物白芥子的成熟种子，可治麻风，壮阳等。

② 是指进食荞麦粉和豌豆粉等性粗的食物。

③ 是指消化吸收能力大小，腹部硬着消化能力小，软着能力强。

④ 是指培根和赤巴两种元素混合疾病。

⑤ 禾本科大麦属谷类植物，治培赤病，消疼痛。

⑥ 是指已搅取酥油的酸味酪浆。治水肿病、痔、食欲厌烦等。

第二节 泻 下 法

泻下法是服用具有泻下功效的方剂将脏腑病邪排出体外，达到治疗目的的一种方法。主要治疗下消化道疾病和赤巴病。

泻下法主要内容包括：①前期诊察；②服药方法；③泻药弊点；④泻药利点。

一、前期诊察

前期诊察是指服用泻药之前的一切准备方法，主要包括：①诊察能否使用泻药；②诊察施行泻法的时机；③诊察患者体质等三部分。

（一）诊察能否使用泻药

主要是指泻下法适应证和禁忌证两部分。泻下法适应证主要是：瘟病[①]已经成熟者、波动热[②]及热病已成熟而亢盛者、中毒症已被敛杀者[③]、六腑的热性疾病、消化不良、痞瘤肿块、浮肿、水肿、培根木布症[④]、黄水病、麻风、痛风、风湿性关节炎、类风湿关节炎、微生物导致疾病、视物模糊、陈旧性疮症、大部分外科疾病等，特别是赤巴病，使用泻药疗效显著。

禁忌证主要有：身体衰弱者、老年、孕妇、隆型疾病、胃火衰弱者、肛门疾病、下泻隆[⑤]上逆者、呕吐，以及外伤，如子弹等异物遗留于体内疼痛者，均不可使用本法。冬季不宜使用泻下法。

（二）诊察施行泻法的时机

病邪已敛入胃中者，痞瘤已被攻破者，陈旧性疾病已被引发者，病势正当亢盛期者。凡具备上述条件，可以施行泻下法。否则不可滥用。因为，若泻之过早，不能清除病根而达不到治病目的；过晚，则会促使疾病滋长。所以掌握泻下法的时机，是非常重要的。

（三）诊察患者体质

凡久病体力衰弱，不能进食，脉象无力，出现细而疾、颤抖、间歇脉者均忌用此法。因为病邪混于身体，则缓泻诱发疾病，败坏胃口；峻泻会使生命危险，所以温和导剂灌肠施治，效果最佳。

二、服药方法

服药方法有：①泻下施治前的准备；②泻药的使用；③泻后应该注意的事项。

（一）泻下施治前的准备

服药前的准备又有缓、急之分。所谓缓的准备，凡不是急性发作的疾病，应该以汤剂、散剂收敛或汇集已扩散的病邪，攻破痞瘤，促使瘟热等病成熟。如用四味藏木香汤[⑥]促使瘟热成熟，三果汤[⑦]促使血热病成熟，三味獐牙菜汤[⑧]促使胆热病成熟等。

所谓急的准备，急性疾病应该用青蒿、酒糟、温水配伍洗净身体，根据疾病的寒热性，用新鲜酥油和植物油（热症用酥油、寒症用植物油），除肚脐以外周身擦涂按摩。隆的成分大而又不易下泻者，进食新鲜酥油，口含诃子，再从肛门使用温和导剂，使隆诱发培赤。

总之，隆妨碍下泻，应该驱除之。服用泻药的前一天晚上，进食豌豆粥、蔬菜、鱼肉、猪肉、酸腐饭食、牛乳等，还可进食不加调料、油脂的荨麻菜。这样可以急速下泻，诱发潜伏的疾病，抑制隆的势头。

---

① 是指具有传染性疾病，藏医学认为大部分是热症。
② 是指三大基因紊乱导致的热症型疾病。
③ 是指聚集散布于身体的热症后治疗的方法。
④ 是指隆、赤巴、培根、血等混合疾病。
⑤ 主要位于大肠和肛门的隆，功能是控制大便、小便、精子等。
⑥ 藏木香、宽筋藤、悬钩木、干姜的汤剂。
⑦ 诃子，毛诃子、余甘子的汤剂。
⑧ 獐牙菜、宽筋藤、波棱瓜的汤剂。

（二）泻药的使用

使用泻药时，应该注意：①配方；②服法；③催泻；④下泻程度；⑤辅助治疗。

1．配方　配方又分为普遍下泻的一般配方与零星疾病的特殊配方两种。一般配方又有清道剂、主药和加味三个部分。

（1）清道剂：药物配方是尖嘴诃子、大黄、亚大黄、光明盐、荜茇煎汤，夜晚温服，服药后，能泻者为软腹，肠鸣者为中腹，无反应者为硬腹。根据软硬程度，决定泻剂用量。如是硬腹，为剂量过小，不仅不易下泻疾病，反而会诱发其他疾病；如为软腹，为剂量过大，则造成泄泻不止，损伤正精。上述清道剂有软腹作用，使后服的正式泻剂不致引起呕吐，并有防止锐泻剂刺激胃肠道等辅助作用。

（2）主药：有两种，分别是四味勇猛舵手丸和十味舵手膏。四味勇猛舵手丸由尖嘴诃子、巴豆、漆树脂、喜马拉雅大戟4种药物制成。需要加工炮制，尖嘴诃子要在热灰里炮制，巴豆去心研粉，漆树脂要在酥油里炮制，喜马拉雅大戟须去皮解毒、炒后再入药。以上药量，研为细末，制成丸剂。本方药性锐利猛烈，只适用于体壮邪实之疾病。

十味舵手膏是大戟、喜马拉雅大戟、诃子、大黄、杂毛蓝钟花、泽漆、漆树脂、巴豆、蓖麻子、腊肠豆等用黄牛溲浸泡后，莫使焦糊，制膏配伍，其性既锐利又温和，无呕吐的不良反应，也不诱发隆病，根据病情使用。在冬季，孕妇、年老者、身体虚弱者，即使在旅途中，皆可服用。

（3）加味：以上述10种药物为主药的配方：

主药加檀香、沉香、广酸枣配伍，主治心脏热症。

主药加硼砂、甘草、葡萄、茵陈蒿配伍，主治肺病。

主药加红花、鸭嘴花、岩精配伍，主治肝脏热症。

主药加芒硝、灰盐、荜茇配伍，主治脾脏疾病。

主药加冬葵、小豆蔻、白花木通配伍，主治肾脏疾病。

主药加藏木香、光明盐、荜茇配伍，主治胃疾病。

主药加藏茵陈、波棱瓜、止泻木配伍，主治胆疾病。

主药加兔耳草、茜草、紫硇砂配伍，主治大小肠疾病、六腑疾病。

主药加斑蝥、螃蟹、乳香配伍，主治脉病。

主药加白花木通、草玉梅、斑蝥配伍，主治头部疾病、脉病。

主药加岩白菜、熊胆、冬葵花配伍，主治上半身筋脉疾病。

主药加硇砂、螃蟹、小豆蔻配伍，主治下半身筋脉疾病。

主药加钝叶蔷薇、白花木通、黄葵子配伍，主治皮肤病。

主药加紫菀、木橘、芒果核配伍，主治头部疾病。

主药加阿瓦草、诃子、铁屑配伍，主治眼疾病。

主药加冰片、檀香、牛黄配伍，主治热性疾病。

主药加荜茇、光明盐、白胡椒配伍，主治一切寒性病。

主药加诃子、毛诃子、余甘子配伍，主治寒热混合症。

主药加乳香、草决明、黄葵子配伍，主治黄水病。

主药加钩藤、藏贯众、川乌配伍，主治一切毒症。

主药加木瓜、芫荽、木香配伍，主治培根木布症。

主药加白花木通、草玉梅、水菖蒲配伍，主治痞瘤症。

主药加油麻藤子、杂毛蓝钟花、水蛭配伍，主治水肿。

主药加苦参、硇砂、肉豆蔻配伍，三治呕吐。

主药加黑芝麻、干姜、桶酥配伍，主治腹部胀满。

主药加肉豆蔻、荜茇、白胡椒配伍，主治隆上行反逆、肠鸣。

主药加酸藤果、花椒、紫铆子配伍，主治一切虫病。

主药加红花、白花木通、黄葵子配伍，主治痛风症。

主药加藏木香、硫黄、硇砂配伍，主治肌肉、骨、脉痞瘤症。

主药加喜马拉雅紫茉莉、桃儿七、芒硝配伍，主治子宫疾病。

主药加苦参、硇砂、肉豆蔻配伍，主治呕吐。

主药加黑芝麻、干姜、桶酥配伍，主治腹部胀满。

以上是主药加次药的32种方剂。

主药加陈旧的人骨、芒硝配伍，主治糌粑引起的消化不良。

主药加喜马拉雅紫茉莉配伍，用于保胎。

主药加西伯利亚蓼配伍，主治呕逆。

主药加水银、海螺灰、硇砂配伍，主治肠胃不通。

主药加黄连配伍，主治下泻过度。

主药加童便、水葫芦配伍，主治小便闭结、浮肿。

主药加冬葵配伍，主治口渴症。

以上是7种秘诀配方。

（4）零星疾病专方

五味大戟散：疣果大戟、亚大黄、高山大戟、黄连、波棱瓜配伍，主治紊乱热和瘟热。

三味疣果大戟散：疣果大戟、亚大黄、瑞香狼毒配伍，主治白喉、炭疽、痢疾、痧肠绞痛。

四味中尼大戟散：中尼大戟、黄连、硼砂、沙棘配伍，主治培根木布症发热。

三味高山大戟散：高山大戟、硼砂、蒲公英配伍，泻治胆囊病。

五味中尼大戟丸：中尼大戟、沙棘果、海螺灰、蛇肉、硇砂水泛丸，以红糖为引，主治赤巴病、消化不良引起的腹部绞痛、急腹症。

五味树脂漆散：漆树脂、高原毛茛、短尾铁线莲、草玉梅、白硇砂，红糖水泛丸，泻治痞瘤。

五味喜马拉雅大戟丸：喜马拉雅大戟、红杉木、干姜、铁粉，以黄牛溲泛丸，泻治浮肿。

十三味巴豆丸：巴豆、喜马拉雅大戟、漆树脂、疣果大戟、高山大戟、大黄、瑞香狼毒、腊肠豆、杂毛蓝钟花、硇砂、西伯利亚蓼、铜垢、荜茇，以红糖水泛丸，泻治下肢水肿和腹水。

八味诃子汤丸：诃子、小檗皮、黄葵子、高山龙胆、短穗兔耳草、腊肠豆、大黄熬汤加中尼大戟，泻治一切中毒症。

六味中尼大戟丸：中尼大戟、兔耳草、紫草茸、硼砂、贝齿灰、麝香，制成丸剂，主治肉食中毒。

八味中尼大戟丸：中尼大戟、巴豆、朱砂、荜茇、硇砂、光明盐、诃子、干姜，水泛丸，泻治跌打引起的胸腹腔出血。

六味大黄汤：大黄、诃子、冬葵、甘草、光明盐、荜茇煎汤，主治初发消化不良，轻度的陈旧瘟病，尤其对胃、肝疾病疗效尤佳。

六味诃子汤：诃子、毛诃子、余甘子、大黄、中尼大戟、乳香，放入牛溲中煮汤，泻治痛风、风湿病、黄水病、浊热症、陈旧热症等有效。

上述峻泻四味勇猛舵手丸和缓泻十味舵手膏为2个基础方，峻泻的舵手丸又有加减方30种，缓泻的舵手膏加减方有32种，秘方7种，零星疾病专方13种，共计82种。

2．服法　以上诸方，可以制成汤、散、丸、药油等剂型。老年人和身体衰弱者用汤剂，剂量要适当。体质强壮、病情严重者，可以用散剂和丸剂施治。容易呕吐者服用丸剂最好。硬腹和服药后出现恶心的患者，可用药油常泻。耐药而作用不显著者，药物与饮食掺和起来令服。

上述各种剂型的泻药一般均于黎明之前服用，为了防止发生呕吐，服药后用凉水漱口，之后嚼含少许白糖、红糖等甜食，禁止说话和睡觉，扩张肛门括约肌，不要憋住矢气，欲泻则泻。

3．催泻　服药几次后，患者恶心欲吐消失，一次都没有泻出者，一般疾病可频饮开水，以催泻下。催泻要掌握时机，不可过早或过迟。恶心欲吐未消失前行催泻，谓之过早，会引起呕吐；服药2～3次后还未行催泻，称之过迟，药力未达到病灶，只引起腹泻外，不能排除病邪。其他疾病的催泻剂，如隆偏盛者，宜用骨汤催泻，体弱病程长者宜用红糖汤，发热成型者用雪水，黄水病、陈旧热症者，用黄牛溲。下泻缓慢者，用尖嘴诃子汤。上述均宜用开水加光明盐频频催泻最好。另外，体质衰弱者、神志不清、空呕过多，是隆被激发的结果，可以用按摩与药熏抑制隆的势头。

4．下泻程度　下泻时，须注意下泻次数和排泻物的量及颜色。下泻的次数以30次以上为佳，20次以上为中等，10次以下为下等。泻物量3合[①]

① 合：旧制容积单位，1合=100 ml

——编辑注。

为佳，2合以上为中，1合以下为下。泻物颜色，色青而清稀如水者为上等，黏腻浑浊如痰者为中等，色黄如胆汁者为下等，上述标准要根据患者体质而定，体质好，病邪未泻出者，要频频催泻；病邪未尽，但体质弱者，宜停止催泻，并进行滋补和治疗隆势最重要。病邪已除只泻清水者，不论体质如何，都要停止催泻和泻下。

5．辅助治疗　服泻药后的辅佐治疗，不泻而呕吐者，用下压法；疾病扩散者，要收敛；泻药停留在胃时，须排除；泻而不止者，要止泻；生命有危险者，要停用泻药。

（1）下压法：欲呕吐者，用冷水及冷石敷其脖子，鼻吸香味，上体头发，用冷水喷激面部，按住两肩不让患者晃动，尽量不要让患者吐出。发生呕吐的原因较多，其中有药性过糙刺激太大，剂量过大，患者厌药、胃药不和，未抑制隆势，说话过多，活动过多及疾病引起呕吐等原因。解决的方法是，药物方面宜在秋末即药的性能沉入根部时采集，并要合法炮制。药量过大者，则采取每次少量而多次服用的方法，或上次药消化后紧接服后次者，使药力相继不辍。隆势扬起呕吐者，按照下泻施治前中所述那样涂擦按摩法等。对于泻下药与疾病不适而引起呕吐者，在其泻下剂中加少许西伯利亚蓼，止吐最为有效。对于厌药及药胃不和引起呕吐者，在患者不觉察时将药混入食物中令使用。对于说话过多、活动过多引起呕吐者，让患者禁止多说话、多活动等。

（2）收敛法：服药后未产生疼痛、吐泻等任何作用者，其原因不外乎药物和疾病两方面，药物导致疾病扩散而无泻者，可以继续服用泻药。病情本身扩散而疼痛者，须进食酸性青稞酒等。

（3）排除法：泻药停留在胃中引起胃部胀满肿硬，可热敷或灌肠施治，也可将等量的金腰子、杂毛蓝钟花等份研末煎汤一棒，则会吐泻俱下，胃中病邪排除无遗。

（4）止泻法：多日泄泻不止者，其原因有热、寒、余药滞留及病口开启4种。热性者，泻物色红黄，气味大，脉、尿皆呈现热症，可用冷水沾小腿；用矮紫堇研末用星水浸泡汁止泻。寒性者，泻物如水，无臭气，用肉汁或融酥加五味子、肉桂止泻。余药滞留泄泻不止者，服用开水中加光明盐止泻。病口开启，泄泻不止者，不须用药止泻，只要滋补身体便可止泻。如果是赤巴型的后遗症，必须止泻，服止泻木四味汤加熊胆止泻。总的止泻法是喝大米粥或青稞粥，或新鲜肉汤加明胶、五味子、葫芦、青杠脂、莎木面、车前子等药物，少量频服。口渴者，禁忌此方剂，如此一定能止泻。

（5）服泻药后，生命有危险者，其原因是：诱发零星隆病，药物不对症而产生疼痛，抑制呕吐而吐液窜入肺脉，虫病导致胃肠绞痛，下泻损伤正精5种情况。

所谓诱发零星隆病：是下泻后出现全身不适、恶心、体力衰弱、神志昏迷等现象，对此宜用药熏疗和按摩施治，喝骨汤，火灸等止泻。

所谓药不对症者：就是未能掌握宜泻与不宜泻疾病和施行泻下的时机，药与疾病不对症而产生刺痛，须诊断清楚寒热之后，再对症用药。热性刺痛用藏木香、广木香汤等，并用石块等冷敷方法治之。寒性刺痛，则内服诃子、光明盐、姜、荜茇四味等份汤，并用热敷法。

抑制呕吐而吐液窜入肺脉，发生咳嗽多；上半身刺痛者，用催吐法和放血法等治疗，并用散剂药物结合治疗。

虫病导致胃肠绞痛者，可对症下药。

所谓损伤正精者就是患者体质极其虚弱，服泻药后体内七精华受到损伤，出现这种情况即使还未驱除病邪，也要暂时终止泻下，否则在排除病邪的同时正精也被耗损，带来生命危险，因此察看患者的承受能力是非常重要的。

（三）泻后应该注意事项

泻下施治后，应该进食大米粥或糌粑粥，补益身体，以后逐渐增加肉汤、热粥等，特别要分清寒热两种情况。热性下泻后，又有新旧两种区别，瘟疫和紊乱热症是属于新泻的后期，宜进食冷水中加少许糌粑粉的冷饮和青稞粥、加水的奶酪等凉性饮食。旧热症进食凉性鲜肉，无油脂的肉汤、茶、凉开水、乳酪等凉性营养物断除疾病。寒性疾病要进食绵羊肉、新旧肉汤、酒粥、融酥、热粥等，以热性饮食断除疾病，饮食须逐渐增加。热性疾病如果用热性饮食断除时，会产生余热；寒性疾病如果以凉性饮食断除时，胃火熄灭，会产生痞块疾病。

三、泻药弊点

泻药弊点有强、弱之分。泻下过度，则会造成体质虚弱，引发隆病，胃火衰败，对此须用热性饮食和药物扶助胃火。泻下不足及泻量过少，只能诱发疾病而不能消除疾病，则会造成食欲缺乏、消化不良，促使培根、赤巴偏盛等弊病。对此须禁止饮食，服用光明盐汤或石榴散等方法扶养胃火。这时体质强者，要继续施行泻下法，体质虚弱者，可灌肠施治。

四、泻药利点

下泻生效时，根除病邪，消除培根及赤巴引起的各种疾病，使身体轻松有力，胃火旺盛，食欲增加，饥渴正常，二便通畅。

第三节　催吐法

催吐法是服用具有催吐功能的方药，呕吐出宿食、毒物和病邪，主要治疗存在于身体上体部位的疾病，特别是上消化道和培根病的主要治疗方法。

催吐法主要内容包括：①前期诊察；②催吐方法；③术后处理；④催吐法利点。

一、前期诊察

前期诊察是指服用催吐药之前的一切准备方法，主要包括：①诊察能否使用催吐药；②前期准备。

（一）诊察能否使用催吐药

主要是指催吐法适应证和禁忌证两部分。催吐法禁忌证主要是：凡是体质虚弱、隆偏盛、小便不利、患白内障、微生物疾病、痔疮、严重的肉类中毒疾病、年老、小儿等，皆不可使用催吐法。

适应证主要有：消化不良、腹痞块症、污物粘贴于胃、中毒症、脏腑绞痛、血和胆汁反流于胃、头痛、食欲缺乏、寄生虫上至嗓门又返回腹内等疾病。特别适用培根型疾病。

（二）前期准备

催吐法前期准备跟泻下法相同，但凡是消化不良、培根与赤巴激增扩散、平时营养充足者，可以不用做前期准备。

二、催吐方法

催吐方法包括：①方药；②服药法；③催激法；④催吐量；⑤辅助治疗。

（一）方药

方药有主药方与加味药方两种。主药方为乱叶橐吾、刺参、红中尼大戟三味，生长于沙地，在春季发芽时采集。与水菖蒲、光明盐、荜茇配伍。煎汤药性温和，丸剂药性猛烈。

加味药，催吐兼有消化不良者，上述主药方中加干姜；催吐兼有隆病的疾病，主药方中加无患子；兼有赤巴病的疾病加丝瓜子；兼有痞瘤加短尾铁线莲；兼有中毒者加川乌；兼有胸腹腔中积脓者加短穗兔耳草；兼有肺病加甘草。

（二）服药法

清晨空腹服药。服药后用凉水漱口，禁止讲话，穿暖衣服勿使着凉，蹲坐。出现恶性欲吐时，抑制呕吐物咽回腹中，这样可以阻止表层病邪吐出。如果抑制过度，催吐可能变成泻下，难以引吐胃上部的疾病，而且会伤及身体正精。因此，呕吐时将颈部放在较高的东西上面，头垂下，双膝盖紧贴住胃部，附着身体，稍用力挤压腹部，便容易呕吐。呕吐物接在盆中，以便于观察颜色。

（三）催激法

用刺参、乱叶橐吾、红中尼大戟之根各等份熬汤，加光明盐、水菖蒲、荜茇各等份研末和开水加少许光明盐，两药交替服用几次，此法还不能催吐者，用鸽子羽毛或用示指深入喉部，便可吐出。催吐的程度取决于催激法。

（四）催吐量

根据患者体质和病情决定呕吐量，直到顺利呕吐止病邪为主。

一般呕吐量 4 次为下，6 次为中，8 次为上等；吐物量半升为下，1 升为中，2 升为上；吐物颜色似痰液样者为下等，似胆汁样者为中等，似水样者为上等。

（五）辅助治疗

服药后可能出现诱发隆病、胆囊口开启、溃疡出血、肺脉窍溃散、药力窜入眼睛等疾病。所谓诱发隆病，是出现头痛、空呕、神志恍惚等症状，宜用按摩、药物熏疗、饮骨汤等来抑制。对于胆囊开启者，宜用獐牙菜等治赤巴病的汤药和放血方法。溃疡出血，可以用冷敷、散剂药物施治。肺脉窍溃散，以药物封闭脉窍。药力窜入眼睛者，症见头痛目赤，以针刺放血和水疗法施治。

三、术后处理

术后处理跟泻后注意事项一样。可以将饮食和起居方面比泻下法稍放宽一些，为了熄灭隆势，用穆库尔没药、头花蓼等份研末，拌入新鲜酥油，放入烬火中烧烟熏鼻；为了使余药吐出，可以给服光明盐水。

四、催吐法利点

催吐法运用得当，有五官聪明、神志清明、身轻体爽、胃火增强、食欲大振，痰液、鼻涕等排泄物减少等优点。

第四节　滴　鼻　法

滴鼻法是将药汁滴入鼻腔，药力通过鼻黏膜吸收，渗入耳、目、头脑等部位，达到醒脑开窍和治疗疾病目的的一种疗法。滴鼻法分平息法和清除法两种。

一、平息法

平息法是将具有平息功能的药汁滴入鼻腔后，使疾患慢慢平息于本位者称之为平息法。主要内容有：①禁忌证和适应证；②方药；③滴鼻方法。

（一）禁忌证和适应证

禁忌证有：凡是瘟病初起、未成熟阶段，突发性外伤、酒醉、食用油脂类食物之后等。

适应证有：鼻为脑之户，因此本法对锁骨以上各种疾病有很好的疗效。

（二）方药

红花、融酥油、冰糖配伍，对头部隆血交杂疾病、阵发性刺痛有益；甘草、余甘子、白糖与融酥油拌和，能清除耳病、眼病、腮部疼痛及脑病；萝卜汁滴入鼻腔，可治耳病、头痛；新排的马粪挤汁，主治鼻衄、脑部出血、龋齿；融酥滴鼻，主治锁骨以上的隆型疾病。

（三）滴鼻方法

早晨或晚上，令患者仰卧，颈部垫高、头后仰。将药汁滴入鼻腔 5 ～ 7 滴，静静休息半小时，避免烟尘和冷气吸入鼻孔。

二、清除法

清除法是指将药力较强的药熬汁，滴入鼻腔，把疾病从鼻腔排除体外者称为清除法。主要内容有：①禁忌证；②适应证；③方药；④滴鼻方法；⑤辅助治疗。

（一）禁忌证

单纯性隆病引起的头晕、耳鸣、眼睛视物昏暗、头脑沉重、牙痛、鼻衄等，均应禁止使用此法。

（二）适应证

清除法对陈旧性感冒、炎症、喉症、炭疽、目赤、麻风、黄水病、头部外伤引起脉窍溃散等，有显著疗效。

（三）方药

方药分为峻清除方和缓清除方两种，峻清除方是贝齿、甘青乌头、光梗丝石竹根、干姜四药各等份煅灰，加斑蝥、硇砂、童便配伍滴鼻。

缓清除方是短穗兔耳草、硇砂、水菖蒲、木香、甘草各等份研末，放入黄牛溲中浸泡，挤汁滴入鼻腔。

（四）滴鼻方法

每日早晨，清除鼻涕和清理口腔痰液，仰卧后头部后仰，滴药9滴。用力收缩软腭阻止药汁流入口腔，或禁止用鼻吹气以防将药喷出。鼻腔中药液停留时间通常以80息①为宜。滴鼻后如果药物不能排除病邪者，用竹管向鼻孔吹入屋梁灰、光梗丝石竹根粉熏鼻。然后擦净鼻腔内的脓血，除去口腔、喉头的污物，多饮开水，用乳香、新鲜酥油焚烟熏疗。

（五）辅助治疗

施治后流血者，在头顶与背部用凉水拍击；根据具体病情，用药物、火灸、针刺放血等对症施治。滴鼻后效果不良，有目赤、额痛等症状者，在鼻脉和前额脉针刺放血或凉水拍击。

第五节 温和导剂缓下法（缓导泻法）

温和导剂缓下法的内容有可下和不可下、配方、用法、效果五项。

用比较温和方药制成药液灌入肛门，药物被肠黏膜吸收，在药力作用下将病邪随大便排出，达到治疗下体胃肠道疾病，特别是治疗隆病的一种方法，是藏医5种排出法之第四。

术前诊察：首先要诊察清楚宜泻法和不宜泻法的患者及其疾病。

一、适应证

单纯性隆病引起的痞瘤（痞瘤是食物糟粕不运、精华不化，在身体内部结成坚硬的块状病变，在什么部位都会发病，种类很多，但概括地说有热偏盛的和寒偏盛的两类。

热偏盛的，饮食宜进食食草野兽肉、新鲜绵羊肉、犏黄牛奶的酪和酪汁、新鲜酥油等性凉轻的饮食，不宜进食腐变和不易消化的蔬菜。起居行为，禁忌着凉受寒、剧烈活动、烤火、晒太阳。

寒偏盛的，饮食宜进食绵羊肉、牦牛肉、米酒、调有佐料的热糌粑团、融酥等。忌进食无营养、难消化、性凉的饮食。起居行为，住处和衣着宜温暖。

概括地说，痞瘤症瘕在治疗期间，尤其是破裂出血时，要特别注意保护身体体质，饮食要依据身体和情况适当进食。起居行为，要禁忌剧烈活动，要凉热适宜。隆引起的早晚腹胀、完谷不化、精液耗竭或精液干涸、月经过多或月经淋漓不止、大小肠及肾腰风寒（肾腰与肠道皆寒）、体力衰弱、大肠与肛门寄生虫、一切隆型疾病等疾病，皆可用缓下法施治。

二、禁忌证

凡是腹水、下肢水肿、灰色浮肿、噎食或不思饮食、各种中毒症、肝病或肝热、肠炎或肠热、腑热、脂肪过多或过度肥胖、消化不良、培根激增或胃火衰弱等，禁忌使用缓下法施治。

三、配方或方药

缓下的配方有稀剂、温剂和补剂三种。又分

① 是呼吸量单位，呼吸一次为一息。

为主方和加减方两种，其中主方有柔导泻方、洗导泻方及洗柔泻方三种。

（一）主方

1．柔导泻方　适宜于单纯性隆病的治疗，组方是肥羊肉汤、牦牛乳、牦牛奶制的融酥油三者作为基础药，再加广木香、柏枝叶、荜茇、光明盐、诃子研末配伍制成药液。

2．洗导泻方　适宜治疗隆赤巴合并症。组方为水生动物鱼、水獭、青蛙、蝌蚪及白黄野鸭等的肉汤，红色黄牛乳及黄牛乳制成的融酥油三药的基础上加上方五药，再加中尼大戟。

3．洗柔泻方　适宜治疗隆培根合并病。组方为生活于干旱地区和陆地的野生禽如雪鸡、山鹑、红嘴山鸦及马鹿、野驴、野牛等动物肉汤、山羊乳、山羊乳制的融酥油，加上述柔导泻方和洗导泻方中的各药，再加“布索恰”娑罗子研末制成药液。

（二）引药

上述3种缓导泻方，酥油作引药最佳，肉汤作引药为中等，乳汁作引药为下等。用肉汤时要加乳汁，用乳汁时必须加酥油，这点很重要。方剂中肉汤、酥油、乳汁的量，量多者为佳，量中等者为中，最少者为次。（以上3种方剂配酥油者，为上等；配肉汤者，为中等；配牛乳者，为下等。肉配牛乳，牛乳配酥油较为理想。）

（三）加减方剂

对于单纯性隆病在柔导泻剂中加阿魏、紫硇砂（藏红盐）；对于隆培根合并症，在洗柔导泻剂中加干姜、荜茇；对于隆赤巴合并症，在洗导泻剂中加木藤蓼、麻花秦艽。另外，隆所致的痞瘤加白硇砂，虫病加酸藤子，胃肠胀满加木香等，不同疾病宜加各自的有效药物。

四、用法

用药量一般为一捧（或一普），或者半普量等，也就是对于单纯性隆病，取一握量（即100 ml）柔导泻剂主方加减及所配引药；对于隆赤巴合并症，取一捧（即200 ml）洗导泻剂（主方加减药及所配引药）；对于隆培根合并症，取半捧（即100 ml）洗柔泻剂（主方加减药及所配引药），泻剂药加热至刚挤的牛奶温度后，灌入羊胃或膀胱做成的灌肠器中，口部扎一长光滑导管，涂以油脂。天黑时分，令患者抬高臀部，身向左侧躺卧，右腿弯曲，左腿伸直，肛门涂以油脂，将灌肠器中空气排尽后，把导管插入肛门3～4横指，频频挤压灌肠器，将导泻剂挤入肛门，只剩少许时，拔出导管，令患者抬高上体，放低臀部，朝天仰卧，并用木板轻轻拍打左右臀大肌和足心。如果此时药物从肛门逸出，则抓住两脚大拇趾，向上提起抖动，然后垫高臀部，盖暖被子，仰卧。柔导剂一般于日落施术待到黄昏便可泄出，最迟也于一更天时便可泄出，有些患者还要比这早一些。如果此时还不能下泻者，可用峻导泻法导泻，对于隆偏盛和胃火旺盛者一次缓导泻后，不能下泻者，可连续使用本法。对于隆偏盛而胃火衰弱者，用加光明盐的温开水灌肠催泻几次。

五、效果

本术用之得当，虽然能抑制隆，然而却又诱发了培根与赤巴。

六、不良反应及抑制方法

（一）过量而产生的不良反应

如果用之过度，则会造成不思饮食、熄灭胃火的弊病。

（二）抑制不良反应方法

因此必须严格掌握分寸。为了不致泻之过度，峻导泻法和缓导泻法可以交替使用，这样才能不引发其他疾病，清除一切隆病。患者体质弱，疾病又陈旧难以医治者，可用猛烈导剂、温和导剂交替施治，1～2次。

第六节 峻导泻法或猛烈导剂灌肠法

猛烈导剂灌肠，其内容有禁忌、效果、配方、用法等四个方面。

用性锐而急的一些泻药制成药液，灌入肛门，药物由肠黏膜吸收，在药力作用下将病邪随大便排出，达到治疗局部和全身很多疾病的一种方法，是藏医 5 种排出法之一。

一、禁忌

凡是脱肛、下泻、初期热病、胃火衰败、遗精等，禁忌使用猛烈导剂灌肠。

二、效果

（一）总效果

总效果是凡下身受刀伤、刺伤、箭伤者，大便干燥，脏腑绞痛，下半身发热、尿闭、腹胀、虫病、初期痞块、陈旧疫疠。

（二）具体效果

水肿、痛风、精液枯竭者，皆可使用缓性导剂灌肠。

三、配方

药物配方分锐、中、柔三个等级。

（一）中性配方

中性配方药用离娄、瞿麦、天然碱、酒米曲、斑蝥、烟絮、牛溲、酒脚等配伍。器械伤、赤巴病、脏腑绞痛等，加藏木通；下半身发热加大黄；腹胀加角蒿；虫病加大蒜；寒症加荜茇。

（二）锐性配方

在中性配方的基础上加瑞香、狼毒。

（三）柔性配方

诃子、槟榔叶、茜草、秦艽、大戟、大黄、牛乳、牛溲配伍。

四、用法

每次半升或四普，或二普，热度似温奶，加一点植物油，置入牛皮袋或灌肠器内，将枕头垫在患者臀部，用油剂搽涂肛门，灌肠器插入肛门约四指，然后稍微向后移动一下，将药物挤入。如果挤不进去时，可以上下左右稍微转动一下，再向里挤药，最后在管内稍留一点药物，以免将空气挤入体内。用后无效者，还可第二次灌肠。药汁滞留在肠内时，可饮用光明盐水，使药汁自行流出。

第七节 清泻反压法

清泻反压脉泻法，其治疗过程分先导药物、正式用药和治疗法处理三个部分。

一、先导药物

先导药物又分急与缓两种。

（一）缓先导药

所谓缓者，是不论患什么疾病，夜晚内服三果等量汤，儿童患者和肾病患者，内服雪蛙八味散。

（二）急先导药

所谓急者，用青蒿、杜松煎汤，温热沐浴全身，然后用酥油、植物油、甘松配伍搽涂周身，特别要擦囟门、生殖器两边、关节等处，内服花椒、冬苋菜汤以便开启脉窍。男女皆可内服蜂蜜、山羊的尾椎骨、冬苋菜叶、食盐、花椒煎汤。

二、正式用药

正式用药：分开路药、启病药、斑蝥加工、配方、功能、用法、效果、洗脉、辅助治疗九个部分。

（一）开路药物

小豆蔻、螃蟹、瓦松、冬苋菜子配伍。为药引开通路窍，以利治疗。

（二）启病药

硇砂、丁香、螃蟹、银朱、冬苋菜。药引同上方，能启动疾病。

（三）斑蝥的加工

首先须分清斑蝥的优劣，然后加工去毒，使之药性柔和，才能启动疾病。斑蝥有两种，优者为红花色，产自刺丛中，干旱秋季捕杀者，为佳品。斑蝥体黄花色，产自青蒿丛中，秋后雨季采集者，为劣品。

去毒的方法是去掉斑蝥的一对膜翅，与蜗牛配伍，如果找不到蜗牛，以蝗虫的头也可以代替蜗牛，或炒或用童便浸渍炮制。斑蝥的头足不全者，药效略次。每次入药用 17 只；全斑蝥药性强，每次入药只用 11 只。

（四）配方

斑蝥、硇砂、螃蟹、银朱、红花、竹黄、硼砂研为细末，用酒制成如豌豆大小的药丸。或者用羚羊角、蝙蝠的骨头、苍耳、小叶莲、硇砂、金礞石、螃蟹、小豆蔻、银朱制成丸剂令服，可以疏通脉道。

（五）功能

凡心、肺、肝、脾、肾患病，中毒、黄水症等病，皆可在上方的基础上，根据病情增加药物，使疾病从脉道或尿道排出，或者与启病药共同配伍施治。

（六）用法

傍晚服冬苋菜粥；亥时（21 ~ 23 时）服开路药剂，半夜服启病的药剂，黎明服 9 颗脉泻丸。根据病情的寒热，选用药引，一般在日出之际，便见效果。

（七）效果

一般服药后，天亮即可见效果。如果没有生效，再加服 7 粒。生效后，各种药物服 5 粒，服药时间要有间隔，前一种药物消化后再服后一种药物。如此，便会产生良好的效果。斑蝥的毒性一时不会产生，患者的病痛不大，大小便并无阻塞，反复连续使用，可能不产生毒性，一旦疾病解除，须立即停用。如果不懂此种道理，诸药一剂服用，斑蝥的毒性会发作，同时也产生了黄水病与尿闭症，疼痛剧烈，危及生命。药物生效的症状是身体麻木，发病部位疼痛，小腹发热，生殖器有疼痛感，小便淋漓，尿臊气浓厚。

（八）洗脉

施治见效时，内服尾水酒洗净脉道。热性成分大者，喝茶、饮酪浆。疾病未被除尽者，有时还需内服诱发疾病的药方。何处疼痛即用石子沾热酒烫熨何处。身体须保暖，不要活动。如此，疾病可根除，如果身体受寒，黄水聚集，疾病未除尽时，身体剧痛，不洗脉道，疾病不易根除。因此，涤脉和温暖身体也很重要。用陶器承接泻物，若呈现出紫黄色脓血者，说明药物对症，疾病已经被清泻出去，可继续用药洗涤。

（九）辅助疗法

辅助疗法包括：①施治过头了抑制；②无效果时，要找出原因；③药物不消化者，要使其消融；④疼痛者要止痛；⑤梗阻塞了，要疏通；⑥蔓延者，要止住。

1．施治过头了抑制　呕吐的抑制法与泻下法相同。

2．无效果时，要找出原因　是药物剂量不够，或者是药物加工不当，或者是药引投入有误，总要找出原因，补救施治。

3．药物不消化者，要使其消融　药物不消化积于胃部，须按摩、罨敷、饮开水或童便。

4．疼痛者要止痛　小腹和生殖器疼痛者，可热罨施治。如果不能治愈，则是黄水聚集，药用硇砂、螃蟹、荜茇、酒配伍令服。或者还可以肉桂鲜酥为丸内服。如果仍然不能治愈，乃是斑蝥加工粗糙，药用三只蝗虫头、蜗牛、川乌、酒配伍令服。仍然不能治愈者，乃是隆的原故，须饮陈骨汤即可痊愈。

5．梗阻塞了，要疏通　梗阻乃是精液粘连、结石堵塞致病，可按摩生殖器，如果不能治愈，药用硇砂、广木香、水菖蒲、胡椒配伍，用导管输入膀胱。

6．蔓延者，要止住　如果蔓延不止而患者身体强壮者，可以无需施治，如体弱需要施治者，药用紫草茸熬汤加熊胆。

三、治疗法处理

服药后寒性大者，可以逐步地进食新鲜糊粥、绵羊肉汤、热粥等。如果热性大者，进食动物肉汤、凉开水、凉粥等，切勿受寒冷，半个月内需要注意饮食起居。

四、药物功能

斑蝥有排除脉道黄水的作用，硇砂和螃蟹有疏通脉道的功能，红花可以软化脉道，银朱能分解精华与糟粕，硼砂有收敛疾病的作用，滑石可以引药入深部。诸药对绝育，排除死胎、子宫痞块、血崩、血胆中毒、陈旧热症、痛风、瘰疬、皮肤疾病、头部外伤、陈旧外伤、内脏脓疡、水肿、脉痞块、黄水病、佝偻病、麻风等有效，特别是对脉道疾病。

参考文献

[1] 昂翁降措，智美俄赛，扎络，等．藏医妇科学 藏医儿科学·藏医神志病学（藏文）．西宁：青海民族出版社，1987.

[2] 比热·赞那．月王药诊（藏文版）．拉萨：西藏人民出版社，1982.

[3] 比热·赞那．月王药诊 // 毛继祖等，译注．上海：上海科学技术出版社，2012.

[4] 蔡景峰．对吐蕃时期医学若干重大问题的探讨．藏学研究论丛（第 3 辑），拉萨：西藏人民出版社，1992.

[5] 蔡景峰．中国藏医学．北京：科学出版社，1996.

[6] 帝玛尔·丹增彭措．晶珠本草（藏文版）．北京：民族出版社，2005.

[7] 帝玛尔·丹增彭措．晶珠本草（汉文版）// 毛继祖等．重译．上海：上海科学技术出版社，2012.

[8] 第司·桑吉嘉措．蓝琉璃（藏文版）．拉萨：西藏人民出版社，1982.

[9] 第司·桑吉嘉措．蓝琉璃（汉文版）// 毛继祖，卡洛，毛韶玲，译注．上海：上海科学技术出版社，2012.

[10] 嘎务．藏药晶镜本草（藏文版）．北京：民族出版社，1995.

[11] 格桑次仁．对藏医常见疾病名称的认识．中国民族医药杂志，2002（增刊）：5-6.

[12] 金巴次旺．金巴四部医典注释（藏文版）．北京：民族出版社，2006.

[13] 罗达尚．中华藏本草．北京：民族出版社，1997.

[14] 罗达尚．新修晶珠本草．成都：四川科学技术出版社，2004.

[15] 洛桑多吉．甘露藏药使用指南．拉萨：西藏人民出版社，2004.

[16] 毛继祖，王智森．基础藏药炮制学．北京：中国中医药出版社，2011.

[17] 米玛．藏医药史论．北京：中国藏学出版社，2011.

[18] 尼玛日增，拉巴次仁．罗布林卡斯喜堆古殿壁画．北京：中国藏学出版社．2013.

[19] 强巴赤列．中国的藏医．北京：中国藏学出版社，1996.

[20] 强巴卓嘎．藏医妇科学．北京：民族出版社，2004.

[21] 宇妥·元丹贡布．四部医典．拉萨：西藏人民出版社，1982.

[22]《西藏藏医药》编委会．西藏藏医药．拉萨：西藏人民出版社，2003.

[23] 西藏自治区藏医院药物研究所．中华本草（藏药卷）．上海：上海科学技术出版社，2002：11-375.

[24] 希瓦措．度母本草．西宁：青海人民出版社，2016.

[25] 宇妥·元丹贡布．四部医典（藏文版）．拉萨：西藏人民出版社，1982.

[26] 宇妥·元丹贡布 // 毛继祖，马世林，罗达尚，等，译注．医学四续（汉文版）．上海：上海科学技术出版社．2012.

[27] 宇妥·元丹贡布．四部医典（藏文版）．拉萨：西藏人民出版社，1982.

[28] 宇妥·元丹衮波．医学四续．马世林，罗尚达，毛韶玲，译注．上海：上海科学技术出版社．2012．
[29] 智美．藏医儿科学．北京：民族出版社，2004．